Die Heilkunde auf energetischer Grundlage

und

Das Gesetz der Seuchen

Karl Wachtelborn

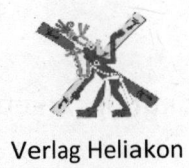

Verlag Heliakon

Titel: Die Heilkunde auf energetischer Grundlage

und

Das Gesetz der Seuchen

Umschlaggestaltung: Verlag Heliakon

Bild cover: Pixabay (insspirito)

©2019 Verlag Heliakon

www.verlag-heliakon.de

info@verlag-heliakon.de

ISBN: 9783943208-52-8

Alle Rechte vorbehalten

Hinweis: Dieses Buch dient nur der Erkenntnis und Forschung.

Inhaltsverzeichnis

Vorwort zur ersten Auflage..5
Vorwort zur zweiten Auflage..7
Erster Teil..9
Die Kräfte und Gesetze des Lebens..9
    Einleitung..11
    Gibt es einen Lebensmagnetismus?......................................14
    Was ist der Lebensmagnetismus?..33
    Der Lebensmagnetismus im menschlichen Körpern.........................42
    Die Quellen unserer lebensmagnetischen Kräfte.........................51
    Die Ursachen der lebensmagnetischen Störungen im menschlichen Körper..73
    Die allgemeinen lebensmagnetischen Störungen im menschlichen Körper..97
    Entzündung und Fieber..105
    Krankheit und Bazillen...132
    Die positiven und negativen Krankheiten..............................144
    Misch- und Übergangsformen der positiven und negativen Erkrankungen..158
    Der Unterleib und seine Beziehungen zu Störungen in anderen Körperteilen...160
    Was sagt die medizinische Wissenschaft über die Epidemien?...175
    Das Gesetz der Seuchen...178
    Das Gesetz der Verschiedenheit der Erscheinungswelt..................229
    Die Störungen der tattwischen Prinzipien in uns und die Wechselbeziehungen dieser Prinzipien zwischen denjenigen in und außer uns..244
Zweiter Teil..255
Die Heilgesetze und Heilmittel..255
    der Mensch sein eigener Heiler.......................................257
    Das Gebiet unserer heilenden Tätigkeit...............................261
    Die einzelnen Heilgesetze..263

- Die Ableitung 268
- Die Behandlung des leidenden Teiles 269
- Die einzelnen Mittel 272
- Die Erde 295
- Essig 301
- Säuren 302
- Die Luft 303
- Die elektrischen und magnetischen Kräfte des Raums 309
- Der heilende Einfluss der lebensmagnetischen Kräfte je nach Zeit und Ort 316
- Das farbige Licht 320
- Das elektrische Licht 326
- Elektrizität 327
- Die Wärme 330
- Die Kälte 339
- Die Bewegung 340
- Die Massage 346
- Gymnastik 357
- Die Vibratoren, ... 358
- Die Ruhe 360
- Die Ernährung 363
- Die Nährsalze 376
- Die tattwischen Mittel 387
- Die lebensmagnetischen Kräfte 394

Schlusswort 423

Vorwort zur ersten Auflage

Jedem Vorgang in der Natur liegt eine Kraft zugrunde, eine Kraft, die ihn vermittelt und bedingt. Der fallende Stein wird von der sogenannten Schwerkraft getrieben, das Wasser von den Kräften der Sonne als Dunst aufwärts getragen, die Maschine durch Elektrizität, Dampf oder eine andere Kraft in Bewegung gesetzt, die Pflanze vom Sonnenschein zum Wachstum gebracht und jeder Prozess in unserem, wie im tierischen Körper — Bewegung, Verdauung, Kreislauf, Ernährung, usw. — durch die Kräfte des Lebens oder der Nerven erregt.

Auch alle Krankheiten unseres Körpers haben daher in Störungen der Kräfte des Lebens ihren inneren Grund. Wenn die Heilkunde auf den Namen einer Wissenschaft im Ernste Anspruch erheben will, so darf sie daher niemals nur auf die äußeren Erscheinungen ihr Augenmerk richten — denn diese sind ja nur Wirkungen oder Symptome — sondern sie muss ihre Tätigkeit ursächlich betreiben; sie muss handeln vom Standpunkte der, den Lebensprozessen im Körper zugrunde liegenden Kräfte. Nur so kann sie eine einige, wahre, von den höchstmöglichen Erfolgen gekrönte Wissenschaft werden und einen Charakter gewinnen, dass nicht mehr wie jetzt in ihrem Lager überall Zersplitterung herrscht und das ärztliche Handeln, wie es tausende von Aussprüchen vieler Ärzte beweisen, so häufig nur ein Tannen im Finstern ist.

Wir haben jetzt der Heilmethoden sicher mehr als je. Da ist die allopathische, homöopathische, elektro-homöopathische, elektrische, magnetische, hydropathische, physikalisch-diätetische oder Naturheilmethode, die Kneipp-, Kräuter-, Licht-, Sauerstoffkur, usw. Sie alle erzielen Erfolge — heilen, mehr oder weniger, je nach ihrem inneren Wert und das beweist, dass ihnen allen ein Kern von Wahrheit innewohnt; denn nur soweit eine Heilmethode mit der Wahrheit, dem Naturgesetz, im Einklang steht, kann sie heilen. Alle Methoden sehen sich jedoch untereinander in der Regel auch als Gegner an, und während sie sich für die vollkommensten und allein richtigen halten, sind die anderen in ihren Augen wertlos, ja selbst schwindelhaft.

Diese Zersplitterung und dieser Kampf lassen deutlich erkennen, dass es der Heilkunde an einer einheitlichen, sicheren Grundlage noch völlig gebricht. Fehlt diese aber überhaupt? Nein; sie ist vorhanden; denn sie ist es, auf der sich alle Methoden begegnen und von wo aus sie alle ihre Erfolge erzielen: Es sind die Kräfte des Lebens, unter denen diejenigen der Nerven in der vordersten Reihe stehen. Von diesem Gesichtspunkt aus das Körpergetriebe in gesunden und kranken Tagen zu zeigen, die Heilkunde auf diesen Standpunkt zu stellen, dem Zweck seien die folgenden Blätter gewidmet.

Fürstenwalde, Spree, 1905.
Der Verfasser

Vorwort zur zweiten Auflage

„Alles fließt." Wenn dieser Ausspruch je für eine Zeit gilt, so sicher für die Gegenwart. Als der Verfasser die erste Auflage dieser Schrift bearbeitete, war das Wesen der elektrischen Kräfte noch wenig geklärt. Seitdem haben wir aber die fast weltstürzenden Entdeckungen über die radioaktiven Strahlungen erlebt und von der Wissenschaft wird jetzt gelehrt, dass das Elektron der Baustein aller Materie ist — die Elektrizität die Grundlage der ganzen physischen Welt.

So ist es ein Gebot der Notwendigkeit auch der Heilkunde die Grundlage zu geben, die dem jetzigen naturwissenschaftlichen Standpunkt und der inneren Natur der Dinge entspricht. Der Verfasser hofft darum, dass die zweite Auslage dieser Schrift, um die Ergebnisse der neuen Forschungen und Erfahrungen so weit wie möglich bereichert, diese Aufgabe noch besser als die erste erfüllt. Mögen die Verhältnisse der Zeit ihr günstig sein.«

Fürstenwalde, Spree, 1920.
Der Verfasser

Erster Teil
Die Kräfte und Gesetze des Lebens

Einleitung

Aus dem großen Einen, das die Männer der Wissenschaft Weltäther, die Philosophen *Ding an sich*, Seinheit, usw., und wir Christen Gott nennen, ist alles geworden. Unterschiedslos erfüllte es vor der Schöpfung den Raum. Es ist Bewusstsein oder Geist, Leben oder Kraft und Stoff Eines in Einem; denn Bewusstsein (Geist), Leben (Kraft) und Stoff ist jetzt in uns als Einheit gegeben. Darum waren sie immer als Einheit vorhanden. Und sie müssen immer in der Seinheit oder im Raum gewesen sein, weil in diesem nichts wesentlich Neues entstehen kann. So war jegliche Erscheinungsmöglichkeit, die Natur eines jeden Dinges, die ganze Welt in dem Einen enthalten. Und sie, die Welt, entstand.

Von der Seinheit bis zur sicht- und greifbaren Erscheinungswelt ist jedoch ein weiter Weg, zwischen beiden eine große Kluft; denn selbst den Äther unserer Wissenschaft hat noch kein sterbliches Auge gesehen und auch er ist bereits Erscheinung, ein gewordenes Ding, und beschränkter, atomistischer Art, nicht die Seinheit selbst, nicht das *Ding an sich*, weil dieses als das Eine Bewusstsein, die Eine Kraft keine Beschränkung kennt. Die weite Kluft zwischen der Erscheinungs- oder Körperwelt und der Seinheit müssen daher gewisse Daseinsformen, oder wie wir gewöhnlich sagen, Kräfte.

Energien, erfüllen, weil jedes Ding, selbst das materiellste der Welt, aus dem großen Einen geworden ist und, wesentlich mit ihm eins, mit ihm noch immer in Verbindung steht. Derartige Kräfte oder Energien sind: die Elektrizität, der Magnetismus und die X-Strahlen. Diese Kräfte bilden mit die verbindende Brücke von der Seinheit oder dem *Ding an sich* zur Körperwelt.

Der Welt im Großen, dem Makrokosmos, der Natur entspricht die Welt im Kleinen, der Mikrokosmos, der Mensch; denn dieser ist die Krone der Schöpfung, am Baum des Lebens die Frucht — die Frucht, weil sich in ihm das große Eine denkend wieder erkennt. Wie aber im Kreislauf des Lebens aus der Frucht stets wieder ein Baum, aus dem Kinde ein Vater werden soll und muss und daher im Erzeugten immer alle Kräfte des Erzeugers geborgen sind, so sind auch im Menschen alle Kräfte des Universums enthalten und wir haben daher in ihm zwischen dem Selbst, dem Ich, und dem Körper ebenfalls Kräfte als verbindende Brücke. Durch sie oder wie wir gewöhnlich sagen, durch die Nerven- und Seelenkräfte wirkt der Mensch, sein Ich, nach außen und empfindet er wieder die Außenwelt.

Von den Kräften, die sozusagen hinter oder über der Körperwelt stehen und also in, wie außer uns sind, kennt unsere Wissenschaft erst wenige, weil sie, bestrebt *exakt* zu sein, alles sinnenfällig haben — alles sehen, hören, riechen, schmecken, fühlen, destillieren, filtrieren, messen oder wiegen möchte.

Der körperlichen Wahrnehmung aber ist das Gebiet jener Ebenen immer verschlossen, weil es eben höher, und zwar, wie wir noch sehen werden, nicht körperlos, aber doch auch nicht grob körperhaft ist. Dieses Höhere oder Seelische bleibt daher auf keiner Waage, in keiner Retorte; ein Seziermesser hat es noch nie getrennt, und wenn man ihm selbst mit den feinsten modernen Apparaten zu Leibe rückt, so spottet es auch da unserer Kunst, weil jedes Instrument, so fein es auch sei, doch immer nur ein totes, grobstoffliches Gebilde ist, das keiner höheren Schwingungen, als sie ihm selber eigen sind, fähig wird.

Von unserer Wissenschaft wurden daher erst die gröbsten jener Kräfte, diejenigen, welche der Körperwelt am nächsten stehen, erkannt und erforscht, die Elektrizität, der Magnetismus und in neuerer Zeit die X-Strahlen oder das von der Wissenschaft lange geleugnete und verspottete Od.

Man hat auch einige Wirkungen jener Kräfte in oder an der Materie entdeckt und sie als besondere Kräfte beschrieben, so die Schwerkraft, die Haarröhrchenkraft (Kapillarität), die chemische Verwandtschaft, usw.; aber weiter kam man nicht. Die von der falschen Voraussetzung, dass toter Stoff der Grund aller Erscheinungen sei, diktierte *Exaktheit* hatte der Wissenschaft und ihrem Fortschritt selbst eine Grenze gesetzt. Mehr noch; statt jene Grenze anzuerkennen, betrachtete man die Natur erkenntnistheoretisch und praktisch nach ihrer inneren Seite erschöpft und leugnete jede tiefere, insbesondere jede seelische Kraft.

Die Welt, welche unsere Wissenschaft kennt, ist jedoch nur die grobstoffliche Hülle, die äußere Schale, die den Kern, das innere wundervollste aller Getriebe, umschließt, nur das eine Ufer, von welchem sich die Brücke der seelischen Kräfte hinüber zu dem des Geistigen zieht.

Wir beschäftigen uns hier nicht mit all' jenen Kräften, nicht mit den niederen tierischen Begierden und Trieben, auch nicht mit Verstand,

Vernunft, usw., weil wir keine Betrachtung über die Konstitution des Menschen, sondern über die Lebensvorgänge im menschlichen Körper schreiben. Uns interessieren daher nur diejenigen Kräfte, welche als Glieder jener Kette, dem Körper am nächsten liegend, diesen beleben und so in ihm die unmittelbare Ursache aller Lebensprozesse sind: der Anziehungen und Abstoßungen beim Stoffwechsel, der Absonderungen der Drüsen, unserer Muskelbewegungen, usw.

Und diese Kräfte sind in erster Linie diejenigen der Nerven oder, wie man mit größerem Rechte auch sagt: die Lebenskraft — Doch da hat manche einer mit gelehrten Worten und vieler Behauptung bewiesen: „Es gibt keine Lebenskraft."

Daher ist es gut, um die Gunst des geneigten Lesers nicht von vornherein zu verlieren, hier gleich zu zeigen, dass dieses Etwas, eben die Lebenskraft, die sich uns übrigens als ein recht Nüchternes, mit den Händen fast zu greifendes Ding entpuppen wird, mit den Lehren der modernen Wissenschaft nicht im Widerspruch steht, ja, auch von ihrem Standpunkte ein naturnotwendiges Erfordernis ist. Wir wollen dabei recht unparteiisch sein und geben deshalb gleich zwei Männern der Wissenschaft selber das Wort.

„Alle anorganischen Kräfte", schreibt der berühmte Liebig, „erzeugen nur gerade Linien und Flächen, alle organischen dagegen krumme Linien und Flächen. Fragen wir nach dieser Kraft, welche die Linien krümmt, so müssen wir durchaus eine neue zu jenen drei Kräften annehmen, welche die Ordnung der Elemente in den anorganischen Körpern bestimmen.

Zur Kohäsions- und Kristallisationskraft, zur Wärme und der Affinität der chemischen Stoffe kommt noch die organische — die Lebenskraft. Alle Leugner dieser organischen Kraft haben keine Kenntnis der Natur und kein Physiolog kann irgendeinen ihrer Schlüsse für wissenschaftlich berechtigt halten."[1]

Dr. med. Emmel äußert sich: „Des Menschen wichtigste Lebensapparate sind ... der Zentralnervenapparat und der Kreislauf des lebendig kreisenden Blutes. In beiden Apparaten fußt die sogenannte Lebenskraft; sie ist das Agens, aus dem im normal gestalteten tierischen Organismus Funktionsströmungen aller Art zur Tätigkeit gelangen und Lebensäuße-

---

1) Frauenstädt, Materialismus. S. 116.

rungen schaffen, welche man als Selbsterhaltungs- und Heilkraft erkennt, und die als nichts anderes als Attribute der Lebenskraft erscheinen."[1]

Nach diesen Auslassungen brauchen wir nicht zu erschrecken, wenn das Wort Lebenskraft einmal unserer Feder entschlüpft. Wir meinen mit diesen Worten aber immer nur die elektrischen Kräfte unserer Nerven und könnten deshalb statt Lebenskraft auch sagen: Nervenelektrizität. Die Lebenskraft ist jedoch nicht nur elektrischen, sondern auch, ja noch mehr, magnetischer Art, und es würde daher der richtige Name Lebensmagnetismus sein. Weil man einen Lebensmagnetismus heutigen Tags im Allgemeinen aber ebenfalls nicht anerkennt, so mag uns zuerst die Frage beschäftigen:

Gibt es einen Lebensmagnetismus?

Man kann sich bei der Natur der Sache wundern, dass in unserer Zeit die Frage, ob es einen Lebensmagnetismus gibt, noch nötig ist, besonders wenn man bedenkt, dass man diese Kraft schon im grauesten Altertum kannte und ihre Kenntnis sich bis zur Gegenwart unvermischt verfolgen lässt. Der menschliche Geist pendelt aber durch Dunkel und Licht, und so konnte es geschehen, dass sich noch vor wenig Jahren Professor Virchow zu dem Ausspruch verstieg: „Nur die große Unverdaulichkeit des Lebensmagnetismus erklärt seine große Anhängerschaft."[2]

Dabei hat der große Gelehrte allerdings nicht bedacht, dass man an Unverdaulichem gewöhnlich am wenigsten kaut, und es wurde von ihm wohlweislich verschwiegen, dass er der Einladung eines bekannten Magnetiseurs, ihm durch die Säle eines der Berliner Krankenhäuser zu folgen, damit er sich selbst von dem Vorhandensein des Lebensmagnetismus überzeugen könne, nicht Folge gab. Virchow war einer der Führer unserer heutigen Ärzte und diese leisten ihm getreulich Gefolge. Ist nachsprechen doch leichter als selber prüfen und denken. So wird der Lebensmagnetismus von unserer Wissenschaft noch immer allgemein für Betrug und Schwindel erklärt, und es ist daher eine Aufgabe unserer Zeit, dass sie ihn gleichsam wieder entdeckt.

---

1) Archiv für physik.-diät. Therapie, 1901, S. 170.
2) Vorlesungen, Semester 1888/89.

Indem wir uns dieser Aufgabe widmen, sei zunächst die Kenntnis dieser Kraft vom grauesten Dunkel der Zeiten bis zur Gegenwart und die Tatsache, dass hier ein Schatz lediglich unserer Wissenschaft und dem modernen Menschen verloren ging, kurz des Näheren gezeigt.

Ein genaues Bekanntsein mit den lebensmagnetischen Kräften finden wir da schon bei den alten Indern, welche Prana und Jiva als Lebenskraft lehrten. Nach Figuren auf Resten von Bauwerken der alten Ägypter waren auch diese mit der Kenntnis der lebensmagnetischen Kräfte völlig vertraut[1], und von Moses, einem Schüler der alten Ägypten wissen wir, dass er Josua zu sich nehmen und die Hände auf ihn legen sollte, eine Handlung, die Kenntnis der lebensmagnetischen Gesetze und Kräfte unzweideutig verrät. Gleiches geht aus vielen sogenannten Wundern hervor, die uns im alten und neuen Testament berichtet werden; denn es wird oft ausdrücklich gesagt, dass die Heiler die Hände auf die Kranken legten, und die Propheten Elias und Elija legten sich sogar über die Kranken, sodass, wie man von Elija besonders erwähnt, „des Kindes Leib warm ward."[2]

Das ist ein Wirken durch und ein Übertragen von lebensmagnetischer Kraft. Im neuen Testamente heißt es, dass diejenigen, welche Glauben haben, die Hände auf die Kranken legen werden, sodass es besser mit ihnen wird. Hier wird die Anwendung der lebensmagnetischen Kräfte praktisch gelehrt. Wir finden weiter den lebensmagnetisch erzeugten Tempelschlaf bei den alten Griechen und Römern, ein Beweis, dass das lebensmagnetische Gebiet auch ihnen wohlbekannt war. Vom Kaiser Vespasian wird sogar ausdrücklich berichtet, dass er Nervenkrankheiten. Lähmungen und Blindheit einzig durch Auflegen der Hände kurierte. Auch Kaiser Hadrian trieb auf gleiche Weise das Wasser aus dem Bauch der Wassersüchtigen und genas selbst durch eine derartige Berührung von einem hitzigen Fieber. Aus dem Norden wird uns vom norwegischen Könige Olaf (um das Jahr 1000) erzählt, dass er den kranken Egil auf der Stelle heilte, indem er seine Hände auf den Körperteil legte, wo der Schmerz war.[3] und auch die alten Könige von England und Frankreich heilten die Kröpfe durch bloßes Berühren.

---

1) Ennemoser, Geschichte der Magie, S. 204.
2) 1. Könige 17, 21 und 2. Könige 4, 34.
3) Edda. S. 216.

So zieht sich durch alle Völker und Zeiten des Altertums die genaue Kenntnis der lebensmagnetischen Kräfte. Man kann nun wohl mit dem Hochmut, welcher der Gegenwart eigen ist, auf die Alten blicken und bei ihnen nur Aberglauben und Unwissenheit sehen. Die Alten waren aber nicht so dumm, wie es vom Standpunkt moderner Betrachtung gewöhnlich erscheint. Denn sie lehrten den Äther schon und die Umdrehung der Erde (Pythagoras, Hiketas, Ekphantus, Heraklit, Aristarchus, Aristoteles, usw.); sie wussten, dass *alles fließt* (Heraklit), hatten erkannt das Trügerische alles Seienden (Xenophanes), die durch Zwischenräume getrennten Atome (Leukippos), die Wirbelbewegung der Atome und Welten (Demokritos), die beiden feindlichen Gegensätze *Liebe und Hass* (Anziehung und Abstoßung), usw., und nur ein klares umfassendes Wissen ermöglichte es ihnen, dass sie „jene Wunderwerke aller folgenden Zeitalter erbauen konnten, ihre Tempel, Pyramiden, Höhlentempel, Kromlechs, Steinhügel und Altäre als Zeugen von dem Besitz maschineller Kräfte und mechanischer Kenntnisse, mit denen verglichen die moderne Kunstfertigkeit wie ein Kinderspiel ist, und welche diese Geschicklichkeit selbst als die *Werke der hundertarmigen Riesen* bezeichnet.

„Der Brunnen von Syene, erbaut vor 5400 Jahren, als dieser Punkt genau unter dem Wendekreise lag. ... war ... so gegraben, dass genau im Moment der Sonnenwende zu Mittag die ganze Sonnenscheibe auf seiner Oberfläche reflektiert zu sehen war, — ein Werk, das die vereinte Geschicklichkeit aller Astronomen von Europa nicht imstande wäre zu vollbringen.

„Sie (die Alten) verwendeten weder Mörtel, noch Zement, noch Stahl oder Eisen, um ihre Steine zu behauen, und doch waren diese so kunstvoll bearbeitet, dass an vielen Stellen die Fugen kaum sichtbar sind, obwohl viele von den Steinen, wie in Peru, 38 Fuß lang, 18 Fuß breit und 6 Fuß dick sind, und in den Wällen der Festung Cusco befinden sich Steine von noch größerer Masse."[1]

Nach diesen Beweisen hoher Wissenschaft auf allen Gebieten können wir überzeugt sein, dass das Wissen der Alten auch auf dem lebensmagnetischen Gebiet klar und festbegründet war.

Selbst im finsteren Mittelalter fanden aber die lebensmagnetischen Kräfte ihre Vertreter. Als der bedeutendste derselben sei Paracelsus

---

1) H. P. Blavatzky, Geheimlehre, B. 1. S. 230.

genannt. Ja, zu Ende des achtzehnten und Anfang des neunzehnten Jahrhunderts nahm sogar unsere Wissenschaft stark an einer lebensmagnetischen Bewegung teil. Es war zunächst der bekannte Arzt Friedrich Anton Mesmer (geb. am 23. Mai 1734 zu Weiler, unweit Stein am Rhein. gest. 5. März 1815), der, angeregt durch ältere Schriften und befreundete Männer, im Jahr 1766 seine Dissertation: *De influxu planetarum in corpus humanum* verfasste und darauf die Behandlung von Kranken durch Magnete betrieb. Im Jahre 1772 fand er jedoch, „dass auch ohne Anwendung derselben durch Striche mit den Händen eigentümliche Wirkungen entstanden, die sich auf keine der bisherigen Weisen erklären ließen und eine eigentümliche Kraft im Menschen bekundeten."

Diese Entdekung machte Mesmer im Jahre 1775 öffentlich bekannt. Er wandte nun lediglich die Heilkraft des menschlichen Körpers zur Heilung von Krankheiten an und war gleichzeitig bestrebt, seiner Heilmethode eine naturgesetzliche Erklärung zu geben. Dadurch wurde er der Begründer der magnetischen oder mesmerischen Schule, zuerst in Wien und später in Paris, wohin er sich infolge der neidischen Anfeindung der Wiener Ärzte inzwischen gewendet hatte.

Diese Schule fand bald die weiteste Verbreitung und zählte bis zur Hälfte des neunzehnten Jahrhunderts zu ihren Jüngern die bedeutendsten Ärzte der damaligen Zeit, so Hufeland, den bekannten Professor in Berlin, Ennemoser, Professor in Bonn, E. A. v. Eschemayer, Professor in Tübingen, Nees v. Esenbeck, Professor in Erlangen und Kiefer, Professor in Jena.

Eine Literatur über das lebensmagnetische Gebiet, die man auf 9000 Bände schätzt, gibt Zeugnis vom Geiste und Wirken jener Zeit. Nicht, dass man sich in unklarem mystischen Schwärmen gefiel, wogegen schon der Klang der genannten Namen spricht, sondern mit klarer Erkenntnis arbeitete man mit den Kräften, welche unsere Wissenschaft als Nervenkräfte wohl ebenfalls lehrt, mit denen diese jedoch dank ihrer *Exaktheit* praktisch nicht mehr viel zu beginnen versteht. „Der Magnetismus", schrieb Prof. Ennemoser, »lindert Schmerzen und beseitigt Krämpfe, usw., wie kein anderes Mittel, oft in der Zeit, als der Doktor sonst seinen Patienten den Puls greift oder das Rezept verschreibt ... Keine einzige der bekannten Heilmethoden ist imstande, sich mit dem Magnetismus zu messen, sowohl in Rücksicht der Allgemeinheit von Krankheiten, als in der Schnelligkeit des Erfolgs — jeder praktische Magnetiseur wird bereit sein, den Beweis in der Probe zu liefern und er wird sicher nicht zuschanden werden.«

Um die Mitte des neunzehnten Jahrhunderts bekam der Lebensmagnetismus als Wissenschaft eine neue kräftige Stütze in Freiherrn von Reichenbach (1788 – 1869) durch seine Entdeckung des Od; denn dieses und jener, sind ein und dasselbe. Schon war jedoch infolge der einseitigen Entwicklung unserer Wissenschaft die Zeit der Lehre vom Lebensmagnetismus wenig mehr günstig. Reichenbach hatte daher mit seinem Od bei der Wissenschaft bereits kein Gehör mehr gefunden, und besonders in Deutschland wurde das lebensmagnetische Gebiet von ihr bald völlig verlassen.

Aber mochten die Gelehrten dem Lebensmagnetismus den Rücken kehren. Einzelne Vertreter hat er bis in die neueste Zeit unter Ärzten und Laien immer gehabt; denn die Wahrheit vernichtet selbst kein Anathema unserer Wissenschaft. So schrieb Dr. Lahmann in neuester Zeit:

„Bei den eigentlichen nervösen Schmerzen ... bewährt sich eigentlich nur ein Mittel, welches unsere Zeit endlich zu Ehren bringen zu wollen scheint — der Magnetismus. Ganz unabweisbar aber wird die Annahme der Beeinflussung, wenn wir Fälle von langjährigen Gelenkverkrümmungen ..., die allen möglichen medikamentösen Einwirkungen, der Elektrizität, sowie der Massage widerstanden, ... durch Magnetismus zur Heilung kommen sehen."

Professor Dr. med. v. Nußbaum, Generalstabsarzt. München, sagte im Jahre 1888 gelegentlich eines Vortrags: »Der Magnetismus ist bei nervösen Leiden die Methode der Zukunft. Im tierischen Magnetismus liegt eine Kraft!" Und im Jahre 1890 erklärte derselbe Arzt als gerichtlicher Sachverständigen: „Ein tierischer Magnetismus, welcher große Kräfte besitzt, ... existiert bestimmt."

Prof. Dr. med. Gustav Jäger äußerte sich: »In allen Zeiten hat es Menschen gegeben, die im Ruf einer sogenannten magnetischen Heilkraft standen. Nur das allergrößte Bornement und der frechste Ignorantenhochmut kann die aus allen Zeiten in der denkbar gründlichsten Weise dokumentierten Tatsachen für Schwindel und damit eine Masse der ehrenwertesten Menschen, denen der Beleidiger selbst nicht einmal den Schuhriemen zu lösen wert ist, für Betrüger resp. Betrogene erklären."

Hier wiederholt Jäger, was Schopenhauer seiner Zeit schon sagte, auf die heutige Zeit aber ebenso passt, nämlich: „Wer heutzutage die Einwirkung des Magnetismus ableugnet, ist nicht ungläubig, sondern unwissend zu nennen."

Wir sehen so, dass die Kenntnis der lebensmagnetischen Kräfte vom Altertum bis zur Gegenwart reicht, nur mit dem Unterschied, dass der Lebensmagnetismus einst offizielle oder, richtiger gesagt, geheime, von den Priestern und Königen gepflegte Wissenschaft war, während ihn heute unsere Wissenschaft als solche nicht einmal dem Namen nach kennt. Hätte man weiter gebaut nur auf dem, was das vorige Jahrhundert bot, so würde die Lehre vom Lebensmagnetismus jetzt eine stolze Wissenschaft, der Ruhm und der Grund der Heilkunst sein, und wir hätten nicht nötig, wieder von unten zu bauen.

Wir halten nun Umschau nach dem Wahren, Wesentlichen, das die Lehre vom Lebensmagnetismus durch alle Völker und Zeiten getragen hat. Der Weg führe uns da zuerst hinaus in das Freie; dorthin, wo sich das Leben am regsten entfaltet, die Tätigkeit seiner Kräfte am klarsten verrät. Hier fühlen, sehen und erkennen wir, — fühlt, sieht und erkennt der gemeine, gesunde Menschenverstand, dass alles Leben auf der Erde durch die Strahlen der Sonne entsteht.

Zwar wird das Leben als solches nicht von der Sonne erzeugt. Es ist vielmehr latent oder gebunden in jedem selbst dem stofflichsten Dinge, enthalten, weil das eine Leben allem zugrunde liegt.

Das Leben wird auf der Erde aber durch die Strahlen der Sonne erweckt, und in diesem Sinne ist die Sonne auf der Erde der Quelle alles Lebens. Vom Sonnenschein hängt ab das Leben der Pflanzen, Tiere und Menschen, hängt, kurz gesagt, ab das Leben auf der Erde überhaupt.

Zu jeglichem Geschehen muss aber immer ein Wirkendes und ein Empfangendes, ein Positives und ein Negatives oder ein Männliches und ein Weibliches sein, damit eine Wirkung als Drittes entsteht. Durch die Strahlen der Sonne wird nun das Leben auf der Erde erweckt. Hier ist also die Sonne das Wirkende, und das Leben ist die Wirkung, das Dritte. Wo oder was ist da das Empfangende, das Zweite? Ist es die Erde selbst? Nein. Diese kann es nicht sein; denn die Sonne wirkt nicht als Körper; sie steigt nicht herab zur Erde, sondern sendet nur ihre Kraft und bekanntlich kann belebend, befruchtend immer nur Gleiches auf Gleiches wirken, nur Körper auf Körper, nur Kraft auf Kraft, nur Art auf Art. Es muss demnach in der Erde auch eine Kraft vorhanden sein, die den Einfluss der Sonne *empfängt*, oder mit der Kraft der Sonne wesensverwandt, sich gleichsam mit ihr vermählt, damit das Leben auf der Erde als Wirkung entsteht und die Lebenstätigkeit als Kind in der Ehe der Kräfte des Lebens geboren wird.

Gibt es diese Kraft in der Erde? Gewiss. Es ist die Elektrizität, die, wie allbekannt ist, die ganze Erde erfüllt.

Und da hat nun die wissenschaftliche Forschung gelehrt, dass die ganze physische Welt aus den Elektronen, den Trägern der elektrischen Kraft, aufgebaut ist. Die physische Welt ist also nichts weiter wie verkörperte oder gleichsam kristallisierte Elektrizität. Die Elektronen sind lediglich je in einer bestimmten Art und Zahl zur Bildung der einzelnen chemischen Elemente zusammengetreten. So ist das Wasserstoffatom aus 770 und das Quecksilberatom aus 150.000 Elektronen zusammengesetzt. Infolgedessen gibt es keine Erscheinung im Raum, die nicht elektrische Kraft enthält. Der einzige Unterschied ist nur die verschiedene elektrische Polarität oder Spannung der einzelnen Körper gegeneinander.

Auch die Erde ist daher ein Träger der elektrischen Kraft oder, einfacher gesagt, die Erdkraft ist Elektrizität. Das Gleiche ist entsprechend von der Sonne und ihrer Kraft, ihrem Ausfluss, dem Sonnenlichte, zu sagen und auch da hat man in den Strahlen der Sonne die elektrischen Kräfte bereits festgestellt. Schon bei oberflächlicher Betrachtung tritt uns hier jedoch ein bedeutender Unterschied entgegen.

Das Sonnenlicht ist warm; es ist ihm demnach eine schnellere Schwingung eigen als den kalten Kräften der Erde. Beide Kräfte bilden daher einen Gegensatz, der uns des Näheren noch weiter beschäftigen wird. Ihre Wechselbeziehungen aber sind der Grund, durch den alles Leben auf der Erde entsteht und sie feiern ihre großen Vermählungen, wenn sie uns so schauerlich schön vor die Augen treten, — wenn es donnert und blitzt.

Hier kann man entgegenhalten, dass zur Entwicklung von Leben auf der Erde eine besondere Kraft in der Erde nicht nötig sei. Licht, Luft, Wasser und die Erde sei vielmehr genug. Dem ist aber zu erwidern: Same war in ihr nicht immer vorhanden; er musste erst werden und das konnte nur durch die Wirkung polarer, in der Natur vorhandener Kräfte geschehen.

Diese mussten die starren Stoffatome auf eine höhere Stufe der Schwingung erheben, sodass das in ihnen gebundene Leben freier sich äußern und höhere Formen bilden konnte. Und entstanden muss der Same einmal auf der Erde sein, weil auch diese einen Anfang nahm; denn die Annahme, dass Lebenskeime einst aus dem Raum auf die Erde gelangten oder dass ein Machtwort frei aus Nichts sie schuf, halten keiner vernünftigen Prüfung stand. Man lege jedoch ein Samenkorn in die Erde, wie immer man wolle. Stets wird der Blatttrieb nach oben zur Sonne, der

Wurzeltrieb nach unten zur Erde wachsen. Wie kommt das? Es sind die polaren Kräfte im Keim, die, aus der Polarität der Kräfte des Lebens, der Sonne und Erde, geboren, ihren Erzeugern entsprechen und nun wieder nach ihrem polaren Gegensatz streben. Dadurch wird von der Natur selber unzweideutig bezeugt, dass hinter dem äußeren Prozess des Wachsens eine Polarität von Kräften, nämlich diejenige der Erd- und Sonnenkraft, steht.

Diese Kräfte sind geboren aus der einen Kraft (-Substanz), welche der Welt und allem, was in ihr ist, zugrunde liegt; sie müssen daraus geworden sein, weil sonst nichts weiter ist, aus dem sie hätten entstehen können; sie stellen somit nur zwei verschiedene Spannungszustände oder Wirkungsweisen jener dar. Dabei verlässt die eine Kraft nirgends den Raum, weil sie als das große Eine denselben nirgends verlassen kann; denn sie ist mit ihm untrennbar verbunden, ist selber der Raum. In und mit der Welt sind, von den Sonnenstäubchen angefangen bis hinauf zu den Sonnen und ihren Planeten, in der einen Kraft oder im Raum lediglich Kraftzentren entstanden, und diese stellen nun zueinander einen Spannungsgegensatz dar.

So sind auch Erde und Sonne trotz ihrer gewaltigen Ferne miteinander verbunden durch die Kräfte des Raumes; innerlich, weil sie ruhen in der einen Kraft und äußerlich, weil sie sich verbinden — wo und wie sie sich zuwenden — wie der Schluss eines elektrischen Stromes entsteht. Nicht zieht allerdings die Sonne die Erde an, wie man gewöhnlich denkt, sondern sie stößt sie ab,[1] und die Erde flieht; „sie flieht vor dem heißen Atem der Sonne", und erst durch den Rückfluss der Energien von der Erde zur Sonne kommt Anziehung zustande.

Demnach ist der ganze Raum und jedes Ding in ihm mit den elektrischen Kräften, den Kräften des Lebens erfüllt oder mit der Welten-

---

1) Man war bisher bestrebt, alle Gesetze und Kräfte im Raum auf die sogenannte Schwerkraft zurückzuführen. In neuerer Zeit beginnt man aber diese Kraft zu verwerfen und nur von einer Druckkraft zu reden (R. Wäber, „Lehrbuch der Physik"). Druck kann jedoch nur von außen kommen. Also zieht die Sonne in Wirklichkeit nicht an, sondern sie stößt ab. Für diesen Druck hat Professor von Lebedew an der Universität Moskau den wissenschaftlichen Beweis kürzlich erbracht. Er hat nachgewiesen, dass Lichtstrahlen auf die von ihnen getroffene Fläche einen mechanischen Druck ausüben, und es gelang ihm auch, die Größe dieses Druckes zu messen. Dadurch bestätigte er, was schon Maxwell in den fünfziger Jahren des vorigen Jahrhunderts erwartet hatte und Crooks durch seinen Radiometer oder seine Lichtmühle beweisen wollte. Den Druck des Sonnenlichtes auf die Erde hatte man da auf 7,5 Millionen Kilograma berechnet.

lebenskraft. Und wie könnten die Kräfte der Sonne zur Erde gelangen, wenn sie nicht gleich als Träger im Raum fänden? Die Wissenschaft spricht hier allerdings nur von dem Äther des Raumes als dem Boten der Götter, dem Übermittler der Kräfte der Sonne zur Erde. Nun wohl, wir lassen ihn gelten. Aber wir müssen ihn dann mit denselben Kräften begaben, wie sie der Erd- und Sonnenkraft eigen sind. Er muss also mindestens elektrisch oder von einer bestimmten Schwingung sein, weil schließlich jedes Ding in der Welt nur auf Grund einer besonderen Ätherschwingung besteht, und diese Schwingung muss derjenigen der Erd- und Sonnenkraft gleichen, weil sie sonst jene Schwingung der Erde zu übermitteln nicht imstande wäre.

Im Raum vermitteln nun die elektrischen Kräfte oder die Weltenlebenskraft die Telegrafie ohne Draht. In der Erde sehen wir sie, von dem stählernen finger des Kompasses sympathisch begleitet, in gewaltigen Strömen ihre Kreise fließen. An den Atomen und Molekülen äußern sie sich als chemische Verwandtschaft oder als anziehende und abstoßende Kraft[1], und in den Metallen erkennen wir ihr Wirken unter anderem dadurch, dass diese — ermüden. So fand schon vor 40 Jahren Sir William Thomson, dass Metalldrähte nach längerer Benützung mit dem elektrischen Strom die deutlichen Erscheinungen der Ermüdung, der verminderten Leistungen zeigen, welche Erscheinungen nach Ruhe verschwinden. Diese Beobachtungen wurden kürzlich am Franklin-Institut in Amerika an Telegrafendrähten neu geprüft, und auch da zeigte sich, dass Telegrafendrähte „ähnlich wie die lebendigen Organe und Nerven ... durch Arbeit ermüden, die Elektrizität weniger gut leiten. Die frischen unbenutzten Drähte leiten am besten. Nach circa 8 – 10 tägiger Arbeit lassen sie deutlich nach. Durch die Sonntagsruhe erholen sie sich wieder, arbeiten am Montag am besten, am Sonnabend am schlechtesten."[2]

Durch diese Erscheinungen wird unzweideutig bewiesen, dass auch in den Metallen ein Stoffwechsel vor sich geht, dass in ihnen Leben wohnt, eine Lebenskraft tätig ist. In den Pflanzen haben wir die Anwesenheit dieser Kraft bereits gesehen beim Treiben der Keime. Und lediglich die gewal-

---

1) »Die Atome werden in den Molekülen durch die an ihnen haftenden Elektrizitäten zusammengehalten. Die Tatsachen lassen keinen Zweifel darüber, dass die beträchtlichsten chemischen Kräfte elektrischen Ursprungs sind.« Prof. Dr. Baumann, Welt- und Lebensansicht. S. 67.

2) „Prometheus", 1900, S. 784.

tigen Anziehungen der lebensmagnetischen Kräfte sind es, die im Pflanzenreich die Säfte zu so erstaunlichen Höhen treiben. So hat man gefunden, dass Weinreben die man abgeschnitten und mit Glasröhren verbunden hatte, in diesen den Saft bis zu einer Höhe von 25 Fuß steigen ließen. Welche gewaltige Energien und Sympathien verraten sich hier zwischen den Kräften der Erde und Sonne — in der Lebenskraft[3]. Und beim Tier und Menschen tritt uns, wie schon bemerkt, die Lebenskraft entgegen in den elektrischen Kräften der Muskeln und Nerven, beim Stoffwechsel, usw.

Unsere Wissenschaft allerdings hat die Vorgänge in unseren Nerven schon millionenfach geprüft und gemessen; sie spricht dann aber in der Regel nur von den Nerven; diese allein sollen alle Prozesse im Körper erregen, den Stoffwechsel, den Kreislauf, die Drüsen- und Organtätigkeit, die Bewegung usw., vermitteln. Und gewiss, sie spielen dabei auch eine wichtige Rolle; sie sind aber nur die Bahnen, die Drähte, an denen hin sich die lebensmagnetischen Ströme bewegen, und diese sind das eigentliche Lebensprinzip, das, was anzieht und abstößt; die Kraft, welche durch ihre polaren Spannungen, ihre Energien, die ganze Körpermaschine in Bewegung setzt und im Gange erhält. Zu dieser Erkenntnis müsste unsere Wissenschaft eigentlich schon durch die Tatsache gelangen, dass die Leitungsfähigkeit unserer Nerven bis zu 94 m in der Sekunde beträgt. So schnell können die Gewebe unserer Nerven, seien sie noch so fein, nicht leiten, weil ihre Erregung nur von Zelle zu Zelle geschehen kann und dadurch jene Leitungsgeschwindigkeit unmöglich wird. Die Nervenphysiologie unserer Wissenschaft ist mithin in Wirklichkeit die Physiologie der lebensmagnetischen Kräfte und das von der Wissenschaft dabei festgestellte Vorhandensein elektrischer Kräfte in unserem Körper andererseits ein *exakter* Beweis für die Existenz der Lebenskraft.

Was jede Erscheinung von Lebenskraft in sich hat, ist ihr Eigentum. Es ist als lebendige, tätige Kraft an ihr System gebunden. Wir haben da ein bekanntes Beispiel am Sauerstoff. Auch dieser erfüllt den Raum, ist eingeatmet aber gebunden an unser System und muss dann unseren Zwecken dienen wie dort die Lebenskraft.

Weil die elektrischen oder lebensmagnetischen Kräfte unseren ganzen Körper erfüllen, so sind wir berechtigt, in ihm aber einen Elektro-

---

3) Eine leidlich große Birke hebt täglich 300 – 400 kg Wasser bis zur Krone empor.

magnet zu erblicken und zu erwarten, dass er auch magnetische Wirkungen nach außen verrät. Sehen wir nach. — Wir weisen da zunächst hin auf Experimente, die zwar nicht zu den exakten zählen, aber doch immerhin interessant und beachtenswert sind.

Dr. med. Gratzinger, Wien, empfiehlt folgendes: Man halte die eine Hand der Versuchsperson circa zwei Zentimeter vor die Stirne, die andere ebenso weit vor den Hinterkopf. Die Versuchsperson wird dann auf die Frage: »Was empfinden Sie?« die Antwort geben: »Meine Stirne wird heiß«, oder »Meine Stirne wird kalt.«1) Bei diesen Versuchen erkennen wir an der Hand eine Gegensätzlichkeit oder eine Polarität und dass dasjenige, was diese Polarität bedingt, nach An der Magnete auf andere Körper zu wirken imstande ist. Ter Mann der *exakten* Wissenschaft pflegt hier allerdings im günstigsten Falle zu behaupten, dass Einbildung dabei im Spiel sei. Diesen Einwurf hat aber schon Mesmer seiner Zeit widerlegt. Er stellte einen Kranken so hinter eine spanische Wand, dass jener die von ihm ausgeführten Bewegungen nicht erkennen konnte, und auch da gab der Kranke auf Befragen genau die Richtung der magnetischen Striche an. Es fehlt hier jedoch auch nicht an *exakten Beweisen*. Der „Neuen Metaphysischen Rundschau" (1897, 466) entnehmen wir die folgende Notiz: »In Paris haben kürzlich Experimente mit einer großen Anzahl von Personen und unter diesen mit Männern der Wissenschaft, wie Professor Murani und anderen, stattgefunden, welche einen eklatanten Beweis geliefert haben, dass, wenn nicht bei allen, so doch im Körper vieler Menschen eine magnetische Polarität existiert. Diese Versuche wurden in der Art angestellt, dass die entkleideten Personen sich auf eine drehbare Glasplatte, also vom Boden isoliert, aufzustellen hatten. Auf einem Ständer in geringer Entfernung von ihrem Oberkörper wurde ein äußerst empfindliches Galvanometer platziert und dann die Glasscheibe langsam in Umdrehungen versetzt. Bei 25 Prozent der in solcher Weise untersuchten Personen fand ein deutliches Ausschlagen der Magnetnadel erst nach der einen und dann nach der anderen Richtung statt, je nachdem die Brust oder der Rücken dem Galvanometer zugewendet war, und zwar korrespondierte die Brust mit dem Nord-, der Rücken mit dem Südpole eines Magneten.«

Edison ist es ferner gelungen, wie die eben genannte Zeitschrift gleichzeitig bemerkt, einen Apparat zu schaffen, „der den Nachweis

---

1) Grazinger, das magnetische Heilverfahren (1900).

magnetischer Ausstrahlungen noch in einer Entfernung von 2½ m möglich macht."

Auch Dr. Baraduc, praktischer Arzt in Paris, hat ein sogenanntes Magnetometer konstruiert, welches der Hauptsache nach aus einer sehr leichten, in waagrechter Richtung freischwebenden Kupfernadel besteht und bei Annäherung der Hände einen deutlichen Ausschlag gibt.[1]

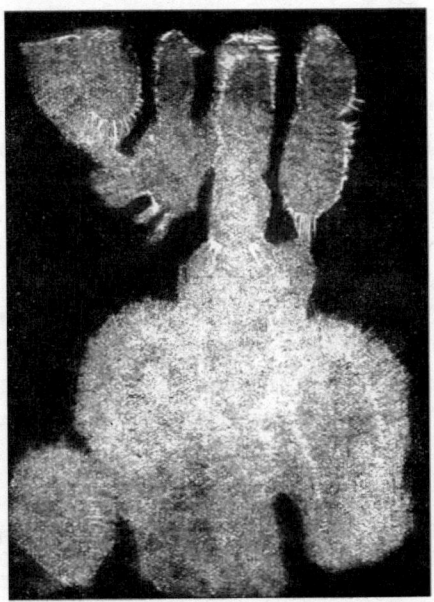

Fig. 1. Entgegengesetzte Polarität (Anziehung)

Derselbe Forscher fand, dass, wenn er sich in guter Verfassung befindet und zwei Magnetometer vor sich auf den Tisch legt, beide sofort abgelenkt werden, so bald er ihnen seine Hände nähert. Die rechte Hand zieht eine Nadel um etwa 15 Grad an; die linke stößt sie jedoch um 5 Grad ab.[2] Ähnliches wurde dem Verfasser über Du Bois-Raymond erzählt. Aufsehen erregten auch seiner Zeit die von dem russischen Staatsrat Dr. von Narkiwicz-Jodko angefertigten fotografischen Bilder der magnetischen Ausstrahlungen menschlicher Hände. Das eine dieser Bilder zeigt den

---

1) Gratzinger.
2) Photographisches Zeutralblan 1896. H. 16.

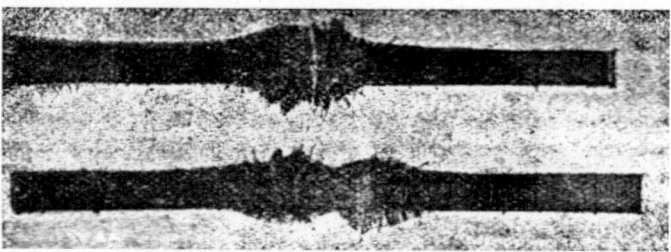

Fig. 2. Anziehung. Abstoßung

Abdruck zweier Hände eines Liebespaares (Fig. 1). Man vergleiche damit den Abdruck zweier Paare von Magneten (Fig. 2), die wir zur Veranschaulichung ihrer Kraftlinien mit Eisenfeilspänen beladen haben. Die Übereinstimmung zwischen den sich liebenden Magneten und Personen tritt auf den ersten Blick hervor. Wenn wir uns da noch vor Augen führen, dass unser Körper selbst nach den Lehren der Wissenschaft elektrische Kräfte enthält, dass ferner Elektrizität im elektrisch geladenen Körper immer als meisten nach den Spitzen zu dringt und dass an unserem Körper in erster Linie die Fingerspitzen sind, so lässt vorurteilsfreie Vernunft gar nichts anderes zu, als dass auch jene Strahlen der Hände durch die elektrischen oder lebensmagnetischen Kräfte entstanden sind.

Demnach war Freiherr von Reichenbach, dessen Lehren die Wissenschaft seiner Zeit so hartnäckig verwarf, vollkommen im Recht, wenn er aufgrund von Tausenden von Versuchen, die er mit sogenannten Sensitiven angestellt hatte, behauptete, dass unser, wie jeder andere Körper ein Träger sei, von einem feinen, strahlenden, mit Licht, Magnetismus und Elektrizität nahe verwandten etwas, welches er Od nannte.

Die Neuzeit hat uns für dieses Leuchtende, Strahlende jedoch noch bessere Beweise gebracht, als sie Reichenbach seiner Zeit zu bieten vermochte. So wurde im Jahre 1889 von Edison auf der Naturforscherversammlung in Heidelberg ein Apparat vorgeführt, der in einer Lampe bestand, mit deren Hilfe es möglich ist, die in den Muskeln des ruhenden Armes und der Hand freiwerdende Elektrizität in ein 3 – 4 Normalkerzen starkes Licht umzuwandeln.

Und zwei Physiologen aus Nancy, Charpentier und Blondelet, ist es gelungen, den positiven, nicht anfechtbaren Beweis zu liefern, dass der menschliche Körper ganz wie das Radium und die crockesschen Röhren unsichtbare Lichtstrahlen aussendet, die auf außerordentlich lichtempfindlichen Körpern Eindrücke hinterlassen. Mehr noch. Jene Forscher ließen den Muskel eines Körperteiles spielen, und dieser Projektionspunkt gab stärkere Lichteffekte als die Umgebung. Nun, und was sind die sogenannten Becquerelstrahlen z. B., des Radiums anders, wie jenes leuchtende Etwas oder die Lebenskraft, die ihrem Träger entströmt?

Der geneigte Leser hat diesen Lichtträger jedoch vielleicht schon an sich selber erblickt. Man braucht dazu nur im Frühjahr, im Mai, bei Sonnenaufgang über betaute Wiesen zu gehen. Da wird man sehen, dass eine helle Zone als *Heiligenschein* den Schatten am Haupt umgibt. Wie kommt sie zustande? Es sind die gehäuften lebensmagnetischen Ausstrahlungen des Gehirns, die sich mit den Strahlen der Sonne verbinden und so um das Haupt einen zarteren Lichtschein zeichnen, als je ein Maler es kann.

Nicht unerwähnt sei noch Folgendes: der Verfasser hatte an einem Fenster ein Papierkreuz hängen, das mit einer phosphoreszierenden Masse bestrichen war und, am Tag von der Sonne beschienen, nachts bei tiefster Finsternis so leuchtete, dass man die darauf befindliche mittelgroße Schrift auf einen Meter Entfernung noch bequem lesen konnte. Wenn man nun nachts die leuchtende Masse mit dem Finger berührte, dann wurde an dieser Stelle das Leuchten auf Minuten so stark, dass sich der Unterschied in der Leuchtkraft etwa wie Gas- zu Gasglühlicht verhielt.

Prof. Sommer hat das folgende festgestellt: Reibt man mit einer neuen oder sehr wenig gebrauchten Glühlampe — ohne dass metallische Leitungen daran sind — kräftig an der Haut, z. B. des Unterarmes oder der Stirn, und hebt plötzlich mitten in der Bewegung die Lampe von der Haut ab, so entsteht in der Lampe eine Lichterscheinung. Hebt man nach der Reibung die Lampe ab und hält sie ganz plötzlich still, so sieht man deutlich ihren Umriss, besonders die Glasspitze, erleuchtet, während sich in der Mitte derselben ein heller Lichtfleck zeigt. Reibt man die Lampe an einer Stelle, etwa am Unterarm und hält sie hierauf an eine andere Körperstelle, z. B. die Wange, so entsteht bei der Berührung auch ohne weitere Reibung eine Lichterscheinung, welche einen Teil des Gesichtes erhellt. Haucht man eine Lampe, die an einer Körperstelle gerieben worden ist, stark an, so entsteht eine deutliche Lichterscheinung.

Ähnliche interessante elektromagnetische Entdeckungen hat Prof. Harnack gemacht. Dieser Forscher hat die Ergebnisse seiner Studien niedergelegt in einer Schrift, die den Titel trägt: „Studien über Hautelektrizität und Hautmagnetismus." In der Münch. mediz. Wochenschrift 1908, 5 und 6, schreibt er: „Am Körper getragene stählerne Gegenstände werden um so magnetischer, je häufiger sie gebraucht werden. Die Fingerspitzen besitzen elektrische Fähigkeiten … Werden die finger gewisser Personen einer frei schwebenden Magnetnadel genähert, so entstehen Erscheinungen der Influenz, wobei sich die Finger erst positiv, dann negativ elektrisch verhalten."

Gleiche Beweise für das Vorhandensein der lebensmagnetischen Kräfte in unserem Körper kann sich auch jeder durch ein Elektroskop selber verschaffen. Einige Striche mit der Kugel des Instrumentes durch das Haar der versuchenden Person genügen in der Regel, um die Stanniolblättchen sich spreizen zu lassen und wenn man dann vor dem am besten etwas erwärmten Instrument mit den gestreckten fingern Bewegungen vollführt, so treten an den Blättchen die bekannten magnetischen Ausschlagerscheinungen auf.

Die Prof. Tamburini und Dr. Seppili haben die Wirkung des Magneten auf den menschlichen Körper während der Hypnose geprüft. Über diese Versuche berichtet Dr. M. O. Fränkelh[1]: „Die wichtigsten Veränderungen, welche der Magnet verursachte, betrafen die Motilität (Bewegung). Wir fanden, dass die Fernwirkung eines Magneten auf einen Muskel oder eine Muskelgruppe während des hypnotischen Zustandes dieselbe ist, wie die des direkten mechanischen Muskelreizes, aber weit energischer und weit geneigter, auf andere Muskelgruppen sich fortzupflanzen. Der von uns benutzte Magnet ist ziemlich groß und schwer und besitzt eine Anziehungskraft von 3 Kilogramm. Er wurde immer nur bei hermetisch (völlig) geschlossenen Augen der Kranken und so geräuschlos ihrem Körper genähert, dass sie durchaus nichts davon merken konnte. Die Körperstellung, auf welche er wirken sollte, wurde immer einige Zeit vor der Applikation (Anwendung) entblößt.

Die Applikation des Magneten in der Entfernung von 2 – 3 Zentimetern vom Handteller oder von dem unteren Drittel des Vorderarmes verursacht zunächst leichte Flexions = (Beuge-)bewegungen der Finger, dann vollständige Flexion derselben, dann solche der Hand, zuletzt des Vorderarmes und endlich Hochheben der ganzen Extremität … Aber die merkwürdigste Wirkung des Magneten erhält man, wenn der letztere in

---

1) Der Irrenfreud. 1882, Ar. 3 u. 4, S. 39 und folg.

der Gegend der Rückenwirbel, und zwar in der Quere so gehalten wird, dass seine Pole zu beiden Seiten der Wirbelsäule zu liegen kommen. Einige Augenblicke nach der Applikation sieht man den Kopf sich rückwärts neigen, den Rumpf mit der Konvexität (Wölbung) nach vorn sich krümmen, die Füße in forcierte Plantar-Flexion (gewaltsame Fußsohlenbeugung) sich stellen und die Beine so stark nach oben und hinten sich flektieren, dass die Füße beinahe den Hinterkopf berühren ... Gleichzeitig wird die Respiration (Atmung) tief und rasselnd (vermutlich, weil die seitlichen Rumpfmuskeln sich kontrahieren — zusammenziehen), das Gesicht zyanotisch (blausüchtig), und diese Erscheinungen dauern noch eine Zeit lang nach der Entfernung des Magneten und nach dem Aufhören der Kreisbogen-Kontraktur fort.

Um zu erfahren, ob der Magnet seine Wirkung auch im wachen Zustande auf die G. (die Versuchsperson) ausübe, wurde die letztere seitwärts gelagert und ... der Magnet in der Entfernung von einigen Zentimetern plötzlich in die Gegend der Rückenwirbel gebracht, ohne dass die Kranke, deren Aufmerksamkeit durch einen vor ihr stehenden Assistenten gefesselt wurde, das Mindeste davon merken konnte.

Nach wenigen Sekunden sahen wir sie schon den Kopf nach hinten beugen, die Füße und Schenkel flektieren, den Körper konkav (hohl) nach rückwärts krümmen, wobei sie jammerte und schrie über großen Rückenschmerz. Der Magnet wurde entfernt, ohne dass sie es innegeworden wäre, und das Krümmen hörte auf; aber sie beklagte sich noch einige Zeit über das lästige Gefühl, das sie empfand und auf die Finger schob, die einer von uns an die Seite der Lendenwirbel gelegt hatte.

Die auffälligste Wirkung (an die Atmung während eines natürlichen Schlafes) erhielten wir beim ersten Mal ... Als der Magnet (wieder in 3 – 4 Zentimeter Entfernung) dem Epigatrium (der Magengrube) genähert wurde, sprang die Respirationskurve. die in der Inspirations-(Einatmungs-)linie stand, plötzlich mit einem sehr leichten und kurzen Exspirations-(Ausatmungs-)druck um und verblieb in seiner 7 Sekunden langen Exspirationspause, in einer wahren Apnoe (Atemlosigkeit), da mindestens 3 Atemzüge ausfielen. Daraus folgte eine leichte Inspiration und wiederum eine lange Exspirationspause."

Hier zeigt sich klar die innige Verwandtschaft zwischen den Kräften des Magneten und den lebensmagnetischen Kräften des menschlichen Körpers.

Eine andere, die Wesenseinheit der lebensmagnetischen Kräfte in der ganzen Natur bestätigende Tatsache ist folgende: Das Herz von Fischen, das bei Eröffnung des Leibes stille steht, kann wieder zum Schlagen gebracht werden, wenn man es auf eine Zinkplatte legt, oder es kommt überhaupt nicht zum Stillstand, wenn die Eröffnung des Leibes unter Quecksilber geschieht.[1]

Diese Experimente lehren uns, dass an Mineralien gebundene Energien, die wir sofort als die lebensmagnetischen Kräfte erkennen, solche im Tierleib zu vertreten imstande sind.

Wir hatten *exakte* Beweise für die Existenz der lebensmagnetischen Kräfte in Aussicht gestellt. Sollen wir noch weitere nennen? Die gebrachten werden genügen; denn wer jetzt noch nicht überzeugt ist, bei dem würden auch weitere Beweise nichts nützen.

Wir können nun sagen, dass ein Etwas, welches hier als Sonnenlicht, dort als Elektrizität, als Magnetismus, Nervenkraft, usw., in Erscheinung tritt, uns und alle Dinge erfüllt und dieses Etwas ist die viel umstrittene Lebenskraft, die bereitwillige Dienerin und Meisterin der Lebensvorgänge in uns und aller Welt.

Nun wollen wir über die Lebenskraft noch eine Wissenschaft fragen, die hier in erster Linie berufen ist, ein Urteil zu fällen, weil sie sich nicht wie unsere Wissenschaft nur einseitig mit den äußeren Dingen und unserem Körper, sondern mit den Kräften des Lebens selber beschäftigt. Diese Wissenschaft ist die okkulte Wissenschaft oder der Okkultismus, wie man kurzweg sagt.

Aber halt, wir nannten da den Okkultismus eine Wissenschaft, während ihn vielleicht mancher noch nicht einmal dem Namen nach kennt. Es mag uns deshalb zuerst ein Okkultist selber sagen, ob und inwieweit seine Wissenschaft beachtenswert ist. Wir geben zu dem Zwecke H. P. Blavatsky das Wort, und sie erklärt im Namen der okkulten Wissenschaft, »dass der kühne Forscher, der die innersten Geheimnisse der Natur ergründen will, die engen Grenzen der Natur überschreiten und sein Bewusstsein in das Reich der Dinge an sich und in die Sphäre der ursprünglichen Ursachen versetzen muss. Um dies zu bewirken, muss er Fähigkeiten entwickeln, die ... in der Konstitution unserer gegenwärtigen ... Rasse in Europa und Amerika vollständig schlafend sind. Auf keine

---

1) Dr. med. Hartung, Archiv f. Physik-diät. Therapie, 1901. 912.

andere denkbare Art kann er die Tatsachen, auf die er seine Spekulationen auszubauen hat, sammeln.«

Die Vernunft bestätigt nun, was H. P. Blavatsky behauptet, nämlich, dass klares Wissen und Erkennen nur auf der Ebene der Ursachen möglich ist. Es fragt sich daher nur, ob unsere Wissenschaft sich auf diese Ebene erhebt und ob sie dieses Sicherheben überhaupt kann. Unsere Wissenschaft hat das Schwergewicht ihrer Forschungen aber in die Apparate verlegt, die gar keines Bewusstseins und keiner seelischen Forschung fähig sind, und sie hat sich in den Stoff verrannt, in die Körperwelt. So hat sie hier in der Forschung wohl Großes geleistet und unseren Körper nach allen Regeln der Kunst bis in das Kleinste durchsucht; sie hat dabei jedoch das, was ursächlich über der Körperwelt steht, so aus den Augen verloren, dass sie nicht bloß dieses nicht kennt, sondern es überhaupt leugnet. So ist das von H. P. Blavatsky geforderte ehedem auf die Ebene der *ursprünglichen Ursachen* für unsere Wissenschaft nicht einmal gegeben als Möglichkeit. Kann es denn aber geschehn? Kann ein Forscher „die engen Grenzen der Natur überschreiten und sein Bewusstsein in das Reich der Dinge an sich versetzen?"

Gewiss: denn der Mensch ist in seinem tiefinnersten Grund, in der Seele, eins mit dem großen Einen, mit ihm, in dem alles Erkennen und Wissen wohnt und Erkennen muss nicht notwendigerweise mit dem Körper, sondern es kann auch seelisch geschehen; denn Erkennen ist Empfinden und das Empfinden geschieht mit der Seele.

Sind vielleicht deshalb Hunger, Liebe, Hass, usw., nicht wahr, weil sie seelisch sind und die Apparate der Wissenschaft niemals hungern, lieben und hassen können? „Es gibt", sagt Kant, „ein geistiges Schauen. Wenn wir nur verständen, davon Gebrauch zu machen."

Nun, wenn wir etwas, das im Bereich der Möglichkeit liegt, nicht können, so ist damit doch nicht gesagt, dass es auch andere nicht können. Und diese Wissenschaft des Geistes besteht eben; sie ist die Wissenschaft des Ostens oder der Okkultismus, dessen praktisches Können dem Westen verloren ging, weil *Ulisses*, der scharfsinnige, listige Verstandesmensch, dem *Zyklopen Polyphem*, dem wahren ursprünglichen Menschen, das Auge des Geistes, das Einauge, zerstört hat. Doch, *ich habe*, schreibt über den Osten Jacolliot, ein französischer Reisender. „Dinge gesehen, die ich nicht beschreiben kann aus Furcht, dass der Leser meinen gesunden Verstand bezweifeln möchte; aber ich habe sie gesehen", und Sinnett, ein englischindischer Regierungsbeamter sagt: „dass im Verborgenen lebende Orientalen mehr von Elektrizität verstehen als Faraday, und mehr von Physik als Tyndall.[1]

Wir sind daher wohl berechtigt, zu hören, was der Okkultismus über die Lebenskraft sagt. Und da schreibt A. Besant: »Das ganze Universum, alle Welten, Menschen, Tiere, Pflanzen, Minerale, Moleküle und Atome, kurz alles, was da ist, ist rings umgehen von einem Meer von Lebensprinzip, von ewigem Leben, von einem Leben, das keines Zuwachses und keiner Verminderung fähig ist. Dieses unermessliche Lebensmeer wird durch das Wort Jiva bezeichnet: das Universum ist nur der in Erscheinung getretene Jiva, Jiva in objektiver Gestaltung, Jiva in verschiedene Formen gekleidet. Ja, der Organismus, ob klein wie ein Molekül oder unermesslich groß wie ein Weltsystem, muss demnach als im Besitz eines Teiles von diesem Jiva gedacht werden, sodass er in sich selbst etwas von diesem allgemeinen Leben als sein eigenes Leben enthält. Betrachten wir beispielsweise einen lebenden Schwamm, der im Wasser liegt, welches ihn rings umgibt, von allen Seiten umspült und jede seiner Poren erfüllt. Wollen wir nun entweder über den Schwamm oder über das Meer Betrachtungen anstellen, so können wir uns letzteres getrennt vom Schwamm vorstellen, oder wir können auch nur jenen Teil des Ozeans, welchen der Schwamm einnimmt, in Betracht ziehen und so im Gedanken beide voneinander getrennt halten. Ebenso ist jeder Organismus ein Schwamm, der im Ozean des Universallebens — Jiva — schwimmt, und der einen Teil dieses Ozeans als seinen eigenen Lebensodem in sich aufgenommen hat. Dieses in dem Einzelwesen enthaltene Leben bezeichnet (man) zum Unterschied von dem Universalleben als Prana."[2]

Ein anderer Okkultist Eliphas Levi, äußert sich: „Es existiert ein universeller *agent unique* aller Formen und des Lebens, genannt Od ..., aktiv oder passiv, positiv oder negativ ... Mithilfe dieser Kraft stehen alle Nervenzentren miteinander in geheimer Verbindung; aus derselben werden Sympathie und Antipathie geboren."[3]

Und Paracelsus, der bedeutendste Okkultist, den Europa während der letzten Jahrhunderte wohl getragen hat, schrieb: „Man muss wissen,

---

1) Sinnett, Okkulte Welt, S. 23.
2) A. Besant: „Die sieben Prinzipien oder Grundteile des Menschen"
3) H. P. Blavatsky.

dass der Mensch etwas Magnetisches habe, ohne welches er gar nicht leben kann. Ich behaupte ... klar und offen aus dem, was ich vom Magnet selbst durch die Erfahrung erprobt habe, dass in ihm ein solches Geheimnis verborgen liege, ohne welches man in Krankheiten gar nichts ausrichten kann.[1]

Die Gesamtheit des Mikrokosmos ist potenziell enthalten in dem Liquor vitae, einem Nervenfluidum ..., in welchem die Natur, Qualität. Charakter und Essenz der Wesen enthalten ist.

Der Archäus (ein von P. für Lebenskraft oft gebrauchter Ausdruck) ist eine Essenz, die gleichzeitig in allen Teilen des menschlichen Körpers verteilt ist ... Der Spiritus vitae nimmt seinen Ursprung aus dem *Spiritus mundi*, d. h., also: unsere Lebenskraft aus derjenigen der Welt."

Demnach war, worauf nebenbei verwiesen sei, Paracelsus der Begründet der lehensmagnetischen Schule, nicht Mesmer, wie man gewöhnlich behauptet, und wir können nun unsere Frage, ob es einen Lebensmagnetismus gibt, sicher beantworten mit einem bestimmten Ja. Wir wenden uns nun der Frage zu:

Was ist der Lebensmagnetismus?

Wir haben gesehen, dass alle Kraft Substanz besitzt, weil ja allem, was ist, die eine Geist-Kraft-Substanz zugrunde liegt.

Und wir wissen uns in dieser Anschauung nicht allein, sondern eins mit den bedeutendsten Männern der modernen Wissenschaft. So sagt Haeckel:

„Wir kennen gar keinen Stoff, der nicht Kräfte besäße, und wir können umgekehrt keine Kräfte, die nicht an Stoff gebunden sind."

A. Mayer äußert sich: „Körper und Kraft lassen sich nur in Gedanken trennen, in Wirklichkeit machen sie eines aus."

Helmholz erklärt: „Es ist einleuchtend, dass die Begriffe von Materie und Kraft nie getrennt werden dürfen. Die Annahme einer reinen Materie ist so fehlerhaft wie die einer reinen Kraft. Beides sind Abstrakti-

---

3) Paracelsus will hiermit sagen, dass das Magnetische im menschlichen Körper hinter allen Prozessen: Anziehung, Abstoßung, usw., steht und daher auch jedes Heilmittel nur durch dieses wirken kann.

onen von dem Wirklichen. Wir können ja die Materie eben nur durch ihre Kräfte, nie an sich selbst wahrnehmen."

Kraft und Stoff sind also eins, sind Kraft-Substanz. Diese Kraft-Substanz das *Ding an sich*, die Seinheit aber ist so feiner oder, da ihr auch Bewusstsein innewohnt, so geistig göttlicher Art, dass sie sich unserem Erkennen völlig entzieht. Fein sind daher auch die Kräfte, die hinter der Welt in Erscheinung stehen, die Elektrizität, der Magnetismus, usw. Sie sind Daseins- oder Erscheinungsformen, welche nur durch ihre Wirkungen uns erkennbar sind.

Wer hat Elektrizität als solche gesehen oder in Händen gehabt? Niemand. Nur durch ihre Wirkung ist sie uns allen bekannt. Und wie das Höchste, das Eine nicht nur reine Kraft ist, nicht nur reiner Geist, sondern auch Substanz, so sind auch Elektrizität, Magnetismus und all' die anderen Kräfte bis hinauf zum höchsten Gedanken nicht nur Kraft, sondern auch Stoff. Auch der Elektrizität und dem Magnetismus ist also Substanz wesentlich eigen, wie jedem andern Ding, das es gibt in der Welt.

Schon Maxwell, eine der größten Autoritäten auf dem Gebiet der Elektrizität, sagte daher, dass diese nicht bloße Bewegung, sondern Materie sei und Helmholtz schrieb: „Wenn wir die Hypothese annehmen, dass die elementaren Substanzen aus Atomen zusammengesetzt sind, so können wir der Schlussfolgerung nicht entgehen, dass auch die Elektrizität, die positive sowohl als die negative, in abgegrenzte elementare Teile geteilt ist, welche sich als Elektrizitätsatome verhalten." Und da hat Helmholtz sich als ein Prophet erwiesen; denn die Wissenschaft hat inzwischen festgestellt, dass das Elektron der Träger der elektrischen Kräfte und die Elektrizität also ebenfalls körperhaft ist.

Wie steht es nun mit dem Sonnenlicht — dem anderen Teil der Lebenskraft? Auf diese Frage gibt es von vornherein nur die eine Antwort: Auch das Sonnenlicht muss stofflich sein, weil auch es nur eine Erscheinungsform ist, der einen Kraft-Substanz auf der alles beruht und weil es eine stofflose Kraft überhaupt nicht gibt. Wir können die stoffliche Natur der Sonnenkraft aber umsomehr behaupten, da Prof. Hertz in Bonn gefunden hat, dass die Sonnenstrahlen Träger elektrischer Kräfte sind; denn von diesen wissen wir, dass sie stofflich sind. Und sollten die Sonnenstrahlen, um hier nur eine ihrer Wirkungen zu nennen, die gewaltigen Massen von Wasser, die uns in den Niederschlägen entgegentreten, aufwärts zu den Wolken tragen können, wenn sie selber stofflos wären? Sie wären ohne

Substanz unfähig, auf den Stoff zu wirken, ohnmächtig wie ein Riese ohne Hände und Füße — ein Nichts.

Nicht der letzte Beweis für die stoffliche Natur der Sonnenkraft aber ist, dass sie, wie die Wärme überhaupt, vergrößernd auf die getroffenen Körper wirkt. Man sagt hier zwar einfach, die Wärme dehne aus. Aber was dehnt denn aus? Es ist die Sonnenkraft-Substanz; es sind die *Wärmeatome*, die sich zwischen die gröberen Atome der erwärmten Körper lagern und sie teils rein mechanisch, teils durch ihre schnelleren Schwingungen auseinander drängen.

Damit ist allerdings gesagt, dass beim Sonnenschein von der Sonne ein materielles Etwas kommt und das schlösse in sich, dass die Sonne sich über kurz oder lang selber verzehrt. Aber so wenig sich unser Herz selber verbraucht, ausgibt, obgleich es täglich und stündlich viel mal mehr Kraft als es selbst besitzt, hinaus in den Körper sendet, so wenig zehrt sich die Sonne durch die beständige Abgabe von Sonnenkraft aus, weil auch sie wie unser Herz von ihrem System stets wieder empfängt, was sie von sich gab; denn die Sonne ist, wie wir des Näheren noch sehen werden, nur das Herz der Sonnenwelt, das Zentrum für den Lebenskraftkreislauf ihres Systems wie das Herz für unseren Körper. So nimmt jeder Körper in der Welt Sonnen-Kraft-Substanz auf; er wird geschwellt, wenn die Sonne ihn bescheint, wenn er in den Lebenskraftstrom tritt und er geht an Umfang zurück, wenn er jenen wieder verlässt. Die aufgenommenen Sonnen- und Wärmekraft-Atome gehen dann nach außen und beteiligen sich wieder am allgemeinen kosmischen Fluss. Es wäre denn, dass, wie es namentlich von den lebenden Wesen, den Magneten und phosphoreszierenden Stoffen geschieht, irgendein Körper durch die ihm innewohnenden Kräfte einen Teil jener Atome kürzer oder länger für sich behält.

Was sagt zu diesen Anschauungen unsere Wissenschaft? Professor R. Arndt, Greifswald erklärt in seiner Schrift: „Biologische Studien" (S. 6 – 9):

„Die Atome, die Weltstoffatome, aus welchen die einzelnen Moleküle der verschiedenen Körper gebildet werden, liegen in diesen nicht so dicht zusammen, dass zwischen ihnen nicht immer noch ein Zwischenraum wäre. Ist dieser auch unendlich klein, so muss er doch, da die fraglichen Atome, so weit das zu erschließen möglich gewesen ist, nie miteinander verschmelzen, vorhanden sein. Dieser Zwischenraum ist aber nicht leer, sondern wieder mit Weltstoffatomen, die aber beim Aufbau der

Welt als solcher keine eigentliche Verwendung gefunden haben und gewissermaßen als Überbleibsel, in ihrer Gesamtheit eine jetzt interstellare Masse, den sogenannten Äther oder Lichtäther bilden, erfüllt. Die stoffbildenden Atome wären danach also, wie immer sie auch in Bezug aufeinander lägen, drängten und drückten, doch noch jedes von Ätheratomen, den sogenannten reichenbacherschen Dynamiden umgeben. Wenn die reichenbacherschen Dynamiden (wie es bei höherer Wärme geschieht) um die stoffbildenden Atome und namentlich die aus ihnen bestehenden Moleküle stärker schwingen, so müssen sie zuerst die Moleküle auseinander treiben und darum schon den betreffenden Körper umfangreicher machen, vergrößern. Es dehnt sich derselbe aus ... Je länger und stärker (sie) schwingen, je höher als Ausdruck davon, wie wir sagen, die Temperatur wird, um so mehr nehmen an diesen ihren Schwingungen in den Zwischenräumen der Moleküle auch die in den Zwischenräumen der die Moleküle bildenden Atome teil. Die Atome werden aufgrund dessen und dadurch, dass die Zahl der besagten Dynamiden von außen her zunimmt, indem immer mehr Ätherteilchen in die erweiterten Zwischenräume zwischen ihnen eindringen, auch auseinander getrieben. Nehmen darauf wieder die Bewegungen der Reichenbacherschen Dynamide ab ... so kehren auch die ... Moleküle ... nach und nach in den alten Zustand zurück ... Der bezügliche Körper zieht sich zusammen ... Dabei werden die reichenbacherschen Dynamiden ... wieder ausgestoßen ... und als ... Wärme empfunden."

Wir finden hier mithin von einem Mann der Wissenschaft genau dasselbe gesagt, was auch wir behaupten, nämlich, dass Wärme, also auch Sonnenlicht, Sonnenkraft, stofflich oder atomistisch ist und dass die Zu- und Abnahme erwärmter und wieder erkalteter Körper auf einem Ein- und Austritt von Sonnen- oder Wärmekraftsubstanz beruht.

Wie äußert sich aber über die stoffliche Natur der Elektrizität und des Sonnenlichtes, also der Lebenskraft, so fragen wir nun noch, der Okkultismus? H. P. Blavatsky, „die Sphinx des neunzehnten Jahrhunderts", schreibt:

„Was ist Elektrizität und Licht? Wie kann die Wissenschaft wissen, dass die eine ein Fluidum ist und das andere eine *Bewegungsart*? Warum wird kein Grund angegeben, weshalb zwischen ihnen ein Unterschied gemacht werden soll, nachdem beide als Kraftkorrelationen betrachtet werden? Die Elektrizität ist ein unmaterielles und nicht molekulares Fluidum, wird uns gesagt, und der Beweis dafür ist der, dass wir sie auf

Flaschen ziehen, akkumulieren und in Vorrat stellen können. Dann muss sie einfach Materie sein, aber nicht ein besonderes *Fluidum*. Auch ist sie keine bloße *Bewegungsart*; denn Bewegung könnte schwerlich in einer Leydener Flasche aufbewahrt werden. Was das Licht anbelangt, so ist es eine noch außerordentlichere *Bewegungsart*; denn ›o wunderbar es auch erscheinen mag, das Licht kann tatsächlich für den Gebrauch aufbewahrt werden‹, wie von Grove vor nahezu einem halben Jahrhundert bewiesen worden ist.

Man nehme einen Stich, der einige Tage lang im Dunkeln gehalten wurde, setze ihn dem vollen Sonnenschein aus — das beißt, isoliere ihn durch 15 Minuten, lege ihn an einem dunklen Ort auf lichtempfindliches Papier, und nach Ablauf von 24 Stunden wird er einen Abdruck seiner selbst auf dem lichtempfindlichen Papier zurückgelassen haben, wobei die Weißen als Schwarze herauskommen … Es scheint dabei keine Grenzen für die Vervielfältigung von Stichen zu geben.

Was bleibt auf dem Papier fixiert, sozusagen angenagelt? Es ist sicherlich eine Kraft, die das Ding fixiert hat; aber was ist dieses Ding, dessen Rückstand auf dem Papier zurückbleibt?

Unsere gelehrten Herren werden sich durch irgendeinen wissenschaftlichen Kunstausdruck heraushelfen; aber was ist das, was aufgefangen wird, sodass eine gewisse Menge davon auf Glas, Papier oder Holz festgehalten wird? Ist es *Bewegung* oder ist es *Kraft*? Oder wird uns gesagt werden, dass das, was zurückbleibt, bloß die Wirkung der Kraft oder Bewegung ist? Denn was ist diese Kraft? Kraft oder Energie ist eine Eigenschaft; aber eine jede Eigenschaft muss irgendetwas oder irgendjemandem angehören. In der Physik wird Kraft definiert als ›das, was irgendeine zwischen Körpern bestehende physikalische Beziehung mechanischer, thermischer, chemischer, elektrischer, magnetischer, usw., Art verändert oder zu verändern strebt.‹

Aber es ist nicht diese Kraft oder Bewegung, die auf dem Papier zurückbleibt, wenn die Kraft oder Bewegung aufgehört hat, zu wirken und doch ist etwas, das unsere körperlichen Sinne nicht wahrnehmen können, daselbst zurückgehalten worden, um seinerseits eine Ursache zu werden und Wirkungen hervorzubringen. Was ist das? Es ist nicht Materie, wie sie von der Wissenschaft definiert wird — d. h. Materie in irgendeinem von ihren bekannten Zuständen. Ein Alchemist würde sagen, es wäre eine geistige Sekretion. — und er würde verlacht werden. Wenn jedoch der

Physiker sagt, dass aufbewahrte Elektrizität eine Flüssigkeit oder, dass das auf dem Papier festgehaltene Licht noch immer Sonnenlicht ist, — so war das Wissenschaft. Die neuesten Autoritäten haben in der Tat diese Erklärungen als *veraltete Theorien* verworfen und nunmehr die *Bewegung* als ihren einzigen Götzen vergöttert. Aber sicherlich werden sie und ihr Götze eines Tages das Schicksal ihrer Vorgänger teilen! Ein erfahrener Okkultist, einer, der die ganze Reihe der ... Ursachen und Wirkungen, die schließlich die letzte Wirkung auf diese unsere Ebene der Offenbarungen projizieren, untersucht, einer, der die Materie bis zu ihrem Ding an sich zurückverfolgt hat, ist der Ansicht, dass die Erklärung des Physikers von derselben Art ist, als wenn man den Zorn und seine Wirkungen — den von ihm ausgepressten Ausruf — eine Sekretion oder ein Fluidum, und den Menschen, die Ursache davon, seinen materiellen Konduktor nennen würde. Aber, wie Grove prophetisch bemerkt hat, der Tag rückt rasch heran, an dem es zugestanden wird, dass die Kräfte, die wir kennen, bloß die phänomenalen Offenbarungen von Wirklichkeiten sind, von denen wir nichts wissen, — die aber den Alten bekannt und von ihnen verehrt waren.«

Auch der Okkultismus lehrt also die stoffliche Natur der Elektrizität und des Lichtes — der Lebenskraft. Wie könnte Sonnenlicht auch drücken ohne Substanz? Es drückt aber, erfüllt also selbst die Forderung, die man an die stoffliche Natur eines Dinges stellt, nämlich, dass es *auf die Wage drückt*. So tritt die Lebenskraft, die durch unsere bisherigen Untersuchungen schon viel an Geheimem verloren hat, infolge ihrer stofflichen Natur nun vollends aus ihrem mystischen Dunkel heraus und wird, wie wir es vorausgesagt hatten, zu einem recht nüchternen stofflichen Ding, das sich zum Beweis seines Vorhandenseins in unserem Körper selbst unter Zirkel und Bandmaß stellt; denn wir sehen, dass die Quecksilbersäule des Thermometers durch die Wärme, die Lebenskraft, unseres Körpers in die Höhe geht; dass letzterer selbst durch Wärme schwillt, bei Kälte hingegen geringer an Umfang wird und beim Tod, wo ihn die Lebenskraft noch mehr verlässt, schrumpft.

Noch hat die Lebenskraft aber in Bezug auf ihre innere Natur uns nicht alle Geheimnisse enthüllt, und nach ihnen sei nun weiter gespürt. — Wir wissen da, dass die Lebenskraft aus den zwei Spannungs- oder Schwingungsformen der Weltenlebenskraft besteht, deren Hauptträger die Erde und Sonne sind. Hier zeigt sich uns eine Polarität auf den ersten Blick. Diese Polarität hat uns bereits beschäftigt als die Ehe der Lebenskräfte, aus der alles Leben entspringt. In der Natur erkennen wir jedoch Polaritäten überall. Wir haben das Männliche und Weibliche bei den Pflanzen, Tieren und Menschen, positiv und negativ bei der Elektrizität und beim Magnetismus, Alkalien und Säuren bei den Mineralien, usw. Überall besteht also eine Polarität bei den einzelnen Dingen und Kräften; diese verhalten sich zueinander jedoch selbst wieder polar. Wir erinnern da an die *elektrische Spannungsreihe* der Elemente. Vom Sauerstoff angefangen, bilden diese zu Schwefel, Stickstoff, Chlor, Brom, usw., eine elektrische Kette dergestalt, dass sich jedes Element zu seinen Nachbarn einerseits positiv andrerseits negativ verhält.

Bei all' diesen Polaritäten stedt das Positive, das Männliche, dem Negativen, dem Weiblichen, immer im Nacken; dieses wird von jenem beherrscht. Wir sehen das im Reiche der Kräfte, wie unter den Tieren und Menschen. Bei letzteren will man es zwar in neuerer Zeit nicht mehr recht gelten lassen. Die Frauen erstreben Gleichberechtigung mit dem Mann. Diese Bestrebungen werden aber das natürliche Verhältnis nicht ändern; mag es Ausnahmen auf beiden Seiten immerhin geben. Das Positive, das Männliche, wird immer höher stehen als das Weibliche und über das Negative, das Weibliche, herrschen. Das ist Naturgesetz, und gilt auch für den Menschen, solange es Männer und Frauen gibt, weil jene ihrer Natur nach das Aktive, Handelnde, diese das Passive. Erleidende sind.

Wir wenden uns nun wieder zu den lebensmagnetischen Kräften. Da haben wir zunächst die bekannte Polarität bei den elektrischen und magnetischen Kräften selbst, und dann verhalten sich diese Kräfte wieder zueinander polar. Unsere Wissenschaft hat hier erkannt, was wir schon aufgrund der bisherigen Betrachtungen uns sagen können, dass Elektrizität und Magnetismus nicht nur ihrem inneren Wesen nach ein und dasselbe sind, sondern, dass sich der Magnetismus zur Elektrizität auch wie positiv zu negativ verhält. Interessant und lehrreich sind da besonders die Experimente des Professors Herz in Bonn; dieser hat gezeigt, dass stark angehäufte Elektrizität unter Entstehung von Wärme Magnetismus wird, besonders wenn man dabei die Elektrizität durch spiralig gewundene Drähte führt; ein Prozess, der verständlich wird, wenn man bedenkt, dass das Leben in der Natur beständig in einer Spirale fließt; denn es kreist vom Erzeugten zur Frucht und von diesem wieder zu jenem empor, höheren Zielen entgegen. Es dreht sich ferner der Mond um die Erde, diese mit jenem um die Sonne und diese wieder mit jenem um größere Sonnen, ihrem endlichen Ziele zu. So ist die Spirale die Bahn aller Entwicklung, und es ist daher ganz natürlich, dass auch die Überführung der Elektrizität in Magnetismus durch sie gefördert wird. Es ist dabei beachtenswert, dass dieser Übergang unter gleichzeitiger Bildung von Wärme geschieht; denn auch dadurch wird bewiesen, dass der Magnetismus auf einer höheren Schwingung beruht und also höher steht als die Elektrizität oder dieser gegenüber sich wie positiv zu negativ verhält.

Nach diesen Betrachtungen können wir in voller Übereinstimmung mit den Lehren der Wissenschaft sagen: die Strahlen der Sonne sind magnetischer Art oder: die Sonnenkraft, der Magnetismus, ist eine höhere Schwingungsart der elektrischen Kraft; denn die Sonne ist in ihrem Einfluss warm und positiv; sie ist das gewaltige Kraftzentrum, das die Erde vorwärtstreibt, und sie spendet — als Mann in der Ehe des Lebens — die befruchtenden Strahlen, während *Mutter Erde* empfängt.

Daher erhalten, wie Dr. Wallner fand[1], die Blätter verschiedener Pflanzen eine positiv elektrische Ladung in den Teilen, wo sie vom Lichte getroffen werden, und daher ist eine so große Verwandtschaft zum Sonnenlicht dem Magneten eigen; denn der Magnetstein wird magnetisch, wenn er zu Tage liegt, und Zandedeschi stellte einen Magneten aus, der 15 Unzen Gewicht hob, aber zweieinhalb mal mehr zu tragen imstande war, nachdem die Sonne ihn drei Tage beschienen hatte; auch Barlocci fand. „dass ein Magnet, der ein Pfund hebt, nachdem man ihn starker Sonnenhitze ausgesetzt, naher zwei Pfund hebt."[2] Will jemand kräftigere Beweise für die magnetische Natur des Sonnenlichtes?

Der Gegensatz der positiven, magnetischen Sonnenkraft ist die elektrische Erdkraft; sie ist daher kalt und negativ. Nun und dass sie kalt, also mit einer trägeren Schwingung begabt ist, brauchen wir nicht erst zu beweisen; denn wer es nicht glauben will, hat sich nur auf die Erde zu legen, wenn und wo die Sonne nicht scheint. Da wird er bald bemerken, dass der Einfluss der Erde im Gegensatz zu dem erwärmenden der Sonne erkältend ist.

Wir stellen daher nunmehr fest: „Die Lebenskraft in der Natur wird gebildet aus der Erd- und Sonnenkraft oder aus Magnetismus und

---

[1] „Medizinische Woche", 1902. 5. 46.
[2] Dr. G. v. Langsdorff, „Licht- und Farbengesetze" S. 29.

Elektrizität, zwei gegensätzlichen Spannungs- und Schwingungszuständen der Weltenlebenskraft, und zwar ist der Magnetismus warm, positiv und mit einer höheren Schwingung begabt; die Elektrizität hingegen ist kalt, negativ, und es ist ihr eine trägere Schwingung eigen."

Aus Elektrizität und Magnetismus also besteht die Lebenskraft oder der Lebensmagnetismus. Ist so aber, da das Positive doch immer das Bestimmende ist, der Vater, der dem Kind, der Familie den Namen gibt, das Wort Lebensmagnetismus selbst vom Standpunkt unserer Wissenschaft nicht mit vollem Rechte gewählt? Zweifellos. Doch noch wird man vielleicht gegen den Lebensmagnetismus sagen, dass er „keine Anziehung und Abstoßung im Sinne des Magnetismus unter tierischen Körpern in sichtbarer Weise bewirkt."

Kurzsichtige Menschen! — Zunächst sei da bemerkt: Weil der Lebensmagnetismus im tierischen und menschlichen Körper bis zu einem gewissen Grad unter der Herrschaft des Willens steht, so kann er sich hier nach seinem eigenen Gesetz nach außen hin allerdings nicht so frei äußeren wie im Eisenmagnet. Auch ist zu bedenken, dass der Eisenmagnet ebenfalls nur Verwandtes anzieht, also nur Eisen und Stahl, nicht aber Fleisch und Holz. Und so äußert der Lebensmagnetismus im tierischen Körper seine Kräfte auch nur auf verwandte Dinge, vornehmlich also nur an und auf tierische Körper. An und in diesen und an uns selber können wir daher nur seine Kräfte studieren. Hier aber treten sie uns in ihrer Wirkung allenthalben entgegen. Es bedarf nur des Öffnens der Augen, um es zu sehen. Kommet und sehet es.

Der Lebensmagnetismus zieht an und stößt ab — bei unserer Arbeit durch die Muskeln und Nerven; er zieht an und stößt ab beim Stoffwechsel; denn nichts anderes wie er, der jedem Ding, jedem Atome, an- und innewohnt, ist es, was die Anziehung und Abstoßung in unserem Körper nach dem Gesetze der Verwandtschaft bewirkt; er zieht an und stößt ab nach dem Gesetze der Verwandtschaft die verschiedenen Pflanzen, Tiere und Menschen, und „das Ewig-Weibliche zieht das Ewig-Männliche an." Ist das nicht Anziehung und Abstoßung ganz im Sinne magnetischer Kräfte „unter tierischen Körpern in sichtbarer Weise" geübt?

Wir wissen wohl, dass nicht alles in uns Lebensmagnetismus ist, dass auch ein Höheres in uns wohnt, ein Höheres, das, mit Ideen erfüllt, unseren Charakter und damit unsere Verwandtschaft mit anderen Menschen ergibt. Aber der Lebensmagnetismus ist als der Ausfluss der allgewaltigen kosmischen Kraft, die zum innigsten Wesen des Höchsten oder der Seinheit gehört, der göttlichen Liebe, dasjenige, was nach der Vereinigung strebt und hier als chemische Verwandtschaft, dort als elektrische oder magnetische Anziehung als Sympathie oder Liebe zum Ausdruck kommt. Wir könnten deshalb, wenn wir an dem Worte Lebenskraft oder Lebensmagnetismus Anstoß nehmen, auch von einer Welten- oder Lebensliebeskraft reden. Es wäre denn, dass wir dem von Reichenbach gewählten Worte „Od"[1] oder dem Prana und Jiva der Okkultisten den Vorzug geben. Bis diese Worte aber bei uns allgemein Eingang gefunden haben, wird Lebensmagnetismus für uns wohl die treffendste Benennung bleiben, schon darum, weil sich diese Kraft in der Körperwelt am Magneten am klarsten verrät.

Der Lebensmagnetismus im menschlichen Körpern

Unterschied- und gegensatzlos erfüllte die Seinheit vor der Schöpfung den Raum. Als aber der erste Gedanke im göttlichen Gemüte erwachte, als Gott sich beschaute im Spiegel seiner eigenen Substanz, trat das Erkennende gegenüber dem Erkannten, das Positive gegenüber dem Negativen, das Unwägbare gegenüber dem Wägbaren, der Geist, das Bewusstsein, gegenüber der Natur, dem Stoff. Damit war die Zweiheit, die Polarität oder die Gegensätzlichkeit gegeben und der Grund zur Schöpfung gelegt; denn die Gegensätze wirkten aufeinander, und durch ihr Wirken wurden als Wirkungen dritte geboren, welche ihrerseits wieder wirkten und dritte weiter gebaren.

So ist die Gegensätzlichkeit oder die Polarität der Grund aller Dinge und alles Geschehens der Welt, und wir haben demgemäß die Gegensätzlichkeit in der Natur nicht bloß im großen und ganzen, nicht bloß zwischen Sonnen und Planeten, zwischen Mann und Frau, usw., sondern bis in das Kleinste auch in jedem einzelnen Ding, herab bis zum letztem Atom und bei jedem Prozess. Die übrige Erscheinungswelt kümmert uns hier nichts. Im Menschen aber sehen wir allenthalben die Paarigkeit seiner Organe. Wir haben zwei Augen, zwei Ohren, zwei Arme, zwei Beine, zwei Nieren, zwei Herz, zwei Lungen und zwei Gehirnhälften. Es sind ferner vorhanden

---

1) Od bedeutet im Tibetanischen nach H. P. Blavatsky, die mehrere Jahre in Tibet lebte, *Licht, Heiligkeit, Strahlung* und in einem okkulten Sinne *Himmel*.

Arterien und Venen, Bewegungs- und Empfindungsnerven, Schleim- und seröse Häute, usw. Überall also bestehen Paarigkeiten oder Polaritäten in unserem Körper. Man mag eine Polarität auf den ersten Blick allerdings nicht immer erkennen und nur eine Paarigkeit sehen. Was hätte aber z. B. die Anordnung der beiden Gehirnhälften und die Verbindung und Kreuzung ihrer Nervenfasern für einen Zweck, wenn es sich hier nicht um einen Spannungs- oder Kraftgegensatz, um einen Ausgleich polarer Kräfte handelte? Die Wissenschaft erblickt denn auch bereits in einem ungleichen Bau der beiden Gehirnhälften einen äußeren Ausdruck für Störungen der Seele; sie sieht also ebenfalls in ihnen Träger gegensätzlichen einander regulierender Kräfte.

Wir finden gleiche Polaritäten daher in unserem Körper auch bei den lebensmagnetischen Kräften. Der wichtigste dieser Gegensätze ist derjenige zwischen den Kräften der Schleim- und serösen Häute. Unsere Wissenschaft, die sich so viel schon mit diesen Häuten und den Nerven beschäftigt hat, weiß aber bis heute noch nicht, dass die Schleim- und serösen Häute einen für unseren Körper hochwichtigen Spannungs- oder Kraftgegensatz bilden und das, obwohl schon vor 50 Jahren der Amerikaner A. J. Davis mit Nachdruck auf ihn verwiesen hat. Unsere Wissenschaft müsste jedoch diesen Gegensatz finden, wenn sie nur etwas tiefer denken wollte; denn sie lehrt selbst, dass die Absonderungen der Schleimhäute alkalisch, die der serösen Häute hingegen sauer sind; sie weiß ferner, dass elektrische Kräfte unseren Körper allenthalben erfüllen, dass der positive Pol eines elektrischen Stromes, mit der Zunge berührt, sauer, der negative hingegen alkalisch schmeckt; dass Säuren negativ, Alkalien positiv elektrisch sind und dass, wenn man durch eine, aus Elektrizität leitenden Körpern bestehende Lösung einen elektrischen Strom führt, eine Zersetzung dieser Stoffe derart stattfindet, dass die Abscheidung der elektropositiven Bestandteile am negativen, der elektronegativen am positiven Pole geschieht. So musste die Wissenschaft ebenfalls zu dem Schluss gelangen, dass die Schleim- und serösen Häute je mit positiven und negativen elektrischen Kräften geladen sind, und zwar die Schleimhäute mit negativen Energien, weil hier Alkalien erscheinen, die serösen Häute hingegen mit positiven, weil hier Säuren zur Abscheidung kommen.

Schleim- und seröse Häute haben wir aber in unserem Körper nicht nur in und an den großen Organen, sondern — man denke an die serösen Umhüllungen und schleimigen Auskleidungen der Gefäße, Muskeln und

Nerven — im ganzen System: daher zieht sich der Gegensatz der positiven und negativen lebensmagnetischen Kräfte durch den ganzen Körper. Und er ist der Elektromotor, welcher durch seine polaren Spannungen unseren Körper im lebendigen Gange erhält.

Wir lassen es nun einmal im menschlichen Körper zu einer Störung kommen, lassen einen Menschen recht frieren. Da wird die gewöhnliche Folge sein, dass irgendein Katarrh, eine Schleimhauterkrankung, entsteht. Das zeigt uns ebenfalls, dass die Kälte, die negative elektrische Kraft, ihren Sitz in der Schleimhaut hat, mit dieser in Beziehung steht. Wir sehen aber weiter: der Kranke ist durch die Kälte krank geworden; er hat gefroren und — er friert weiter als Kranker; denn es ist eine verarmte Tatsache, dass alle Katarrhkranken — wenigstens in der ersten Zeit der Erkrankung — frieren. Das Gegenteil ist der Fall bei Erkrankungen der serösen Häute. Hier haben wir bekanntlich Hitze im Körper. Aus diesen Tatsachen geht hervor, dass die Temperatur unseres Körpers in den lebensmagnetischen Kräften liegt. Und weil wir sowohl magnetische als auch elektrische Kräfte in uns haben, deshalb ist unser Körper nicht kalt wie die Erde oder heiß wie die Sonne, sondern seine Temperatur steht annähernd zwischen der Kälte der Erde und der Wärme der Sonne oder, genauer gesagt, zwischen dem Gefrier- und dem Siedepunkt. Das Verhältnis der positiven zu den negativen lebensmagnetischen Kräften in unserem Körper bildet also kein richtiges Gleichgewicht und das ist so wohl gut, weil dadurch ein beständiger Anlass zu einem Ausgleich der Spannung vorhanden ist. Die Temperatur steht daher nicht in der Mitte zwischen 0 Grad und 100 °C, nicht auf 50 °C, sondern bekanntlich nur auf 37,5 °C. Aber wenn die lebensmagnetischen Kräfte in uns so vorhanden sind, dass sich die Körpertemperatur von 37,5 °C ergibt, dann stehen sie im rechten Gleichgewicht, und wir sind gesund.

Hier sei noch auf eine für unsere Anschauungen wichtige Erscheinung verwiesen. Es ist die Temperatur der Kaltblüter, der Amphibien und Fische. Diese Tiere, die noch aus einer tiefen Stufe der Entwicklung stehen, sich noch wenig über Mutter Erde und ihre kalten elektrischen Kräfte erhoben haben, besitzen nur wenig Wärme, wenig Magnetismus in ihrem Körper. Sie können dabei sehr reich sein an elektrischen Kräften, wie der Zitteraal, und sie haben doch nur *kaltes Blut*. Wenn es anders wäre, so kämen sie aus der Erkältung, dem Schnupfen, dem Katarrh, dem Rheumatismus, usw., gar nicht heraus und der erste Winter würde die ganze Sippschaft zerstören; er würde die hohe Schwingung ihrer lebensmagnetischen Kräfte aufheben, vernichten, und damit wäre ihr Leben eine Unmöglichkeit; sie würden erfrieren. So aber können diese Tiere, wie man es bei Fröschen und Fischen schon vielfach erlebte, selbst eingefrieren, und sie leben doch weiter, wenn sie aufgetaut sind. Die mehr in Licht und Luft lebenden höher entwickelten Geschöpfe hingegen besitzen mehr Magnetismus im Körper und sie haben daher ein wärmeres Blut.

Eine Bestätigung, dass die magnetischen Kräfte an die serösen Häute, die elektrischen Kräfte an die Schleimhäute gebunden sind, können wir noch in der unterschiedlichen Empfindlichkeit dieser Häute sehen. Wir wissen, dass Elektrizität träger als Magnetismus schwingt und dass das Leben umso tiefer steht, je mehr es an starre Formen gebunden ist. Es zeigt sich daher im Steine am wenigsten Leben, weil hier die Starrheit der Substanz am größten, die Schwingung am trägsten ist. Der Lebensmagnetismus ist aber in unserem Systeme die Brücke aller Schwingungen und Empfindungen vom Niederen zum Höheren, vom Körper zur Seele. Bei der trägen Schwingung der elektrischen Kräfte kann daher in den Schleimhäuten nicht so viel Leben und Empfindung wohnen als in den serösen Häuten mit ihren höher schwingenden magnetischen Kräften. Wir werden uns dieses Unterschiedes allerdings für gewöhnlich nur wenig bewusst, und wir können froh sein, dass es so ist, dass gerade die Schleimhäute, die inneren Auskleidungen unserer Innenorgane, der Sitz der träge schwingenden elektrischen Kräfte sind; denn sonst käme mancher Mensch allein aus dem Bauchweh gar nicht heraus. Bei Krankheiten tritt jener Unterschied in der Empfindlichkeit jedoch oft recht bedeutend hervor. So kann ein Katarrh ziemlich heftig sein, ehe er überhaupt schmerzhaft wird, und selbst dann wird der Schmerz meist nur durch Erkrankung der tiefer gelegenen Teile erregt. Erkrankungen der serösen Häute hingegen zählen zu den schmerzhaftesten überhaupt. Wir erkennen hier demnach wiederum klar, dass in den serösen Häuten ein höheres Leben, eine höhere Schwingung wohnt und wir können nunmehr mit Bestimmtheit behaupten:

Die serösen Häute sind Träger positiver, die Schleimhäute hingegen Träger negativer lebensmagnetischer Kräfte.

Diesen Gegensatz halten wir fest, weil er für unsere weiteren Betrachtungen von großer Wichtigkeit ist. Es gibt aber noch andere lebensmagnetische Gegensätze oder Polaritäten im menschlichen Körper und um diese zu verstehen, führen wir uns vor die Augen, dass der Mensch eine mit höheren seelischen Kräften begabte Erscheinung, — dass er eigentlich oder seinem wahren Wesen nach Seele ist. Die lebensmagnetischen Kräfte stehen daher unter der Herrschaft des Bewusstseins und Willens oder der Seele; denn die Seele hat den Körper gebaut[1] und sie hat ihn geschaffen nicht am wenigsten durch die Hilfe der lebensmagnetischen Kräfte. So muss der Sitz und das Wirken der seelischen Kräfte für die Richtung und die Pole der lebensmagnetischen Kräfte bestimmend sein. Jedermann weiß nun, dass wir von innen nach außen wachsen; denn es wird von der Natur an unseren Körper nichts von außen geklebt, wie etwa ein Bildhauer das Gerüst seines Modells von außen mit Gips umgibt. Demnach müssen lebensmagnetische Ströme von innen nach außen fließen. Wir müssen also innen positiv, außen negativ, sein. Innen und außen deckt sich jedoch in der Hauptsache mit hinten und vorn, weil hinten im Rückenmark und innen am Rücken — nächst dem Gehirne — die wichtigsten Nerven- und Lebenszentren liegen. Infolgedessen gehen Nervenäste und lebensmagnetische Ströme von hinten nach vorne. Hinten ist mithin der Mensch positiv, warm, negativ, wie die Wissenschaft denn auch bereits bestätigt hat.

Wir wissen weiter, dass wir in erster Linie mit der rechten Seite tätig sind. Wir arbeiten mit rechts-, schlagen, stoßen, springen ab mit rechts, usw. Hier kommt deutlich zum Ausdruck, dass wir unserer ganzen an- und eingeborenen Natur nach rechts positiv sind. Man könnte wohl behaupten, es handelt sich um Gewöhnung und Mode. Ja, warum ist denn diese Mode bei allen Menschen entstanden? Wir sagen: weil es einem natürlichen Gesetz oder der inneren Natur des Menschen entspricht; denn die Linkshändler beweisen nur, dass es, wie überall, so auch hier verkehrte Menschen gibt. Rechts ist also der Mensch positiv und links negativ. Auch diese Priorität hat bereits ihre wissenschaftliche Bestätigung gefunden. Es geben aber auch vom Kopf seelische Antriebe und mit diesem innigst verbunden lebensmagnetische Ströme nach unten zum Körper; denn vom Kopf, vom Gehirne aus beherrschen und bewegen wir Arme und Beine und beherrschen und bewegen wir bis zu einem gewissen Grad das ganze übrige System. So ist der Mensch oben positiv, unten negativ.

Letzteres Verhältnis ist besonders scharf ausgeprägt zwischen Kopf und Unterleib. Warum? Wir haben im ganzen Universum, in der Natur sowohl, wie auch im Menschen, den Pol der Ideen oder den Geistpol

---

1) Näheres hierüber in des Verfassers Schrift: „Hat der Mensch eine Seele?"

einerseits, den Natur- oder Stoffpol andrerseits, das Herrschende und das Beherrschte. Und vom Geist wird immer Herrschaft geübt und erstrebt über die stoffliche, niedere Welt. Der Geist ist es, der die Materie formt nach seinen Ideen. Je mehr daher das Gehirn, der Träger des Bewusstseins bei den verschiedenen Geschöpfen, den Menschen inbegriffen, ausgeprägt ist, umso mehr besteht Kraft und Herrschaft über sich selbst oder über das übrige Körpersystem. So ist der Kopf des Menschen positiv; denn er ist der Geistpol oder der Pol der Ideen. Der Unterleib hingegen ist der Natur- oder Stoffpol am Menschen: denn von ihm aus, vom sexuellen Systeme, hat der menschliche Körper seinen Ausgang genommen und aus der Verdauung heraus wurde er aufgebaut. Auch im Menschen stehen sich demnach Geist und Stoff einander entgegen — im beständigen Kampf, wie jeder Mensch an sich selber täglich und stündlich erfährt, und erst wenn der Geist den Stoff, das Höhere das Niedere im Menschen völlig beherrscht und durchdringt, dann haben wir die große Einheit wieder, dann ist geworden der harmonische, wiedererstanden der paradiesische Mensch, er, dem alle Schöpfung dient. Der Kopf ist also der positive, das übrige System und im Besonderen der Unterleib der negative Pol am menschlichen Körper, und dementsprechend ist die Spannung der lebensmagnetischen Kräfte von oben nach unten gerichtet.

Ein äußerer Beweis für diese Richtung der lebensmagnetischen Kräfte am menschlichen Körper von oben nach unten ist, dass bei einem gesunden Menschen die Stirne kalt ist, die Füße hingegen warm sind. Der Grund dieser Erscheinung ist leicht zu erkennen; denn gleichviel ob wir uns die Lebenskraftatome kubisch denken, so ■■■ oder in spiralig ovaler Form, so, wie der Okkultismus lehrt, immer kommt durch ihre Wirkung bei normaler Lagerung eine Art Zug von oben nach unten heraus, und diesen können wir dann nicht anders wie kühl empfinden.

Wir haben so bei unseren Betrachtungen erkannt und teilweise schon wissenschaftlich bestätigt gefunden, was der Okkultismus lehrt, nämlich, dass unser Körper lebensmagnetisch oben, rechts und hinten positiv, unten, links und vorne negativ ist. Der Okkultismus fügt hier aber noch hinzu, dass den positiven Polen unseres Körpers, also dem Kopf, der rechten Seite und dem Rücken blaue, den negativen Polen, also den Füßen, der linken und vorderen Seite, rote Ausstrahlungen entsprechen. Einem Modernen mag dies ein Lächeln entlocken. Nun, wir warten ab, wer zuletzt lacht. Schon lässt jedoch unsere Wissenschaft gelten, dass es Menschen gibt, die Töne farbig sehen, und sie lehrt ferner, dass die blauen Strahlen des Lichtspektrums kalte Strahlen sind, also ganz denen unseres Kopfes entsprechen. Da fiel uns kürzlich auch eine Zeitungsnotiz in die Hände, welche aufgrund moderner Forschungen behauptet, dass selbst die Sonne, der positive Pol unseres Planetensystems, in Wirklichkeit eine blaue Farbe habe.[1] Wie weit ist es so noch, dass unsere Wissenschaft blaue Ausstrahlungen der positiven Pole unseres Körpers gleichfalls lehrt?

Wir machen uns nun mit den eigentlichen Aufgaben des Lebensmagnetismus in unserem Körper noch etwas näher vertraut. In der Hauptsache kennen wir sie bereits. Der Lebensmagnetismus ist, kurz gesagt, das, was jedem Körper- oder Stoffatome als treibende Kraft an- und innewohnt, das, was beim Stoffwechsel anzieht und abstößt, in unserem Körper die Nerven belebt, die Organe erregt und zu ihrer Tätigkeit befähigt, usw. Diese Anschauungen mögen allerdings einem Männer der modernen Wissenschaft, ihm, der immer nur von den Nerven spricht, nur in diesen das Belebende im Körper sieht, wenig anziehend erscheinen.

Hören wir deshalb, was die moderne Wissenschaft selbst zu unseren Anschauungen sagt. L. Büchner, der Materialist, von dem man gewiss nicht behaupten wird, dass er metaphysischen Anschauungen allzu

---

1) Die Zeitungsnotiz, welche den Leipz. A. A. entstamt, lautet wörtlich: „Die meisten Leute würden auf die Frage, welche Farbe die Sonne hat, die Antwort geben, sie sei orange oder gelblich, und mit derselben Sicherheit würden sie behaupten, dass die Farbe der Luft blau sei. Die neuesten Forschungen haben indes zu dem Schluss geführt, dass die eigentliche Farbe der Sonne blau ist und die der Erdatmosphäre orange. Die Erdatmosphäre, die uns bei unbewölktem Himmel vollständig durchsichtig erscheint, hat auf das Licht und die Wärme, die von der Sonne ausgestrahlt werden, einen so starken Einfluss, als wäre sie ein starkes Glasdach. Es ist ganz leicht zu erklären, wie jedes durch das Luftmeer hindurch gehende Licht ausfallende Veränderungen erleiden muss. Sowie das Licht den ungeheuren Körper der Sonne ursprünglich verlässt, sind die blauen Strahlen darin am stärksten vertreten, und auf diese Erkenntnis gründet sich der Schluss, dass die Sonne eigentlich blau ist oder eigentlich blau aussehen würde, wenn wir sie nicht durch den Schleier unserer Atmosphäre betrachten mussten. Aber sehr bald, nachdem das Sonnenlicht in die Erdatmosphäre eingetreten ist, wird seine Fortpflanzung behindert, und zwar in der Weise, dass gerade die blauen Strahlen, die bisher vorwalteten, bald zu den schwächsten werden. Auf der anderen Zeit erlangen die roten Strahlen, die zuerst unbedeutend waren die überhand, da sie die Fähigkeit besitzen, die Atmosphäre leichter zu durchdringen, und am Ende der langen Reise des Lichtes bis zu unserem Auge sind sie zu den wichtigsten geworden." — Es sei da noch bemerkt, dass jedes Licht, z. B. das einer Kerze, am Grunde blau erscheint, und erst nach der Spitze zu rot wird.

sehr huldige, schreibt: „Neuere Untersuchungen haben gezeigt, dass Nervenstrom und Elektrizität geradezu als das Nämliche angesehen werden können."[1]

L. Büchner sagt also ebenfalls, was wir behaupten, nämlich, dass die elektrischen oder lebensmagnetischen Ströme das eigentliche Leben der Nerven sind. Auch Du Bois-Reymond glaubt annehmen zu können, dass die (im tierischen Körper) nachweisbaren Elektrizitätsströme „nicht bloß gleichgültige Begleitzeichen, sondern die wesentliche Ursache sind der inneren Bewegungen, aus denen sich der Vorgang in den Nerven, bei der Innervation, in den Muskeln bei ihrer Tätigkeit zusammensetzt."[2]

Und Faraday, der große englische Physiker, äußert sich: »Keine zwei physischen Atome berühren sich. Jedes physische Atom ist das Zentrum eines ätherischen Moleküls und verhältnismäßig ebenso weit von jedem anderen Atom entfernt als ein Stern im Himmel vom andern. Alle physischen Phänomene rühren her von den Akkorden, welche die Vibration der physischen Atome mit den sie umgebenden ätherischen Atomen hervorbringt, wobei von Seiten der ätherischen Atome eine treibende Kraft auf die physischen Atome geschieht." Ist das etwas anderes, als wenn der Okkultismus lehrt: „Jedes Atom von physischer Materie schwimmt in einer ätherischen Atmosphäre, wie die feste Erde sich in ihrer Luftatmosphäre bewegt. Es ist der Mittelpunkt einer Ätherhülle oder eines Äthermoleküls und in diesem liegt das, was dem Stoffatom zu jeder Bewegung erst den Anstoß gibt. „Die Lebenskraft", schreibt A. Besant, §läuft den Nerven des Körpers entlang und befähigt sie, sich als die Botin der motorischen Kraft und der Empfindungen infolge äußerer Eindrücke zu betätigen."[3]

Demnach ist der Lebensmagnetismus das, was unseren Körper belebt und bewegt, nicht aber sind es die Nerven, wie die Wissenschaft lehrt; wahrlich Grund genug für diese, dass sie auch den lebens-magnetischen Kräften die gebührende Beachtung schenkt und nicht immer nur vor dem groben Stoffe auf dem Bauch kriecht. Und wenn der Lebensmagnetismus unseren Körper in der rechten Weise erfüllt, dann sind wir mit einem gesunden Stoffwechsel begabt; wir sind wohlgenährt und frieren weder, noch haben wir Hitze: kraftvoll sind unser Gang und Gefühl, weil

---

1) L. Büchner, „Kraft und Stoff." 19. Aufl. S. 300.
2) Dr. Sperling, „Lehrbuch der Elektrotherapie", S. 263.
3) A. Bestand, „Der Mensch und seine Körper".

die Kraft uns selbst zum Bewusstsein kommt und unser Kraftgefühl hebt. Da der Lebensmagnetismus aber nicht ein Nichts, nicht ein stoffloses Etwas ist, sondern Substanz, so sind die Gewebe unseres Körpers dann straff und voll.

Der Lebensmagnetismus ist ferner die Brücke vom Körper zur Seele, zum Ich. So aber vermittelt er nicht nur die Schwingungen der Empfindungen nach innen, sondern er ist auch selbst Empfindungsprinzip; denn seine Atome sind Sitz einander sich anziehender und abstoßender Kräfte, und dieses Sichanziehen und -abstoßen ist gleichbedeutend mit Lieben und Hassen, mit Luft und Unlust, mit Wohlbefinden und Schmerz. Wenn daher alle Lebenskraftatome sich in uns sympathisch begegnen, wenn ihre Pole einander harmonisch berühren und wenn der Lebensmagnetismus uns auch sonst in der rechten Weise erfüllt, dann sind wir körperlich frei von Unlustgefühl; wir sind gesund und fühlen uns so. Wenn dagegen die Lagerung der Lebenskraftatome eine Störung erfährt, wenn sie sich mit ihren gleichen Polen berühren, sich gegenseitig abstoßen, sich hassen, dann wohnt Unbehagen in uns und in schlimmen Fällen selbst Schmerz. Der Lebensmagnetismus ist weiter aber auch der Bote von der Seele zum Körper, und so trägt er nicht nur bei der Arbeit die Antriebe des Willens nach außen zu den Muskeln, sondern er ist auch das Mittel, durch welches sie den Körper ordnend beherrscht; denn die Seele ist der Gedanke, die Idee oder der Plan zum Körper und gleichzeitig die Kraft, welche ihn gebaut hat und noch immer, so weit, wie es ihr möglich ist, in Ordnung erhält; sie ist der Regent, der das Volk der Zellen, aus dem unser Körper besteht, regiert und zum Körperstaat, als ein Ganzes vereint; denn — hört es, ihr Modernen, die ihr weder Seele noch Lebenskraft braucht zur Erklärung jener kunstvollen Gebilde, der lebendigen Körper — keine Einheit besteht ohne eine einende Kraft, und so würde sich auch das zahllose Volk der Zellen, aus denen unser Körper besteht, in alle vier Winde verlieren — wie es nach der Trennung der Seele vom Körper, beim Tode, geschieht — wenn die Seele als Herrschendes und Einendes nicht hinter ihm stände, weil jede Zelle als Einzelwesen unbeherrscht nach Einzeldasein strebt. Die Seele, die in die Weltsubstanz hineingebildete Idee unserer selbst, aber ist in ihrer Substanz zu sein, um direkt aus den Körper Einfluss üben zu können. Deshalb bildet der Lebensmagnetismus zwischen ihr und dem Körper die verbindende Brücke, gleichsam die vermittelnde Behörde zwischen ihr und dem Volke der Zellen. Und wenn der Lebensmagnetismus in Ordnung ist, wenn, um wieder bildlich zu reden, alle

Behörden und Beamten recht auf ihrem Posten sind, den Willen der Seele, ihren Plan recht auf das Zellenvolk übertragen, dann herrscht Ordnung oder Gesundheit im Körper.

Wir sehen so, dass der Lebensmagnetismus für unseren Körper so wichtig ist wie für einen Staat die Beamten und wie für eine Maschine die treibende Kraft.

Die Quellen unserer lebensmagnetischen Kräfte

Die Hauptquelle unserer lebensmagnetischen Kräfte ist die Nahrung; denn diese ist, wie auch die Gelehrten sagen, — gebundene Sonnenkraft.

Die Nahrung ist jedoch, wie wir wissen, nicht nur gebundene Sonnenkraft, sondern auch ein Träger von Elektrizität und dies in dem Maße mehr, als sie auf einer tieferen Stufe der Entwicklung steht. Tiefer als das Tierreich steht aber das Pflanzenreich; dieses ist daher mehr ein Träger elektrischen jenes mehr ein Träger magnetischer Kräfte, und da jene träge schwingen, kalt, wärmearm und negativ sind, diese hochschwingen, warm und positiv sind, so kann es für uns nicht gleichgültig sein, welchem Reiche wir unsere Nahrung entnehmen, ob dem Pflanzen- oder Tierreiche, ob wir also vegetarisch leben oder von gemischter Kost. Wir untersuchen daher hier nicht, ob wir so oder so viel Gramm Eiweiß, Fett, usw., täglich genießen sollen. Darüber haben die Gelehrten sich bereits genügend gestritten und — widersprochen, ohne immer recht zu bedenken, dass die Kuh nur Gras, Heu und Stroh frisst, dabei aber nicht bloß selbst Fett, Fleisch, Blut, Knochen, usw., gewinnt, sondern in der Milch noch Eiweiß und Fett im Überfluss bildet. Für uns muss es vielmehr die Aufgabe sein, vom Standpunkt der lebensmagnetischen Kräfte festzustellen, von welchem Einfluss Pflanzen- und Fleischkost auf den Zustand unserer Gesundheit ist, und wir werden zu dieser Untersuchung noch besonders durch den Umstand bestimmt, dass man hier auch trotz Vegetarismus von einer wirklichen Klärung der Sache noch keineswegs reden kann.

Zwei Parteien stehen sich hier in der Ernährung gegenüber: die Vegetarier und die Vertreter der gemischten Kost. Die Vegetarier sagen, der Mensch solle nur pflanzliche Nahrung genießen. Die Vertreter der gemischten Kost, mit denen in der Hauptsache die medizinische Wissenschaft geht, hingegen fordern auch Fleisch, und zwar in der Regel viel

Fleisch. Wer hat da recht? Der Verfasser ist, das sei vorausgeschickt, is beiden Lagern erfahren. Er lebt — abgesehen von einigen kurzen, durch die Verhältnisse gegebenen Unterbrechungen — aus ethischen Gründen schon über 30 Jahre vegetarisch, sagt aber trotzdem aufgrund von Erfahrungen, die ihm das Leben und sein Beruf reich genug boten und aufgrund der Überlegungen, die er im weiteren entwickeln wird: es haben beide Teile recht. —

Die Vegetarier sind im Recht, weil Pflanzennahrung die reinere, edlere, einzig menschenwürdige ist und in vielen Fällen als Ernährung nicht bloß genügt, sondern als Heilmittel und Nahrung überhaupt den Vorzug verdient. Die Vertreter der gemischten Kost aber haben recht, weil Fleisch zur Ernährung für viele der heutigen Menschen — leider eine Notwendigkeit ist. Es sei dies nun näher bewiesen.

Wir wissen, dass das Pflanzenreich vom Mineralreich seinen Ausgang nahm und aus ihm noch immer entsteht. Es führt dabei, indem es aus ihm lebt und wächst, dessen Bestandteile über in eine höhere lebendigere Form. Das Tierreich lebt wieder vom Pflanzenreich, und auch hier haben wir den gleichen Entwicklungsprozess, ein Erheben oder Überführen niederer Stoffe in höhere, lebendigere Formen. Wir sehen mithin nicht nur eine Entwicklung der äußeren Formen, der Pflanzen und Tiere, wie sie die Wissenschaft lehrt, sondern auch eine innere Entwicklung des Stoffes selbst oder der die Erscheinungen bildenden Atome und Kräfte; diese werden emporgeführt von der Trägheit und scheinbar völligen Leblosigkeit im Steine bis zum hoch entwickelten und vielgestaltigen sich äußernden Leben im Tiere und im Menschen.

Und es sind tatsächlich dieselben Atome, welche wir jetzt im Tiere finden, die vordem waren in Pflanze und Stein; denn die Pflanze nimmt den Kalk, das Eisen, den Kohlenstoff auf und von ihm geht eben dieser Kalk, dieses Eisen über zum Tier. Aus diesem Grund kann das Mineralreich uns überhaupt nicht als Nahrung dienen. Die Pflanze muss es vielmehr gleichsam vorverdauen oder, wie wir oben sagten, auf eine höhere Schwingungsstufe heben.

Dieser Unterschied in der Schwingung entspricht in den lebensmagnetischen Kräften dem, was wir als Elektrizität und Magnetismus kennen. Im Pflanzenreich sind also, zwar nicht ausschließlich, denn auch in den Pflanzen ist schon Wärme vorhanden, aber doch vorwiegend elektrische, im Tierreich dagegen mehr magnetische Kräfte enthalten. Wir nehmen daher bei der Ernährung mit Pflanzenkost mehr elektrische, bei Ernährung mit Fleischkost mehr magnetische Kräfte auf. Man kann da zwar meinen, dass dies für uns bedeutungslos sei; denn es handelt sich dabei doch nur um einen Unterschied in der Schwingung. Die Kraft sei und bleibe dabei ja dieselbe.

Wie bedeutungsvoll aber ein derartiger Schwingungsunterschied ist, mag Folgendes zeigen. Wasser und Dampf sind dem Wesen nach auch ein und dasselbe und nur in der Schwingung verschieden. Wasser ist das niedrig, Dampf das höher Schwingende. Wasser trägt aber wohl Schiffe und treibt Wasserräder, doch es bewegt keine Dampfmaschinen. Beim Dampf ist das Umgekehrte der Fall. Daher ist es auch für uns nicht einerlei, ob wir uns mit niedrig schwingender Pflanzenkost oder mit hochschwingender Fleischkost ernähren. Wir sind allerdings selbst eine Art Dampfmaschine, die träge schwingende Kräfte und Stoffe durch Bewegung auf eine höhere Schwingungsstufe zu heben vermag; denn es ist eine bekannte Tatsache, dass Bewegung erwärmt. Auch hilft uns bis zu einem gewissen Grad der Kochtopf aus; denn durch das Kochen wird ebenfalls niedrig schwingende Nahrung, also Pflanzenkost, auf eine höhere Schwingungsstufe erhoben. Auch das Kochen beseitigt aber die ruhigere Schwingung in der Pflanzenkost nicht ganz, und weil diese Nahrung den ihr eigenen Zustand langsamere Schwingung zunächst immer behält, so prägt er sich unter normalen Verhältnissen in jedem von Pflanzenkost lebenden Wesen aus.

Wir weisen zur Bestätigung dieser Behauptung hin auf den ruhigen Charakter der pflanzenfressenden Tiere. Man denke hier an das Pferd, Rind, Schaf, Kamel, den Elefanten, usw. Der ruhige Charakter dieser Tiere tritt aber noch mehr hervor, wenn wir ihm denjenigen der Fleischfresser gegenüberhalten. Viel größer ist da schon die Reizbarkeit von Hund und Katze, die sich nur teilweise von Fleisch ernähren, und über die Reizbarkeit der Raubtiere brauchen wir nichts weiter zu sagen. Doch auch, und dadurch wird unsere, obige Behauptung nur mehr bestätigt, die Pflanzenfresser werden *hitzig* und reizbar, wenn sie durch Bewegung in Wärme geraten, wenn die ruhige Schwingung ihres Systems also eine höhere wird. Diese Tatsache lernt jeder Reiter kennen; denn er erfährt, dass die Pferde um so toller rennen, um so schwerer zu bändigen sind, je wärmer sie durch die Bewegung werden. Aus gleichen Gründen reizt man ja auch bei Stierkämpfen den Stier. Man erklärt diese erhöhte Reizbarkeit allerdings gewöhnlich durch die, bei vermehrter Bewegung im Körper gesteigert sich bildenden Zersetzungsstoffe, die sogenannten Selbstgifte. Die Bedeutung der Wärme für die Körperbewegung können wir aber am besten daran erkennen, dass kalte Finger steif werden. Zudem sagt ja auch die Wissenschaft, dass Bewegung Wärme erzeugt, und dass diese auf höherer Schwingung beruht. Wo daher vermehrte Wärme ist, muss auch erhöhte Beweglichkeit herrschen, und wenn die Pflanzenfresser durch Bewegung und Wärme lebendiger werden, dann muss für gewöhnlich die Lebensschwingung in ihnen eben ruhiger sein.

Von den Vegetariern wird uns übrigens dasselbe gesagt. Wir bitten sie um Verzeihung, wenn wir etwas über ihre Geheimnisse plaudern. Man kann von ihnen aber aufgefordert oder unaufgefordert oft genug hören, dass sie leicht frieren. Und Frieren ist nicht Wärme, ist nicht hochschwingende, magnetische, sondern träge schwingende elektrische Lebenskraft. Auch verweisen die Vegetarier selbst darauf, dass Fleisch nervös, reizbar, Pflanzenkost hingegen ruhiger mache. Sie berufen sich da besonders auf die nicht Fleisch essenden Völker, so namentlich auf die Inder. Und es ist eine Tatsache, dass diese Völker, die Inder, Chinesen, usw., ruhiger sind, dass sie unser nervöses Hasten und Jagen nicht kennen. Auch ist festgestellt, dass die Nerven eines Europäers in 0,15 Sekunde auf einen Reiz wirken, diejenigen der Hindus dagegen erst in 0,22 Sekunde. Wenn trotzdem, also trotz Pflanzenkost — wir hoffen, die Vegetarier nehmen uns auch dieses nicht übel — auch manche Vegetarier recht nervös sind, so ist das eine Sache für sich, die uns später beschäftigen wird. Durch die Behauptung der Vegetarier, dass Pflanzenkost ruhiger mache, wird von ihnen aber dasselbe gesagt, was wir behaupten, nämlich, dass Pflanzenkost träger oder niedriger, Fleischkost höher oder schneller schwingt oder, mit anderen Worten, dass in Ersterer mehr elektrische, in Letzterer mehr magnetische Kräfte enthalten sind.

Der Pflanzennahrung ist damit in ihren Stoffen und Kräften nicht bloß selber eine träge Schwingung eigen, sondern wir sehen auch, dass sie der unmittelbare Anlass wird zu einem gleichen Zustand in dem damit ernährten Körper. Damit sind zweifellos große Vorteile verknüpft. Wir nennen zunächst den, dass die Pflanzenkost und diesem Umstand verdankt der Vegetarismus besonders seinen neuzeitlichen Ruf, man kann sagen noch einmal so viel Kräfte als Fleisch verleiht. Man mag staunen über diese Behauptung, weil sie den herrschenden Anschauungen so gar sehr entgegensteht, aber sie ist wahr; denn bei Pflanzenkost werden die Kräfte als Elektrizität in den Körper gebracht, und sie können ihm daher zunächst in dieser Form dienen. Durch Bewegung in der Schwingung gehoben und auf die magnetische Stufe übergeführt, dienen sie ihm dann aber noch einmal in dieser Gestalt. So dienen sie ihm zweimal oder noch einmal so lang als eine gleich große Menge von Kraft, die der Körper durch Fleischkost erhält; denn diese ist schon Magnetismus und daher ist ihre Aufgabe als Arbeits- und Lebenskraft im Körper sehr schnell erfüllt. Aus diesem Grund sind die ganz oder doch vorwiegend vegetarisch lebenden Menschen und die Pflanzenfresser durchweg körperlich leistungsfähiger und ausdauernder als die Fleischverzehrer unter den Tieren und Menschen.

Und wir arbeiten — pflügen, fahren, reiten und kämpfen demgemäß mit den Pflanzenfressern, mit den Pferden, Kamelen, Elefanten und Rindern, nicht mit Panthern, Tigern und Löwen. Auch wussten die Alten schon, dass die Vegetarier mehr leisten als die Fleischfresser; denn sie ließen deshalb ihre Kämpfer vegetarisch leben. Was man aber in der neueren Zeit oft über die Leistungen vegetarisch lebender Völker berichtet, will uns vielfach unglaublich erscheinen. Wir lassen da einige Mitteilungen aus einem Vortrage folgen, den Prof. Bälz. Tokio, am 20, März 1901 in der Berl. med. Gesellschaft: „Über vegetarische Massenernährung und über das Leistungsgleichgewicht" gehalten hat. Der Redner sagte unter anderem:

„Ich hatte zwei Wagenzieher ...; sie sollten mich, einen 80 kg schweren Mann, während drei Wochen täglich 40 km weit im Dauerlauf ziehen. Das erscheint als eine ziemlich große Leistung; es ist aber weniger, als zu was die Leute sich erboten ... Nach 14 Tagen bot ich den Leuten an, ich wollte ihnen Fleisch geben. Sie waren sehr dankbar; denn Fleisch galt ihnen als Luxus ... Die Leute aßen das mit Vergnügen, aber nach drei Tagen kamen sie und baten mich, das Fleisch wieder abzusetzen ...; sie fühlten sich zu müde; sie könnten nicht so gut laufen wie vorher.

Ich (Bälzs) will noch größere Leistungen mitteilen bei einer solchen Nahrung. Ich führe nur an, was ich selber gesehen habe. Zu dem Weg von der Hauptstadt Tokio nach Nikko — dieser Ort liegt im Gebirge und es sind 110 km — brauchte ich im Sommer mit einem Wagen bei sechsmaligem Pferdewechsel — es wurde die Nacht durchgefahren, weil es furchtbar heiß war — von abends 6 Uhr bis morgens 8 Uhr, das sind 14 Stunden. In demselben Augenblick, als wir aus der Stadt Tokio herausfuhren, sah ich einen Japaner in einer Djinriksha (Fahrstuhl) sitzen und fragte, wo er hingebe: er gehe auch nach Nikko. Dieser Mann wurde von einem Menschen gezogen. Er kam eine halbe Stunde nach uns an. Wir hatten sechsmal die Pferde gewechselt, dieser eine Japaner aber hatte einen erwachsenen Landsmann, der durchschnittlich 54 kg schwer ist, 110 km weit im Laufschritt in 14½ Stunden gezogen — bei nur vegetarischer Nahrung!!

Einen anderen, genau analogen Fall habe ich ebenfalls beobachtet, wobei der Wagenzieher sich erbot, am nächsten Tag noch 60 km weiter die Djinriksha zu ziehen."[1]

Sind das nicht Leistungen zum Erstaunen! Doch warum in die Ferne schweifen? Auch unsere Vegetarier haben in den letzten Jahren Erstaunliches geboten; denn sie sind in den meisten Wettmärschen selbst über langjährige geübte Soldaten Sieger gewesen und ihre Aussicht auf den Sieg war immer umso größer, je mehr die zurückzulegende Wegestrecke betrug. So waren zwei Vegetarier die ersten am Ziel auf dem Dauermarsch von Berlin nach Wien. Sechs Vegetarier siegten bei einem Dauermarsch von 15 deutschen Meilen (112½ km) um Berlin; sie legten diese Strecke in 14 Stunden 11 Minuten bis 17 Stunden zurück und sechs Vegetarier waren wieder die ersten am Ziel bei dem Dauermarsch Dresden-Berlin zu Pfingsten 1902, wobei sie die 27½ deutsche Meilen (205 km) betragende Strecke in 27 Stunden 13 Minuten (Mann-Berlin) bis 34 Stunden durchmessen hatten. Fast noch erstaunlicher ist die folgende Leistung. Am 3. Dezember 1905 wurde auf Veranlassung der Professoren Dr. Zuntz und Dr. Smith bei Berlin ein Dauerwettemarsch veranstaltet, an welchem 36 meist jüngere Männer in voller militärischer Ausrüstung (31 kg) teilnahmen. Die verabredete Strecke von 50 km wurde von dem Vegetarier Emmerich Rath, Prag, in sechs Stunden 31 Minuten zurückgelegt. Als dritter kam wieder ein Vegetarier, Martin Rehayn, mit sieben Stunden fünf Minuten Marschzeit an.[2] Hier hat der Vegetarismus unwiderleglich bewiesen, was er zu leisten imstande ist und dass, entgegen den Anschauungen der modernen Wissenschaft, die bisher immer am liebsten

---

1) Archiv für phys.-diät. Therapie. 1902. 340.
2) Hier noch einige übersichtliche Zusammenstellungen: Bei den drei Dauermärschen über mehr als 100 Kilometer während der Jahre 1905 bis 1909 kamen am Ziel an von den Nichtvegetariern 15 Prozent, von den Vegetariern 66⅔ Prozent. Bei zwei Märschen

vom verhungerten Vegetarier sprach. Pflanzenkost in Wirklichkeit mehr Nervenkraft bietet als Nahrung von Fleisch.

Noch einen gesundheitlichen Vorteil der ruhig schwingenden Pflanzennahrung möchten wir hier, wo wir die wirtschaftlichen, sittlichen und ethischen Werte des Vegetarismus außer Betrachtung lassen, hervorheben. Es ist die Tatsache, dass bei den vegetarisch lebenden Völkern das Geistesleben nicht nur ein ruhigeres, sondern infolgedessen auch ein tieferes ist; ferner, dass sie sich aus genanntem Grunde weniger schnell verbrauchen. Denn es ist eine Tatsache, dass die Buddhisten, vornehmlich die Inder, denen ihre Religion das Fleischessen streng verbietet, im Denken, in Mathematik und Philosophie das Höchste des menschlichen Geistes geleistet haben. Was aber ihr nationales Lebensalter betrifft, so verliert sich dies für uns im grauesten Dunkel der Zeiten. Den Indern hat die Sonne unserer Kultur schon bei ihrem Aufgang geschienen, und es mag wohl sein, dass sie ihr Zurückkreisen vom Westen nach dem Osten, wie es ihnen prophezeit ist, wieder erleben. Die fleischessenden Völker hingegen sehen wir nur ein recht vergängliches Dasein führen; denn dahin sind die alten Griechen und Römer mit ihren Gastmählern, die aus Bergen von Leichen bestanden. Die Portugiesen, Spanier und Franzosen folgten ihnen im Laufschritt nach, und die Deutschen stehen zu einem Gleichen schon im besten Begriffe. Zeigt sich Korruption, Verweichlichung, Geburtenabnahme, Unfähigkeit der Mütter zu stillen, usw., doch bereits an allen Ecken und Enden.

Hieraus schon geht der hohe gesundheitliche Wert der Ernährung mit Pflanzenkost unabweisbar hervor, von den noch weit größeren sittlichen und ethischen Werten gar nicht zu reden. Aber: „Eins schickt sich nicht für alle", und nichts in der Welt ist schattenfrei. So ist auch gerade die ruhige Schwingung der lebensmagnetischen Kräfte der Pflanzenkost, ihre negative elektrische Natur, nicht immer und nicht für jedermann gut. Vom Mineralreiche können wir der Härte, der Starrheit seiner Formen, der Trägheit seiner Schwingungen wegen, wie gesagt,

---

belegten die Vegetarier die ersten drei Plätze, bei einem die zwei ersten Plätze. Bei sieben Märschen über die Strecke von 100 Kilometern hielten durch von den Vegetariern 78 Prozent, von den Nichtvegetariern 29 Prozent, wobei die Vegetarier beste und bessere Plätze belegten. Sechs Militärgepäckmärsche zeitigten folgendes Resultat: Von den Vegetariern erreichten 75 Prozent der Geher das Ziel, von den Anhängern der gemischten Kost nur neun Prozent.

überhaupt nicht leben. Vom Pflanzenreich können wir es, wie die Vegetarier, die arme Bevölkerung aller Länder und die vielen Millionen der vegetarisch lebenden Völker beweisen. Aber die Ernährung mit reiner Pflanzenkost setzt entweder Bewegung, viel Bewegung oder ein warmes Klima voraus. Sonst fehlen die warmen magnetischen Kräfte im Körper; denn durch Bewegung werden die kalten, negativen elektrischen Kräfte der Pflanzenkost auf die Schwingungsstufe jener gebracht, und Sonnenschein sättigt den Menschen unmittelbar mit der nötigen magnetischen Lebenskraft; diese aber braucht er ebenfalls, weil er nicht kalt ist wie ein Frosch und nicht Schwingungsträger wie Kohl.

Und dies, also die ungenügende Versorgung der Menschen mit warmer, positiven lebensmagnetischer Kraft bei Mangel an Bewegung unter Ernährung mit Pflanzenkost in einem Klima, das verhältnismäßig arm ist an Sonnenschein, ist, von den Vegetariern gar nicht oder viel zu wenig beachtet, der Kernpunkt der Frage, wenn wir sie nur gesundheitlich in das Auge fassen, ob gemischte Kost oder reine Pflanzenkost die richtige ist; denn z. B., unsere Gegend bietet nicht den Sonnenschein, der bei Mangel an Bewegung und Ernährung mit vegetarischer Kost zur Erhaltung rechter lebensmagnetischer Zustände nötig ist, und was die Bewegung betrifft, so wollen wir diejenigen außer Betrachtung lassen, die zu unvernünftig sind, um einzusehen, dass Arbeit, Bewegung nicht nur für die Dummen gut, sondern für jedermann ein notwendiges Stück Lebensinhalt ist; aber wir müssen auch die Tatsache im Auge behalten, dass sich heutigentags nicht alle Menschen das nötige Maß von Bewegung machen können, teils weil ihre Stellung sie zu sehr an ihre Wohnung oder Arbeitsstube gebunden hält, teils und vor allem auch, weil ihre Beschäftigung sie oft zu vielem Sitzen zwingt.

Wieder andere Menschen sind durch Krankheit oder Alter geschwächt; auch sie können sich daher nicht so bewegen, wie es die vegetarische Ernährung in unserem Klima verlangt. Aus alle diesen Gründen kommt der moderne Mensch nicht immer auf die Dauer gut mit vegetarischer Ernährung aus. Wir erleben es daher sehr oft, dass wir einst begeisterte Vegetarier über kurz oder lang wieder bei dem Fleischtopf sitzen sehen. Die kalten, träge schwingenden negativen elektrischen Kräfte gewannen in ihnen allmählich die Oberhand. Der Stoffwechsel sank infolgedessen, und Störungen der verschiedensten Art fanden sich ein. Die Betreffenden fühlten sich matt, kraftlos, zu Frost geneigt, unfähig ihre

Pflichten recht zu erfüllen und das Ende war, es wurde dem Vegetarismus der Laufpass gegeben. Nicht jeder, der heute behauptet, dass ihm die vegetarische Ernährung gut bekommt, kann daher sagen, dass über Jahr und Tag sein Befinden noch ein gleiches ist, und dass er auch dann noch als Vegetarier lebt. Wohl ihm und tausendmal Heil, wenn es der Fall ist; denn einzig die vegetarische Ernährung ist diejenige, welche der wahren Natur des Menschen entspricht. Hätten unsere Lehrer, Priester und Ärzte nur eine Ahnung davon, wie viel Niederes, Tierisches, wie viel Leidenschaft im Menschen allein dem genossenen Fleisch entstammt, es stünde besser um uns, um unsere Moral, und mit gutem Grunde haben daher die Leuchten des Altertums, Buddha, Pythagoras, Apollonius von Tyana, usw., den Einfluss vegetarischer Ernährung auf die Reinheit der Seele und geistiges Erkennen betont. Allerdings, diese Männer, auch Jesus, der, zur Sekte der Essener gehörend, ebenfalls ein Vegetarier war, haben im Süden gelebt, wo reichlicher Sonnenschein die Möglichkeit rein vegetarischer Ernährung in hohem Maße gewährt.

Wenn es so aber bei uns und unter unseren jetzigen Verhältnissen, die eben nicht ein jeder nach Belieben ändern kann, mit der vegetarischen Ernährung schon nicht überall gehen will, so kann von einem Vegetarismus als allgemeiner Volksernährung, wie die Vegetarier es wollen, um so weniger die Rede sein, je weiter wir nach Norden kommen. In Grönlands Wintergefilden würde die Bildung aller Körperwärme aus Pflanzenkost — selbst wenn letztere zur Verfügung stände — wohl eine Unmöglichkeit sein. Aus diesem Grund trinkt der Eskimo Tran, den der Südländer nicht einmal über die Lippen brächte, während der Araber, von der Sonne schon reichlich mit Magnetismus, mit Wärme, versorgt, seinen täglichen Bedarf an Nahrung mit einer Handvoll Datteln deckt. Aus gleichem Grund aber genießt der gewöhnliche Vegetarier schon bei uns Eier, Milch und Butter, weil er damit — gleichviel ob bewusst oder unbewusst — seinen Körper leichter erwärmt, besser ernährt und bei Kräften erhält.

Wir betonen hier nochmals, damit wir nicht missverstanden werden: Fleisch gibt nicht mehr, sondern weniger Kraft als Pflanzenkost, weil uns die Kräfte des Fleisches in ihrer vorwiegend magnetischen Form nur als solche dienen können, nicht auch in ihrer Vorstufe, in der an die Pflanzenkost gebundenen elektrischen Art. Die Kräfte und Stoffe des Fleisches haben wir aber nicht erst von jener tiefen Schwingungsstufe heraufzuholen. Und wir brauchen eben auch in unserem Körper positive, magnetische Kraft. Wo uns diese nicht genug die Sonne spendet, und eine ausreichende Bewegung zur Positivierung der elektrischen Kräfte nicht möglich ist, kommen wir daher leichter mit gemischter Kost als mit Pflanzenkost aus.

Die Wissenschaft hat hier herausgefunden: Fleisch wird mehr ausgenutzt als Pflanzenkost. Sie hat da sogar ausgerechnet, dass „von Fleisch bis zu 97 Prozent im menschlichen Magen und Darmkanal verdaut und absorbiert wird, während bei Vegetabilien bis zu 40 Prozent und noch mehr ungenutzt auf natürlichem Wege ausgeschieden werden." Und wir zweifeln an diesem Ergebnis nicht; denn die Wissenschaft hat da nur eine unsere Anschauungen bestätigende Tatsache entdeckt. Es ist für uns aber ebenso zweifellos, dass die Wissenschaft dieses ungünstige Ergebnis infolge ihrer Unkenntnis der einfachsten Lebensgesetze bis zu einem gewissen Grade selber geschaffen hat; denn sie nimmt derartige Untersuchungen stets in geschlossenen Räumen vor, d. h., das Versuchskarnickel, sei es Mensch oder Tier, wird in einen Käfig oder ein Zimmer gesperrt und so der unerlässlichsten Vorbedingung namentlich für eine ergiebige Verdauung der Pflanzenkost fast völlig beraubt.

Jenes ungünstige Ergebnis, bei dem, nebenbei bemerkt, die Vegetarier allesamt unersättliche Fresser sein oder am dritten Tag schon verhungern müssten, wenn es allgemeine Geltung hätte, musste so notwendig entstehen. Gewiss wieder ein neuer Beweis, dass sich das Wort Wissenschaft durchaus nicht immer mit dem Begriffe Wissenschaft deckt. Unbeabsichtigt hat hier aber die Wissenschaft, wie gesagt, herausgebracht, was wir behaupten, nämlich, dass zur Ernährung mit Pflanzenkost vor allem ein tüchtiges Maß von Bewegung gehört, während man davon zur Ernährung mit Fleisch weniger braucht. Instinktiv isst deshalb der bewegungsscheue Städter vorwiegend Fleisch und er isst, was ganz wieder zu dem von uns behaupteten Kraftwert der Fleisch- und Pflanzenkost stimmt, bei alle seiner Nichtstuerei oft mehr als derjenige, der sich bei einfacher Kost den ganzen Tag mit der schwersten Arbeit quält: denn ihm fehlt zu sehr die elektrische Kraft der Pflanzenkost, die bei der Arbeit nicht gleich völlig verbraucht, sondern nur auf die Stufe der magnetischen Schwingung gehoben, ihm noch weiter als Körperkraft dienen kann; es fehlt ihm die Reservekraft. Deshalb bleiben die Fleischesser bei den Dauermärschen zurück, und deshalb kann auch weder Tiger noch Löwe Reitpferd oder Pflugstier sein; sie dauern nicht aus.

Aber weil die Kraft aus Fleisch schon auf der Stufe der magnetischen Schwingung steht, weil sie positiv ist, führen die Fleischfresser augenblickliche Kraftleistungen aus, die kein Pflanzenfresser ausführen kann; sei er auch noch so groß und stark. So kann kein Pferd, kein Stier oder Elefant sein eigenes Körpergewicht tragen. Beim Löwen aber sehen wir, dass er mit dem zweifachen seines Gewichtes im Maul über hohe Hürden springt.

Man könnte da, und das ist ja auch leider so häufig der Fall, auf den Gedanken kommen, als Nahrung nun nur Fleisch zu wählen. Nichts wäre aber verkehrter als dies. Wohl kann der Mensch Fleisch genießen; denn er hat sich körperlich aus dem Tierreich entwickelt und ist mit diesem noch immer verwandt. Es ist so gewiss auch ein gut Stück Raubtier in ihm enthalten, was wir schon daran erkennen, dass der eine den anderer, wie man so sagt, oft schindet bis aufs Blut oder ihm die Haut über die Ohren zieht. Auch genießt der Mensch ja Fleisch, ohne dass er deshalb gleich stirbt. Es ist das Fleisch als Nahrung für den Menschen gewiss nicht, wie die Vegetarier behaupten, gleich und ohne weiteres Gift, wenngleich im Fleisch die sogenannten Fleischgifte enthalten sind; denn diese werden, wie bekanntlich auch das Schlangengift, vom Magen verdaut, und mehr nur, wenn wir sie als Extrakt in der Fleischbrühe massig genießen, können sie ihre Giftwirkung entfalten, weil der Körper sie dann nicht ebenso schnell, wie die Aufnahme geschieht, zerlegen kann. Die Vegetarier, die gegen jegliche Fleischkost sind, haben unbedingt daher nur in seelischer Beziehung recht. Und da lautet für den Menschen aufgrund eines Gesetzes, das nicht nur auf Papier, sondern im Universum geschrieben steht, das Gebot endgültig und klar: „Du sollst nicht töten."

Das Leben soll dem Menschen überhaupt und unbedingt heilig sein, und der von uns so gern mit Geringschätzung betrachtete Heide, der Buddhist, zeigt sich auch hier als Mensch. Er hält jenes Gebot und tötet kein Tier, isst kein Fleisch. Der Mensch soll sich über das Tier — auch über das Raubtier in sich selber — erheben. Daher wird zweifellos der Vegetarismus die Ernährung der Zukunft sein; denn es gibt ein Gesetz, das den Menschen aufwärts trägt: nämlich das der Entwicklung.

So ist das Fleischessen für den Menschen in seelischer Hinsicht zweifellos eine Widernatürlichkeit und unser seelisches Empfinden bestätigt dies auch; denn wir müssen erst das Mitleid in uns selber ertöten, bevor wir töten, Tiere schlachten und Fleisch genießen können. Fleisch wird jedoch für uns auch körperlich direkt zu einer Schädlichkeit, wenn wir es zu stark in der Ernährung betonen; denn in ihm ist zu viel warmes, hitziges, positives oder magnetisches Prinzip, während das negative, elektrische fehlt. Deshalb treten bei zu starker Ernährung mit Fleisch im Körper viel zu scharfe, hitzige Stoffe — Harnsäure! — auf, und von reiner Fleischkost kann der Mensch überhaupt nicht leben. Das mussten drei Studenten der Medizin an sich selber erfahren; diese aßen versuchsweise nur Fleisch und tranken dazu schwarzen Kaffee. Am dritten Tage mussten sie ihren Versuch schon einstellen, weil sie an Nierenentzündung erkrankten. Selbst die Eskimos leben deshalb nicht nur vom Fleisch, sondern sie nehmen Moos hinzu, wenn sie nichts anderes haben.

Man kann hier zwar entgegenhalten, dass das Raubtier aber doch nur vom Fleisch leben kann. Nun wohl; von ihm wird aber die im Tier enthaltene negative lebensmagnetische Kraft mit verzehrt, nicht, wie es vom Menschen geschieht, durch Kochen zerstört, und der Mensch ist kein Raubtier, das nach genommenem Fraß ruht, bis es wieder zu neuem Raub zieht; er hat vielmehr im Leben Arbeit und Erregungen tausenderlei Art, die alle positivierend auf die Lebenskraft wirken, elektrisches Prinzip in magnetisches verwandeln. So tritt bei zu starker Ernährung mit Fleisch im Menschen, besonders bei denen, die ihren Körper nicht kühlen, ihn nicht, wie wir des Näheren sehen werden, genügend durch Lunge und Haut mit negativem lebensmagnetischen Prinzip erfüllen, sehr bald eine krankhafte lebensmagnetische Erhitzung ein. Infolge dieses Zustandes ist der Mensch dann tatsächlich, wie die Vegetarier behaupten, hitzig, leicht erregbar und, was uns hier besonders interessiert, sehr zu Entzündung und hitzigen fiebern geneigt. Demnach kann Ernährung mit Fleisch unter unseren heutigen Verhältnissen wohl eine Notwendigkeit sein, doch eine einseitige Betonung derselben erweist sich ebenfalls, ja erst recht als Schädlichkeit.

Wir halten es für interessant und wichtig genug, zu zeigen, dass sich der von uns betonte Unterschied in der Schwingung zwischen Fleisch- und Pflanzenkost auch je durch beide Reiche verfolgen lässt. So fällt das Schwere, Träge schwingende, gleichsam Tote vieler Pflanzenstoffe schon beim Essen auf. Es gilt dies namentlich von den in oder dicht über der Erde gewachsenen Nahrungsmitteln. Diese Stoffe werden infolge ihres trägen Schwingungscharakters von feineren Naturen unsympathisch und schwer verdaulich gefunden, und weil aus ihnen die hoch schwingenden Kräfte des Geistes nur schwer zu ziehen sind, deshalb nennt man inhaltleeres

Geschwätz nicht mit Unrecht — Kohl. Auch ist es sicher nicht Zufall, dass dasjenige Tier, welches die härteste pflanzliche Nahrung liebt, Disteln, gerade – ein Esel ist. Wie ganz anders hingegen ist der Charakter der mehr lichtgeborenen Pflanzenprodukte, namentlich der Körner und Früchte. Aus ihnen, auch die Speise der Götter genannt, werden die besten und bekömmlichsten Speisen bereitet. Der verschiedene Schwingungscharakter der Fleischspeisen dagegen tritt uns schon klar im Speisezettel der Juden entgegen. Diesem Volk hatte Moses, der aus den Weisheitsschulen der alten Ägypter hervorgegangen war, in erster Linie das Fleisch vom Schweine verboten; denn dieses Tier frisst alles, auch Fleisch und selbst Aas. Sein Fleisch ist deshalb hitzig, in seinen Kräften sehr magnetisch oder hoch, schnell schwingend und daher, wie die Schweinezüchter am besten wissen, sehr zu hitzigen, leicht zur Zersetzung führenden Erkrankungen, zu Seuchen geneigt. Instinktiv suhlt deshalb das Schwein; es kühlt sich ab.

Moses verbot mithin seinem, damals noch dazu in einer heißen Gegend lebenden Volke das Schweinefleisch, von dem man übrigens auch heute noch überall hören kann, dass es hitziges Blut macht, mit vollem Recht. Aus dem gleichen Grunde gestattete Moses den Israeliten nicht den Genuss des Blutes; denn dieses ist der stärkste Träger der lebensmagnetischen Kräfte und erzeugt so ebenfalls viel Hitze im Körper. Moses verbot weiter das Fleisch der nicht wiederkäuenden Pflanzenfresser. Auch hier ist der Grund für uns klar. Durch den Prozess des Wiederkäuens werden die Nahrungsstoffe mehr belebt, in der Schwingung verfeinert, und dadurch nimmt das Fleisch der betreffenden Tiere eine verdaulichere Beschaffenheit, eine feinere Schwingung an, ohne erhitzend wie dasjenige des Schweines zu werden.

Wir fassen das Ergebnis unserer Betrachtungen nun kurz zusammen und sagen:

Fleischnahrung ist positiv, Pflanzennahrung negativ oder mit anderen Worten: Die Kräfte des Fleisches sind magnetisch, warm, erhitzend und mit hoher Schwingung begabt; die Kräfte der Pflanzenkost hingegen sind elektrisch, kalt, und von träger Schwingungsart.

Dass wir mit Vorstehendem den Vegetariern nicht durchweg zum Gefallen geredet haben, wissen wir wohl, und wir bedauern selbst, dass wir es mussten; denn uns steht die Idee des Vegetarismus, betrachtet nicht nur als kleinliche Bauch- und Magenfrage, viel zu hoch, als dass wir irgendeine Beeinträchtigung derselben wünschen könnten. Der Vegetarismus ist für die moderne Menschheit eine sozial und gesundheitlich beglückende, sittlich erlösende Tat. Das muss jeder zugeben, der die Verhältnisse kennt. Und welche Bedeutung hätte es da gehabt, wenn der Vegetarismus schon während des Krieges mehr Gemeingut des deutschen Volkes gewesen wäre; denn das Vieh, vor allem das Schwein, hätte uns dann nicht unsere Nahrung verzehrt, von der es uns noch nicht ein Viertel in Gestalt von Fleisch wiedergab, und wir hätten durch die Erhaltung der Kühe mehr Milch und Butter gehabt, von der großen Missstimmung im Volk über die Fleischnot gar nicht zu reden.

Diese Klärung der gesundheitlichen Seite des Vegetarismus vom lebensmagnetischen Standpunkt ist aber nötig, weil der moderne Vegetarismus die Pflanzenkost, oft noch dazu solche strengster Art, unterschiedslos allen Menschen empfiehlt und in ihr das Allheilmittel gegen alle Erkrankungen sieht. Und dass es für die Verhütung und Heilung von Krankheiten ein gewaltiger Unterschied ist, ob man vegetarische, beziehungsweise gemischte Kost einem Stubensitzer oder einem Bauern, einem Kräftigen oder einem Schwächlichen, einem Über- oder einem Unterernährten, einem positiv oder negativ Kranken, einem Schwindsüchtigen oder Typhösen empfiehlt, liegt schon nach dem Vorausgegangenen klar auf der Hand.

Wir betrachten nun die nächst wichtige Quelle unserer lebensmagnetischen Kräfte. Das ist die Luft – der Sauerstoff.

Was ist Sauerstoff? Wir möchten am liebsten darauf die Antwort geben: Sauerstoff ist verkörperte, d. i. auf der körperlichen oder physischen Ebene in Erscheinung getretene Elektrizität[1] so wie unser Körper der körperliche oder physische Ausdruck unserer selbst oder unserer Seele ist, und wir glauben, dass wir mit dieser Ansicht an der Wahrheit nicht allzu weit vorbeigeraten sind; denn die nahe Verwandtschaft der Säuren, denen ihre Natur aufgrund ihres Gehaltes an Sauerstoff eigen ist, mit der Elektrizität sahen wir bereits, und wir können daher mindestens sagen: Sauerstoff ist ein starker, vielleicht der stärkste natürliche Träger elektrischer Kräfte dergestalt, dass eine starke elektrische Ätherhülle jedes

---

1) Obwohl dieser Satz inzwischen durch die wissenschaftlichen Forschungen überholt ist, haben wir ihn doch unverändert von der 1. Auflage dieses Buches in die 2. übernommen, weil er zeigt, dass man vom okkultistischen Standpunkt aus auch zu naturwissenschaftlichen Erkenntnissen kommen kann: denn wir hatten ihn von jenem Standpunkte aus schon vor den radioaktiven Entdeckungen unserer Wissenschaft geschrieben.

Sauerstoffatom umgibt. Wir nehmen demnach bei der Atmung direkt Elektrizität oder Lebenskraft in uns auf und ernähren uns so bei der Atmung mit der Lebenskraft. Diese Behauptung mag neu und eigenartig erscheinen. Eine schöne Illustration hierzu ist aber Succis bekanntes Hungerexperiment.

Dieser Hungerkünstler hatte 6 Wochen gefastet, während dieser Zeit jedoch nicht, wie man nach gewöhnlicher Anschauung erwarten möchte, ausschließlich geruht, sondern reichlich Bewegung getrieben, z. B. gefochten, und diese Bewegung auch für unbedingt nötig gehalten. Dabei war sein Körper wohl etwas kürzer, aber seine Brust war, was für uns wieder beachtenswert ist, weiter geworden.

Diese Tatsachen waren den kontrollierenden Ärzten und der staunenden Mitwelt ein Rätsel. Für uns ist aber die Lösung klar. Succi, der mit Absicht auch nur sehr wenig getrunken, hatte als Ersatz für die fehlende Nahrung mit der Lunge dem Raum vermehrt Energien entnommen und deren kalte, träge schwingende elektrische Natur dann durch Bewegung auf die volle lebensmagnetische Höhe gehoben. Die Ausweitung der Lungen war damit notwendig gegeben. Gewiss, wir können auf die Dauer nicht allein vom Sauerstoff leben; denn unser Körper braucht auch noch andere Stoffe. Aber als Träger elektrischer oder lebensmagnetischer Kräfte spielt der Sauerstoff in unserem Lebensprozess jedenfalls die wichtigste Rolle.

Von diesem Standpunkte aus wird uns in unserem Körper manches verständlich. Da ist das Verhältnis klar, welches zwischen dem geatmeten Sauerstoff und unserem Körperleben besteht. Wir können Essen und Trinken Tage lang entbehren, aber die Atmung, Sauerstoff, nicht fünf Minuten lang, ohne dass unsere Lebensmaschine in Stillstand gerät. Wie kommt das? Die Antwort ist nicht schwer. Die lebensmagnetischen Kräfte in uns bedürfen des Gegensatzes, um wirkend zu sein oder eine Lebensleistung im Körper entfalten zu können, und dieser Gegensatz ist der elektrisch negative Sauerstoff, der in den Körper gelangt, hier sofort mit den positiven lebensmagnetischen Kräften in Spannungsausgleich tritt und deshalb fortwährend einer Ergänzung bedarf. Im anderen Fall tritt Entspannung ein und schließlich bleibt die Körpermaschine stille stehen, — der Körper stirbt. So wird auch heute noch in uns wie einst bei der Entstehung der Welt das Leben, die Lebenstätigkeit, geboren durch das Aufeinanderwirken von Elektrizität und Magnetismus oder von Sonnenlicht.

Ein anderes Geheimnis, das wir nun verstehen lernen, ist der Schlaf. Wenn wir unsere Wissenschaft nach einer Erklärung dieser Erscheinung fragen, so können wir so viel verschiedene Antworten bekommen, als wir Fragen stellen. Dabei wird keine der Sache völlig gerecht. Die Erklärung ist aber vom lebensmagnetischen Standpunkt fast ohne Weiteres gegeben. Sie lautet: wenn wir wach sind und arbeiten, so werden viel Magnetische Kräfte verbraucht, d. h., es werden viel elektrische Kräfte in magnetische übergeführt und daher kommt es, dass gegen Abend die Temperatur des Körpers am höchsten ist. Doch damit geht der rechte Spannungszustand, der lebensmagnetisches Kräfte im Körper verloren und es tritt in diesem nun Entspannung ein.

Der Mensch wird dadurch zunächst unlustig, matt, und schließlich schläft er ein, d. i. das Bewusstsein, das Ich, die Seele zieht sich vom Körper zurück, weil dieser in seiner Entspannung zu den äußeren Lebensfunktionen nicht mehr brauchbar ist. Im Schlaf ist dann die Bedingung gegeben, dass der lebensmagnetische Spannungszustand wieder entstehen kann; denn bei der äußeren Körperruhe tritt vermehrte Aufnahme von Sauerstoff ein, weil sich die *Natur* des Schläfers bei ihrem Hunger nach negativem elektrischen Prinzip vertiefter Atmung ergibt. So häufen sich die elektrischen Kräfte allmählich im Körper und daher kommt es, dass die Körpertemperatur nach Mitternacht am niedrigsten ist. Durch die Kräftigung des negativen elektrischen Prinzips aber wird der Körper auch wieder brauchbar für das Bewusstsein, das Ich, und der Mensch erwacht nun neu gespannt und gestärkt.

Eine andere Quelle unserer Lebenskraft sind: die lebensmagnetischen Kräfte des Raumes. Der ganze Weltenraum ist, wie wir in Übereinstimmung mit der Wissenschaft sahen, ein großes — ein unmaßgebliches Meer von elektrischen und magnetischen Kräften — von Lebenskraft. Wenn es gelungen sein wird, diese Kräfte des Raumes dem Menschen dienstbar zu machen, dann haben Kohle und Dampf ihre Rolle

---

1) „Sobald die Menschen", sagt John Uri Lloyd, „einmal gelernt haben, ... dass sie die geistige Kraft, welche das Weltall erfüllt und welche durch ihr ununterbrochenes Hin- und Herströmen von der Erde in den Raum und vom Raume wieder zur Erde zurück Kraftäußerungen erzeugt, direkt in Bewegung des Stoffes umsetzen können, dann werden sie auch, wo immer sie sich befinden mögen, eine unerschöpfliche Quelle von Licht und Wärme zu ihrer Verfügung haben; denn Bewegung des Stoffes, Licht und Wärme können ineinander umgewandelt werden. Bewegung liegt der Wärme, dem Licht und der Elektri-

zu Ende gespielt, und die *Götter* verrichten die Arbeit der Menschen.[1] Ihre Größe begreift kein menschliches Gemüt.

Der Mensch ist ein Zentrum im Meer dieser Kraft und von ihr wird er, wie alles erfüllt. Sollten da die lebensmagnetischen Kräfte in und außer ihm nicht miteinander so innig in Verbindung stehen, dass die äußeren unmittelbar durch die Haut in seinen Körper treten können. Wir müssten uns wundern, wenn es nicht geschähe. Und wir frieren in kalten Räumen, weil uns hier oft die Kälte *bis auf Mark und Bein durchdringt.* Kälte ist aber, wie wir wissen, gleichbedeutend mit träger Ätherschwingung, mit negativer elektrischer Kraft.

Man kann hier zwar anderer Meinung sein und sagen, das Frieren komme dadurch zustande, dass wir die Wärme nach außen abgeben oder verlieren. Und das stimmt. Aber wo vorher die Wärme(-kraft) war, dringt nun eben die Kälte(-kraft) ein; denn eine Leere besteht niemals im Raum. Doch wir werden nicht bloß kalt in einem kalten, sondern auch warm in einem warmen Raum oder wenn uns die Sonne bescheint. Auch da treten Energien, die Wärmekräfte, direkt von außen in uns ein.

Die Wissenschaft hat zwar in ihrer geistlosen, materiellen Erstarrung auch diese Möglichkeit gegenüber dem Licht lange bestritten; sie musste erst Tiere schinden, um einzusehen und zu glauben, dass Licht, Sonnenlicht tatsächlich durch die Haut des tierischen Körpers dringt. So hat man Tieren Glasröhrchen mit Chlorsilber, dem Stoff, aus dem die bekannte Lichtempfindlichkeit der fotografischen Platten beruht, unter die Haut gebracht, und da zeigte es sich, dass uns oder den tierischen Körper die Sonne doch eben nicht nur außen bescheint, sondern dass ihre Strahlen auch durch die Haut in die inneren Gewebe treten.

Aber *was der Verstand der Verständigen nicht (oder mit Mühen) nur sieht, das findet in Einfalt (und leicht) ein kindlich Gemüt*; denn wir haben uns schon als Kinder damit ergötzt, dass wir uns die Sonne durch die Hände scheinen ließen. Auch braucht man nur mit geschlossenen Augen in die Sonne zu sehen, um zu erkennen, dass Haut und Fleisch für die Strahlen der Sonne kein undurchdringliches Hindernis sind; denn man wird dann ebenfalls, namentlich bei starkem Sonnenschein, eine Fülle von Licht

---

zität zugrunde und erzeugt diese, und solange die Erde sich um ihre Achse dreht und ihre Bahn durchläuft, hätte der Mensch nicht nötig. sich Licht und Wärme auf dem indirekten Weg der Verbrennung zu verschaffen." Etidorpha.

im Auge empfinden, welche sehr bald das Gesicht zu wenden zwingt. Nun und man lege sich besonders mit frierendem Körper in die Sonne. Da wird man am ganzen Leib gewahr, dass und wie sehr uns die Kräfte der Sonne, die Wärme, durchziehen.

Sind das nicht Beweise genug dafür, dass unser Körper den elektrischen und magnetischen Kräften des Raumes offen steht? Wir meinen, sie genügen. Und schon schreibt ein Vertreter unserer Wissenschaft, der bereits zitierte Professor Arndt:

„Nehmen wir das Nervensystem eines Tieres, insbesondere eines Wirbeltieres und des als solchen zu betrachtenden Menschen, so ist dasselbe als eine Nebenleitung für die Kräfte anzusehen, welche von der Sonne zur Erde, beziehentlich über dieselbe hinaus in den Raum und durch denselben zu anderen Sonnen gehen. Durch die zentripetal leitenden Nerven dringen die bezüglichen Kräfte in den Körper ein, durch die zentrifugal leitenden treten sie wieder, wenn auch verändert, aus."

Ist das nicht dasselbe, was wir behaupten? Zweifellos; wir sagen nur noch, dass diese ein- und austretenden Kräfte unsere Lebenskraft oder die elektrischen und magnetischen Kräfte des Raumes sind.

Es besteht mithin für uns die Möglichkeit, dass wir unseren Körper direkt aus dem Raum mit Lebenskraft laden können, wenn wir ihr den nötigen Zutritt gewähren. Und da haben Forschungen eines Dr. med. Gamgee, eines um die Forschung des Blutes sehr verdienten Gelehrten, ergeben, dass in unseren Körper eindringendes Sonnenlicht uns wirklich als Körper- oder Lebenskraft dient; denn jener Gelehrte hat gelegentlich eines Vortrages über die Chemie des Blutfarbstoffes in der Londoner Royal Society gezeigt, dass der Blutfarbstoff für die chemischen Strahlen des Sonnenspektrums undurchlässig ist.

Diese Eigenschaft soll auch verschiedenen Verbindungen des Blutfarbstoffes eigen sein; einige derselben saugen zudem wahrscheinlich noch andere Teile der Sonnenstrahlen in sich auf, so das Oxyhämoglobin. Wenn demnach das Sonnenlicht vom Blut aufgesaugt wird, dann wirkt es aber auch in ihm, und es kommt dem Körper direkt als Kraft, als Kraftsubstanz zugute; dann ist es Nahrung für uns idealster und direktester Art; denn dass das Sonnenlicht ein substanzielles Etwas ist, nimmt kein Zweifel hinweg und daher muss es Kraftnahrung für den beschienenen Körper sein. Wir können uns mithin direkt ernähren mit Sonnenlicht, mit Weltenlebenskraft.[1]

Und weil, das wird uns jetzt schon klar, der moderne Mensch lichtscheu ist – lichtscheu nicht nur so oft in seinen Taten, sondern auch lichtscheu in seinen Wohnungen die er durch alle nur möglichen Mittel dem Licht der Sonne so viel wie möglich verschließt, und lichtscheu mit seinem Körper, den er durch Kleider, Schirme und Schleier vor jedem Sonnenstrahl oft geradezu ängstlich beschützt, deshalb zu einem großen Teil ist er nervenschwach — deshalb fehlt ihm Nervenkraft. Von Kraft und Gesundheit hingegen sehen wir diejenigen erfüllt, die viel mit entblößtem Körper im Freien sind, die Landleute, Waldarbeiter, Fischer, Schiffer, Zigeuner, usw.

In der Ernährung durch die lebensmagnetischen Kräfte des Raumes, durch den Weltäther — die Weltenlebenskraft, haben wir auch die Erklärung dafür, dass die nur wenig sich bekleidenden Bewohner sonniger Gegenden bei oft so erstaunlich geringen Mengen von Nahrungsmitteln oft ebenso erstaunliche Leistungen von Arbeit verrichten. Sie ziehen einen Teil ihrer Kräfte direkt aus der Weltenlebenskraft. Der hohe Wert der neu eingeführten Luft- und Sonnenbäder geht hieraus schon ohne Weiteres hervor.

Und von den Eskimos wird erzählt, dass sie sich, zurückgekehrt von ihren Jagden, in den Wohnungen ihrer aus Renntierfellen bestehenden Kleider entledigten und sich in den Hütten nun so bewegten, wie die Hand des Schöpfers sie geschaffen hat, dass sie also dann regelrecht Luftbäder nahmen. Dabei befanden sie sich munter und wohl. Als aber die christlichen Missionare diese Sitte verwarfen, trat unter ihnen die Schwindsucht verheerend auf, sodass sie nun dem Aussterben schnell entgegengehen. Hier spricht gewiss, wie man die Sache gewöhnlich erklärt, die nun dauernd unterdrückte Hautausdünstung wesentlich mit. Der Einfluss der behinderten Kraftaufnahme durch die Haut ist sicher jedoch nicht weniger groß.

Wir nennen nun eine Quelle unserer lebensmagnetischen Kräfte, die man gemeinhin nicht in diesem Sinne betrachtet. Es ist: die Körperbewegung, die Arbeit.

---

1) Interessant und bedeutsam ist es, dass nach dem Wortlaute jenes Vortrages die genannten Stoffe des Blutes auch sehr ausgesprochene magnetische Eigenschaften haben, welche von der Temperatur abhängig sind, durch sie verändert werden. Wir finden da voll bestätigt, was wir über die lebensmagnetischen Kräfte und die Temperatur in unserem Körper sagten. Wahrlich, man kann hoffen, dass die moderne Wissenschaft die lebensmagnetischen Kräfte bald öffentlich lehrt!

Man sagt von der Arbeit gewöhnlich, dass sie Kräfte verbraucht, und dies trifft gewiss auch bis zu einem gewissen Grad zu; denn die niederen Kräfte werden durch die Bewegung auf eine höhere Stufe der Schwingung gebracht und dadurch gehen jene verloren. Wenn wir aber niemals durch Arbeit niedere Kräfte in höhere, niemals elektrische in magnetische überführten, so fehlten uns letztere bald, besonders wenn wir uns vegetarisch ernähren und daher können wir schon aus diesem Grund mit vollem Rechte sagen, dass auch in der Arbeit eine wichtige Quelle der lebensmagnetischen Kräfte beruht. Die Arbeit kommt als Kraftquelle jedoch noch mehr in Betracht.

Und da wissen wir aus der Erfahrung, dass dem, der sich wenig bewegt, der Appetit und die Kraft zu verdauen bald fehlen.

Wie geht das zu? Die Wissenschaft kann es nicht erklären. Sie sagt höchstens, dass der Hunger fehle, weil der Bedarf darniederliegt, und das stimmt bis zu einem gewissen Grad wohl. Aber dann müsste der fiebernde, bei dem der Stoffwechsel und der Verbrauch von Körpersubstanz weit über das normale Maß hinaus besteht, unersättlich sein, und der Schwindsüchtige müsste essen können mehr als ein Bauernknecht. Der eine isst in der Regel aber gar nichts und der andere zu seinem eigenen Leidwesen und dem seiner Angehörigen nicht viel. Der einfache Verbrauch bedingt also Essluft und Verdauungskraft noch keineswegs. Was ist es nun, das diese erzeugt? Die Sache ist einfach: Es gehört Arbeit — Bewegung hinzu. Nur dann allein gibt es Hunger — Hunger, der Verdauungsbeschwerden nicht kennt. Wie ist die Sache nun zu erklären? In der heutigen Zeit der Elektromotoren ist die Erklärung uns fast auf den Tisch gelegt. Sie lautet:

Wenn wir arbeiten, so bewegt sich ein elektrischer Strom vom Gehirn zu den arbeitenden Muskeln. Gleichzeitig geht jedoch auch ein Strom zurück zum Gehirn; denn wir würden sonst ohne beständige Kontrolle vonseiten der Augen niemals vom Maß und der Art unserer Bewegungen Kenntnis erlangen. Auch würde ohne einen kreisenden Strom ein Erregen der Muskeln, wir wollen sagen, ein Klingeln dort eine Unmöglichkeit sein. So laufen bei jeder Bewegung elektrische oder lebensmagnetische Ströme vorn Gehirn hinaus in den Körper und von diesem wieder zurück zu jenem. Je mehr wir demnach arbeiten, uns bewegen, um so mehr wird das Gehirn von lebensmagnetischen Strömen durchflossen. Das Gehirn aber ist als unser größtes Nervenorgan zur Aufnahme großer lebensmagnetischer Energien besonders geeignet. Daher wird es, indem es bei der Arbeit immer erneut lebensmagnetische Ströme durchfließen, zu einem starken mir lebensmagnetischen Energien geladenen Elektromagnet. Mit dem Gehirn sind jedoch nicht bloß Arme und Beine, sondern durch den Lungenmagennerv auch die Verdauungsorgane und vor allem der Magen verbunden.

So sind den Verdauungsorganen in den durch die Arbeit erworbenen lebensmagnetischen Kräften des Gehirns die Energien zur Verfügung gestellt, die sie für ihre Tätigkeit nötig haben; denn diese Kräfte fließen auf die verschiedenen teils uns bewussten, teils uns unbewussten Reize, die von den Verdauungsorganen bei der Aufnahme und der Verdauung der Nahrung um Gehirn gehen, nach unten zu Magen, Darm, usw., und dadurch werden diese Organe befähigt zu ihrer Tätigkeit.

Demnach sind jene Energien die eigentliche Verdauungskraft oder die Kraft, welche gleichsam die Verdauungsmaschine vorwärtstreibt. Die medizinische Wissenschaft, bestrebt, alles nur rein körperlich zu erklären, sieht nur im Verdauungsreiz das, was die Verdauung erregt und sie sucht deshalb, wo die Verdauung zu wünschen übrig lässt, wieder zu reizen. Aber wird von unseren, mit oder ohne eigene Schuld Bewegungslosen und Verdauungskranken durch allerlei Reizmittel, durch Senf, Pfeffer, Wein, usw., nicht bereits genügend gereizt? Und doch sind sie verdauungsschwach. Es gehört eben, um ein Beispiel zu wählen, in die Büchse zum Blei nicht nur der zündende Funke, der *Reiz*, sondern auch Pulver, welches von jenem zur tätigen Kraft entfaltet, die Kugel vorwärtstreibt. Und dieses treibendes, Bewegende sind bei der Verdauung jene im Gehirn gesammelten Kräfte, die, vom Verdauungsreiz gleichsam lebendig gemacht, nun in den Verdauungsorganen anziehen, abstoßen, elektrisch zersetzen, usw.

Die Wissenschaft hat hier bereits die sogenannte psychische Verdauung entdeckt; sie fand, dass ein Tier, welches nur die Nahrung vor sich sieht, mehr Verdauungssäfte absondert, als wenn man ihm dieselbe unmittelbar in den Magen bringt. Es ist dies eine ernste Mahnung an uns, dass auch wir beim Essen nicht an Stadtklatsch, Politik, usw., sondern an das Essen denken sollen, weil sonst jene Kräfte durch die das Gehirn beschäftigenden Dinge in diesem festgehalten werden und dann der Verdauung fehlen.

Aber da das Gehirn jene Kräfte durch Bewegung, durch Arbeit empfängt, so sehen wir auch, wie recht die Bibel hat, indem sie sagt: „Im Schweiß deines Angesichts sollst du dein Brot essen." Das sollten sich besonders jene gesagt sein lassen, die, wie man sagt, nur das gekochte Essen und die gemachte Arbeit lieben. Mit vollem Recht konnten wir mithin behaupten, dass Arbeit nicht bloß Kräfte verbraucht, sondern deren im Körper auch schafft.

Wir betrachten nun die letzte und tiefste Quelle unserer lebensmagnetischen Kräfte. Das ist: der Wille.

Alles, was ist, ging aus dem großen Einen hervor, welches Stoff, Kraft und Bewusstsein seinem Wesen nach ist. Der Wille im Einen, in der Seinheit, im kosmischen oder im göttlichen Gemüt, ist daher der Grund jeglicher Kraft; denn er hat die eine Kraft, die ewig und allseiend ist wie die eine Substanz, wie das eine Bewusstsein, ewig und allseiend wie Gott, in Tätigkeit oder Bewegung gesetzt; er hat sie, vom göttlichen Bewusstsein oder Gedanken geführt, wirkend werden oder als Kraft nach außen in Erscheinung treten lassen; er ist daher mit dieser Kraft untrennbar verbunden — er ist selber diese Kraft. Wir können daher mit vollem Rechte auch sagen: Wille ist wirkende Kraft, und Kraft ist wirkender Wille.

Der in uns wohnende und wirkende Wille ist ein Teil des einen oder des kosmischen Willens; denn es gibt im Weltenraum nur die eine Kraft, nur den einen Willen, nicht einen zweiten, aus dem unser Wille seinen Ursprung genommen haben könnte.

Unser Leben, unser Sein ist lediglich beschränktes, persönliches Wollen, beschränkter persönlicher Wille. Wir haben als ein Strahl aus dem Höchsten, dem Einen, die Maske des Persönlichen[1] auf uns genommen, um, in der Beschränkung durch Erfahrung belehrt, mit gewuchertem Pfund dereinst wieder zurück zum *Vater* zu kehren. Der Wille aber, der in uns ist, hat uns vorwärts geführt auf dem Weg unserer Entwicklung und uns durch das Mittel der Wiederver-körperung[2] allmählich zu dem gemacht, was wir heute sind. Je mehr daher Wille in uns ist, um so mehr ist in uns Kraft. Und es ist eine Tatsache, dass willensstarke Menschen stets auch körperlich kräftige Menschen sind. Wir erinnern da nur an den hünenhaften Bismarck mit dem *eisernen* Willen und halten ihm entgegen unsere willensschwachen nervösen und hysterischen Kranken.

Der Wille macht sich die Dinge untertan nach dem Maß seiner Kraft und er wohnt in uns im innersten Grund der Seele. So wirkt er

---

1) Persona heißt Maske. Eine Maske aber verdeckt das, was dahinter steht.
2) Näheres hierüber in des Verfassers Schrift: „Hat der Mensch eine Seele?"

notwendig von innen nach außen, von der Seele zum Körper. Indem der Wille jedoch von der Seele zum Körper wirkt, überschreitet er die Brücke der lebensmagnetischen Kräfte und damit beherrscht er auch sie, sie, in denen unsere physische oder Körperkraft ruht. So gewinnt der körperlich Übende, der Turner, der Athlet, der Sportler, mehr und mehr Kraft, einmal, weil er sich bei jeder Übung lebensmagnetische Kräfte untertan macht, und dann, weil die einmal von ihm beherrschte Kraft der Grund zu weiterer wird, indem sie die magnetische Kraft des ganzen Individuums mehrt und dieses so aus der Nahrung und dem Raum lebensmagnetische Kräfte im erhöhten Maße an sich zieht. Wir dürfen uns daher nicht wundern, wenn im Willensstarken auch Körperkraft wohnt.

Demnach ist der Wille — nicht das einfache, lahme Wünschen, sondern das tatkräftige Wollen — tatsächlich die tiefste und bedeutsamste Quelle unserer lebensmagnetischen Kraft — gewiss ein mächtiger Ansporn, sich zu regen, für jene, die Kräfte gebrauchen. Wir sagen: sich zu regen: denn was nützt einem Menschen das Gold, wenn er in einem Goldhaufen sitzt, dabei aber seinen Willen nicht regt und das Gold nicht erfasst. Und auch der Raum, der ganze unermessliche Raum — hört es ihr Schwachen! — ist voll von Gold, voll Gold für euch, voll von Lebenskraft. Ihr habt nur nötig, zuzufassen. Regt darum den Willen, wünscht nicht nur, gesund zu sein und es zu werden, sondern rafft euch auf zu tatkräftigem Wollen, zur Tat; denn der Wille, der tatkräftige Wille ist der Kardinalgrund jeglicher Kraft.

Nachdem wir so die Hauptquellen unserer lebensmagnetischen Kräfte betrachtet haben, fassen wir nun in das Auge:

Die Ursachen der lebensmagnetischen Störungen im menschlichen Körper

Diese Ursachen zerfallen in zweierlei Art, in solche, die außer uns liegen und deren Einfluss zu verhüten mehr oder weniger außer dem Bereiche des menschlichen Willens liegt, und in solche, deren Sitz das verkehrte Tun des Menschen ist.

Der Mensch ist in seinem tiefinnersten seelischen Grunde als Idee oder als Norm unverrückbar gegeben. Er ist als die Krone der Schöpfung die Frucht, die vom großen unausgesprochenen und unaussprechlichen

Einen — in tiefster Ehrfurcht sei seiner gedacht — ihren Ausgang nahm und durch die Äonen der Zeiten der Höhe und dem Wesen ihres Erzeugers wieder entgegenstrebt. Der dem Menschen zugrunde liegende Wesenskern ist seine Seele, die *vis medicatrix* der Alten, die Naturheil- oder Lebenskraft der neueren Zeit. Diese Kraft oder die Seele — dies sei zu größerer Klarheit nochmals betont — ist nicht, wie man so häufig denkt und andererseits mit Recht verwirft, ein stoffloses Ding, ein Nichts, sondern sie ist die ätherische Urform, die den ganzen Körper durchdringt und in diesem nach immer höherer Ausgestaltung drängt, gelegentlich daher auch als Genie mit elementarer Gewalt nach außen bricht oder als Instinkt, der herübertönt aus der inneren Welt, sich geltend macht; sie ist deshalb auch bestrebt und befähigt, als äußeren Ausdruck ihrer selbst, eben als sogenannte Naturheil- oder Lebenskraft, auf ihrem Entwickelungsgang ihr jeweiliges Werkzeug, den Körper, so weit als möglich in Ordnung zu halten. So trägt der Mensch in sich selbst seine Norm und sein Gesetz. Und diesem gemäß hat sein gesunder Körper in der Gegend des ewigen Eises ebenso seine 37,5°C Eigenwärme wie unter den sengenden Strahlen der tropischen Sonne.

Der Mensch ist nun in das Dasein gestellt, in die Welt, aus der er Kräfte entnimmt und durch die er sich bildet und wächst. So steht er mit der Welt im Wechselwirkung; denn sie wirkt auf ihn ein und er wirkt auf sie zurück. Wir können auch von einem Ein- und Ausfluss reden, und man sagt ja auch, die Welt *beeinflusst* uns.

Wir müssen uns hier jedoch vor Augen führen, dass jeder Eindruck oder Einfluss ein wirklicher Einfluss ist. Es sei da nur verwiesen auf die verschiedenen Gesichts- und Gehöreinflüsse, auf die Wärme- und Kälteeinflüsse, die Nahrungseinflüsse, usw.

Immer ist dabei ein Etwas vorhanden, mögen wir in diesem nur eine Schwingung, eine Energie oder sonst etwas sehen, das von außen nach innen fließt und hier den gegebenen Besitz oder Zustand ändert. Andererseits ist beim Wirken des Menschen nach außen stets ein Ausfluss da; denn gleichviel, ob ein Mensch auf genommene Nahrung reagiert, sie verdaut, ob er auf einen Sinneseindruck hin sein Augenmerk nach außen richtet oder ob er daraufhin einen Gegenstand ergreift, immer werden dabei Kräfte nach außen gerichtet, immer ist also ein *Ausfluss* vorhanden.

Die von der Außenwelt kommenden Einflüsse werden wissenschaftlich Reize genannt, weil sie den Menschen erregen oder reizen, zu ihnen Stellung zu nehmen, entweder liebend oder hassend, anziehend oder abstoßend, je nachdem sie sich zueinander verwandt oder feindlich verhalten. Die Gegenäußerungen oder Ausflüsse des Menschen hingegen führen den Namen Reaktionen, weil er hier reagiert oder eben dem Einfluss gegenüber abwehrend oder aufnehmend Stellung nimmt.

So ist im Leben des Menschen, wie in dem jedes anderen lebenden Wesens, dem Einfluss der Ausfluss, dem Reiz die Reaktion, der Einnahme die Ausgabe von Kraft gegenübergestellt. Der Mensch besitzt aber seine Norm, und damit diese erhalten bleibt, ist es infolgedessen notwendig, erstens, dass jeder Einfluss, jeder Reiz mit der Natur des Menschen im Einklang steht, und zweitens, dass Einfluss und Ausfluss, Einnahme und Ausgabe von Kraft stets ein gewisses Gleichgewicht zeigen, weil sonst die Norm verloren geht oder das ganze System durch das gestörte Gleichgewicht zusammenbricht.

Unter den Einflüssen nun, die unabhängig vom menschlichen Willen körperlich schädlich auf den Menschen wirken können, spielen die lebensmagnetischen Kräfte des Raumes die wichtigste Rolle, weil diese infolge von Jahreszeit, Wetter und Örtlichkeit, nicht immer so vorhanden sind, wie es zur Erhaltung rechter lebensmagnetischer Verhältnisse im menschlichen Körper nötig ist.

Diese Einflüsse können, wie auch alle anderen, schädlich sein für den Menschen überhaupt oder nur für die betreffende Person. Wenn z. B. jemand bei geringer Bewegung in einem Eiskeller steckt, so kann und wird er schließlich erfrieren. Hier ist die Außentemperatur für die menschliche Natur überhaupt eine Schädlichkeit, während sie vielleicht ein Frosch ohne Schaden verträgt.

Hingegen bekommt mancher Mensch oft schon einen Schnupfen, oder Rheumatismus von einem kleinen Luftzug, der einen anderen Menschen gar nicht rührt. Hier trägt nicht der äußere Einfluss, sondern eine Schwäche im Menschen die Schuld, dass jener für diesen eine Schädlichkeit wird. Dasselbe können wir beobachten beim Gegensatz der Kälte — der Wärme, beim Sonnenschein. Die eine Person bekommt schon bei leichtem Sonnenschein Kopfschmerz, selbst fieber, während andere die vollen Gluten des Hochsommers ohne Schaden vertragen. Schließlich gibt es aber für alle Menschen eine Grenze, wo Sonnenhitze für sie schädlich wird. Diese Einflüsse, bekannt als Witterungseinflüsse, spielen, wie wir noch sehen werden, bei der Entstehung der menschlichen Erkrankungen, besonders der Epidemien eine große Rolle.

Entgegen den gewöhnlichen Anschauungen der Menschen kommen die Krankheiten jedoch weniger von außen zustande, als Schuld am Menschen selber liegt; dieser trägt durch naturwidriges Verhalten Störungen in sich hinein und sie können sich dann zu Krankheiten entfalten oder sie bilden den Boden, durch den der Mensch für jene äußeren Schädlichkeiten empfänglich wird.

Mensch sein, heißt Denker sein. Und das Wort Mensch heißt — Denker; denn es ist abgeleitet von dem Sanskritwort manas, und dieses bezeichnet die menschliche Seele oder den Menschen. Der Mensch soll also denken, auf der Bahn seiner Entwicklung das Gute vorn Bösen unterscheiden und das Gesetz oder den Willen des Höchsten erkennen und erfüllen lernen. Zum Denken, zum Wählen zwischen böse und gut ist aber nötig Freiheit des Willens — und der Mensch hat bis zu einem gewissen Grad einen freien Willen.

Unkenntnis des Menschen über sich selbst, über die Natur und ihre Gesetze einerseits, andererseits seine Begierden und Lüfte, sein im Wahn des Sonderseins, der Selbstsucht befangenes Tun lassen ihn jedoch seine Norm missachten und ihn leben, nicht wie er auf Grund seiner Natur sollte, sondern wie es seinen jeweiligen Wünschen und Launen entspricht. Der Mensch lässt Einflüsse, Reize, auf sich wirken, die für ihn überhaupt naturwidrig sind, und er macht von Dingen, die für ihn natürlich sind, einen verkehrten Gebrauch. Von den naturwidrigen Reizen oder Einflüssen, denen sich der Mensch in seinem Wahn ergibt, seien hier nur zwei genannt und in ihrem Einfluss auf den menschlichen Körper näher gezeigt. Es sind Tabak und Alkohol.

Es liegt unzweifelhaft in der menschlichen Natur und Bestimmung nicht, dass der Mensch in den Mund einen Feuerbrand nehmen und mit brennendem Giftkraut — denn Tabak ist ein Gift — sich selber vergiften und sich und anderen die Luft, diese himmlische Lebenskraftspeise verderben soll. Eine derartige Handlungsweise mag — wenn es einen gibt — für den Teufel und seinen Anhang naturgemäß und für die Hölle gut sein, für den Menschen jedoch sicherlich nicht. Man möchte es nicht für möglich halten, dass der Mensch zu einer solch tollen Tat gelangen könnte; denn wenn ein Mops nur einmal rauchte, so schlügen wir ihn wegen Verdachts auf Tollwut tot und das im Tabak enthaltene Nikotin ist ein Gift, das lähmend wirkt, vor allem auf die Herz- und Rückenmarksnerven. Dieser Einfluss aber ist so stark, dass eine geringe Menge des Giftes genügt, um einen starken Hund zu töten. Allerdings ist beim Rauchen die Nikotinwirkung weniger stark als beim unmittelbaren Genuss, aber sie ist vorhanden und ist das, was infolge der beruhigenden Wirkung auf die eben genannten Nervenpartien zum Rauchen verleitet, dem Raucher das Rauchen zur Leidenschaft werden lässt. Der Raucher betäubt sich also beständig regelrecht. Oft wiederholt — man möchte glauben, dass man daran gar nicht zweifeln kann — muss diese Vergiftung aber für den Menschen schädlich sein, und daher ist eine Nikotinvergiftung so häufig das Ende vom Lied.

Doch das Rauchen schädigt nicht bloß durch das im Tabak enthaltene Nikotin, sondern auch dadurch, dass die Atmungsluft eine Verschlechterung erfährt und die Verdauung durch die fortwährende Lutscherei nicht zur Ruhe kommt. Wenn man nun bedenkt, dass der Tabakverbrauch allein in Deutschland im Jahre 1900 auf den Kopf der Bevölkerung 1,6 Kilogramm, d. i. bei rund 50 Millionen Einwohnern 80 Millionen Kilogramm Tabak betrug, so kann man ermessen, welche Krankheitselend allein durch das Rauchen entsteht.

Über die Schädlichkeit des Genusses geistiger Getränke wäre am besten ein ganzes Buch zu schreiben, wie deren die Neuzeit schon viele gezeitigt hat. Wir fassen aber unser Urteil kurz zusammen und sagen, auch die geistigen Getränke schädigen die Lebenskraft.

Es lässt sich dies schon daran erkennen, dass der Genuss geistiger Getränke schwatzhaft, raufluftig oder simpel macht, ja dass der Betrunkene schließlich kein vernünftiges Wort mehr reden und sich nicht mehr auf den Beinen halten kann; denn der Grund dieser Störungen besteht eben darin, dass durch die Vergiftung der Träger der Lebenskraft im Körper, das Blut und die Nerven, eine Schwächung und Lähmung erfährt, wodurch die Verbindung der höheren seelischen Kräfte mit dem Körper unterbrochen wird.

Dieser schädliche Einfluss war schon den Alten bekannt und Homer hat ihn deutlich geschildert in dem Kampfe zwischen Ulysses und em Zyklopen Polyphem, bei dem letzterer, das ist das Gewaltige, Höhere im Menschengeschlecht, durch die betäubende Wirkung des Alkohols zugrunde ging.

Den Buddhisten und Mohammedaner ist der Genuss geistiger Getränke daher völlig verboten. Ihre Religionsstifter hatten also ebenfalls klar und in vollem Maße erkannt, dass und wie sehr der Genuss geistiger

Getränke auf die Kräfte des Lebens und der Seele von verderblichem Einfluss ist. Schmach uns daher, die wir so gerne mit Geringschätzung auf das Heiden- und Altertum blicken, weil eine Alkoholatmosphäre uns förmlich umgibt; denn von Deutschland allein wurde vor dem Kriege in einem Jahre für 3500 Millionen Mark[1] an geistigen Getränken verzehrt.

Nun und die Wirkung? Wir, die auf die hohe Kultur so eingebildeten Völker des Westens, haben — zwar nicht ausschließlich durch die Wirkung des Alkohols, aber doch durch diese viel mit — in Wirklichkeit nur eine Afterkultur, nur eine Moral, der die Tiefe fehlt, nur eine Scheinmoral. Und der Krieg hat da ja grauenhafte Tiefen enthüllt. Es ist aber durch das Experiment festgestellt, dass sich die Wirkung selbst nur eines Glases Bier noch nach 24 Stunden in den geistigen Leistungen eines Menschen klar erkennen lässt. Und man suche heutigen Tages die Menschen, die, an der Verwaltung, der Gesetzgebung, der Erziehung, usw. beteiligt, frei von Alkohol sind: sie sind kaum zu finden, jedenfalls sehr dünn gesät.

So ist unser ganzer Gesellschaftskörper auf Alkohol aufgebaut und man merkt den Alkoholteufel, die geistige Ungesundheit, mehr als deutlich darin, von den geheimen und offenen Alkoholskandalszenen, denen man nicht nur in den Kreisen des niederen Volkes, sondern auch in den gebildeten, sittlich und erzieherisch vorbildlich sein sollenden höheren so häufig begegnet, gar nicht zu reden. Der Schaden, den der Alkohol stiftet, liegt jedoch nicht nur auf seelischem Gebiet, sondern auch auf dem körperlichen und hier sind die Schädigungen ebenso groß, weil bei einer Lähmung, einer Störung in den die Lebensvorgänge des Körpers treibenden Kräften auch jene nicht geordnet sind. Wir wollen uns hier nicht mit Einzelnem befassen; denn glücklicherweise dämmert bereits der medizinischen Wissenschaft ihr, die bislang und zum Teil jetzt noch im Alkohol ein Heil- und Kraftmittel sah, die Erkenntnis auf, dass der Alkohol für den Menschen nichts mehr und nichts weniger ist als ein tückisches Gift. Und das behaupten auch wir. Wir fügen nur noch hinzu, dass die Größe der Schaden, welche die geistigen Getränke im Menschen und besonders an der Lebenskraft stiften, bisher kaum geahnt wird.

---

1) Zur Veranschaulichung dieser Summe weisen wir darauf hin, dass Frankreich an Deutschland nach dem Kriege von 1870–71 nur 5000 Millionen Mark Entschädigung zahlte. Der Deutsche versoff also diese Summe fast in einem Jahr.

Wir wenden uns nun den Fehlern zu, die der Mensch durch verkehrten Gebrauch ihm zukommender Dinge begeht. — Der Mensch hat eine Norm und diese ist, wie die Natur überhaupt, auf dem Wechsel zwischen gegensätzlichen Zuständen aufgebaut. In der Natur folgt auf den Sommer der Winter, auf den Tag die Nacht und auf Regen Sonnenschein. Im Menschen wechseln daher auch ab Bewegung und Ruhe, Wachen und Schlaf, Hunger und Sättigung und so fort. Dieses Gesetz des Wechsels zwischen gegensätzlichen Zuständen ist der große Erhalter und Regler des Lebens; es ist das Grundgesetz aller Lebenstätigkeit, wie der gesamten Erscheinungswelt; denn absolute Unterschied- oder Gegensatzlosigkeit wäre gleichbedeutend mit Ruhe im Raum. Nur der Hungrige verlangt nach Sättigung, nur der Frierende nach Wärme, nur der Müde nach Schlaf, usw.

Doch es muss nicht bloß ein Wechseln oder Schwingen der Lebewesen von dem einen Zustand zum andern geschehen, sondern diese Schwingungen müssen auch von einer bestimmten Größe sein. Einige Beispiele mögen uns dies anschaulich gestalten. Der Mensch muss essen, sich sättigen; aber er muss dabei auch eine Grenze innehalten; er darf nicht zu viel und nicht immer essen. Der Mensch kann und darf andrerseits aber auch nicht immer fasten, sondern auch der Gegensatz dieses Zustandes, die Sättigung, muss zur Entwicklung gelangen. Und der Mensch muss ruhen, schlafen; aber er muss auch arbeiten, sich bewegen. So regelt das Gesetz des Wechsels als ein Ausfluss der Harmonie, welche im Höchsten, dem Allumfassendem wohnt, im Menschen auch die Einnahme und Ausgabe oder den Verbrauch seiner lebensmagnetischen Kraft, und zwar dergestalt, dass deren Gleichgewicht erhalten bleibt. Der Mensch befolgt dieses Gesetz aber leider aus Eigenwillen, Dummheit oder Genusssucht sehr häufig nicht.

Der eine Mensch arbeitet weiter, obwohl ihm das Gefühl, die Stimme jenes Gesetzes, den Verbrauch der verfügbaren Kräfte deutlich verrät. Er arbeitet daher nun auf Kosten seiner lebensmagnetischen Kraft; er schwächt sich, wie man für gewöhnlich sagt, und wird schließlich krank.

Gleich schädigt sich, wer sich zu wenig bewegt, zu wenig arbeitet; denn es tritt dann in seinem Körper ein Zustand zu geringer Bewegung, zu geringer Schwingung ein. Die elektrischen Kräfte werden zu wenig in magnetische übergeführt, wodurch der Stoffwechsel und der gesamte Lebensantrieb sinkt, oder es werden magnetische Kräfte zu wenig verbraucht, sodass es bei fortgesetzter Zufuhr schließlich zu einer lebensmagnetischen Überladung kommt. Bald fehlt auch die Verdauungskraft. Daher wird so mancher krank und nervös, weil er sich allzu sehr schont.

Mit dem Zuviel oder Zuwenig an Arbeit deckt sich meist ein Zuwenig oder ein Zuviel an Schlaf oder doch ein ungeordneter Schlaf. Weshalb Schlaf nötig ist, wissen wir bereits. Aber der Mensch muss nicht bloß schlafen, sondern er soll auch schlafen, und zwar recht schlafen während der Nacht. Warum dies? Nun, weil die Natur es will, sie, von der wir ja doch nur ein untrennbares Teilchen sind. Und da sehen wir, dass am Abend die Sonne untergeht, wodurch das Licht des Tages der Lebewelt entzogen wird. So tritt zunächst mit der die Bewegung und Arbeit erschwerenden Dunkelheit äußere Ruhe ein. Gleichzeitig ist bei dem Mangel an positiver lebensmagnetischer Kraft im Raum aber auch die rechte natürliche Bedingung gegeben, dass die Zufuhr von negativer lebensmagnetischer Kraft und der Ausgleich der durch die Bewegung am Tag gesetzten lebensmagnetischen Störungen im Körper der ruhenden Lebewelt in der höchstmöglichen Weise geschieht; denn elektrische Kräfte werden zum Zweck des Ausgleiches gebraucht und sie nur sind, weil uns die Sonne mit ihren Strahlen verlassen hat, während der Nacht im Raum vorhanden. Doch weiter. Wie die Sonne, der große Regler des Lebens, sich senkt, so zieht sich, weil die ganze Natur eine innere Einheit ist, nachts das Leben auf die höheren oder mehr inneren Ebenen zurück. Der Schlaf entwickelt sich daher am meisten bis Mitternacht. Und daher hat das Volk Recht, wenn es behauptet, dass der Vormitternachtsschlaf der beste ist.

Wie steht es nun heutigen Tags mit dem Schlaf, vor allem mit dem vormitternächtlichen Schlaf? Nun, besonders mit letzterem schlimm. Werden doch bei der modernen Jagd nach Erwerb und Vergnügen meist auch die Nächte zum Opfer gebracht, und für viele der heutigen Menschen beginnt überhaupt erst abends, wenn es dunkelt, das Leben, und die Nacht wird zum Tag. Das nächtliche Treiben selber beschäftigt uns hier nicht. Aber umsomehr fordert unser Interesse heraus die Schädigung der Gesundheit durch fehlenden Schlaf, und da wird schon aus unseren bisherigen Betrachtungen klar, dass sich nächtliches Schwärmen und Fehlen des Schlafes unabänderlich rächen muss. Es leiden zunächst, wie man gewöhnlich sagt, die Nerven oder die lebensmagnetischen Kräfte, weil der rechte lebensmagnetische Ausgleich fehlt. Die betreffenden Leute werden infolgedessen nervös. Und bekannt ist es, dass Nicht-ausgeschlafen-haben Verstimmung erzeugt. In weiterer Folge leiden der Stoffwechsel und das

Blut: denn weil der rechte lebensmagnetische Kraftzustand nicht vorhanden ist, kann die Anziehung und Abstoßung beim Stoffwechsel, die Aneignung oder Anziehung bei der Ernährung, usw., nur mangelhaft sein. Gerade aber der Schlaf ist der Zustand oder die Zeit, wo sich das Walten und Wirken der niederen Kräfte der Seele im Körper am meisten im Ordnen und Reinigen und Wiederersetzen ergeht; denn da kommen keine neuen Störungen hinzu, und die Kräfte können sich ganz dem ordnenden Innengeschäft weihen. Bei Mangel an Schlaf und an geordnetem Schlaf werden daher die Säfte unrein, und die Menschen blutarm, kraftlos und blass, wie man an jedem Nachtschwärmer erkennt. Der Schlaflose und Nachtschwärmer fühlt denn auch bald die in seinem System entstehenden Störungen selbst. Er ist deshalb bestrebt, der sich zeigenden Schwäche durch ein Mehr von Speisen und Getränken oder durch Reizmittel, Tee, Kaffee, Wein, Bier, usw., entgegenzutreten, oder er schläft am Tag und glaubt so den fehlenden nächtlichen Schlaf ersetzen zu können. Dies ist aber eine Unmöglichkeit; denn Reizmittel zehren nur am Mark der Kräfte, und der Schlaf wird am Tag nicht recht, tief und erquickend sein, selbst wenn der Schläfer im entlegensten Winkel des Hauses, umgeben von ägyptischer Finsternis, ruht.

Die Natur lässt sich eben kein Schnippchen schlagen. So bleibt bei Mangel an geordnetem Schlaf der schließlich vorzeitige Zusammenbruch nicht aus und bekanntlich fordert die Schwindsucht unter den Nachtschwärmern die reichlichste Beute, von dem Nerven-, Rheumatismus- und sonstigen Elend, das unter ihnen besteht, gar nicht zu reden.

Wie der Mensch sich schädigen kann durch wenig Schlaf, so kann er sich aber auch schädigen durch zu vieles Schlafen. Und schädlich ist zunächst das lange Schlafen überhaupt. Im Durchschnitt genügen 7 – 8 Stunden Schlaf. Wer da erwacht und aufsteht, fühlt sich wohl. Wer sich aber *auf die andere Seite legt* und womöglich bis in den Tag hinein weiter schläft, schläft sich *verdrießlich*, faul und bekommt schließlich einen benommenen Kopf. Diese scheinbar rätselhafte Erscheinung ist für uns vom lebensmagnetischen Standpunkt aus wieder leicht zu verstehen. Das Schwergewicht der lebensmagnetischen Kräfte, das vor dem Schlaf zugunsten der magnetischen lag, hat sich durch das zu lange Schlafen nach den elektrischen Kräften verschoben und dann ist der Mensch wieder ebenso spannkraftlos, wie er am Abend war; ja, er fühlt sich noch abgespannter, weil die elektrische Kraft nun im Körper das Übergewicht hat und diese weniger als die magnetische schwingt. Wir können, mehr volkstümlich, auch sagen, durch zu langes Schlafen treten im Blute Stockungen auf, weil träge lebensmagnetische Schwingung gleichbedeutend mit trägem Kreislauf ist. Sehr nachteilig ist in dieser Beziehung auch, wenn jemand nach Tisch schläft. Nach Tisch haben wir zum Zweck der Verdauung viel Blut im Unterleib. Wenn nun jemand noch, wie es so häufig geschieht, Stunden lang schläft, so häuft sich durch die Ruhe, welche im Schlafen liegt, das Blut im Bauch übermäßig an, und es treten dadurch Blutstauungen und krankhafte Anhäufungen von lebensmagnetischen Kräften im Unterleib auf. Am Tag sollen wir aber überhaupt nicht schlafen; denn es ist die Zeit des erwachten Lebens, der Bewegung und der Tätigkeit, kurz gesagt, der erhöhten Lebensschwingung. Wer am Tag schläft, setzt daher seine Lebensschwingung herab und so ist es ganz natürlich, dass er trotz des Schlafes kraftlos bleibt. Wer nachts den Schlaf versäumt und am Tag schläft, stellt seine Natur auf den Kopf und bei der nächsten Erkrankung wird er dies bitter empfinden; denn was bei anderen *anschlägt*, hat bei ihm nicht den gleichen Erfolg.

Noch mehr als mit dem Schlaf sündigt der Mensch mit der Ernährung. Viele Menschen ernähren sich zu viel, andre zu wenig. Wir betrachten zuerst die Überernährung.

Unsere Natur sagt uns genau durch ihre Stimme, den Hunger, wann und wie viel wir Nahrung brauchen. Und wer viel arbeitet, kann auch viel Nahrung genießen, ohne dass in ihm ein Zuviel an Kraft entsteht, weil er davon viel verbraucht. Wie wenige von denen aber, denen ihr Geldbeutel im Essen und Trinken sich etwas zu leisten erlaubt, arbeiten auch viel, und wie wenige essen mit Hunger — durch Hunger getrieben? Jedenfalls sind es nur wenige. Bei der großen Zahl der anderen — der Krieg mit seinem Mangel an Nahrung war nur eine vorübergehende Erscheinung und kommt daher hier nicht in Betracht — muss dadurch ein Zuviel an lebensmagnetischen Kräften im Körper entstehen. Man braucht da noch nicht im Essen und Trinken ein Schlemmer zu sein und kann sich trotzdem überernähren; denn wenn der Verbrauch fehlt, muss sich schließlich selbst bei normaler oder mäßiger Ernährung ein Zuviel ergeben. Bis zu einem gewissen Grade lässt sich gegen eine Überernährung auch nichts sagen. Im Gegenteil; sie stellt einen Reservefonds dar für Zeiten der Not oder des erhöhten Bedarfs. Je mehr jedoch die Überernährung die Norm übersteigt, um so mehr wird sie krankhaft, um so mehr gleicht der Mensch dann einem Pulverfass, das zum Zerplatzen nur eines kleinen zündenden Funkens bedarf oder einer überheizten Dampfmaschine, die leicht zum Rappeln, d. i. beim Menschen zum Aufbrausen, zu Fieber und Entzündung kommt.

Noch bedrohlicher ist dieser Zustand, wenn die Überernährung vorwiegend durch Fleisch und andere erhitzende Speisen und Getränke geschieht, weil sich dann zu dem Zuviel an Kraft noch die abnorm hohe Schwingung gesellt und dieser Zustand die Betreffenden hitzigen Erkrankungen entgegenführt.

Häufig stellt allerdings, und damit wenden wir uns der Unterernährung zu, die moderne Ernährung mehr oder weniger eine Unterernährung dar; denn je mehr der moderne Mensch in seiner Ernährung das sogenannte gut Nährende, Fleisch, Eier, Wein, usw., also das Erhitzende betont, um so mehr fehlen ihm die ruhig schwingenden elektrischen Kräfte, die den hitzigen, magnetischen das Gleichgewicht halten und dadurch dem Körper erst die Spannkraft gewähren. So ist der moderne Mensch kraftlos trotz kräftiger Kost.

Man hat in neuerer Zeit auch viel über die Nährsalzarmut unserer Ernährung und ihre Mitschuld an dem jetzigen Krankheitselend geschrieben, und das mit vollem Recht. Da aber die Vegetabilien in der Hauptsache die Träger sind sowohl der Nährsalze wie auch der elektrischen Kräfte, so ergibt sich für die moderne Menschheit daraus noch ein weiterer Grund, dass sie in der Ernährung mehr als bisher die Pflanzliche Nahrung wählt: denn Nährsalzmangel herrscht in der modernen Ernährung mehr, weil man zu viel überhaupt nährsalzarme Nahrung, Fleisch ohne die reichen Nährsalze der Knochen, Eier ohne die Schale, Käse ohne Molken, usw., genießt, als dass die Pflanzenkost durch Ausbau des Ackerbodens arm an Nährsalzen ist.

Leider ist, wie wir gesehen haben, unter den jetzigen Verhältnissen auch mit einer ausschließlichen vegetarischen Kost oft eine ebenso große oder selbst größere Unterernährung gegeben, als mit derjenigen, welche heutigen Tags allgemein üblich ist; denn es ist eine unbestreitbare Tatsache, dass sich auch mancher Vegetarier unterernährt, und diese Tatsache wird allein schon dadurch bewiesen, dass wir so viele Vegetarier, denen es einst heiliger Ernst um die Sache war, später wieder bei der Fleischkost sitzen sehen. Wir sagen nochmals, dass der Vegetarismus nicht an und für sich eine Unterernährung ist; denn Pflanzenkost gibt in Wirklichkeit mehr Kraft als Fleischkost. Wohl aber kann der Vegetarismus unter den heutigen

Verhältnissen zu einer Unterernährung sehr leicht Anlass werden, weil nicht jedermann den Anforderungen des Vegetarismus vor allem nach Bewegung Rechnung tragen kann. — oder will. Auch hat die vegetarische Ernährung und dieser Umstand kommt oft sehr in Betracht, bekanntlich sehr darunter zu leiden, dass sie nicht allgemein üblich ist, und dass, wenn man den modernen Frauen den Fleischtopf nimmt, sie so häufig nicht wissen, was sie kochen sollen, sodass auch aus diesem Grund eine zureichende oder vernünftige vegetarische Ernährung vielfach nicht möglich ist.

Noch ein dritter Umstand kommt hinzu, den wir ebenfalls nicht übergehen dürfen. Der Vegetarismus betont in seinen Lehren mit Nachdruck die Einfachheit und Mäßigkeit in der Ernährung. Es geschieht das mit Recht in der heutigen Zeit, wo Üppigkeit und Sinnlichkeit am Ruder sind, und wir wären die letzten, die der Einfachheit und Mäßigkeit nur einen Finger breit ihres Werts rauben wollten. Diese Tugenden, das sagen und betonen auch wir, werden noch viel zu wenig geschätzt, und es stände weit besser um uns, wenn man namentlich an unseren sogenannten höheren Bildungsstätten etwas mehr Einfachheit und Mäßigkeit lehren, und leben wollte. Einfachheit und Mäßigkeit wirken namentlich fördernd auf die geistige Tätigkeit ein, wie schon das bekannte Sprichwort lehrt: *Voller Bauch studiert nicht gern*. Die mit der Mäßigkeit und Einfachheit zweifellos verbundenen Werte sind es aber auch, die leicht zur Überschreitung der Grenzen des Erlaubten verleiten. Mancher hat schon sein ideales Streben an seiner Gesundheit empfindlich gebüßt. Und man kann glücklicherweise noch sagen, dass nicht allen Menschen der Bauch ihr Abgott ist! Zwar nutzt bei ungenügender Ernährung die *Natur* des Menschen die Nahrung auf das Äußerste aus. Es würde sonst ein Ding der Unmöglichkeit sein, dass, wie man es im Leben nicht selten findet, der eine Mensch bei wenig und einfacher Nahrung die gleiche Menge von Arbeit verrichtet wie ein anderer bei üppiger und reicher Kost. Die Gefahr einer Schädigung, einer Schwächung der Körper- oder Lebenskraft ist bei zu einfacher und mäßiger Ernährung aber immer gegeben, und deshalb sollte man bei Empfehlung von Einfachheit und Mäßigkeit stets auch das betonen, dass es hier keine Normen gibt, sondern dass sich jeder nach seinem Bedarf, nach seiner Arbeit richten muss.

Eine Unterernährung, die man gemeinhin nicht in diesem Sinne betrachtet, müssen wir nun noch nennen: es ist die ungenügende Atmung von Sauerstoff. Damit diese Tatsache sich besser ergibt, schicken wir unseren Betrachtungen eine Berechnung voraus. Die Luft enthält im Durchschnitt auf 100 Teile 20,81 Teile Sauerstoff, und der Mensch zieht bei jedem Atemzuge 400 Kubikzentimeter Luft in sich ein bei durchschnittlich 20 Atemzügen in der Minute. Wenn wir daher nur den Bruchteil Sauerstoff, also die 0,81 Teile, infolge schlechter Luft, das ist, infolge der Luft beigemengter schlechter Gase fehlen lassen, so ergibt das schon einen Verlust für den Menschen von 93.3 Litern Sauerstoff pro Tag, wobei wir nicht berücksichtigen, dass ein gebückt sitzender Mensch oft noch wesentlich weniger atmet als die oben genannte, schon nicht hoch gegriffene Menge.[1] Ein Ausfall von 93,3 Litern Sauerstoff pro Tag bedeutet aber zweifellos einen Verlust für uns, wenn wir bedenken, welch ein Träger von elektrischen Kräften oder von Lebenskraft der Sauerstoff ist.

Und welche Luft findet man doch oft in den Wohnungen, besonders in den Schlafstuben und da, wo kleine Kinder sind. Da reicht ein Ausfall von nur 0,81 Prozent Sauerstoff sicherlich nicht; denn die Luft ist oft nicht mit Sauerstoff, sondern für die Lungen geradezu beängstigend mit Stickstoff erfüllt — mit Stickstoff, der, ängstlich durch Schließen von Türen und Fenstern zusammengehaltenen Ausscheidungen dünstender Menschen oder leider häufig auch benässter und nicht gewaschener, sondern nur getrockneter Wäsche kleiner Kinder entstammt. Zum Teufel doch, ihr Frauen und Mütter, mit den Spitzchen und Decken. Die beste Decke ist euren Männern die Gesundheit in der Familie, und die schönsten Spitzchen sind ihnen und sicher auch euch die roten Bäckchen eurer Kinder. Lasst daher euer unnötiges Häkeln und Sticken und wascht lieber recht gründlich die Windeln, die Kissen und Röckchen der Kinder; lüftet die Zimmer und Betten gut, geht — statt ins Kränzchen — fleißig spazieren; geht dann aber angeschnürt, damit die Lunge nicht durch Korsetts beengt, frei und voll atmen, den Körper mit Sauerstoff — mit Lebenskraft laden und nähren kann. Mit gekräftigtem Körper wird zu Hause dann die Arbeit leichter gehen und, durch die Bewegung erwärmt, wird euer Körper auch das Lüften der Zimmer besser vertragen.

Ahnten die Menschen, von welche nachteiligem Einfluss schlechte Luft auf ihren Körper ist, sie würden für Atmen reiner gesunder Luft

---

1) Die Höchstmenge schwankt bei gefunden Männern zwischen 2000 bis 4500 kcm pro Atemzug.

fleißiger sorgen; denn nicht nur, dass schlechte Atmungsluft für uns einen Ausfall an Sauerstoff, an Lebenskraft bringt. Es sind die beigemengten Gase meist auch ein direkt schädliches Gift, Uringeruch, z. B., ist verdampfter Urin und dieser ist ein Gift, das deshalb aus dem Körper ausgeschieden wird. In der Luft wird der Urin aber noch weiter zum Gift, indem er hier eine faulige Zersetzung erfährt; es bildet sich Ammoniak und dieses wirkt zersetzend auf Gewebe, mit denen es in Berührung kommt. Daher erleben wir, dass Uringeruch, Ammoniak, scharf ist — beißt. So kommt zur Sauerstoffunterernährung in schlechter Luft noch eine direkte Vergiftung des Körpers hinzu. Und Blutarmut, Nervenschwäche. Influenza, Diphtherie, usw., sind in Wohnungen mit schlechter Luft ein ständiger Gast.

Wie der moderne Mensch zu wenig Elektrizität, zu wenig Lebenskraft, aufnimmt durch die Lunge, so nimmt er deren aber auch zu wenig auf durch die Haut; denn nicht nur, dass ihn sein Beruf, sein ganzes Leben mit Licht und Luft zu wenig in Berührung bringt, sondern er hält sie auch von seinem Leibe, seiner Haut, als etwas Schädliches fern, und eine gesunde, kräftige, von der Sonne gebräunte Haut ist unmodern und darum verpönt. Doch wir haben uns mit der Bedeutung der elektrischen und magnetischen Kräfte des Raumes für unsere Lebenskraft, und damit, dass unsere Haut eine bedeutsame Eingangspforte dieser Kräfte in unseren Körper ist, bereits eingehend beschäftigt; auch wird dies noch weiter geschehen; daher mag dieser Hinweis auf die Licht- und Luftscheu des modernen Menschen genügen, um eine wichtige Ursache von lebensmagnetischen Störungen auch in ihr zu sehen.

Den verminderten Einnahmen von Lebenskraft stehen vermehrte Ausgaben gegenüber und da wäre wohl in erster Linie zu nennen eine zu große Ausgabe von Kraft durch die Arbeit; denn es ist zweifellos, dass der Mensch sich schädigen kann und wirklich schädigt dadurch, dass er mehr arbeitet als gut ist für den Körper und sich so schwächt und krankmacht. Im Allgemeinen kann man aber sagen, dass die Menschen sich nicht zu Tode arbeiten und mehr sich richtig ernährt und der rechten Nachtruhe ergibt, wird kaum je durch zu viele Arbeit eine ernste Schwächung seiner Kräfte erfahren; um so weniger, da das Müdigkeitsgefühl schon eine natürliche Grenze setzt und die Arbeit besonders die körperliche Arbeit sogar eine Quelle von Lebenskraft ist. Wo man in einer Überarbeitung die Ursache einer Schwächung der Lebenskraft oder, einfach gesagt, des

Körpers sieht, wird daher die wahre Ursache häufig auf einem anderen Gebiete zu suchen sein. Und da müssen wir nun einer, so oft in einer schädigenden Weise betriebenen Ausgabe von Lebenskraft unser Augenmerk widmen, die im Leben des Menschen oft eine große Rolle spielt. Es ist sein unnatürliches Verhalten auf dem geschlechtlichen Gebiet.

Mit der Vernunft und dem freien Willen wurde dem Menschen auch sein Geschlechtssystem bis zu einem gewissen Grad zu freiem Gebrauch übergeben. Und das ist der *Baum des Lebens*, an dem *Adam und Eva* ihr Menschentum erproben, ihre freiwillige Folgsamkeit gegenüber dem Gesetz oder dem Willen des Höchsten, gegenüber dem Naturgesetz, wie wir gewöhnlich sagen, zeigen, an dem sie *Haushalter* mit ihrem Besitztum werden sollen. Denn hier handelt es sich um einen sehr wichtigen Besitz. Hier hat der Mensch von der Gottheit ausgegangen, noch ursprüngliche Schöpferkraft; hier steht er noch am Lebensbaum, am Lebensquell, und es ist ihm freigestellt, ob er genuss- und selbstsüchtig ihn erschöpfen oder im Sinne des göttlichen Willens, ihn verwalten, will.

Der Mensch hat sich körperlich aus Niederem emporgehoben; er ging aus dem Tierreich hervor. Das steht jetzt schon unverrückbar für die Menschheit fest, und spätere Geschlechter werden gar keine andere Erklärung der menschlichen Entstehung kennen; denn die Evolution, die Entwicklung, also auch die des Menschen, aus dem Niederen, aus dem Tierreich empor, wird übereinstimmend gelehrt von der okkulten und modernen Wissenschaft, und recht betrachtet lässt auch die biblische Schöpfungsgeschichte gar keine andere Deutung zu. Der Erdenkloß ist die Erde, und nachdem auf dieser durch das nicht äußere, sondern innerlich leitende und gestaltende Wirken der göttlichen Kräfte die Entwicklung voll gediehen, das Tierreich ganz entwickelt war, blies Gott dem *Erdenkloß* den lebendigen Odem ein, d. i., es konnten nun in den höchstentwickelten Geschöpfen die Kräfte des lebendigen, sich selbst bewussten Geistes, die der Vernunft in Erscheinung treten. Und diese Geschöpfe waren — der Mensch.

Das Tier hat auf dem geschlechtlichen Gebiet sein Gesetz. Es hat seine geschlechtlichen Zeiten und befolgt sie auch; denn kein Tierweibchen nimmt außer seiner Begattungszeit, am allerwenigsten, wenn es trächtig ist, ein Männchen an. Der Naturzweck des sexuellen Systems ist Fortpflanzung der Art, und mit Erreichung dieses Zweckes ist auch die Tätigkeit der Organe erfüllt.

Auch der Mensch hat daher geschlechtlich seine Zeiten und sein Gesetz. Wir sehen sie beim Weib deutlich zum Ausdruck kommen. Diese Zeiten nur sind für den Gebrauch jener Kräfte bestimmt; denn nur da können sie dem großen schöpferischen Naturzweck dienen — und sie sollen nur ihm dienen. Dann würde auch der Mensch mit seinem Besitz ein *Haushalter* sein. Man kann da zwar entgegenhalten, dass sexueller Verkehr zu den von der Natur beim Weib festgesetzten Zeiten aus bekannten Gründen der Reinlichkeit nicht möglich sei. Wohl; aber hier ist zu bedenken, dass eben diese Gründe im Laufe der Zeiten erst geworden sind, dadurch, dass *Adam* und *Eva* verbotene Früchte aßen, d. h., dass der Mensch sein Geschlechtssystem auch in den zwischen den einzelnen Geschlechts-Perioden liegenden Pausen in Erregung versetzte. Die Natur sah sich infolgedessen im Laufe der Zeiten bei der Menschheit, zu einer Selbsthilfe gezwungen; sie musste zur Verhütung ernsterer Störungen, vor allem von Entzündungen, dem durch das naturwidrige sexuelle Verhalten in den Sexualorganen angehäuften Blut während der kritischen Zeit einen Abfluss gewähren, und so ist jener schwerlich schön zu nennende Zustand beim Weibe allmählich entstanden.

Wie unnatürlich ist aber oft das sexuelle Verhalten des Menschen?! Man möchte die Dinge, die man oft erfährt, nicht glauben, wenn sie nicht in begleitenden Umständen ihre traurige Bestätigung fänden. Und was ist der Grund dieser sexuellen Verirrungen des Menschen? Man nennt ihn gewöhnlich — Liebe. Dass wir diese nicht überhaupt bestreiten wollen, brauchen wir kaum zu sagen; denn jedem Menschen wohnt schließlich jenes mächtige Verlangen nach Ergänzung inne, das in der ehelichen Auswahl und Vereinigung nach Befriedigung sucht. Welche Art diese *Liebe* aber so häufig ist, kann man am besten daran erkennen, dass der stürmischen Liebe in der ersten Zeit der Ehe so bald Gleichgültigkeit und kühle Ernüchterung folgt, von anderen Dingen, die weniger harmlos sind, gar nicht zu reden. Hier zeigt sich klar die von Selbstsucht getragene Sinnlichkeit als das wahre Motiv, und *Liebe* ist nur der billige Betrug, der die Selbstsucht und Genusssucht verdeckt. Es ist die Liebe, mit der auch der Trinker die Schnapsflasche liebt — niedere Sinnlichkeit, Leidenschaft und ihr werden vom Menschen unnennbare Opfer an Kraft und Gesundheit gebracht.

Es ist hier nicht der Ort, zu zeigen, weshalb die wahrhaft Weisen aller Zeiten Keuschheit verlangten. Die Tatsache, dass sie es taten, beweist, dass sie wussten, welche Kräfte hier infrage kommen. Durch einen Missbrauch derselben hat der Mensch sich selber vergeudet. Und weil der *verlorene Sohn* seine *Güter* verprasste, deshalb ist er heruntergesunken von seiner einstigen zyklopischen Größe zu seiner heutigen Zwergengestalt. Alle Völker aber haben Sagen, die von einstigen Riesen erzählen. Zwar will die moderne Wissenschaft ein einstiges Riesengeschlecht nicht gelten lassen. Doch darüber dürfen wir sie nicht fragen; denn wir Modernen haben keine Geschichte und keine Wissenschaft, die uns über diese Frage verlässliche Auskunft geben könnte. Unsere Geschichte reicht kaum über einige Jahrtausende zurück, während das Alter des Menschengeschlechtes Millionen von Jahren beträgt und auch die moderne Forschung kann erst beschränkte Ergebnisse bieten, weil sich ihr Hauptforschungsgebiet, Europa, erst vor rund 1½ Million von Jahren aus den Fluten des Ozeans erhoben hat.

Unsere Wissenschaft hat aber in neuerer Zeit prähistorische Funde gemacht, die unwiderleglich beweisen, dass es einst größere Menschen gab als jetzt. Und wie hätte der frühere Mensch wohl Bauten errichten gekonnt, die, wie die Ruinen von Baalbek, Steine von 30.000 Zentnern in schwindelnder Höhe tragen, wenn er das Zwerglein von heute gewesen wäre. Auch würde er den Tierungeheuern der Vorzeit, mit denen er, wie sicher erwiesen ist, gemeinsam lebte, unfehlbar erlegen sein, wenn er nicht selbst ein Riese war. Es gab also ein einstiges Riesengeschlecht.

Prometheus, *der Vater der Menschen* oder der Mensch selbst, hat aber das Feuer (der sexuellen Leidenschaft) vom Himmel gestohlen, d. i. Er machte von ihm einen verbotenen — einen verkehrten, naturgesetzwidrigen Gebrauch und wird dafür nun mit Leiden gestraft. Und was uns besonders interessiert: die lebensmagnetischen Kräfte werden durch den Missbrauch des sexuellen Systems besonders geschwächt. Ein anschauliches Beispiel mag uns da zum besseren Verständnis verhelfen. Wir nehmen zwei gleich stark positiv und negativ elektrisch geladene isolierte Metallplatten und bringen sie einander bis zur Berührung nahe. Sofort findet eine Entladung statt, und die beiden Platten sind jetzt unelektrisch oder entspannt; ihre Spannkraft ist also verbraucht. Mann und Frau sind jedoch auch ein polarer oder lebensmagnetischer Spannungsgegensatz — und der sexuelle Verkehr hier kommt dort der Berührung und Entspannung oder Entladung gleich. Allerdings ist der Mensch keine tote, von außen mit Elektrizität, mit Lebenskraft geladene Platte, die bei der ersten

Berührung gleich und für immer alle Spannkraft verliert. Er ist vielmehr, wie wir wissen, ein lebendiger Magnet, der sich aus dem Meer der universellen Lebenskraft immer erneut mit Kraft, mit Lebenskraft ladet. Auch ist Kraftverbrauch an sich für den Menschen gewiss kein Unglück; denn auf Krafteinnahme und Kraftausgabe, auf Stoffwechsel ist sein ganzes Dasein aufgebaut. Aber wenn ein Kraftverbrauch allzu häufig und, wie es beim sexuellen Verkehr der Fall ist, im hohen Maße geschieht, dann führt dies, notwendig selbst bei der kräftigsten Natur schließlich zum Kräftebankrott.

Für gewöhnlich werden von dieser schwächenden Wirkung des sexuellen Verkehrs beide Teile in gleicher Weise getroffen, der Mann und die Frau. Auf die Dauer ist dies aber nicht immer der Fall und dann ist die Frau meist der betroffene Teil: denn in der *Regel* kommen für die Frau sich wiederholende, oft noch dazu — und nicht zuletzt infolge des sexuellen Übermaßes — sehr starke Verluste vor. Auch treten oft *andere Umstände* ein. Und beides ist für den Körper der Frau mit Schwächung verknüpft. Dazu kommt, dass für die Frau auch während der Zeit der *anderen Umstände*, der Schwangerschaft, intimer Verkehr meist nicht unterbleibt. Und dies ist der Gipfel der sexuellen Widernatürlichkeit; denn der Naturzweck, die Befruchtung, ist erfüllt. Aus dem Grund bleibt dann auch die Frau *kalt*. Doch mit der Frucht hat die Frau nun ein Kraftzentrum bereits in sich, das — man denke an Samenkerne, die keimend Mauern und Felsen sprengen, — mit der Energie, wie sie nur einem werdenden Wesen eigen ist, von ihren Kräften zehrt, und daher entstehen so häufig bei Frauen während oder gleich nach der Schwangerschaft Schwindsucht, Knochenerweichung und andere ähnliche Leiden. So wird die Frau sexuell geschwächt: erstens durch den naturwidrigen intimen Verkehr überhaupt, zweitens durch die monatlichen Verluste, drittens durch Schwangerschaften, hier in der Regel noch verstärkt durch weiter gepflegten intimen Verkehr, und dazu kommen Kinderstillen, Kindererziehen, usw.

Doppelte, drei- und mehrfache Leistungen hält aber auf die Dauer ein Pferd, — hält eine eiserne Maschine nicht aus. So werden unsere, ohnehin meist nicht sehr kräftigen Frauen in der Regel schon unterleibskrank und nervenschwach in den ersten Jahren der Ehe, und nun ist die Frau dem Mann gegenüber der geschwächte Teil. Hierin aber ist für sie beim ferneren sexuellen Verkehr noch ein wesentlich schwächender Umstand gegeben.

Ein Experiment mag uns wieder zu einem besseren Verständnis verhelfen. Wir nehmen einen großen und einen kleinen, also einen starken und einen schwachen Magneten, und nähern beide einander. Da werden wir sehen, dass der starke den schwachen Magneten an sich zieht. Auch wir Menschen sind jedoch Magnete, mehr oder weniger mit lebensmagnetischen Kräften geladen, ein Zustand, der dem eines starken und schwachen Magneten entspricht. Die Menschen können sich allerdings gegenseitig nicht so anziehen, wie es vonseiten der Magnete geschieht, nicht körperlich oder ganz. Aber bei genügend naher Berührung, wie beim sexuellen Verkehr oder beim gemeinsamen Schlafen, werden dem schwachen Menschen vom starken lebensmagnetische Kräfte geraubt, und so muss eine geschwächte Frau von einem stärkeren Manne auch infolge dieses Umstandes eine Schwächung erleiden. — Wahrlich, Evas Erbe für ihren Apfeldiebstahl: „Mit Schmerzen sollst du Kinder gebären", wird an ihr im weitesten Maße voll; denn groß, ja erschreckend groß ist das Krankheitselend unserer heutigen Frauen, zum bitteren Geschick vom Heere der verständnislos kratzenden, brennenden, schneidenden und beizenden sogenannten Frauenärzte leider noch erheblich vermehrt.

Jedoch, auch das muss die Gerechtigkeit sagen: die Frauen sind an ihrem Krankheitselend nicht immer der schuldige Teil; sie brechen gewiss nicht immer den *Apfel* vom Baum. Zumeist tritt in sexueller Hinsicht wohl bei beiden, beim Mann und bei der Frau, rechtzeitig Vernunft und Mäßigung ein. Aber der Mann wird von den sexuellen Schädigungen weniger getroffen; denn er bekommt ja keine Kinder, hat keine zu stillen, zu erziehen, usw. Auch ist sein Charakter häufig allzu rücksichtslos und genährt oft durch Nichtstuerei einerseits, Üppigkeit in der Ernährung andererseits, voll von Sinnlichkeit. Daher wollen Vernunft und Mäßigung häufig nur schwer bei ihm Einzug halten und manche Frau hat infolgedessen unter dem sexuellen Druck ihres Mannes bitter zu leiden. Wir sprechen aus Erfahrung und sagen: es gibt Männer, die ihre Frauen sexuell gewaltsam verbrauchen, und es ist allbekannt, dass es Männer gibt, die viele verbrauchen.

Aber lacht nicht oder hebt den Stein auf zum Wurfe gegen den Mann, ihr Frauen; denn wir sagen: es werden auch heute noch von Evas Töchtern gerne *Äpfel* gestohlen, — und es gibt auch *starke* — Frauen, Frauen, die Männer verbrauchen. Wir sehen da so manchen Mann in den ersten Jahren der Ehe an Schwindsucht enden oder in den sogenannten schönsten Jahren des Lebens in das Irrenhaus wandern oder in Schwermut Selbstmord verüben. Viele dieser Fälle sind der Mitwelt ein Rätsel. Ein Blick auf die üppige Frau lässt aber alles verstehen. Der Mann ist entweder an Entkräftung gestorben oder er fühlte sich in seiner nervösen Erschöpfung den Anforderungen des Lebens nicht mehr gewachsen und wurde nun schwermütig oder verwirrt — geisteskrank, oder er zog — nach seiner Meinung — Schluss der Komödie dem Weiterspiel vor.

Leider wird heutigen Tags, wo, durch alle Mittel der Welt gefchürt. die Sinnlichkeit ohnehin schon in höchster Blüte steht, wo der Mensch der sexuellen Leidenschaft an Kraft und Gesundheit schon mehr als gut ist als opfert, die sexuelle Vergeudung der lebensmagnetischen Kräfte durch Afteraufklärung des Volkes noch geradezu künstlich genährt.

Wir meinen die Empfehlung und geschäftsmäßige Verbreitung Empfängnis verhütender Mittel. Durch Vorträge, Broschüre, Agenten usw., in die großen Massen des Volkes getragen, wird durch diese Mittel dem Volk die letzte und wichtigste Schranke gegen die sexuelle Vergeudung seiner Kräfte, die Schwangerschaft selbst und die Furcht vor ihr, vollends geraubt. Und in der Schwangerschaft hat zum Wohle des Menschen die Vorsehung gegen sexuelle Sünde schon eine Schranke gesetzt.

Auch hält die Furcht vor jener die Menschen doch etwas zurück, lässt sie Vernunft und Beschränkung gebrauchen. Wir bestreiten nun keineswegs, dass es Fälle gibt, wo Empfängnis verhütende Mittel am Platz sind, so bei Krankheit der Eltern und besonders der Mutter.

Aber wenn gewissenlose Krämerseelen oder sogenannte Volksfreunde diese Mittel unterschiedslos in die breiten Massen des Volkes werfen, so ist das ein verbrecherisches Tun; denn diese Mittel gelangen dann doch nicht nur in die Hände derer, die sie wirklich gebrauchen.

Jeder Lausbube vielmehr wird sie, wie es teilweise schon jetzt geschieht, bald in der Westentasche tragen, und auch die jungen Mädchen hören auf derartige Belehrungen gern. Kleine Übel will man — angeblich, denn die Hauptsache ist in der Regel das Pikante und das Geschäft, — verhüten und andere, Entsittlichung.

Schwäche und Krankheit, züchtet man riesengroß. Man leitet die Volkskraft in die unreinsten und verderblichsten Kanäle und raubt dem Menschen vollends seine hohen Ideale und vor allem die Kraft, sich selbst zu beherrschen, des Menschen schönste Zierde und höchsten Wert.

Als Grund für die Empfehlung Empfängnis verhütender Mittel wird auch das Gespenst der Übervölkerung der Erde genannt. Als ob jemals auf der Erde Übervölkerung entstehen könnte. Die Menschheit flutet vielmehr nur über die Erde. Länder werden verlassen und andere erschlossen, und immer ist die Menschenwelle nur an einer Stelle. Jetzt ist sie in Europa und sie bewegt sich da von Westen nach Osten.

Spanien verödet und Russland ersteht; Russland, wo Platz und Nahrung noch Millionen und aber Millionen finden, von Asien, Afrika und Amerika gar nicht zu reden. So brauchen wir uns schon aus diesem Grund um die Bevölkerung der Erde gar nicht zu sorgen. Wir behaupten aber auch, die Erde hat, von geringen Schwankungen abgesehen, niemals mehr Menschen getragen und wird niemals mehr tragen, als sie jetzt eben trägt; denn wir können das behaupten aus Gründen, die in der Lehre der Wiederverkörperung liegen.[1] Man kann daher die Menschheit mit dem Gespenst der Übervölkerung ohne Schaden verschonen.

Von anderer Seite ertönt das Feldgeschrei: „Weniger aber glücklichere Menschen." Diese Phrase hat in der Hauptsache schon im Vorstehenden ihre Erledigung gefunden: denn wenn wir die Menschheitswelle an einer Stelle zurückdrängen, so steigt sie an einer anderen hoch, und dort sind die Verhältnisse, weil sich hier die Kultur erst entwickeln muss, vielleicht weniger günstig. Als ob aber auch „weniger Menschen glücklichere Menschen" werden müssten?! Die Erde hat Raum für alle genug, und wenn viele Menschen vorhanden sind, so freuen sich ihres Daseins viel; ja, der Kampf um das Dasein ist es gerade, was den modernen Menschen, der ein eigenes ideales Streben, höhere Ziele nicht kennt, in seiner Entwicklung vorwärtstreibt, also gerade zu seinem Glück dient. Brandenburg, die Mark, ohne Menschen ist nichts, die Mark aber mit Menschen macht die Mark und macht Berlin. Nur der Baum, der im Gedränge steht, strebt und wächst in die Höhe, der andere klebt am Boden. Muss deshalb dieser glücklicher sein als jener? Und Gefahren hat jeder. Es ist schließlich aber auch nicht die Zahl der Menschen, die uns drückt, sondern der moderne Zeitgeist, der Umstand, dass der Mensch zu hohe Ansprüche an das Leben stellt, dass er wohl tüchtig genießen, doch nicht arbeiten, wohl Recht haben, doch keine Pflichten übernehmen will. Die

---

1) Näheres siehe: Hartmann, Dr. med. „Wiederverkörperung." Besant, A., „Wiederverkörperung." Johnston, „Erinnerung an frühere Erdenleben", und des Verfassers Schrift: „Hat der Mensch eine Seele?"

Menschen leiden heutigen Tages nicht Mangel, weil überhaupt Armut herrscht; denn der moderne Luxus beweist das Gegenteil. Mangel ist nur vorhanden, weil den modernen Menschen die krasseste Selbstsucht beherrscht und diese um die Schlauen und Starken alles Besitztum häuft, während sie es den Dummen und Schwachen vorenthält. Man leite deshalb den Menschen nicht noch mehr zu Sinnlichkeit und, bei dem ohnehin schon herrschenden Krankheitselend, zu sexueller Vergeudung seiner Lebenskraft hin, sondern lehre ihn Mäßigkeit, Einfachheit, Enthaltsamkeit, Arbeit und Pflicht. Man mache den Menschen selber besser, gehe ihm vor allem in der Selbstbeherrschung als ein gutes Beispiel voran, und die Menschheit wird besser und selbst bei reichem Kindersegen, — glücklicher sein als jetzt.

Sollte aber auch die Natur ihren Geschöpfen wirklich mehr auferlegen, als sie tragen können? Sicherlich nicht; denn die Natur würde sich damit selber zerstören. Allerdings das Leben ist eine Schule, und damit wir vernünftig werden, müssen wir alle durch diese hindurch.

Wem daher das eine gefällt, muss auch das andere gefallen; niemals wird die Natur es gewähren, dass wir uns den Folgen unseres Handelns entziehen, sei es auf dem einen oder dem anderen Gebiet. Die Strafen für verkehrtes Verhalten, naturwidriges Leben werden uns immer treffen auf die eine oder die andere Art. rechtes Leben, natürliches Verhalten, — Vernunft kann daher einzig unsere Rettung sein, und dann wird der Mensch auch wieder die Kinder er- und vertragen, die er bekommt.

Vernunft, Selbstbeherrschung braucht der Mensch, Selbstbeherrschung vor allem auch auf dem sexuellen Gebiet, nicht *Pariser* und verwandte Artikel. Selbstbeherrschung einzig ist es, was dem Menschen Kraft, Gesundheit, Schönheit, Weisheit, Macht, Reichtum, usw., verleiht; Schätze, gegen die der glitzernde, gleißende Becher der Sinnlichkeit doch nur ein recht zerbrechliches, vergängliches und so oft auch verderbliches Spielzeug ist. Und man schaue hin auf die Völker, die sexueller Entartung verfallen, hin auf die Römer der alten und hin auf die Franzosen der neuen Zeit. Sexuelle Entartung und Verfall sind die treuesten Genossen. Sehr bald aber werden leider auch wir Deutschen auf der Stufe der Franzosen und Römer stehen. Die Anfänge dieses Zerfalls zeigen sich in der Statistik genügend bereits. Unsere Volksaufklärer und Volksbeglücker, die angeblich die Kraft und Gesundheit des Volkes heben wollen, haben das ihrige zum Verfall beigetragen. Es wäre auch zum Lachen, wenn die Sache nicht so ernsthaft wäre. Mit dem einen Atemzuge und mit der einen Feder wird die Schädlichkeit der sexuellen Vergeudung der Körperkräfte vonseiten der Jugend in allen Farben geschildert, mit den anderen wird sie den Alten selber gelehrt und — empfohlen. Man sage uns aber, worin der Unterschied liegt, wenn jemand, so lange er die Courage noch nicht an Nummer 2 hat, sich allein amüsiert, oder wenn dieses Amüsement mit Schutzmitteln zu zweien geschieht. Wir können nichts von einem Unterschied sehen, glauben vielmehr aus oben erörterten Gründen, dass letzteres noch schwächender ist.

Man kann uns hier, wo wir die sexuellen Verirrungen des modernen Menschen so mit Nachdruck betonen, entgegenhalten, dass es derartige Schädigungen, wenn auch zu Zeiten mehr, zu Zeiten weniger, wohl immer gab. Gewiss; wir bestreiten nicht, dass *lieben* immer Mode war, und selbst Adam und Eva haben ja bereits sexuell verbotene Frucht genossen. Aber die Menschen arbeiteten früher im Allgemeinen zweifellos mehr und sie haben einfacher gelebt. So war bei ihnen die Üppigkeit sicher weniger groß. Zudem waren die Menschen früher bei ihrer Arbeit im innigeren Verkehr mit Licht und Luft, und sie hatten daher mehr Kräfte im Leib, sodass sie sexuelle Ausschreitungen weniger empfanden. Bei den heutigen Menschen hingegen ist infolge üppiger Ernährung, Mangel an rechter körperlicher Bewegung, usw., die Üppigkeit groß und sie sind aus hundert anderen Gründen lebenskraftschwach.

So muss die moderne Menschheit die sexuellen Ausschreitungen besonders empfinden. Doch nun genug über dieses Gebiet.[1]

Wir wenden uns jetzt noch kurz einigen anderen Ursachen von Störungen in den lebensmagnetischen Kräften des menschlichen Körpers zu. — Dass schwere Krankheiten eine Schwächung der Lebenskraft zur Folge haben, ist leicht zu verstehen; denn teils nimmt ein schwerkranker Mensch nur wenig Nahrung auf, teils und vor allem erleidet er oft große Verluste durch Fieber, Abgang von Blut, Eiter, Schleim, usw., und das schwächt immer die Lebenskraft.

Weniger leicht zu verstehen ist der schädliche Einfluss von Gram, Furcht und Schreck auf unseren Körper oder auf die lebensmagnetischen Kräfte. Und auch von diesen Einflüssen lehrt die Erfahrung, dass sie für

---

[1] Weiteres über diese Frage ist enthalten in des Verfassers Schrift: „Geschlechtliche Verirrungen."

die Entstehung von Störungen im menschlichen Körper oft von großer Bedeutung sind. Von unserem Standpunkt aber ist die Erklärung nicht schwer. Wir kennen sie schon durch die Betrachtung über den Willen als Quelle unserer Lebenskraft. Der Wille in uns zum Leben, der hinter unserem Körperdasein steht, ist nichts wie seelische Spannkraft und wird vom Bewusstseinsinhalte, von unserem Gedanken- und Seelenleben, völlig beherrscht. Gram, Sorge, Furcht, Schreck sind aber gleichbedeutend mit vermindertem Wollen, mit entspanntem Willen. Der äußere Beweis hierfür ist, dass der Kummervolle, seelisch Gedrückte so häufig alle seine Lebensenergie entspannen, sich selbst vernichten möchte und es in dem Wahne, dass er es kann, durch Selbstmord auch so häufig wirklich versucht. Der Furchtsame läuft selbst vor einer Maus davon, vor einem Ding also, dass er mit einem Fußtritt vernichten könnte, wenn er nur eine Spur von Willen hätte. Der Einfluss des Willens auf den Menschen tritt auch stark hervor, wenn wir auf den Mutvollen und Freudigen unser Augenmerk richten. Die ganze Welt ist sein, weil er, von einem bestimmten Gedanken beherrscht, Wollen entfaltet und dadurch in sich Kräfte erweckt. Tiefe Kräfte fühlt er nun, weil er sie wirklich besitzt, wie auch sein rotes volles Gesicht, sein kraftvoller Gang deutlich verraten; so ist und zeigt sich der Mutige und Freudige lebenskraftstark und positiv. Der Kummervolle hingegen, den Willensentspannung beherrscht sieht schlecht aus, seine Haltung ist gebückt und, wie uns also schon die äußere Erscheinung zeigt, die Lebenskraft schwach, der ganze Zustand negativ. Ist beim Ängstlichen die Kraftentspannung doch oft so stark, dass der Darm nicht einmal seinen Inhalt behält. Auch ist der Einfluss der Furcht auf die Erkrankung an Cholera und anderen Leiden allbekannt. So zeigt sich uns klar, dass und wie der Zustand der Seele von großem Einfluss aus Störungen der lebensmagnetischen Kräfte in unserem Körper ist. Leider wird er im Allgemeinen noch viel zu wenig geschätzt.

     Wir nennen als Ursache für lebensmagnetische Störungen im menschlichen Körper nun noch — die Zerstreuung. Diese wird gemeinhin nichts weniger als in diesem Sinne betrachtet. Es liegt aber eigentlich im Worte schon selbst, dass sie Kräfte — zerstreut, also schwächt. Wollten sich die Menschen nur einmal etwas weniger zerstreuen, wollten sie ihre Kräfte mehr bewahren, sie wären weniger nervenschwach, weniger nervös. Gerade jedoch das Vielerlei, das in rascher Folge jahraus jahrein auf die Menschen wirkt, raubt ihnen die Kräfte und lässt das Wenige an Kraft, was ihnen verbleibt, in abnorme Schwingung geraten. Es gibt gewiss Fälle, wo

Ablenkung, Zerstreuung am Platz ist, in den meisten aber, wo man Zerstreuung sucht und empfiehlt, würde Ruhe, Sammlung, Sich-selbst-Besinnung weit dienlicher sein.

Nicht gering sind so die Ursachen, durch welche Störungen in den lebensmagnetischen Kräften des menschlichen Körpers entstehen. So mannigfach sie aber auch sind, so stellen sie doch immer nur ein Zuviel oder Zuwenig dar an Einflüssen oder Reizen, die von der Außenwelt kommen, oder an Ausflüssen, Reaktionen zur Außenwelt. Und dementsprechend ist ihre Wirkung auf die lebensmagnetischen Kräfte; diese werden im ganzen System entweder krankhaft vermehrt oder vermindert und örtlich — im besonders betroffenen Organ — oder im ganzen Körper entweder in eine zu hohe oder zu träge Schwingung versetzt oder es geschieht beides zugleich.

Die allgemeinen lebensmagnetischen Störungen im menschlichen Körper

Die Ursachen für lebensmagnetische Störungen in unserem System, welche wir im Vorstehenden betrachtet haben, waren in der Hauptsache derart, dass sie auf die lebensmagnetischen Kräfte schwächend wirkten. Wir dürfen uns daher nicht wundern, dass uns heutigen Tages allenthalben Nervenschwäche entgegentritt. Was ist Nervenschwäche? Die Wissenschaft kann uns darauf keine rechte Antwort geben; denn in den Nerven selbst, d. h., in deren Geweben liegt die Störung nicht, kann sie nicht liegen, weil sich schwache Nerven in nichts in ihrem Bau von gesunden unterscheiden. Die Störung ist vielmehr — und das ist ein Trost für die Kranken — lediglich ein Mangel an Nerven- oder Lebenskraft.

Man halte hier zur rechten Würdigung dieser Behauptung den Frauen der Alten, die, mit den Pferden verwachsen, auf diesen selbst ihre Kinder gebaren und mit ihren Männern selbst Schlachten erfochten, entgegen unsere nervenschwachen, lebenskraftarmen Frauen, die nichts leisten können, nichts vertragen und womöglich schon beim Anblick eines Frosches in Ohnmacht fallen. Sind wir andere Menschen geworden? Haben wir andere Nerven? Nein, wir sind noch dieselben Menschen, mit denselben Nerven und demselben Körper begabt. Es fehlt lediglich die Nervenkraft, die der äußeren Lebensentfaltung den nötigen Rückhalt verleiht. Und weil die heutigen Menschen Mangel an Lebenskraft leiden, deshalb sehen sie blass und elend aus; deshalb haben sie kein Blut, und deshalb liegt die Tätigkeit ihrer Innenorgane darnieder. Es fehlt ihnen trotz aller Künstelei in der Ernährung die Kraft, die den Stoffwechsel vermittelt, die Stoffe anzieht und abstößt und so Blut bildet und Gewebe baut; es fehlt ihnen die Elektrizität, der Elektromagnetismus in ihrem Körpergetriebe, im Elektromotor, der den Gang und die Tätigkeit der Innenorgane aufrechterhält.

Um die, in den lebensmagnetischen Störungen des Körpers liegenden nervösen Erkrankungen zu verstehen, führen wir uns vor Augen, dass der Lebensmagnetismus aus träge schwingende elektrischen und schneller schwingenden magnetischen Kräften besteht; so ist ihm eine bestimmte Schwingung eigen und diese kann aus den im vorigen Kapitel betrachteten Gründen eine krankhafte Vermehrung oder Verminderung erfahren.

Der Lebensmagnetismus ist aber die Brücke vom Körper zur Seele und umgekehrt; er vermittelt also die Einflüsse von außen nach innen und die Impulse von innen nach außen; auf dem Weg durch ihn spielen sich daher ab, was wir Bewegung, Empfindung und Reizfähigkeit nennen. Wir können daher von vornherein herabgesetztes Bewegungs-, Empfindungs- und Reizungsvermögen dann erwarten, wenn die negativen elektrischen Kräfte im Körper vorherrschen oder wenn ein negativer Zustand in ihm besteht, in erster Linie also bei frierendem Körper und bei nasskaltem Wetter. Und es ist eine Tatsache, dass es schon bei nasskaltem, besonders nebligem Wetter vielen Menschen *schwer wie Blei in den Gliedern liegt.* Diese Erscheinung ist den Betreffenden in der Regel ein Rätsel, und doch ist die Erklärung vom lebensmagnetischen Standpunkt so leicht.

Der Körper ist schwerfällig wie Blei, die Beweglichkeit in ihm vermindert, weil durch das Vorherrschen der negativen elektrischen Kräfte im Raum auch die Lebenskraft im Körper vorherrschend negativ wird und nun träger, schwerer schwingt als sonst. Wenn sich dieser Zustand noch mehr vermehrt, wenn der Mensch friert, dann gibt es schließlich Steifheit des Körpers, besonders der Glieder, weil diese am leichtesten durchkälten.

Wir haben dann jedoch nicht bloß verminderte Bewegungsfähigkeit, sondern es ist auch die Empfindung herabgesetzt, und daher ist der Mensch, besonders der nervenschwach, bei nasskaltem Wetter teilnahmslos, gefühlsstumpf und zu geistiger Tätigkeit nicht aufgelegt. Wer wüsste auch nicht, besonders aus der Jugendzeit, dass man durch Kälte selbst Taubheit oder Gefühllosigkeit der Glieder, der Finger bekommen, dadurch hier sogar ganz gefühllos werden kann?! Vermindertes Bewegungs- und Empfindungsvermögen entwickelt sich aber nicht nur bei frierendem Körper, sondern es entsteht auch nach und bei allen anderen negativen Einflüssen und Zuständen im Körper, also bei Mangel an Bewegung, ferner nach Sorge, Gram, Schreck, usw., und auch da wissen wir, dass sich der Traurige langsam bewegt, dass Schreck sogar lähmt, usw. Die besonders von den Vegetariern viel genannte Tatsache, dass von Pflanzenkost lebende Menschen und Tiere weniger schmerzempfindlich sind oder, wie man gewöhnlich sagt, mehr Schmerz vertragen als andere, die sich teilweise oder ganz durch Fleisch ernähren, findet ebenfalls in der elektrisch negativen Natur der Pflanzenkost ihre Erklärung. Und man sehe hin auf einen Hund, wenn er Schläge bekommt; er windet sich und schreit, dass es oft Steine erweichen könnte. Bei einem Rind oder Pferd hingegen geschieht es häufig genug, dass es sich dabei nicht einmal krümmt; jedenfalls stehen seine Reaktionen denen des Hundes niemals gleich. Dasselbe unterschiedliche Verhalten gegenüber dem Schmerz hat man oft auch im Krieg oder bei anderen Gelegenheiten unter vegetarisch lebenden und fleischessenden Völkern zu sehen Gelegenheit gehabt.

Es handelt sich also hier nicht um die Fähigkeit, mehr Schmerz zu ertragen, sondern bei Ernährung mit Pflanzenkost besteht weniger Schmerz, weil durch sie der Lebensmagnetismus, das die Empfindung nach innen vermittelnde Prinzip, ruhiger schwingt und daher die den Schmerz nach innen tragende Erregungswelle keine gleich starke ist; gewiss ein bedeutsamer Hinweis für jene, die in Schmerzen stehen oder ihnen entgegengehen.

Wir halten demnach fest, dass bei einem krankhaften Vorherrschen der negativen elektrischen Kräfte im Körper als nervöse Störung vermindertes Bewegungs- und Empfindungsvermögen besteht, ein Zustand, der sich selbst bis zur völligen Bewegungs- und Empfindungslosigkeit steigern kann. Und das sind dann in den schlimmsten Formen jene nicht seltenen Fälle nervöser Erkrankungen, wo unsere Wissenschaft vor Wochen oder Monate lang schlafenden Menschen völlig ratlos steht, weil sie vom wahren Wesen der Erkrankung keine Kenntnis hat. Leugnet sie doch den Lebensmagnetismus und bezeichnet alles, was damit zusammenhängt als Schwindel. Wie soll sie dann in ihm bestehende Störungen kennen und behandeln können! So lässt sie die Kranken Wochen und Monate lang liegen, bis sie von selber erwachen oder eben sterben. Derartige Fälle werden dann gewöhnlich von den Zeitungen als große Rätsel und Wunder berichtet; vor allem wundert man sich, wie ein Mensch so lange ohne Nahrung leben kann. Aber bei dem einseitigen Vorherrschen der negativen elektrischen und dem Mangel an positiven magnetischen Kräften im Körper fehlt der polare lebensmagnetische Gegensatz, und daher muss auch der Stoffwechsel fehlen, stocken, wie die ganze lebensmagnetische Schwingung darniederliegt. Derartig Kranke können infolgedessen dick und fett bleiben, obwohl sie, wie der Verfasser es in einem Fall erlebte, mehrere Wochen so gut, wie gar keine Nahrung zu sich nehmen.

Der Gegensatz der krankhaft verminderten, lebensmagnetischen Schwingung ist die krankhaft gesteigerte. Dieser Zustand ist an die magnetischen Kräfte im Körper gebunden. Wir finden ihn namentlich bei Leuten, die viel unter seelischen Erregungen stehen, daher vor allem bei verärgerten, eifersüchtigen, streitsüchtigen. despotischen Personen, oder bei solchen, die, an ihren Körper aus beruflichen oder anderen Gründen übergroße Ansprüche stellend, ihre lebensmagnetischen Kräfte beständig in eine abnorme Erregung und Schwingung versetzen.

Das Bewegungs- und Empfindungsleben ist hier krankhaft erhöht. Die Betreffenden sind infolgedessen hastig in ihren Bewegungen, schnell in ihren Reaktionen und von Interesse für alles, was um sie geschieht; dabei kommen sie in ihrer Hast und Unruhe aber immer weniger dazu, sich um die einzelnen Dinge recht zu kümmern. So beherrschen sie viel, und sie beherrschen nichts. Infolge ihres Zustandes sind sie redeselig, reizbar, kurz, wie man sagt, nervös. Die krankhaften Erscheinungen auf dem Gebiete des Empfindungslebens aber zählen bei ihnen nach Legionen. Wir wollen hier nur die häufigsten nennen: Brennen, Stechen, Ziehen, Drücken, Ameisenlaufen, Hitzegefühl, Juckreiz, usw. Die Wissenschaft kann auch diese Empfindungen nicht erklären. Sie belegt sie zwar mit sehr gelehrt klingenden Namen, nennt sie Hyperästhesie, Neuralgien, spricht von einer krankhaften Reizbarkeit, usw. Bei alledem bleiben wir aber genau so klug wie zuvor; denn Neuralgie heißt Nervenschmerz, Hyperästhesie Überempfindlichkeit, und dass diese Zustände bestehen, wissen wir ohnehin. Wir wissen jedoch mehr; denn wir kennen, was uns im weiteren noch klarer werden wird, dass jene Störungen auf einer krankhaft gesteigerten Schwingung der lebensmagnetischen Kräfte beruhen.

Krankhaft verminderte oder gesteigerte lebensmagnetische Schwingung ist nicht an ein bestimmtes Kraftmaß gebunden; denn jede Kraftmenge kann krankhaft, zu hoch oder zu niedrig, schwingen. Wir betonen dies namentlich, weil nicht jeder Nervöse, entgegen der meist herrschenden Meinung, auch wirklich *nervenschwach* ist und nicht der Schonung, der Erholung und guten Ernährung, sondern tüchtiger Arbeit, der Mäßigung und Ordnung in der Ernährung bedarf; denn so mancher Nervöse ist nervös, weil er nicht arbeitet und sich überernährt, keine Ordnung in der Ernährung hält. Dadurch werden die Verdauungsorgane verdorben, wodurch Kongestionen zum Kopfe entstehen, und es wird ein Kraftüberschuss im Körper erzeugt. Unbeschäftigt und infolgedessen meist unbefriedigt vom Leben, müssen derartige Personen dann rappelig werden, rappelig wie eine überheizte, beschäftigungslose Dampfmaschine, die schließlich auch aufbraust und lärmt, wenn nicht noch Schlimmeres geschieht.

Hier ist also krankhaft gesteigerte lebensmagnetische Schwingung bei einem Zuviel an Kräften vorhanden. Häufiger sind Schwingungsstörungen mit einem Zuwenig an lebensmagnetischen Kräften im Körper verbunden: denn wenn diese Kräfte fehlen, so liegt infolge der Schwäche in der Regel das ganze Körpergetriebe darnieder und damit sinkt auch die Schwingung der lebensmagnetischen Kraft. Wir haben dann also ein Zuwenig an lebensmagnetischer Kraft mit unternormaler Schwingung verknüpft. Das sind unsere echten und rechten Nervenschwachen. Bei einem Zuwenig an Lebenskraft im Körper hält die vorhandene Kraftmenge aber auch den Lebensansprüchen nicht stand und sie wird infolgedessen in eine abnorm hohe Schwingung versetzt. Wir haben dann ein Zuwenig an Lebenskraft bei zu hoher Schwingung derselben, und das sind unsere echten und rechten Nervösen, die der Erholung, der Schonung und Kräftigung bedürfen.

Bei ihnen finden wir daher auch jenes Heer der, mit krankhaft erhöhter lebensmagnetischer Schwingung verbundenen Bewegungs- und Empfindungsstörungen in der buntesten Reihe; denn, weil diese Kranken in ihrer Lebenskraftschwäche alles leicht erregt, so wird bei ihnen die Lebenskraft nicht allein in eine abnorm hohe, sondern auch in eine ungeordnete Schwingung gebracht. Wir führen uns zum Verständnis dieses Zustandes vor Augen, dass die Lagerung der lebensmagnetischen Atome normalerweise von oben nach unten gerichtet ist. Durch starke Erregung aber werden sie verwirrt, und sie sind dann miteinander nicht mehr harmonisch verbunden, sondern sie stoßen sich ab und erzeugen dann sogenannte *nervöse* Störungen im Körper des Kranken in Gestalt von

Angst, Unruhe, Schmerz, usw., bis zur Höllenqual. Man muss derartige Störungen gesehen haben, um sie recht würdigen zu können. Gewiss eine ernste Mahnung an die Nervösen und Nervenschwachen. Erregungen zu meiden und Selbstbeherrschung so viel wie möglich zu üben; denn sie machen ihren Zustand durch Ärger nur schlimmer.

Allerdings, und da kommen wir gleich zu einem hier sehr wichtigen Punkt, die Umgebung des Kranken trägt oft viel zu dessen Erregungen bei, weil sie ihm seinen Zustand vielfach nicht glaubt, und das nicht am wenigsten veranlasst durch die Anschauungen der modernen Wissenschaft, die, leer an Verständnis für diese rein nervösen oder lebensmagnetischen Störungen, in der Regel von Verstellung, Einbildung und Lüge spricht. Gewiss, Arzt und Umgebung werden in ihrem Urteil bestärkt durch den Umstand, dass der Kranke seine Beschwerden und Störungen oft leicht durch den Willen beherrscht. Greifen wir aber einmal zur näheren Prüfung der Dinge einen derartig Kranken aus dem Leben heraus. Wir nehmen da einen typischen Vertreter dieser Klasse, einen hysterisch Kranken.

Diese Kranken sind, das müssen wir uns zuerst vor die Augen führen, ausnahmslos willensschwach, wie uns schon ihr ganzes Wesen und ihre Erscheinung verrät. Dadurch sind sie von Haus aus nervenschwach, weil der Wille, d. i. die Kraft des seelischen Ichs dem Körper zugrunde liegt, und so ein schwacher Wille nur einen schwachen Körper erzeugt. Willensschwache Menschen sind jedoch vorwiegend Gefühlsmenschen, weil sie bei ihrer Willensschwäche sich von ihren Gefühlen leicht beherrschen lassen und dadurch sehr in diesen leben. So haben die Willensschwachen schwache Nerven einerseits, ein reiches Gefühlsleben andererseits oder mit anderen Worten, einerseits die Neigung leicht zu erkranken, andererseits die Eigenschaft dabei viel Schmerz zu empfinden; denn ihrem kleinen Ich muss ein irgend gegebener Schmerz viel größer als einem anderen Menschen erscheinen. Ihr Klagen und Jammern ist daher naturgemäß groß.

Der Hauptsitz von lebensmagnetischen Störungen oder von Krankheiten überhaupt ist aber aus uns bereits bekannten Gründen der Unterleib, und hier tritt daher bei körper- und nervenschwachen Personen, besonders solchen des weiblichen Geschlechtes, bei dem sich ohnehin um den Unterleib das halbe Leben dreht, krankhaftes Gefühlsleben am stärksten und häufigsten auf. Daher nannten die Alten mit Recht nervöse Störungen im ganzen Körper, besonders im Unterleib beim weiblichen Geschlecht, nervöses Mutterweh oder Hysterie. Sind diese Kranken nun aber nicht wirklich krank, bilden sie sich ihre Störungen nur ein, lügen sie? Nein und tausendmal nein. Diese Kranken sind wirklich krank; es sind in ihnen tatsächlich Störungen vorhanden, Störungen in der Hauptsache allerdings nur rein nervöser oder lebensmagnetischer Art, — und diese Störungen sind vorhanden, werden von den Kranken empfunden, gleichviel ob der Arzt, der die Kranken vielleicht verständnislos beklopft, behorcht und befühlt, etwas hört und greift oder nicht.

Gewiss, die unzweifelhaft gegebene Tatsache des wirklich Krankseins schließt nicht aus, dass die hysterisch Kranken bei ihrer Willensschwäche und Gefühlsduselei und der damit meist gegebenen Schwäche des Intellekts oft die verkehrtesten Dinge verknüpfen und das Tollste schwatzen und so unbewusst übertreiben; sie lügen deshalb aber noch nicht überhaupt und manches selbst, was sie da oft scheinbar völlig sinnlos reden — so behauptet eine von dem Verfasser behandelte Kranke wochenlang. dass ihr alles, selbst das klarste Brunnenwasser unausstehlich bitter schmeckt — hat, wie wir später noch näher sehen werden, einen ganz realen Grund.

Wie kommt es aber, kann man nun fragen, dass ein derartig Kranker unter dem Einfluss eines starken seelischen Impulses seine Störungen oft augenblicklich beherrscht? Man hat da gesehen, dass jahrelang Gelähmte plötzlich laufen konnten, als z. B. beim Ausbruch eines Feuers Lebensgefahr im Verzuge war, oder dass Kranke die Anstrengungen eines freudigen Ereignisses, eines Festes, einer Reise trotz vorheriger größter Beschwerden plötzlich gut ertrugen, während sie sofort wieder in ihre alten Klagen verfielen, als alles vorüber war.

Diese Fälle beweisen jedoch durchaus nicht, dass hier die Krankheit nur auf Einbildung beruht; sie beweisen nur die Macht unserer Seele; denn zunächst ist kein Mensch so töricht, so verrückt, vom erforderlichen Schauspielertalent gar nicht zu reden, dass er, wie die Wissenschaft sagt, lediglich deshalb klagt, um interessant zu erscheinen oder weil es ihm in der Rolle eines klagenden, alles Mögliche entbehrenden und ertragenden Menschen besser als in der eines gesunden gefällt: denn Krankheit ist dem Menschen im innersten Grunde seiner Seele fremd und verhasst, weil sie ihm sein Leben, wie er aus Erfahrung weiß, bedroht und vergällt. Nicht Krankheit, sondern Gesundheit ist es daher einzig, was der Mensch, seine Seele, zu verwirklichen strebt.

Und so ist auch hier die Seele des Kranken, von irgendeinem Bewusstseinsinhalte kräftig bewegt, das, was durch die ihm innen wohnende Kraft des Willens die lebensmagnetischen Störungen im Körper ordnet, zu hohe Schwingungen beruhigt, träge belebt, oder sich, von einem freudigen Gedanken gehoben, gewachsen und im Willen bewegt, über die krankhaften Beschwerden und Erscheinungen stellt und, selbst größer geworden, jene weniger achtet und fühlt. Nicht Krankheit, sondern Gesundheit bildet sich daher der Kranke hier ein.

Wir bestreiten nicht, dass es eine wirkliche Einbildung von Krankheiten gibt. Ist doch alles, was besteht, durch die Kraft der Einbildung, der Vorstellung entstanden, und sind doch selbst die Welten nichts weiter wie vom Weltbewusstsein in die Weltsubstanz, die untrennbar zum Wesen des Höchsten gehört, hineingebildete, vorgestellte, realisierte oder verkörperte Gedanken — verkörperte Gedanken im göttlichen Gemüt. Und diese Kraft der Einbildung ist auch im Menschen enthalten. Ist er doch ebenfalls aus dem großen Einen geboren und dasjenige, in dem sich jenes wieder erkennt.[1] Was sich daher der Mensch einbildet, zweifelsfrei einbildet, das kann er gestalten.[2] So kann er in sich, in seinen Körper hinein ganz gewiss auch durch die Kraft der Einbildung Krankheiten bilden,[3] und wir werden selber sehen, von welch großem Einfluss des Gedankenleben des Menschen auf die Entstehung seiner Erkrankungen ist. Aber bewusst und mit Absicht oder so, dass man von Verstellung und Lüge reden kann, wird es aus erörterten Gründen niemals geschehen und unbewusst — das wäre also die einzige Möglichkeit — nur dann. wenn jemand wirklich krank ist und sein Leiden keine Heilung erfährt.

---

1) „Ihr seid Götter." Joh. 10, 34 u. Psalm 82, 6. »Gott schuf den Menschen ihm zum Bilde, zum Bilde Gottes schuf er ihn." 1. Moses 1, 27.

2) „Hättet ihr Glauben, wie ein Senfkorn groß" usw. Matth. 17, 20.

3) Hypnotiseure werden aus Obigem dem Verfasser, der ein Gegner der Hypnose ist, (s. außer seinen zahlreichen Artikeln in in- und ausländischen Zeitschriften seine beiden Broschüren: „Der Hypnotismus, sein Wesen und sein Wert, oder hat der Hypnotismus einen Platz in der Heilkunde?" und „Keine Hypnose"), den Einwurf erheben, dass man dann eben auf die gleiche Weise auch Krankheiten heilen und krankhafte Zustände beseitigen könne. Und gewiss, man kann auch das. Aber man erziehe den Menschen dann so, dass dieses Heilen aus und durch ihn selber geschieht, stehle sich hypnotisch nicht in seine Seele, zerrütte sie hypnotisch nicht; ganz noch davon abgesehen, dass das hypnotische Kurieren gewöhnlich nur ein Vertuschen besonders hervortretender Erscheinungen ist.

Wenn da ein Kranker lange Zeit z. B. an rein nervösen Störungen in der Brust oder im Rücken leidet, an Schmerz, Druck, usw., so kann, ja muss sich in ihm schließlich wohl der Gedanke bilden, dass eine ernste Krankheit besteht, dass er an der Lunge oder dem Rückenmark leide. Und dass dieser Gedanke die Entwicklung von Schwindsucht oder anderen Leiden dann tatsächlich befördert, sie in den Körper hinein bildet, ist mehr als gewiss; ein Grund mehr, Kranken das Gemüt nie mit trüben Gedanken, sondern mit Hoffnung zu füllen. Dürfen wir dann aber in den Kranken, gleichviel ob sie zu den hysterischen zu zählen sind oder nicht, nur eingebildete Kranke sehen in dem Sinne, wie es gewöhnlich geschieht? Ganz gewiss nicht; denn diese Leute sind wirklich krank, wenn ihre Störungen auch bloß nervöse sind, für die unsere moderne Wissenschaft erst wenig oder gar kein Verständnis besitzt. Die Einbildung liegt daher bei denen, die davon reden, und wenn wir von den Kranken verlangen, dass sie ihre Beschwerden durch die Kraft des Willens beständig beherrschen sollen, so ist es dasselbe, wie wenn man von uns die Leistungen eines Athleten ununterbrochen verlangen wollte, weil wir auch diese, vielleicht in Augenblicken großer Gefahren oder Erregungen, gelegentlich können. Gewiss; die Nervenschwachen und vor allem die hysterisch Kranken sind zu erziehen, dass sie sich mehr beherrschen, ihren Willen vor allem auch in der Überwindung der Krankheitsbeschwerden mehr gebrauchen und üben.

Andererseits aber auch weg mit den *eingebildeten Kranken*; denn wer klagt, ist wirklich krank, mögen wir sein Leiden erkennen und verstehen oder nicht. Wenn die medizinische Wissenschaft einmal mehr auf diesem Standpunkt steht, wenn sie vor allem mehr Verständnis für die lebensmagnetischen Störungen besitzt, dann ist viel Weh von unseren Kranken, besonders den Nervenkranken entfernt und eine bedeutsame Pforte zum Tempel der Gesundheit für sie mehr erbaut. Die nächst wichtige, ja größte lebensmagnetische Störung ist das Fieber. Da dieses aber meist aus einer örtlichen Entzündung entsteht und das Verständnis dieser uns erst dasjenige des Fiebers verleiht, so betrachten wir nun

Entzündung und Fieber

Ehe wir uns an die Betrachtung dieser Zustände begeben, seien die über sie herrschenden Theorien erst kurz in das Auge gefasst und auf ihren

Wert näher geprüft; denn jede dieser Theorien hat natürlich ihre Vertreter und Freunde und jede soll daher, immer die allein richtige sein.

Da ist die sogenannte Humoralpathologie. Diese Lehre hat ihre meisten Anhänger im Lager der Naturheilkunde, und zwar hier unter Ärzten und Laien. Sie hat in neuerer Zeit aber auch im medizinischen Lager teils durch die Bakteriologie, teils unabhängig von dieser wieder viel Boden gewonnen und wird von dieser Richtung auch Neogalenismus genannt. Nach den Lehren der Humoralpathologie werden alle Krankheiten durch unreine Säfte, sogenannte Krankheits- oder Fremdstoffe im Körper erregt. Diese Fremdstoffe sollen im entzündeten Organ zur Ausscheidung drängen und alle mit der Krankheit einhergehenden Absonderungen und Ausscheidungen sollen Stoffe sein, die als Krankheitsstoffe ausgeschieden werden müssen. Entzündung und fieber seien zu dem Zweck der Ausscheidung erzeugt und daher Heilungsbestreben oder Heilungsprozesse. Fieber wird deshalb auch Heilfieber genannt.

Wenn man diese Anschauungen kritisch betrachtet, so ist zunächst aber nicht einzusehen, weshalb die Natur bei Krankheiten oft auch so viel gute Stoffe zerstört und verschwendet; denn das Blut, das bei Krankheiten, so bei Frauenleiden, Magen- und Lungenkrankheiten, oft verloren geht, ist doch nicht durchweg schlecht. Dasselbe gilt vom Eiweiß, welches Kranke oft so reichlich in Schleim und Eiter, bei Cholera im Stuhl und bei Nierenentzündung im Urin verlieren, ferner vom Zucker im Harn bei Zuckerkranken. Hier sehen wir doch offenbar, dass nicht nur schlechte Stoffe ausgeschieden werden, wenn wir das Wort *ausgeschieden* dann überhaupt noch gebrauchen dürfen. Im Gegenteil, es gehen auch viele gute brauchbare Stoffe verloren, und die Kranken sterben gerade deshalb oft, weil sie jene Stoffe verlieren, durch die Verluste entkräften und infolgedessen zugrunde geben. Wahrlich, wenn da die humoralpathologischen Lehren richtig wären, dann könnte der erstbeste dumme Junge der Natur ein Lehrmeister sein; denn er hätte ein Recht, ihr zu sagen, wenn sie schon schlechte Stoffe ausscheiden will oder muss, dann möchte sie diese wenigstens besser sortieren oder wenn sie das nicht kann, dann möchte sie am besten sogenannte kritische Ausscheidungen ganz unterlassen; denn wenn jemand, der sich vorher vielleicht ganz gut befand oder doch nicht so, dass er als todkrank zu betrachten war, die Cholera bekommt und daran in 24 Stunden infolge der *kritischen Ausscheidungen* stirbt, so hätte hier die Natur mit ihren *Ausscheidungsbestrebungen* nicht ein wünschenswertes

Werk vollbracht, sondern eine jammervolle Pfuscherei, ja ein Verbrechen verübt, weil im anderen Fall der Kranke wenigstens noch lebte. Wir können aber auch nicht einsehen, wie der Kranke dann mit alle seinen angeblichen Fremd- und Krankheitsstoffen im Körper sich 24 Stunden vorher noch eines doch mindestens erträglichen Befindens erfreuen konnte; denn es wird sicher, niemand behaupten, dass alle die, welche, um bei der Cholera zu bleiben, bei einer Epidemie dieser Krankheit sterben, schon vorher auf den Tod niederlagen. Jetzt sind die Krankheitsstoffe ausgeschieden, und der Kranke ist tot. Ist das nicht der durch Tuberkulin-Einspritzungen geheilte Darm des an der Schwindsucht gestorbenen Kranken? So ist es schon aus diesen Gründen unmöglich, in den bei einer Krankheit krankhaft auftretenden Stoffen, im Schleim, Eiter, in Durchfällen, usw., nur Stoffe zu sehen, die, als unrein und fremd für den Körper, notwendig ausgeschieden werden müssten, ja, deshalb in edler Selbstverleugnung sogar selbst zur leidenden Stelle drängten.

Der Verfasser bestreitet nicht, dass sogenannte *Krankheitsstoffe* Ursache von Entzündung und fieber, von Krankheit, werden und durch sie eine Zerstörung erleiden können. Er weist da hin auf Gicht und Rheumatismus mit der ihnen zugrunde liegenden Anhäufung von Harnsäure im Blut, welche die Gelenke anäßt, reizt und zur Entzündung bringt und furch diese dann vernichtet wird. Im weiteren werden wir über das Wesentliche dieser Krankheitsstoffe sogar noch Eingehendes sehen. Doch wenn die humoralpathologischen Anschauungen, so wie ihre jetzigen Vertreter sie lehren, richtig wären, wenn es sich bei Entzündung und Fieber stets und nur um Ausscheidung und Körperreinigung handelte, dann müssten diejenigen die gesündesten Menschen werden, die, wie die Schwindsüchtigen, recht viel Schleim, Auswurf oder Eiter verlieren.

Derartige Kranke gehen jedoch so häufig zugrunde oder haben im günstigen Falle schwere Mühe sich zu erholen, ja, kommen überhaupt meist nicht wieder auf den früheren Stand. Bei denen, die sterben, heißt es dann allerdings in der Regel: „Sie hielten die Ausscheidung der Krankheitsstoffe nicht aus" oder: „Es waren zu viel Unreinigkeiten im Körper vorhanden." Nun, dann danken wir eben für dieses „Naturheil- und Ausscheidungsbestreben"; denn wir sehen so häufig, dass offenbar kräftige und gesunde Personen z. B., einer Lungenentzündung erliegen, während sich andere weit weniger gesunde, also mit mehr Krankheitsstoffen beladene Menschen eines guten Befindens erfreuen oder auf die gleiche Schädlichkeit vielleicht nur einen Katarrh oder Rheumatismus bekommen und nicht sterben. Bleiben aber nach Lungenentzündungen nicht auch Verwachsungen, Schwächezustände, usw., so häufig zurück, Zustände, die dem Kranken oft auf lange hinaus Schmerzen und Beschwerden bereiten oder den Keim zu späteren schweren Erkrankungen legen? Wie reimt sich das unter Berücksichtigung des Obigen mit dem Heilungs- und Reinigungsbestreben zusammen?

Wir sehen uns einige Krankheitsfälle zur besseren Beurteilung der Sache noch etwas genauer an.

Da ist ein wirklich gesunder Mensch — und es muss doch auch solche geben, Menschen wenigstens, deren Krankheitsstoffe im Körper noch nicht, im Verhältnis zu anderen Menschen betrachtet, eine gefährliche oder gar tödliche Erkrankung bedingen. Dieser wirklich gesunde Mensch erleidet eine schwere Quetschung, z. B., an einem Bein, ohne dass jedoch die Haut die geringste Verletzung erfährt.

Es sind deshalb bei unserem Verletzten keine oder doch nur wenig Krankheits- oder Fremdstoffe im Körper vorhanden und es kamen auch keine von außen hinein. Trotzdem aber wird sich die verletzte Stelle entzünden, und sie kann selbst eitern, ja schwer eitern. Auch kann der Kranke sogar an dieser Eiterung sterben.

Wir konstruieren hier nicht unmögliche Fälle, sondern jeder Praktiker wird zugeben müssen dass deren Eintritt im Bereich der Möglichkeit liegt. Wenn die Verletzung nun aber eitert, wo kommen bei unserem vorher so Gesunden dann auf einmal die Fremdstoffe her? Und wenn er sogar stirbt, warum musste er dann sterben, er mit seinem reinen Körper?

Warum konnte es hier überhaupt zu einer Entzündung kommen? Fremdstoffe waren nicht im Körper vorhanden, wenigstens nicht so viele, dass ihretwegen eine Entzündung entstehen musste. Fremdstoffe kamen auch nicht von außen hinein. Und doch trat eine Entzündung auf! Da sagt man, die Naturheilkraft sendet zum Zwecke der Heilung viel Blut zur leidenden Stelle, und dadurch komme der eigentümliche Zustand der Entzündung zustande. Nun gut. Aber wir sehen da wieder so häufig, dass die Entzündung zur Verletzung in gar keinem Verhältnis steht. Wie mancher Mensch verletzte sich nur wenig an der Hand, und die sich bildende Entzündung kostete ihm nicht bloß das Glied, sondern das Leben. Sollen das Naturheilung- und Körperreinigungsbestrebungen sein?

Wir nehmen einen anderen Fall. Es erkältet sich jemand. Der Betreffende bekommt auf die Erkältung hin vielleicht einen heftigen Magen- oder Luftröhrenkatarrh oder einen Rheumatismus oder auch eine Lungenentzündung. Die Anhänger der humoralpathologischen Lehren sagen da, Krankheits- oder Fremdstoffe seien durch die Erkältung an der Ausscheidung durch die Haut verhindert und nach innen gedrängt worden; sie hätten dann die Erkrankung bedingt und kämen nun zum Vorschein, z. B., als Schleim. Wir wollen aber doch einmal einem Menschen die Hauttätigkeit ganz unterdrücken, wollen ihn mit Firnis bepinseln, wie jener Schuhmacher es tat, damit sein Junge nicht frieren sollte, oder wie es bei einer religiösen Feier von katholischen Priestern in Rom geschah. die einen Engel brauchten und zu dem Zweck einen Jungen mit Goldpapier überklebten. Da wird der Betreffende wie auch in jenen Fällen schon nach einigen Stunden sterben, aber es wird kein Rheumatismus, kein Luftröhrenkatarrh und keine Lungenentzündung entstehen. Hier hat also die Unterdrückung der gesamten Hauttätigkeit in Bezug auf die Entstehung einer Entzündung und eines Fiebers noch nicht einmal dieselbe Wirkung wie vielleicht nur eine einfache Erkältung der Füße. Zurückgehaltene Fremd- oder Ausscheidungsstoffe können es deshalb unmöglich sein, was Entzündung bedingt.

So sind, wie schon diese wenigen Beispiele zeigen, die humoralpathologischen Lehren in ihrer Allgemeinheit unmöglich zu halten, von den oft geradezu lächerlichen Behauptungen, dass auch jeder Zahnschmerz, Kopfschmerz, ja, selbst Pollutionen, usw., durch andrängende unreine Stoffe entstehen sollen, gar nicht zu reden. Wenn wir aber gar finden, was uns im weiteren noch klarer werden wird, dass sich Entzündung und Fieber weit mehr als Zerstörung- und Vernichtungsprozesse wie als Heilungsprozesse erweisen, dann mag in den humoralpathologischen Anschauungen Wahrheit als Grundton sehen, wer will; wir können es nicht.

Wir betrachten nun, was die medizinische Wissenschaft über Entzündung und Fieber lehrt. Sie sagt, wenn ein Körperteil von einer Schädlichkeit, einem krankhaften Reiz chemischer, mechanischer, thermischer oder dynamischer (?!) Art getroffen wird, so ziehen sich an der betroffenen Stelle die Blut abführenden Gefäße zusammen, während der Blutzufluss ungeschwächt weiter geschieht. So bildet sich an der gereizten Stelle eine Blutanhäufung und bereit unmittelbare Folgen sind zunächst Schwellung und Röte. Wo zu viel Blut ist, da entsteht aber infolge des erhöhten Stoffwechsels vermehrt Wärme — Hitze — und durch den Druck der stauenden Blutmassen auf die betroffenen Nerven Schmerz.

Die Blutanhäufung lässt ferner den Austritt des Blutflüssigen und der weißen Blutkörperchen aus den Gefäßen in und auf die Gewebe in erhöhtem Maß geschehen und so bilden sich die Ausschwitzungen oder Exsudate: Schleim, Eiter, Ansammlungen seröser Flüssigkeiten, usw. Die Exsudate in den Geweben aber vermehren auch ihrerseits die Einwellung und den Schmerz, während sie selbst im weiteren Verlauf der Entzündung dadurch eine Vermehrung erfahren, dass die Ernährung der Gewebe durch die Blutstauung leidet und sie teils hierdurch, teils durch die Hitze schmelzen oder eitrig zerfallen.

Diese Erklärung ist bis zu einem gewissen Grad zweifellos zutreffend, verständlich und klar. Wir sehen da im Gegensätze zu den humoralpathologischen Lehren, auf wie einfache, natürliche Weise die Exsudate oder angeblichen Ausscheidungen entstehen, und erkennen vor allem, dass diese ebenso gut in einem ganz gesunden, wie in einem kranken Körper sich bilden können, dass sie mithin, was sich uns schon aus dem Obigen zwingend ergab, nichts weniger als Ausscheidungsstoffe im humoralpathologischen Sinne sind.

Durch die medizinwissenschaftliche Erklärung der Entzündung wird uns aber nun wohl — bis zu einem gewissen Grade — gut gesagt, wie der krankhafte Prozess am Orte der Reizung selber entsteht; doch wir erfahren durch sie nicht, zunächst warum der Bestand einer Entzündung oft so hartnäckig ist, den krankhaften Reiz mitunter so lang überdauert, und warum eine Entzündung mitunter so schnell an Macht und Umfang gewinnt, in Fällen selbst, wo der ursprüngliche Reiz nur ein ganz beschränkter war. Wir erinnern da an manchen kleinen Messerschnitt, der Anlass zu einer großen Entzündung wurde oder an die kleinen Blütchen, aus denen oft die mitunter so umfangreichen Karbunkel entstehen. Hier greift die Entzündung doch weit über die ursprünglich krankhaft gereizte Stelle hinaus. Was lässt da die Entzündung sich vergrößern und den Reiz überdauern? Auf diese Fragen ist in jener Erklärung keine Antwort enthalten.

Völlig lässt uns jene Erklärung jedoch im Stich, wenn die Entzündung in einem Teil des Körpers entsteht, den der schädliche Einfluss gar nicht selber getroffen hat. Wir erleben dies namentlich nach Erkältungen. Hier entsteht z. B. eine Entzündung der Lunge oder des Halses, während sich der Betreffende vielleicht nur die Füße erkältete. Nach jener Erklärung müssten dann immer die Füße die Entzündung bekommen, weil sie die krankhafte Reizung erfuhren. Die Füße bleiben aber frei von Entzündung, und die Lunge oder der Hals erkrankt. Es werden also Teile betroffen, die mit dem schädlichen Einfluss gar keine Berührung hatten. Wie will man diese Fälle vom Standpunkte jener Lehre erklären? Man kann es nicht. Und daher kommt es, dass die medizinische Wissenschaft vor der einfachsten und häufigsten Krankheitsursache, vor der Erkältung, völlig ratlos steht. Die einen ihrer Vertreter sagen da — aber gewiss sehr wenig klug, weil sie die Erkältung vielleicht schon an sich selber erlebten oder doch tausendfach vom Volk als Krankheitsursache nennen hörten — dass es eine Erkältung überhaupt nicht gibt; die anderen sprechen ihr nur einen *disponierenden* d. h., zu Erkrankungen geneigt machenden Einfluss zu und noch andere lassen sie wohl gelten; aber auch sie müssen mit Kreisarzt Dr. med. Bachmann, Harburg, der sich viel mit dieser Frage beschäftigt bat, bekennen: „Alle bisherigen Versuche der Erklärung (der Witterungseinflüsse, also auch der Erkältung) sind gescheitert."[1]

So ist auch die medizinische Wissenschaft nicht imstande, für die Entstehung der Entzündung eine befriedigende Erklärung zu geben. Allerdings, sie hat in der neueren Zeit die Bazillen entdeckt, und diese sollen nun helfen, die Krankheiten zu erklären. Arm an Verständnis für die Einheit des menschlichen Körpers — ein Wissen, welches aus dem steinernen Boden der toten materialistischen Lehren eben niemals gedeiht — und deshalb vom Geist der Spezialisierung, vom Suchen im Kleinen und Einzelnen, an der Nase geführt, hat unsere Wissenschaft in den kranken Organen selber nach der Ursache der Erkrankung gesucht. Da hat sie die Bazillen gefunden und diese ohne Weiteres als Krankheitsursache erklärt. Dass Bazillen vorhanden sind, bestreitet nun kein vernünftiger Mensch; denn sie liegen ja im Mikroskop vor jedermanns Augen. Aber müssen denn die um eine Feuersbrunst versammelten Leute immer auch die Brandstifter sein? Wir wissen, sie sind es nur in seltenen Fällen; denn die Menschen sammeln sich nur an, weil es brennt oder sie stürzen deshalb aus den gefährdeten Häusern heraus. Und so sind auch die Basilien bei einer Entzündung gemeinhin der schuldloseste Teil; sie treten in der Regel nur durch die Entzündung auf und erregen sie nicht selber.

---

1) Archiv für phys.-diät. Therapie 1901, 6. 156.

Wir müssen die Haltlosigkeit der bakteriologischen Lehren aber noch näher betrachten, da sich in der Gegenwart fast die ganze moderne Medizin um die Bakterien dreht. Nach diesen Lehren sollen Legionen von Bazillen das Leben des Menschen beständig, auf Schritt und Tritt und bei jedem Atemzuge, bedrohen. Aber, hört es, ihr Führer des modernen menschlichen Geistes, der Mensch, den, heutigen Tags allerdings kaum noch recht geahnt und erkannt, seine seelische Größe unter die Götter erhebt, er sollte erbarmungs- und rettungslos den Bazillen verfallen sein? Der Mensch, der durch einen Fußtritt schon Milliarden jener kleinen Lebewesen zu bannen vermag, er sollte in sich nicht die Kraft tragen, dass er sich selbst unbewusst, gegen einzelne jener winzigen Geschöpfe behaupten kann?

Lasst euch auslachen, ihr Herren der Wissenschaft, ihr Bakteriologen, die ihr dem Menschen sein bisschen Selbstvertrauen, seine Größe, vollends noch raubt, statt dass ihr ihn, wie es von wahrer Wissenschaft wirklich geschieht, seelisch heben solltet. Um wie wenig Bazillen kann es sich im gewöhnlichen Leben bei einer Ausnahme aber doch handeln? Um einzelne nur; denn massenhaft in das Blut eingespritzt oder eingeimpft werden sie da nicht wie den Meerschweinchen und Karnickeln in den Ställen der Wissenschaft ja, sie werden nicht einmal so massig genossen, wie es einst von Professor Pettenkofer geschah, der, um die Unschädlichkeit der Cholerabazillen zu beweisen, zweimal je einen Kubikzentimeter Cholerabazillenkultur zu sich nahm, weit mehr also, als jemals an Cholerabazillen im gewöhnlichen Leben von einem Menschen aufgenommen werden könnte und trotzdem nicht erkrankte an Cholera.

Dieses Experiment allein zeigt schon, dass den Bazillen die ihnen angedichtete Gefährlichkeit nicht eigen ist. Und wenn Karnickel oder andere Tiere an künstlicher Bazillenvergiftung sterben, so gehört Professorenweisheit dazu, um zu vergessen, dass die Natur den Tierleib zum Schutz gegen Verunreinigung seiner Säfte mit der festen Haut versah. Es ist deshalb Wahnwitz, Tieren Bakterienschmutz direkt in das Blut zu bringen und aus den Folgen dann gelehrte Schlüsse zu ziehen über die Krankheitsentstehung im Menschen. Hat die Natur den Tierleib, also auch den Menschen nicht auch mit Geruch und Geschmack versehen, damit er verdorbene, mit Bakterien erfüllte Nahrung rechtzeitig erkennen und meiden kann, sodass er sich nicht, wie es in den bakteriologischen Instituten mit Tieren geschieht, mit Bakterienfutter ernährt.

Wenn aber trotzdem, also trotz der getreuen Gesundheitshüter Geruch und Geschmack, zu denen wir auch das Gesicht noch rechnen, weil es uns vor faulen Stoffen ebenfalls warnt, einige Bazillen in unseren Körper gelangen, so können ihm diese aus bereits genannten und noch zu nennenden Gründen kaum je schädlich sein. Ist doch, wie die Wissenschaft selber lehrt, allein unser Magen die beste Desinfektionsanstalt der Welt.

So sinkt die Zahl der Fälle von Erkrankungen, die durch Bakterien entstehen können, schon auf ein geringes zurück. Dazu kommt jedoch, dass die Art oder der Weg der Übertragung in den meisten Fällen nur Fabel ist, welche die Herren *Exakten* sicher selber nicht gelten ließen, wenn einer ihrer Gegner sie ihnen bieten würde. Wir bestreiten nicht, dass Bakterien gelegentlich zur Ursache von Erkrankungen des menschlichen Körpers werden können, und reden keineswegs dem Schmutz und dem Leichtsinn das Wort. Das Nähere werden wir später sehen. Wie oft aber brechen Krankheiten aus, die die Bakteriologen durch Ansteckung erklären, z. B., Diphtherie, Masern, Scharlach, Typhus, usw., ohne dass in erreichbarer Ferne ein Herd gleicher Erkrankungen besteht oder ohne dass man von einer Übertragung irgendwie reden kann. Doch die moderne Medizin braucht aufgrund ihrer sie narrenden bakteriologischen Lehren zur Erklärung irgend gegebener Fälle Bazillen, die von außen kommen, und deshalb müssen diese auch stets von außen gekommen, es muss Ansteckung geschehen sein, gleichviel ob sich dafür ein Beweis erbringen lässt oder nicht. Die einfache Annahme selber ist ihr Beweis.

Was lässt unsere Wissenschaft heutigen Tags aber doch durch Bazillen entstehen! Da sind außer den bereits genannten Krankheiten: Lungenentzündung, Influenza, Rheumatismus, Krebs, Schwindsucht, ja selbst Kopfschwerz[1], usw., bereits in diesem Sinne erklärt, und gesucht wird nach Bazillen, wo sich überhaupt nur danach suchen lässt.

Wenn also früh jemand mit Rheumatismus in der Schulter erwacht, weil er nachts mit diesem Körperteil unbedeckt gelegen hat, so — geneigter Leser lache nicht; denn es ist den Bakteriologen heiliger Ernst — wurde er nicht etwa rheumatismuskrank, weil er sich erkältet hat, sondern weil Bazillen in seinen Körper gekommen sind. Da ist an die Herren Bakteriologen wohl die Frage erlaubt, warum dies nicht alle Tage oder Nächte bei

---

1) Strümpell, „Über die Ursachen der Erkrankungen des Nervensystems."

der Nase, den Ohren, den fingern, usw., geschieht, die wir doch immer unbedeckt tragen, und warum es bei der Schulter gerade nur dann geschieht, wenn wir das Unglück hatten, uns zu erkälten?

Die Wissenschaft kann uns auf diese Fragen keine Antwort geben. Die Bazillen wollen vielleicht am liebsten zarte Bissen, wie es die Schultern eben sind, und sie wollen diese durchaus als Eisbein haben; sie sind also Feinschmecker Gourmets. Jedenfalls wären die Bazillen, das müsste man ihnen lassen, große Strategen; denn sie wanderten von der Nase, der wahrscheinlichen Einbruchspforte, zu den Schultern oder einem sonstigen Gelenk und das würde ihnen ohne einen vorher wohlerwogenen Feldzugsplan schwerlich möglich sein. Es wäre denn, sie sind ganz gefährliche Einbrecher, so eine Art Mineure die sich gleich geraden Weges von außen – durchfressen.

Auch die Lungenentzündung soll durch Bazillen entstehen. Wie kommt es da, fragen wir die Herren Bakteriologen, dass dieses Leiden das eine Mal nach Erhitzung, das andere Mal nach Erkältung entsteht? Kann die Temperatur des Körpers oder der Lunge den Bazillen nicht gleichgültig sein? Man sagt uns hier, der Körper werde dadurch für das Eindringen der Bazillen mehr empfänglich gemacht. Das kann hier aber nicht stimmen; denn die einfältigste Frau vom Land weiß, dass wohl Wärme Gärung — und das ist eben Bakterienwucherung fördert, dass diesen Vorgang jedoch Kälte hemmt. So könnte allenfalls ein Erhitzter Lungenentzündung bekommen; ein Erkälteter dürfte jedoch daran niemals erkranken. Die Erfahrung lehrt aber, dass Lungenentzündung gerade nach Erkältung nichts Seltenes ist. Früher wurde überhaupt vonseiten der Wissenschaft in der Lungenentzündung eine Erkältungskrankheit gesehen. Wer unter den Bakteriologen will uns das Rätsel — Hemmung von Bakterienwucherung durch Kälte einerseits, häufiges Auftreten von Lungenentzündung nach Erkältung andrerseits — lösen?

Man könnte nun, wie es auch von den Bakteriologen geschieht, annehmen, dass die Erhitzung oder Erkältung den Körper lediglich schwächt, sodass er für das Eindringen von Bazillen weniger widerstandsfähig wird. Aber dann ist wieder nicht einzusehen, warum die Lungenentzündung gerade die Menschen „am häufigsten im jugendlichen und mittleren Lebensalter" befällt (Strümpell, Lehrbuch der spez. Path. und Therap.). Diese Personen haben doch die meine Widerstandskraft und ihnen könnte daher eine Erkältung unmöglich so viel schaden wie alten gebrechlichen Leuten. Diese mussten demnach, wenn es sich bei der Erkältung lediglich um einen schwächenden, die Einwanderung von Bazillen begünstigenden Einfluss handelte, am meisten an Lungenentzündung erkranken. Warum suchen sich nun, ihr Herren Bakteriologen, die Lungenentzündungsbazillen immer erst junge kräftige Leute aus, wenn sie dann wieder auf eine zufällige Erkältung, eine Schwächung warten müssen? —

Halt, wir kennen bereits den Grund: Die Bazillen sind Gourmets und deshalb ziehen sie das zarte Fleisch junger Personen dem zähen Alter vor. Vielleicht haben sie auch schlechte Zähne oder einen schwachen Magen, sodass sie das zähe Fleisch alter Personen nur schlecht vertragen und beißen können. Fürwahr die Bakteriologen haben noch schwere Probleme zu lösen. Wir wenden uns hier noch kurz der Tuberkulose zu. Von dieser Krankheit hat die moderne Krankheitslehre mit ihrem Bazillenflor ihren Ausgang genommen, und wir können daher erwarten, dass wir hier besonders klare einwandfreie Verhältnisse finden werden, umsomehr, da ja das Dogma, der kochsche Tuberkel-Bazillus sei der Erreger der Schwindsucht, heutigen Tages fast unantastbar gilt.

Wenn die Lunge an Tuberkulose erkrankt, so ist einzusehen, dass es sich das Volk der Bazillen hier bequem macht und, eingedrungen mit der Atmungsluft, gleich in der Lunge niederlässt. Aber wenn die Tuberkulose sich nun weit draußen im Körper zeigt, z. B. in den Knochen des Fußes, des Knies oder des Hüftgelenkes oder in den Drüsen, warum gehen dann die Bazillen soweit hinauf in den Körper? Hier wird gesagt, dass Tuberkelbazillen auch auf dem Weg der Ernährung in unseren Körper gelangen und dann vom Saftstrom hinaus zu den verschiedenen Organen getragen werden können.

Aber auch dieser Einwurf hält keiner ernsten Prüfung Stand; denn wir halten da den Bakteriologen die von der medizinischen Wissenschaft selber gelehrte Tatsache entgegen. dass der Saftstrom aus der Verdauung zuerst zu Herz und Lunge führt. So ist auch hier den Bazillen die beste Gelegenheit zu einer Ansiedelung in der Lunge geboten. Warum gehen sie nun trotzdem hinaus zu den harten Knochen und allen Giften und Unreinigkeiten im Körper so feindlichen Drüsen? Man kann uns darauf keine Antwort geben. —

---

1) Aufrecht. „Das Rote Kreuz und die Tuberkulose-Bekämpfung."

Da hat man die Welt seit Jahrzehnten in Furcht und Schrecken versetzt vor den Tuberkelbazillen, die in der Luft herumfliegen, weil sie bestimmt die Ursache von Schwindsucht werden können, und die Menschen mussten glauben, dass ihr von der Wissenschaft hier etwas geboten wird, was klar erwiesen ist. Jetzt schreibt aber Sanitätsrat Dr. Aufrecht, Magdeburg: „Trotz Häufigkeit der Tuberkulosebazillen in der Umgebung des Menschen ist ein solcher in den Luftwegen oder in den Alveolen gesunder menschlicher Lungen noch niemals gefunden worden … Der positive Beweis (dass Bazillen die Ursache der Schwindsucht sind) ist nicht erbracht."[1] Ja, derselbe Forscher erklärt an gleicher Stelle rund heraus, „dass es wohl keine Krankheit gibt, deren wissenschaftliche Auffassung so sehr an inneren Widersprüchen leidet, wie diejenige der bazillären Lungenphthise" (Lungenschwindsucht). Wir meinen, da haben wir über die Unhaltbarkeit der bakteriologischen Lehren auch bei der Tuberkulose nichts weiter zu sagen.

Doch das Maß der Ungereimtheiten und Widersprüche dieser Lehren wird voll, wenn wir erwähnen, dass durchaus nicht bei allen Erkrankungsfällen der von den Bakteriologen dafür verantwortlich gemachte Bazillus vorhanden ist. So wird nicht bei allen Fällen von Lungentuberkulose der kochsche Tuberkelbazillus gefunden. Die Wissenschaft sorgt allerdings dafür, dass derartige Fälle nicht bekannt werden, und sie macht mit allen Mitteln den mundtot, wie es einem auswärtigen Gelehrten auf dem Berliner Tuberkel-Kongresse erging, der ihr da unbequem wird. Wir haben Krankheitsfälle ohne den betreffenden Bazillus aber auch z. B. bei Cholera und Diphtherie. Auch hier sind die entsprechenden Bazillen nicht immer vorhanden, während umgekehrt oft wieder Diphtherie- und Cholerabazillen gefunden werden, ohne dass Cholera und Diphtherie wirklich besteht. Die Wissenschaft spricht deshalb z. B., bei der Cholera von „zum Tode führenden Krankheitsbildern welche der Cholera außerordentlich ähnlich sind" oder — man beachte den Widersinn und lache! — von einem diphtheriegesund und einem diphtheriekrank und einem choleragesund und einem cholerakrank

Hiermit sind wir bei den bakteriologischen Lehren an die Grenze des offenbaren Unsinns gelangt und damit kehren wir ihnen einstweilen den Rücken. Wir sind so aber gezwungen, zu sagen: die medizinische Wissenschaft kann über Wesen und Entstehung der Entzündung keine befriedigende Erklärung geben; gewiss ein trauriges Zeichen, wenn wir bedenken, dass sich um die Entzündung die halbe Tätigkeit des Arztes dreht. Weiß die medizinische Wissenschaft aber über fieber mehr?

Die Antwort auf diese Frage liegt für uns schon von vornherein klar, nämlich, weil die medizinische Wissenschaft über die Entzündung keine befriedigende Erklärung kennt, so kann sie über das Fieber nichts Besseres wissen, da dieses, wie wir noch sehen werden, mit der Entzündung innig zusammenhängt. Wir könnten diese Frage daher ohne Weiteres als erledigt betrachten. Wir geben aber zu einer Äußerung über diese Frage noch einem Mediziner selber das Wort.

Dr. Unverricht, Magdeburg, führte nach der „Berliner Klinischen Wochenschrift" (1896, 16. 362 und 363.) auf dem 14. Kongress für innere Medizin in Wiesbaden im Jahre 1896 in seinem Vortrag über das Fieber aus, dass unter den modernsten Autoren über das Fieber keine Einhelligkeit der Meinungen darüber besteht, was man unter Fieber zu verstehen habe. Nachdem er dann die am meisten Beachtung verdienenden Fiebertheorien namhaft gemacht hatte, sagte er, dass ein einheitlicher Mechanismus für das Zustandekommen des Fiebers — wie manche behaupten — nicht zu finden, von einer „Einstellung der erhöhten Eigenwärme" nicht zu reden sei. Ein einheitliches Gift, welches den gleichen Bestandteil aller Batterien innerer Fieber macht, gäbe es nicht. Auch werde das Fieber nicht, wie einzelne glauben, immer durch das Freiwerden von Fibrinferment im Blut erzeugt. Unverricht meinte deshalb, es bleibe nichts anderes übrig, als den Begriff *Fieber*, der sich nicht definieren lasse, ganz fallen zu lassen oder soweit zu verflüchtigen, dass man darunter jede Temperatursteigerung, also auch diejenige im Dampfbad oder eines marschierenden Soldaten verstehe. — Damit ist klar gesagt, dass die medizinische Wissenschaft über das Fieber nichts Bestimmtes weiß. Es ist nun an uns zu zeigen, dass wir für Entzündung und Fieber vom lebensmagnetischen Standpunkt diese Erklärung wirklich zu bieten imstande sind.

Wir führen uns zu dem Zweck vor die Augen, dass die lebensmagnetischen Kräfte, sie, denen eine ganz bestimmte Schwingung innewohnt, unseren Körper in allen Teilen erfüllen. Wenn unser Körper aber an irgendeiner Stelle eine abnorme, d. h., zu starke Reizung erfährt, so werden hier die lebensmagnetischen Kräfte in einer zu starken Weise erregt oder in eine krankhafte, zu hohe Schwingung versetzt, und dadurch nehmen sie ihrer Umgebung gegenüber einen positiven Charakter an, weil das höher Schwingende immer über dem träger Schwingenden steht oder eben diesem gegenüber positiv ist, es beherrscht. Diese krankhaft gereizte Stelle zeigt daher jetzt ein positives Verhalten und wirkt nun anziehend auf die umgebenden lebensmagnetischen Kräfte.

Diese Anziehung wird sich von Fall zu Fall verschieden gestalten; denn ein kleines gereiztes Organ, eine kleine gereizte Stelle kann nicht so erfolgreich in der Anziehung wie eine große sein. Auch sind in dem einen Körper viel, in einem anderen wenig magnetische Kräfte vorhanden, und der eine ist kernig, gesund, durch starke Willens- oder Lebensenergien bewohnt, sodass er die lebensmagnetischen Kräfte überall fest an sich hält, während ein anderer schwach, weichlich ist und sie infolgedessen leicht fahren lässt. Die anziehende Wirkung der krankhaft gereizten Stelle ist daher, je nach den begleitenden Umständen verschieden groß, und das erklärt, weshalb sich z. B. Verletzungen bei verschiedenen Menschen so verschieden verhalten, weshalb sich bei dem einen das kleinste Ritzchen entzündet, während bei einem anderen oft selbst bei größeren Wunden kaum eine Entzündung entsteht. Bei der einfachen Positionierung und Anhäufung von Lebenskraft in der krankhaft gereizten Stelle bleibt es jedoch nicht.

Diesem Zustand folgt vielmehr eine Anhäufung von Blut, weil letzteres einer der wichtigsten Träger der lebensmagnetischen Kräfte ist und daher sich auch da sammelt, wo diese Kräfte sich häufen: oder weil, wie die Wissenschaft sagt, Blut- und Nervenleben untrennbar miteinander verbunden sind. Es bildet sich demnach, wie die Wissenschaft ganz recht lehrt, die Blutanhäufung im erkrankten Organ infolge des vermehrten Zu- und verminderten Abflusses von Blut. Wir sehen dabei aber auch tätig die von den Humoralpathologen für die Entstehung der Entzündung namhaft gemachte Lebenskraft; diese schickt allerdings nicht, wie jene sagen, das Blut zum Zweck der Abwehr und Ausheilung zur leidenden Stelle, sondern sie übt lediglich Anziehungen aus und ist deshalb in ihrem Wirken nicht Willkür, sondern unabänderlich gegebenes Naturgesetz.

Wie bildet sich jedoch die Entzündung an den Stellen des Körpers, die von der Schädlichkeit nicht getroffen sind, also z. B. in den Fällen, die nach einer Erkältung entstehen? Die Antwort ist nach dem Vorausgegangenen nicht schwer. Die Erkältungen kommen durch die Kälte zustande und diese ist zwar ein wichtiger Lebensreiz für unseren Körper; denn die Wärme und die Kälte lösen durch ihr gegensätzliches Wirken in ihm mit die kräftigsten Lebensschwingungen aus. Das Blut und die lebensmagnetischen Kräfte werden, wie wir schon an der Fülle der Körperformen und der Röte der Haut erkennen, von der Wärme nach außen geführt, während die Kälte, wie sich ebenfalls aus der Blässe der Haut und der Schrumpfung der äußeren Körperteile ergibt, sie nach innen drängt. Daher sollten die Menschen schon zur Unterhaltung regelrechter Blutbewegung und kräftiger Lebensschwingung auf ihren Körper neben der Wärme der Kleider und Betten im periodischen Wechsel auch die Kälte wirken lassen. Unser Körper verlangt aber Übung in den Dingen, die er gelegentlich leisten soll und da wir dem Einfluss der Kälte nicht entgehen können, so wird sich derjenige am ehesten erkälten, der sich niemals erkältet, d. h., der seinen Körper immer ängstlich vor der Einwirkung der Kälte beschützt. Das Maß der Kälte, das die einzelnen Menschen vertragen, wird dabei immer sehr verschieden sein. Schließlich ist jedoch selbst für den gefundenen und abgehärtetsten Menschen eine Grenze gegeben, über welche hinaus er die Kälte nicht mehr verträgt. Und wenn die Kälte für einen Menschen, gleichviel ob überhaupt oder nur für ihn, eine gewisse Grenze überschreitet, dann verliert die normale Lebensschwingung ihr Gleichgewicht. Die Gegenschwingung oder die Reaktion bleibt dann aus, und das Blut ist krankhaft nach innen geworfen. Dabei hat es sich am meisten auf dasjenige Innenorgan gelegt, welches, aus irgendeinem Grund geschwächt, dem andrängenden Blut am wenigsten Widerstand bieten konnte. Unter den Ursachen, welche die Widerstandskraft der einzelnen Organe beeinträchtigen, spielt die ererbte Anlage eine wichtige Rolle. Wichtiger aber sind bereits bestehende Störungen im Blutkreislauf innerer Organe, weil diese stets mit einer Schwächung der betreffenden Blutgefäße verbunden sind.

Die Folge ist daher in jedem Fall eine starke Anhäufung von Blut in dem Organ, welches von der, durch die Erkältung nach innen geworfenen Blutwelle getroffen wird, und dadurch entsteht dort eine zu hohe Spannung und Schwingung der lebensmagnetischen Kräfte. Das Organ wird nun lebensmagnetisch positiv gegenüber dem übrigen Körper. Es zieht das Blut und die lebensmagnetischen Kräfte noch mehr an sich heran, erhitzt und entzündet sich, wie wir in Weiterem noch näher sehen werden.

So verstehen wir es auch, warum sich eine Entzündung ganz ohne äußeren Anlass bilden kann. Wir erleben das Auftreten derartiger Störungen namentlich beim Unterleib. Hier häuft sich das Blut infolge von Fehlern in der Lebensweise mehr und mehr an. Die betroffene Stelle wird schließlich lebensmagnetisch positiv, und dann ist, wie man gewöhnlich sagt, die Entzündung da, ohne dass man weiß, woher sie kommt. — Wir verfolgen nun die entzündlichen Vorgänge weiter. Dass der erhöhte Blutgehalt vermehrte Röte des leitenden Teiles bringen muss, ist ohne Weiteres klar, ebenso, dass dieser Zustand Schwellung erzeugt. Der leidende Teil ist jedoch bald nicht mehr lediglich geschwollen, weil in ihm mehr Blut vorhanden ist, sondern, auch weil ein vermehrter Übertritt des Blutflüssigen und der weißen Blutkörperchen in die Gewebe erfolgt. Die Wissenschaft erklärt diesen Vorgang einfach durch den erhöhten Druck, der in den Gefäßen besteht und jene Stoffe vermehrt nach außen treibt. Wir müssen hier jedoch schon eine verstärkte Wirkung der lebensmagnetischen Kräfte erblicken; denn wie hochgespannter, schnell schwingender Dampf mehr treibt und stößt als niedrig gespanntes, langsam schwingenden so müssen auch die lebensmagnetischen Kräfte bei hoher Schwingung mehr Energien als bei niederer entfalten: sie müssen mehr abstoßen. mehr auf ihre Nachbarschaft drücken und so, weil sie hauptsächlich an die roten Blutkörperchen gebunden sind,[1] die weißen Blutkörnerchen und die Flüssigkeit im Blut vermehrt nach außen, d. i. von den Blutgefäßen hinaus in die Gewebe treiben. Indem aber das Flüssige des Blutes vermehrt in die Gewebe tritt, wird das Blut entsprechend eingedickt und durch diesen Vorgang wird zunächst die tiefere Rötung des leidenden Teiles erzeugt.

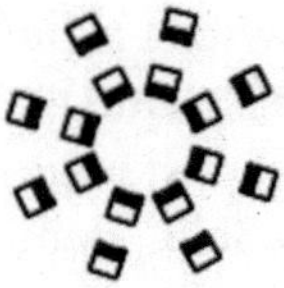

Fig. 4

Es werden durch die Eindickung des Blutes jedoch auch die roten Blutkörperchen einander näher gebracht und infolge der erhöhten wechselseitigen Spannung der lebensmagnetischen Kräfte diese in eine erhöhte, beständig sich mehrende Schwingung versetzt. So wächst die Macht des krankhaften Zustandes aus sich selber heraus. Und dass jede Entzündung im Anfange ihrer Entwicklung an Kraft und Umfang gewinnt, ist allbekannt.

Der Lebensmagnetismus ist aber der Träger dessen, was wir Gemeingefühl oder Empfindung nennen. Es ist daher von vornherein zu erwarten, dass jener Zustand hochgesteigerter lebensmagnetischer Schwingung nicht ohne Einfluss auf das Empfindungsleben im leidenden Teile bleibt. Und die Erfahrung bestätigt auch hier wieder, dass Entzündung von krankhaft gesteigertem Empfindungsleben von Schmerz, begleitet wird.

---

1) Die roten Blutkörperchen sind die jungen, die weißen die alten absterbenden Blutkörperchen; daher müssen auch die roten die aktiven, lebenskräftigsten sein.

Die Wissenschaft erklärt den Schmerz durch den Druck der stauenden Blut- und Säftemassen auf die Nerven. Diese Erklärung trifft aber zweifellos nicht oder doch nicht nennenswert zu; denn man kann sich drücken mit ganz erheblichem Druck, und es schmerzt trotzdem nicht, wenigstens nicht so, wie eine Entzündung schmerzt. Zudem gibt es auch Schmerz — den reinen Nervenschmerz, die Neuralgien — wo die Größe desselben zu vorhandenen Entzündungen in keinem Verhältnis steht oder wo selbst vom Messer des Anatomen eine Entzündung nicht erweisbar ist. Der Schmerz kommt vielmehr — lediglich — zustande durch die krankhafte Schwingung der lebensmagnetischen Kräfte. Diese Schwingung ist dann allerdings nicht nur krankhaft erhöht, sondern auch in sich selber gestört. Wir verstehen dies am besten, wenn wir uns Folgendes vor die Augen führen. Die Entzündung oder der leidende Teil ist ein Zentrum, von dem aus Anziehung des Blutes und der lebensmagnetischen Kräfte von allen Seiten geschieht. So müssen sich im Mittelpunkt des Herdes die gleichen, einander feindlichen Pole der lebensmagnetischen Kräfte oder ihrer Atome berühren (s. Figur 4), und das gibt natürlich ein gegenseitiges Abstoßen, vermehrte Schwingung und gestörtes, feindliches, krankhaft gesteigertes Empfindungsgefühl oder eben — Schmerz.

Hand in Hand mit diesem Zustand gesteigerter, lebensmagnetischer Schwingung geht eine vermehrte Bildung von Wärme im leidenden Teil. Die Wissenschaft erklärt diesen Vorgang durch den erhöhten Stoffwechsel, der, veranlasst durch das eingedickte Blut, sich vollzieht, und es stimmt diese Erklärung gewiss auch bis zu einem gewissen Grad; denn die erhöhte Schwingung der lebensmagnetischen Kräfte lässt sicher eine vermehrte Anziehung und Abstoßung der grobstofflichen Teile geschehen. Aber so ist der erhöhte Stoffwechsel nicht die Ursache der Wärme, sondern diese wie jener sind Folgen der erhöhten lebensmagnetischen Schwingung und in dieser besteht mithin der wahre Grund der Wärme. So wird der leidende Teil warm, heiß, weil die lebensmagnetische Schwingung eine erhöhte ist; er — *entzündet* sich.

Die nächste Folge der entzündlichen Vorgänge ist, das die Gewebe im Entzündungsherde zerfallen. Für diesen Zerfalls- oder Zerstörungsprozess kommen zwei Umstände in Betracht: erstens die Ernährungsstörung der Gewebe, welche durch die dauernde Blutstauung im leidenden Teil gegeben ist und zweitens der Zerfall oder das Schmelzen der Gewebe infolge der Hitze. Die Einschmelzung ist die unmittelbarste Folge der im

Entzündungsherde bestehenden krankhaft gesteigerten, lebensmagnetischen Schwingung, welche sich den Gewebselementen mitteilt und diese schließlich zertrümmert. Ist doch jedes Gewebeatom von einer Äther- oder Lebenskrafthülle umgeben und so die Schwingung des einen untrennbar mit der Schwingung des andern verbunden. Zum Verständnis dieses Vorganges hilft, wenn wir auf einige bekannte Beispiele verweifen. Das Eisen ist für gewöhnlich festes *Eisengewebe*. Wenn wir es aber erwärmen, seine innere Schwingung steigern, so lockert sich sein Gefüge; es dehnt sich aus und schließlich zerfällt es ganz; es — schmilzt. Wasser ist als Eis *Wassergewebe*. Erwärmtes Eis wird Wasser und dieses schließlich Dampf, welcher durch seine hohe Schwingung selbst eiserne Kessel zersprengt. Auch die Gewebe im Entzündungsherd zerfallen also infolge der Hitze oder, genauer gesagt, infolge der hohen Schwingung der lebensmagnetischen Kräfte. Da diese jedoch ihren Druck vornehmlich in das Zentrum der Entzündung richten und hier die Schwingung am höchsten ist, so muss hier der Zerfall der Gewebe am größten sein. Die Exsudate mit dem zerfallenen Gewebe bilden den Eiter. Und es ist eine bekannte Tatsache, dass sich der Eiter im Mittelpunkte der Entzündung stets am meisten befindet. Der lebensmagnetische Druck, die gegenseitige zentrale Abstoßung der Lebenskraftatome begegnet sich hier aber von allen Seiten, und so wird der Eiter zur nachgiebigsten Stelle, d. i. in der Regel nach außen, gedrängt, wobei der starke Druck selbst schwerere Gegenstände, wie eingedrungene Fremdkörper, Knochensplitter, usw., mit nach außen befördert. So zeigt sich auch hier wieder, wie einfach und natürlich die Wunder der vermeintlich *geheimnisvoll wirkenden Lebenskraft* sind.

  Wir haben bis jetzt den Vorgang der Entzündung und die Bildung von Exsudaten in massigen. fleisch- und gewebereichen Teilen des Körpers im Auge gehabt. Etwas anders gestalten sich diese Prozesse, wenn sie die äußere Haut, die Schleim- oder die serösen Häute betreffen. Der entzündliche Vorgang ist zwar auch dann im großen und ganzen derselbe. Die Exsudate kommen aber mehr auf als in den betroffenen Teilen zustande. Wir finden auf der äußeren Haut dann Blasenbildung oder Ausschläge in Gestalt von Borken, Schorfen, usw. Die Blasen sind hier Exsudate unter der emporgehobenen Haut, die Borken und Schorfe Exsudate, welche auf der Haut eingedickt oder völlig eingetrocknet sind. Bei den Erkrankungen der Schleims und serösen Häute sind zunächst nur die normalen Absonderungen der betroffenen Teile krankhaft vermehrt. Die Gründe sind hier dieselben wie bei der Exsudatsbildung in massigen Teilen. Es ist der erhöhte Blutgehalt und der gesteigerte lebensmagnetische Druck, wodurch mehr Absonderungen nach außen treten. Wir haben demnach vermehrte Bildung von Schleim bei Erkrankung einer Schleimhaut, und daher wird dieser Zustand Katarrh, d. h., Schleimfluss, genannt. Die krankhaft gebildeten Schleimmassen gehen hier, durch Husten, Niesen, usw., befördert, in der Regel nach außen, weil die Schleimhaut nur eine Einstülpung der äußeren Haut ist, und so stets eine Verbindung besteht mit der Außenwelt. Bekannte Schleimhauterkrankungen mit ihren reichen Schleimabgängen sind der Nasen-, Luftröhren- und Darmkatarrh. Bei den Erkrankungen der serösen Häute, die als Auskleidungen innerer Körperhöhlen keine Verbindung mit außen haben, sammeln sich hingegen die Exsudate im Körperinnern an und sie können da bekanntlich Mengen bis zu mehreren Litern erreichen.

Die zunächst nur einfach vermehrten Absonderungen der Schleim- und serösen Häute nehmen in schweren Fällen aber schließlich ebenfalls eine krankhafte Beschaffenheit an. Sie zeigen dann aus den, in der Hauptsache uns bereits bekannten Gründen eitrigen, blutigen oder selbst jauchigen Charakter oder sie lagern sich als zähe Massen auf die erkrankten Gewebe ab, oft mehr oder weniger tief sich in diese selber erstreckend. Derartige Auf- und Einlagerungen sind besonders von seiten des Halses bekannt und — gefürchtet. Wir haben dann hier in leichten Fällen, d. i. bei oberflächlicher Entzündung der Schleimhaut nur leichte Auflagerung oder die sogenannte fleckige Halsentzündung. In schwereren, entzündlich in die Gewebe mehr hineingreifenden Fällen erstreckt sich jedoch die Exsudatsbildung tiefer in jene hinein, und wir haben dann Erkrankungen diphtherischer Art, während eine Entzündung der noch tiefer gelegenen Gewebe des Halses zur bekannten eitrigen Halsentzündung führt.

Dass die entzündeten Schleim- und serösen Häute sich röten und schwellen, ist allbekannt. Die Schwellung ist insofern aber noch von Wichtigkeit weil dadurch allein von jenen Häuten ausgekleidete Kanäle, wie z. B. diejenigen der Nase bei Nasenkatarrh, oft unwegsam werden, ein Zustand, den die Exsudate — die Beläge — so vor allem bei den Erkrankungen des Kehlkopfes natürlich entsprechend schlimmer gestalten. Der Zerfall der Gewebe ist bei leichter, oberflächlicher Erkrankung in der Regel nur aus die obersten Schichten der betroffenen Haut beschränkt. So entsteht das Wundsein der Nase bei Schnupfen oder Nasenkatarrh und der brennende, wehe Schmerz in der Brust bei Luftröhrenkatarrh. Auch das Magengeschwür hat bekanntlich im Zerfall der Magenschleimhaut bei Magenkatarrh seinen Grund; denn erst in Schleimhautdefekte frisst sich der scharfe Magensaft hinein und verdaut so den Magen. Gleiche oder ähnliche Verhältnisse bestehen bei Schleimhautgeschwüren in anderen Körperteilen, so im Darm und bei Frauen im Unterleib. Bei schweren entzündlichen Erkrankungen erstreckt sich der Zerfall in die tieferen Gewebe, und hier sind besonders bekannt die diphtheritischen Prozesse im Hals. Diphtherie ist demnach nichts weiter wie entzündlicher Zerfall der Schleimhautgewebe oder — das Kind beim rechten Namen genannt — ein teilweises Absterben der Gewebe bei lebendigem Leibe. Deshalb besteht bei Diphtherie oft der gerader scheußliche Geruch. Dass die krankhaften Absonderungen nun erst recht eine schlechte Beschaffenheit zeigen, liegt klar auf der Hand.

Bevor wir weiter gehen, sei uns ein kurzer Rückblick erlaubt. — Wir haben vom lebensmagnetischen Standpunkte aus die Entzündung sich entwickeln sehen in einer Weise, gegen die kein Einwurf möglich ist, und fragen nun die Humoralpathologen im Interesse der Heilkunde, die nur vom Standpunkt rechter Anschauungen segensreich wirken kann: sind so die bei einer Entzündung zur Absonderung und Ausscheidung kommenden Stoffe wirklich nur solche, die von Haus aus schlecht oder Krankheitsstoffe sind und deshalb zur Ausscheidung drängen? Zweifellos nicht: denn wir sahen erstens zur Ausscheidung überhaupt nichts drängen; alles, was sich in und um die Entzündung häufte, wurde vielmehr angezogen, und zwar wahllos angezogen, weil die elektrischen und magnetischen Kräfte an die guten Stoffe im Körper ebenso wie an die schlechten gebunden sind und daher eine Auswahl bei ihnen nach gut und böse, nach rein und unrein unmöglich ist. Und zweitens werden durch die Entzündung nicht nur schlechte Stoffe zerstört und entfernt, sondern es gehen auch viel gute zugrunde; denn es sind doch nicht alle Stoffe schlecht, die gelegentlich eine Entzündung und Eiterung zerstört. Man denke da an die Löcher in den Geweben, die oft durch Eiterung entstehen. Gewiss, es werden zuweilen im Entzündungsherd diejenigen Stoffe durch den erhöhten Stoffwechsel mit verzehrt, welche die Ursachen der Entzündung waren, so bei Rheumatismus und Gicht die abgelagerte Harnsäure in den Gelenken, oder Fremdkörper, Holzsplitter und dergleichen werden durch die Absonderungen aus dem Körper entfernt. Auch müssen ganz gewiss die krankhaften

Absonderungen einer entzündlichen oder katarrhalischen Störung aus dem Körper heraus; denn würde jemand z. B. den bei einer entzündlichen oder katarrhalischen Erkrankung der Lunge sich bildenden Schleim durch Husten nicht aus der Lunge entfernen, so würde er, und deshalb sorgt eben die Natur für seine Entfernung durch den Husten sehr bald ersticken. Dasselbe ist der Fall bei einem Katarrh der Nase. Auch da müssen wir den Schleim aus der Nase entfernen, damit wir wieder Luft durch sie bekommen. Und die Entfernung ist ferner notwendig bei einer eiternden Wunde; denn da würde bei Eiteranhäufung faulige Zersetzung des Eiters und Blutvergiftung entstehen. Wenn daher jemand z. B. Schnupfen hat, so ist das wohl ein Zustand, der oft an das Taschentuch zu denken zwingt; doch es ist nichts weniger als ein Körperreinigungs- oder Ausscheidungsbestreben in dem Sinn, wie die Humoralpathologen es meinen, weil durch den krankhaft gebildetem Nasenschleim auch viele körperbrauchbare Stoffe mit verloren gehen.

Dasselbe gilt von den Krankheitsprodukten bei allen entzündlichen oder katarrhalischen Erkrankungen. Entzündung ist deshalb ein Zustand gleich demjenigen, wenn jemand durch ein Loch Geld aus dem Beutel verliert, und daher offenbart sie sich weit mehr als ein echter und rechter Krankheits- denn als Heilungsprozess Plan wird uns hier allerdings auf die vielen Heilungen verweisen, die bei Entzündung geschehen. Wohl, aber wir behaupten, diese kommen nicht durch, sondern trotz der Entzündung zustande; denn diejenige Wunde heilt bekanntlich am schnellsten und schönsten, die sich gar nicht entzündet, die gar nicht eitert, und wenn Entzündung und Eiterung allzu groß werden, dann hört bekanntlich jegliche Heilung auf; dann wird nur zerstört.

Würde es anders sein, dann müsste der Chirurg Wundentzündung in jedem Fall wünschen, statt dass er sie so viel als möglich zu verhüten strebt. Entzündungen haben in Wirklichkeit mit der Heilung selbst also nichts zu tun; sie sind vielmehr lediglich die notwendigen Folgen für Vergehen, die mit oder ohne unser Wissen und Wollen gegen unseren Körper geschehen, und sind daher ihrer Natur nach böse wie jene; sie stellen den natürlichen Ausdruck vom Willen des Höchsten oder vom Naturgesetz dar, der das Gute belohnt, Böses bestraft, Wesen mit verkehrter Lebensweise mit Vernichtung bedroht und schließlich zerstört. Das sind die Lehren, die sich aus rechter Auffassung der Entzündung notwendig ergeben.

Welchen Einfluss hat nun die Entzündung auf den übrigen Körper? Wir haben gesehen, dass jede Entzündung einziehend auf das Blut und die lebensmagnetischen Kräfte wirkt. Da diese hier zum Herde der Entzündung gezogen werden, so müssen sie aber außen fehlen und wir sehen daher im Anschlusse an jede größere Entzündung im Körper zunächst Frösteln entstehen. Tiefes Frösteln kann sich je nach dem Grad der Entzündung steigern bis zum heftigsten Schüttelfrost, und wir haben da einmal erlebt, dass bei einer beginnenden Unterleibsentzündung einer Wöchnerin das Bett durch die Erschütterungen des Körpers erbebte, obwohl der Mann zur Beruhigung der Kranken quer über ihr lag. Wir dürfen uns über diese gewaltsamen Erschütterungen nicht wundern; denn weil der entzündete Teil die lebensmagnetischen Kräfte an sich reißt, so entstehen ungleiche Spannungen im übrigen Körper und diese haben dann jene Zuckungen und Erschütterungen zur Folge. Daher sind nicht, wie man gewöhnlich glaubt, die Schüttelfröste selbst Erkältungen, obgleich sie sich an eine solche schließen können, sondern sie sind die ersten allgemeinen Wirkungen der durch irgendwelche Ursachen entstehenden Entzündung im Körper.

Das Blut häuft sich nun während des Frostes mehr und mehr im erkrankten Organ an, während sich dieses gleichzeitig entsprechend entzündet oder Hitze bekommt. Dadurch jedoch wird der leidende Teil gleichsam zu einem hitzenden Ofen für den übrigen Körper, umsomehr, da das von der Entzündung nicht festgehaltene Blut durch das Röhrensystem der Blutgesäße die Hitze leicht nach außen trägt. Nun vergeht der Frost und der ganze Körper wird heiß. Die lebensmagnetische Schwingung ist jetzt, wie uns die vermehrte Wärme beweist, im ganzen Körper erhöht. Der Kranke hat — Fieber bekommen.

Nicht immer zeigt allerdings das Fieber in seiner Entstehung den eben skizzierten Verlauf. Es fehlt oft der Frost, und das sind diejenigen Fälle, wo das Fieber, wie wir des Näheren noch sehen werden, in ausgedehnten Flächen allmählich beginnt. Hier halten dann innere Anziehung und äußere Erwärmung, Fieberbildung, gleichen Schritt In noch anderen Fällen sitzt das Fieber überhaupt sozusagen gleich im Blut, sodass die Hitze von vornherein gleichmäßig durch den ganzen Körper getragen wird.

Das sind diejenigen Fälle, wo das Fieber durch eine große Erhitzung des Körpers entsteht oder wo direkt eine Erregung des Blutes und der an dasselbe gebundenen lebensmagnetischen Kräfte durch Gift geschieht.

Doch handelt es sich auch da, das sei hiermit besonders betont, stets um krankhaft erhöhte Schwingung der lebensmagnetischen Kräfte, wodurch das Fieber entsteht, immer ist es jene, worauf dieses beruht.

Jedes Fieber in also krankhaft erhöhte lebensmagnetische Schwingung im ganzen System. Darin liegt etwas Ausgleichendes, Heilendes, für negative Zustände oder für solche Störungen, die auf unternormaler Schwingung beruhen. So kann ein Katarrh dadurch Heilung erfahren, dass er aus Gründen, welche wir noch näher kennenlernen werden, fieberhaft wird. Man hat aus demselben Grunde schon Krebs durch Rose und Malariafieber oder Schwindsucht durch Pocken heilen sehen. Und es ist im Fieber auch insofern etwas Heilsames gegeben, als es stets eine Erhöhung des Stoffwechsels mit sich bringt. Mancher Körper wird so durch ein Fieber gründlich von Unrat gesäubert.

Das gilt namentlich von solchen Leuten, die viel essen und trinken, dabei aber durch Arbeit zu wenig verbrauchen. Mancher Fettwanst wird durch ein Fieber gründlich zusammengeschmolzen, ein Beweis, wie sehr Fieber durch die höhere lebensmagnetische Schwingung den Stoffwechsel erhöht. Das alles sind Eigenschaften des Fiebers, die wir begrüßen können, durch die ein Fieber, wie die Humoralpathologen behaupten, zu einem Heilfieber wird.

Können und dürfen wir aber deshalb, weil sich das Fieber in einzelnen Fällen als etwas Heilsames erweist, in jedem Fieber ein Heilfieber, ein Heilungsbestreben sehen? Nein: denn Fieber kann schon deshalb nicht etwas durchweg Heilsames sein, weil es in der Regel nur die Folge einer Entzündung ist und diese sich so häufig, als etwas dem Körper Feindliches zeigt.

Das Fieber ist jedoch auch aus dem Grund das Gegenteil von Heilsamkeit, weil eine zu hohe lebensmagnetische Schwingung, eine zu große Hitze, im Körper dem Kranken direkt gefährlich wird; denn es tritt dann ein Zustand der lebensmagnetischen Entspannung ein, in dem die Körpermaschinerie für die Seele des Kranken nicht mehr betriebsfähig oder unbrauchbar wird. Und im Fieber liegt ferner eine Gefahr für den Kranken, weil es bei zu langer Dauer durch die hohe Beschleunigung des Stoffwechsels die Kräfte leicht völlig erschöpft. Da hat es den Körper wohl gründlich gesäubert, ihn von allem Weh gründlich geheilt, aber seine Arbeit ist nicht mehr wert, als wenn man wegen wirklich oder angeblich vorhandenen Ungeziefers ein Haus vom Grunde aus niederbrennt.

Gewiss ist das auch eine Reinigung; doch ob sie für den Besitzer heilsam und ob dieser und die Nachbarschaft damit zufrieden ist, ist eine andere Frage. Würde Fieber bedingungslos ein Heilfieber und ein Reinigungsbestreben des Körpers sein, wahrlich dann dürfte doch kein Mensch im Fieber sterben, und es dürfte kein *Zehrfieber* geben. So ist wohl im Fieber auch Heilsames enthalten. Gibt es doch nichts in der Welt, das nur Licht oder nur Schatten trägt. Aber die Behauptung der Humoralpathologen, dass Fieber etwas wesentlich Heilsames sei, kann und darf in dieser ihrer Allgemeinheit nicht ferner gelten, umsomehr da, wie wir im zweiten Teil unserer Betrachtungen sehen werden, die Vorteile des Fiebers uns auch ohne dieses leicht und sicher erreichbar sind. Fieber ist, wie die Entzündung, nichts mehr und nichts weniger wie die Folge von Verstößen, die gegen den Körper geschehen und es ist daher seiner Natur nach so böse wie jene. Es ist ein Zustand, vom allwaltenden Weisheitsprinzip den Geschöpfen zur Warnung und Strafe als Axt — als Feuerbrand an die Wurzel gelegt; als Feuerbrand, der wohl Schädlinge zerstört, doch die Bäume ebenso trifft. Das ist die Lehre, die sich aus rechter Auffassung des Fiebers ergibt. Deshalb sagt auch Prof. Rosenbach im Hinblick auf eine gewisse Richtung der bakteriologischen Schule: „Nicht die entzündliche Reaktion ist das Heilbestreben, sondern gewisse Vorgänge in der Zelle, die oft unter Erscheinungen der Entzündung sich abspielen. Die Entzündung ist nur ein sekundärer Vorgang; eine solche zu erregen kann ebenso wenig die Heilbestrebungen fördern, als die Erzeugung von Rauch den Bestrebungen desjenigen entspricht, der Feuer braucht, obwohl es ja bekannt ist, dass beim Feuer meist auch Rauch entwickelt wird ... Es ist sicher, dass keine Tatsache angeführt werden kann, welche bewiese, dass die Erregung oder Entstehung von Fieber je einen sicheren Heileffekt ausgeübt habe."[1]

Wie kommt es nun, dass sich eine Entzündung auch wieder zerteilt, ein Fieber wieder vergeht? Auf den ersten Blick könnte man denken, dass die Anziehung der lebensmagnetischen Kräfte und des Blutes, also auch Entzündung und Fieber währen bis zur Erschöpfung der Kräfte, und das wäre bis zum Tod des Kranken. Der Dauer jener Zustände ist zunächst aber schon eine Grenze gesetzt durch das ordnende Walten der Seele, der wahren Naturheil- oder Lebenskraft; denn die Seele, der Lebenswille, das

---

1) Rosenbach 3.

Ich, hat den Körper gebaut und ist daher auch bestrebt, ihn so viel als möglich in Ordnung zu halten. Ist der Körper doch nichts mehr und nichts weniger wie verkörperte, sich täglich und stündlich neu aussprechende oder gestaltende Seele.

So wird manche Entzündung und mancher Anlass dazu von der Naturheilkraft wieder geordnet, geheilt, ohne dass eine ernstere Störung entsteht. Und wie oft stoßen, quetschen, brennen, schneiden, kurz, verletzen wir uns im alltäglichen Leben. Es gibt wohl rote, auch blaue Flecke und Wunden und so Grund genug zu Entzündungen. Aber die örtlich erregten lebensmagnetischen Kräfte werden von der machtvoll im Körper Herrschaft übenden Seele wieder beruhigt und zerteilt, nicht, indem jene hierzu besondere Befehle gibt, sondern indem sie mit starkem Lebenswillen die Kräfte im Körper verwendet, wo sie deren Bedarf und in der leidenden Stelle sich selber als ordnender Lebenswille erweist.

Wie oft auch erleben wir es, dass nicht bloß eine leichte Entzündung, wie man sagt, von selber heilt, sondern dass sogar Personen mit hohem Fieber nach einem kräftigen Schweißausbruch aus tiefem Schlaf gesund und munter erwachen. Wir können das namentlich bei kleinen kräftigen Kindern erleben. Sie, die mit der leichten Beweglichkeit ihrer ganzen Natur leicht in Entzündung und Fieber verfallen, sind auch mit einem kräftigen Lebenswillen begabt, weil sie dem Leben noch entgegenstreben. Dieser kräftige Lebenswille aber kehrt mit großem Erfolg verkehrt strömende, krankhaft schwingende Säfte und Kräfte wieder nach außen, die erregte lebensmagnetische Schwingung gleichzeitig zu einer normalen gestaltend.

Innen hat Entzündung bestanden, und mit dem positiven Hochdruck, der der Entzündung innewohnte, strömen und drängen die lebensmagnetischen Kräfte und das Blut nun wieder nach außen zur Haut. Da aber die lebensmagnetischen Kräfte an die Blutkörperchen reich gebunden sind, so jagen diese infolge der erhöhten Energie, die ihnen vom Herd der Entzündung her innewohnt, das Flüssige des Blutes im erhöhten Maß vor sich her und treiben es schließlich als Schweiß hinaus auf die Haut. So entspringt hier der Schweiß der hohen positiven Spannung der lebensmagnetischen Kräfte; er ist daher, wie wir bei der Betrachtung der sauren Absonderungen der serösen Häute des Näheren sahen, ein starker Träger des sauren Prinzips. Und der saure Charakter der Schweiß, welche Fiebern folgen, ist allbekannt. Durch den Schweiß wird infolge der Verdunstung dem Körper gleichzeitig willkommene Abkühlung gewährt. Es ist dann aber nicht der Schweiß, durch den eigentlich das Fieber vergeht, etwa, indem er eine besondere Körperreinigung bringt, sondern er erscheint, weil der Zustand verschwindet, der das Fieber erzeugt; er ist also nicht Ursache, sondern Folge der Entfieberung des Kranken. Selbst hohes Fieber und damit zusammenhängende entzündliche Störungen können so durch *Naturheilung* schnellen und völligen Ausgleich erfahren.

Leider sind derartige Ausgänge nicht immer der Fall. Es ziehen sich vielmehr Entzündung und Fieber oft in die Länge. Da werden die Chancen für einen schließlichen Sieg der *Naturheilkraft* dadurch gebessert, dass die Kranken, vom *Instinkte* heilsam geführt, nur wenig Nahrung zu sich nehmen, weil dadurch die lebensmagnetischen Kräfte eine Schwächung erfahren. Dazu kommen in der Regel noch die therapeutischen Maßnahmen, die man gegen Entzündung und Fieber gewöhnlich verwendet, weil auch sie meist eine Entspannung und Beruhigung oder selbst Schwächung der lebensmagnetischen Kräfte mit sich bringen; denn ob man durch Wasser kühlt, oder zu Chinin, Antipyrin, Antifebrin, usw., oder gar zum Aderlass greift, welche letzteren man in neuerer Zeit, wie es scheint, sogar wieder im erhöhten Maße verwendet, immer läuft die Wirkung auf Entspannung, Beruhigung oder Schwächung der lebensmagnetischen Kräfte hinaus und der ganze Unterschied ist nur der, dass die Kühlung, mag sie durch Wasser oder etwas anders geschehen, die lebensmagnetischen Kräfte beruhigt und entspannt, ohne also dem Blut zu schaden, diesem *ganz besonderen Saft* der für unseren Körper so wichtig ist, während jene Arzneien Blutgifte sind.

Stoffe, durch die das Blut selbst zugrunde geht. Dadurch werden die lebensmagnetischen Kräfte zwar ebenfalls entspannt, aber der Kranke wird in der empfindlichsten Weise geschwächt. Dasselbe gilt vom Aderlass; durch diesen hat man auch so manchen Kranken schon derart gründlich von seinem Fieber kuriert, dass ihn nie wieder eines befiel. Doch wir sehen hier ab von diesen und ähnlichen Folgen und halten nur fest, dass durch eine Entspannung der lebensmagnetischen Kräfte, wie sie im Verlaufe eines Fiebers von selber entsteht oder künstlich herbeigeführt wird, die Möglichkeit einer Genesung oder Wiederherstellung der Ordnung jener Kräfte durch diejenigen der Seele wesentlich gefördert wird; denn es ist doch immer, wie man sagt, die *Natur* des Kranken, die zu alle unserem Kurieren uns den Erfolg gewährt.

Ein weiterer wichtiger Umstand für Zerteilung von Entzündung und Verschwinden von Fieber in den Fällen, wo es sich um eine Entzündung in gewebereichen Teilen handelt, liegt in der Bildung und schließlichen Entleerung des Eiters: denn dadurch wird der Mittelpunkt der Entzündung, in dem diese ihre Steigerung erfährt, vernichtet und hier eine neutrale Zone geschaffen. So wird die Macht der Entzündung gebrochen, und ihre Zerteilung kann nun leichter geschehen. Und es ist eine bekannte Tatsache, dass mit der Reifung und Entleerung des Eiters der Schmerz in der entzündeten Stelle nachlässt und diese unter narbigem Ersatz des zerstörten Gewebes in der Regel bald heilt.

Wir sagen *in der Regel*; denn nicht immer nehmen Entzündung und Fieber einen Verlauf, der mit Heilung endet. So kann nach erfolgtem eitrigen Ausbruch eine Entzündung fortbestehen, weil infolge allgemeiner Lebensschwäche oder verkehrter Behandlung keine Zerteilung geschieht. Die leitende Stelle zieht infolgedessen lebensmagnetisch weiter von außen her an und in das leere Zentrum, in die Eiterhöhle, hinein stößt sie ab; sie eitert also weiter und kann schließlich wohl ebenfalls heilen, aber der Kranke kann auch infolge der fortdauernden Eiterverluste an Erschöpfung zugrunde geben. Andere Möglichkeiten eines ungünstigen Verlaufs außer der bereits genannten Gefährlichkeit zu hoben Fiebers sind, dass der Kranke stirbt, weil die Entzündung ein lebenswichtiges Organ zu sehr außer Tätigkeit setzte oder weil es im erkrankten Organ infolge der entzündlichen Zerstörungen zu schweren Blutungen kam oder weil vom Krankheitsherd aus Zersetzungsstoffe in das Blut gelangten, usw. In wieder anderen Fällen kommt der Kranke wohl mit dem Leben davon, aber es bleiben Organdefekte, Funktionsbehinderungen, Verwachsungen, Schwächezustände, usw., zurück, Gründe genug zur Bestätigung unserer Behauptung, dass Entzündung und Fieber nichts weniger als wünschenswert sind.

Doch da kommt der Bakteriologe gestürmt. Er hat die krankhaften Absonderungen bei Entzündungen und Fieber, Eiter, Auswurf, usw., und die erkrankten Teile selber durchsucht, darin ein ganzes Heer von Bakterien, Bazillen, usw., gefunden, das er uns wohl gezählt, sortiert und in Schachteln verpackt entgegenhält mit einer Siegeszuversicht, die ihresgleichen sucht, und ist nun entrüstet darüber, dass unsererseits der Bakterien als Entzündungs- und Fiebererregern mit keiner Silbe Erwähnung geschah; denn er behauptet: die Bakterien sind vorhanden und sie waren nicht vor der Erkrankung da — deshalb ist diese durch jene entstanden.

Scheinbar bestechend und klar, ist diese Behauptung von ihm zum Dogma erhoben, und wehe dem, der sich ihm nicht bedingungslos beugt. Doch noch ist der Streit für uns nicht verloren — nicht entschieden selbst unter den Medizinern und Bakteriologen. Wir betrachten daher jetzt:

Krankheit und Bazillen

Bevor wir unsere eigenen Ansichten entwickeln, mögen uns noch einige Mediziner zeigen, wie geteilt selbe unter ihnen die Anschauung über die Bedeutung der Bakterien, Bazillen und anderen Mikroorganismen in Bezug auf Krankheit ist.

Am unbestrittensten ist der ursächliche Zusammenhang zwischen den Bakterien und der Krankheit wohl bei der Diphtherie. Ein vom deutschen Diphtherie-Komitee, bestehend aus den Professoren Löffler, Behring, Mosler, Pistor und Strübing, auf dem achten internationalen Kongress für Hygiene und Demografie (Volkskunde) zu Budapest aufgestellter Satz lautet: „Der Erreger der Diphtherie ist der Diphtheriebazillus. Zweifel über die ätiologische (ursächliche) Bedeutung dieses Bazillus bestehen nicht mehr."

Dr. med. Arthur Hennig, Königsberg i. Pr. aber schreibt[1] auf Grund einwandfreier Untersuchungen: „Die Entdeckung des löfflerschen Bazillus ist für die Praxis vollständig gleichgültig, weil derselbe durchaus nicht als der spezifische Erreger der brétonneauschen (oder echten) Diphtherie angesehen werden kann."

Auch bei Typhus und Cholera werden bestimmte Bazillen als die Ursache der Krankheit betrachtet. Hier erklärt Professor Rosenbach, dass bei diesen Erkrankungen nach seiner Ansicht „die sogenannten spezifischen Bazillen keine oder nur eine recht nebensächliche Rolle spielen" und er sagt allgemein: „Ich halte die Hervorhebung, dass die Bakterien allein die Ursache (der Erkrankungen) seien ... für unrichtig. Man wird später allgemein dieser Ansicht werden ... ich sage, die Lehre von der Ansteckung ist noch ein großes X und Fragezeichen ... Der Bazillus als Krankheitserreger hat nicht als *Beruhigungsbazillus* gewirkt; er ist die

---

1) Hennig, „Welchen Wert hat der Diphtheriebazillus in der Praxis?" Eine Schrift, die wir allen, welche sich für diese Frage interessieren, angelegentlichst empfehlen.

Ursache einer nicht genug zu beklagenden geistigen Epidemie der Bazillenfurcht geworden.[1]

Wenn wir nun noch bedenken, was Dr. Aufrecht über den Tuberkelbazillus bei der Schwindsucht erklärt, so können wir schon aufgrund dieser Aussprüche, die wir beliebig vermehren könnten, sagen, dass die medizinische Wissenschaft sich bei ihren bakteriologischen Lehren auf eine Einstimmigkeit und Unanfechtbarkeit sicher nicht berufen kann. Sie wird es aber auch niemals können, weil die Wahrheit. der wirkliche Tatbestand, gegen sie ist.

Denn das eine Leben liegt allem zugrunde. So sind die Zellen aus Lebenskeimen aufgebaut, wie der Körper aus Zellen besteht, und daher müssen die Lebenskeime als solche, als Bakterien, Bazillen oder wie wir sie sonst noch nennen mögen, erscheinen, wenn die Gewebe und Zellen zerfallen, wie es bei jeder schwereren Krankheit geschieht. Und da sagt auch Dr. med. Kreidmann, also ein Vertreter unserer Wissenschaft, der das Auftreten von Bakterien in keimfreien tierischen Geweben bereits einwandfrei bewiesen hat:

„Durch den Wegfall der lebendigen Zusammenhaltungskraft (im toten Gewebe) müssen die Verbindungen der tierischen Gewebe in Zerfall geraten; die Fäulnis tritt ein; die Zellen werden in ihre ursprünglichen Bestandteile zerlegt und was noch Leben besitzt, tritt als selbstständiges lebendiges Produkt, als Fäulnis-Lebewesen auf ... Nicht ist also die Fäulnis ein Produkt der Bazillen, sondern diese sind das Produkt der Fäulniss[2] (oder der Krankheit). In gleichem Sinn schreibt Professor Arndt: „Die fraglichen (gewisse im Protoplasma der Zellen befindliche) Körnchen erweisen sich als eine Art selbstständiger Lebewesen, lassen sich jedenfalls nicht ohne Weiteres von gewissen solcher unterscheiden. Sie gleichen Kokken und Bakterien und unter ihnen günstigen Verhältnissen, passendem Nährboden, gehöriger Wärme scheinen sie in solche geradezu überzugehen Sie vergrößern sich, teilen sich, vermehren sich damit und gemäß der Verhältnisse, unter denen das geschieht, in sehr verschiedener Weise. Sie werden zu Monokoken, Diplokokken, Torula- und Zooglöa-Formen derselben, zu Bakterien, Bazillen, Bakteridien und den verschiedenen Formen, unter welchen dieselben überhaupt vorkommen."

---

1) Rosenbach, „Arzt contra Bakteriologe", S. 129, 135 und 159.
2) Kreidmann, „Ursache, Verbeugung und Bekämpfung der Cholera", S. 190.

"Die Kokken und Bakterien haben ... nicht viel mehr mit den Pilzen zu tun als mit Palmen und Elefanten. Sie sind Konstituenten der Pilze wie der Palmen und Elefanten."[1]

Professor Arndt, eine namhafte Größe unserer modernen Wissenschaft, sagt also, indem er sich auf die Untersuchungen anderer, nicht weniger namhafter Männer beruft, ebenfalls, dass die Bakterien und anderen Mikroorganismen Elementarbestandteile der natürlichen gesunden Zellen und Gewebe sind. Dann aber, ihr Herren Bakteriologen, müssen Bakterien erscheinen, wo Gewebe zerfallen, wie es bei jeder entzündlichen oder katarrhalischen Erkrankung schließlich geschieht. Gewiss, es will sich unserem Sinn nur wenig bequemen, dass unser Körper aus den uns so graulich geschilderten Bakterien, Bazillen, usw., bestehen soll.

Aber diese kleinen Gesellen sind weit mehr unsere Freunde und Wohltäter, als unsere Feinde; sie sind — Lebenskeime, ohne die unser Körper, unser Leben ganz undenkbar wäre, und wenn wir uns an den Gedanken gewöhnen mussten, dass unser Körper aus Zellen besteht, aus kleinen Lebewesen, von denen ein kleiner Blutstropfen allein gegen fünf Millionen enthält. so werden wir uns eben auch an den gewöhnen müssen, dass die Zellen aus Bakterien, Bazillen, usw., gebildet sind.

Doch was sagt zu unserer Frage die okkulte Wissenschaft, der hier ja eigentlich die letzte Entscheidung gehört, weil sie mit klarer Erkenntnis auch auf den Gebieten forscht, wohin ihr die moderne Wissenschaft mit ihren Apparaten nicht folgen kann. H. P. Blavatsky schreibt darüber im bereits zitierten Werk: „Das All ist Leben und jedes Atom, selbst des mineralischen Staub, ist ein Leben, obwohl jenseits unseres Erkenntnis- und Wahrnehmungsvermögens, weil es außerhalb des Bereiches der Gesetze ist, die jenen bekannt sind, die den Okkultismus verwerfen.

Die Welten sind für die Profanen aus den bekannten Elementen aufgebaut. Für die Auffassung eines Arhat (eines Meisters der okkulten Wissenschaft) sind diese Elemente selbst in ihrer Zusammenfassung ein göttliches Leben; einzeln betrachtet, auf der Ebene der Offenbarungen, sind sie die zahlloser und unberechenbaren Scharen von Leben. Das Feuer[2] allein ist eines, auf der Ebene der einen Wirklichkeit (der Seinheit oder des

---

1) Arndz.
2) Feuer im okkulten Sinn, eines der bekannten vier Elemente der Alten, ist Leben — Prana.

Dinges an sich; der Verfasser) auf der des geoffenbarten, daher trügerischen Seins sind seine Teilchen feurige Lebewesen, welche Leben und ihr Sein haben, auf Kosten eines jeden anderen Lebens, das sie verzehren. Daher heißen sie die *Verschlinger* ... Jedes sichtbare Ding in diesem Weltall wurde aus solchem Leben aufgebaut, vom bewussten und göttlichen ursprünglichen Menschen hinab bis zu den unbewussten Kräften, welche den Stoff aufbauen.

Wenn die *Verschlinger* — in welchen die Männer der Wissenschaft, wenn sie wollen, mit einigem anscheine von Grund, Atome des Feuernebels zu sehen eingeladen sind, da die Okkultisten nichts dagegen einwenden werden, — wenn die *Verschlinger*, sagen wir die Feueratome mittelst eines besonderen Furchungsvorgangs differenziert haben, so werden die letzteren zu Lebenskeimen, welche sich entsprechend den Gesetzen der Flächenanziehung und Verwandtschaft zusammenscharen. Jedes Atom und Molekül im Weltall ist sowohl ein Geber des Lebens wie des Todes ... insofern es durch Zusammenscharung die Universen bildet und die kurzlebigen Vehikel, die bereit sind, die wandernde Seele auszunehmen und als es ewig die Formen zerstört und verändert und die Seelen aus ihren zeitweiligen Wohnungen hinaustreibt.

Es schafft und tötet; es ist selbsterzeugend und selbstzerstörend; es bringt ins Dasein und vernichtet wieder jenes Geheimnis der Geheimnisse den lebendigen Körper von Mensch, Tier und Pflanze, in jeder Sekunde der Zeit und des Raumes; es erzeugt gleichermaßen Leben und Tod, Schönheit und Hässlichkeit, Gutes und Böses und selbst die angenehmen und unangenehmen, die wohltätigen und verderblichen Empfindungen. Die moderne Wissenschaft beginnt herauszufinden, dass das Ptomain, das giftige Alkaloid, das beim Zerfall von Leichen und Eiter erzeugt wird (ebenfalls ein Leben), wenn es mithilfe von flüchtigem Äther extrahiert wird, einen Geruch gibt, so stark, wie von den frischesten Orangenblüten ... Die giftige Essenz gewisser Pilze ist ... nahezu gleichartig mit dem Gifte der indischen Cobra — der totbringenden aller Schlangen.

Die französischen Gelehrten Arnaud, Gautier und Villiers haben im Speichel des lebenden Menschen dasselbe giftige Alkaloid gefunden, wie in dem der Kröte, des Salamanders, der Cobra und des portugiesischen Trigonocephalus. Es ist erwiesen, dass Gift der todbringendsten Art, heiße es Ptomain, Leukomain oder Alkaloid, von lebenden Menschen. Tieren und Pflanzen hervorgebracht wird ... Die Muskelgewebe, die tätigsten Organe in der tierischen Ökonomie, stehen in dem Verdachte, die Erzeuger oder Vermittler von Giften zu sein ... Und obwohl es noch nicht vollkommen bestimmt ist, ob Gifte durch die tierischen Systeme lebender Wesen erzeugt werden können ohne Mitwirkung und Dazwischentreten von Mikroben, so ist es doch sicher, dass das Tier in seinem physiologischen oder lebenden Zustand giftige Stoffe hervorbringt. Nachdem die Wissenschaft so die Wirkungen entdeckt hat, hat sie deren erste Ursachen zu finden ... Man lehrt uns, dass jede physiologische Veränderung, nicht nur die pathologischen Phänomene, dass Krankheiten — ja, das Leben selbst oder vielmehr die gegenständlichen Erscheinungen des Lebens ... — dass alles dieses jenen unsichtbaren *Schöpfern* und *Zerstörern* zuzuschreiben ist, welche aus so ungenaue und verallgemeinernde Art Mikroben genannt werden. Man könnte annehmen, dass diese feurigen Leben und die Mikroben der Wissenschaft ein und dasselbe sind. Das ist nicht wahr. Die feurigen Leben sind die siebente und höchste Unterabteilung auf der Ebene des Stoffs[1] und entsprechen im Individuum dem einen Leben des Weltalls, obwohl bloß auf dieser Ebene des Stoffs. Die Mikroben der Wissenschaft sind die erste und niederste Unterabteilung auf der zweiten Ebene — der des materiellen Prana oder Lebens. Der physische Körper des Menschen erfährt alle sieben Jahre eine vollständige Veränderung in seinem Aufbau, und seine Zerstörung und Erhaltung wird durch die abwechselnde Funktion der feurigen Leben als Zerstörern und Erbauern bewirkt. Sie sind die Erbauer dadurch, dass sie sich selbst aufopfern, in der Form von Lebenskraft, um den verderblichen Einfluss der Mikroben zu hemmen, und indem sie die Mikroben mit dem Nötigen versehen, zwingen sie dieselben, unter dieser Hemmung den materiellen Körper und seine Zellen auszubauen. Sie sind auch die Zerstörer, wenn diese Hemmung entfernt wird und die Mikroben, nunmehr dieser vitalen, konstruktiven Kraft entbehrend, als zerstörende Kräfte umherschwärmen können. So sind während der ersten Hälfte des menschlichen Lebens, während der ersten fünf Perioden zu je sieben Jahren, die feurigen Leben unmittelbar bei dem Vorgang des Aufbaues des menschlichen materiellen Körpers beschäftigt; das Leben ist

---

1) Der Okkultismus teilt die Erscheinungswelt in sieben Ebenen und jede dieser wieder in sieben Unterabteilungen = große und kleine *Oktaven*. Und wir haben sieben Töne in der Oktave, sieben Farben in dem Regenbogen, usw. Weiteres später.

auf seiner aufsteigenden Stufenleiter, und die Kraft wird zum Aufbau und Wachstum verwendet. Nachdem diese Periode vorüber ist, beginnt die Zeit des Rückschrittes, und während das Werk der feurigen Leben ihre Kräfte erschöpft, beginnt auch das Werk der Zerstörung und Abnahme."

„Der hemmende Einfluss der feurigen Leben auf die niedrigste Unterabteilung der zweiten Ebene, auf die Mikroben wird durch die ... Tatsache in der ... Theorie von Pasteur bekräftigt, dass die Zellen der Organe, wenn sie für sich nicht genügend Sauerstoff finden, sich diesem Zustand anpassen und Fermente bilden, welche durch Absorption von Sauerstoff aus den Substanzen, mit denen sie in Berührung kommen, deren Zerstörung bewirken.

So beginnt der Vorgang damit, dass eine Zelle ihre Nachbarin der Quelle ihrer Lebenskraft beraubt, sobald die Zufuhr ungenügend ist, und die also begonnene Zerstörung schreitet stetig fort."[1]

So Weit H. P. Blavatsky. Auch sie also behauptet in voller Übereinstimmung mit den neuesten Forschungen unserer Wissenschaft dass die Bakterien die Konstituenten unserer Gewebe sind; aber sie bietet noch die Erklärung für das Auftreten jener Gebilde bei dem Zerfall der Gewebe. indem sie es abhängig macht vom Mangel an Lebenskraft, deren nahe Verwandtschaft mit Sauerstoff wir bereits kennen. Allerdings, die Ausführungen von H. P. Blavatsky werden vielen unklar und mystisch sein, weil ihnen Sprache und Gebiet allzu ungewohnt sind. Und nicht umsonst wird H. P. Blavatsky die Sphinx des neunzehnten Jahrhunderts genannt. Aber schon nähert sich die moderne Wissenschaft den obigen Erörterungen mit Riesenschritten.

Da fiel uns kürzlich eine Zeitungsnotiz mit dem folgenden Inhalt in die Hände: „Es ist eine den Fleischern bekannte Erscheinung, dass das Fleisch geschlachteter Tiere mitunter ein eigenartiges phosphorähnliches Leuchten im Dunkeln zeigt, ähnlich, wie man vielfach bei faulem Holz, bei Fischgräten, Krebsschalen und dergleichen beobachten kann. Man hatte früher angenommen, dass es sich hierbei um eine Lichtentwicklung handle, welche durch langsame Oxidation des faulen Körpers — welche im Grunde genommen nichts anderes als eine allmähliche Verbrennung ist — erzeugt werde. Mithilfe des Mikroskopes hat man aber nachgewiesen, dass das

---

1) H. P. Blavatsky.

Leuchten derartigen Fleisches durch zahllose kugelige und längliche bewegliche Bakterien veranlasst wird, welche die Eigenschaft des Selbstleuchtens besitzen. In einem Fall, wo solche Mikroorganismen sich gebildet hatten, war das Fleisch so hell leuchtend, dass man dabei die Ziffern einer Uhr erkennen konnte. Das Fleisch selbst erschien frisch und gesund, ohne irgendeine Spur von Fäulnis.

Die Erscheinung verschwand vielmehr mit dem Eintritt der Fäulnis, gewöhnlich am sechsten oder siebenten Tage. Dieselbe Erscheinung hat man neuerdings auch bei gekochten Kartoffeln wahrgenommen. Das grünliche Licht verschwand im erhellten Raume, in dem sich die Kartoffeln gebräunt und auch farbig zeigten. Nach vier Tagen beschränkte sich die Lichterscheinung auf einzelne Punkte, die mit erbsengroßen und kleineren grünen funkelnden Perlen übersäet erscheinen; im Inneren der Frucht konnte nichts Ähnliches beobachtet werden. Auch hier sind Bakterien im Spiel."

Hier sind H. P. Blavatskys *feurige Leben*, wie sie leihen und leben; denn ihre Ausführungen decken sich mit diesen Tatsachen insofern auch, als das Leuchten nur im gesunden Fleisch geschieht, mit dem Eintritt von Fäulnis — wenn die Lebenskraft oder die *feurigen Leben* verbraucht sind, und die Mikroben austreten und *schwärmen* — aber erlischt.

Als weitere Bestätigung dessen, was H. P. Blavatsky über die Bazillen und deren Verwandtschaft mit der Lebenskraft schreibt, sei die Tatsache genannt, dass sich auch in den Laboratorien unserer Wissenschaft eine nahe Beziehung zwischen den Bazillen und elektrischen Kräften klar verrät; denn wenn wir Bazillen in ein Glasröhrchen bringen und nun einen elektrischen Strom hindurchleiten, so wandern sie nach dem einen Pole. Bei einer Wendung des Stromes aber schießen sie sofort zum anderen Pole hin. Wenn wir da noch erwähnen, dass Prof. Aufrecht am bereits zitierten Orte behauptet, das Auftreten der Lungentuberkulose, also auch des Tuberkelbazillus geschieht nicht in den Luftröhren und deren Verzweigungen, wo man es erwarten müsste, sondern, wie es sich mit unseren Ausführungen deckt, in den kleinsten Adern, so können wir sicherlich sagen: die Bakterien, Bazillen und wie die kleinen Lebewesen sonst noch heißen, sind als Lebenskeime die Elementarbestandteile unserer Gewebe; sie treten bei Störungen in der Lebenskraft oder in der Ernährung, bei Krankheiten also, als selbstständige Gebilde auf, und sind daher, ihr Herren Bakteriologen, nicht Ursache, sondern Folge der Erkrankung.

Mit dieser Erkenntnis — freut euch dessen, ihr armen geängstigten Menschengeister — verliert das ganze Bakterienvolk seinen ungeheuerlichen, ihm von der Wissenschaft angedichteten Wert. Die Bakteriologen haben zwar, und das mögen sie sich in das Merkbuch schreiben, bis jetzt erst die größten jener kleinen Gebilde entdeckt — die kleinen werden sie überhaupt nie finden, weil sich diese schließlich im Bereich der Kräfte und der nicht näher zu bestimmenden Fermente und Gifte verlieren — und sie werden in der nächsten Zeit noch sehr viele entdecken, weil es bei jeder ernsteren Erkrankung Bazillen geben muss.

Doch je mehr man findet, umsomehr wird sich der Bazillensegen als Spreu erweisen, und man wird einen großen Irrtum mehr in der medizinischen Wissenschaft nennen. Leider wird bis dahin die Jagd auf die Bazillen noch manchen Menschenleib kosten, weil dieser gar oft durch die arzneilichen Gifte eher als der Bazillus zugrunde geht. Schon ist man jedoch in der Wundbehandlung, durch trübe Erfahrung belehrt, von der Anwendung von Giften zum Zwecke der Tötung von Bazillen, von der Antisepsis, zur Asepsis, d. h. zur einfachen Wundreinlichkeit, übergegangen. Man behandelt Wunden nicht mehr mit Karbol, Sublimat und anderen Giften, sondern hält sie lediglich rein, wie es unseren Anschauungen entspricht, mit — klarem Wasser.

Wir bestreiten nicht, dass Bazillen gelegentlich zum Ausgang einer Entzündung oder sonstigen Erkrankung werden können. Dies kann aber nur unter zwei Voraussetzungen geschehen; entweder muss die Aufnahme von Bazillen eine außergewöhnliche sein oder krankhafte Zustände entzündlicher oder katarrhalischer Art, Schwächezustände und dergl. müssen im Körper bestehen. Eine außergewöhnliche Aufnahme von Bazillen findet z. B., bei der Impfung statt; denn hier wird das natürliche äußere Schutzmittel des Körpers gegen Schmutz und Gifte, die Haut, künstlich getrennt und die sogenannte Impflymphe in die Wunde gebracht. Und es mag den Rittern der Impflanzette unbequem sein. Tatsache ist es doch, dass der Impfstoff regelrechtes Wundgift ist, dass er Bakterien der schlimmsten Sorte enthält. In den verletzten Geweben und den Wundabsonderungen finden diese dann den zu Wucherungen geeigneten Boden. Diese Wucherungen reizen die Gewebe und lebensmagnetischen Kräfte und es entstehen infolgedessen oft Entzündungen der gefährlichsten Art.

Wahrlich, die Impferei ist schon vom Standpunkte der medizinischen Lehren der reine Hohn auf den gesunden Menschenverstand; denn die Wissenschaft fordert Wundreinlichkeit zur Verhütung von Erkrankungen; sie selber aber beschmutzt und vergiftet künstlich zu dem Zweck geschaffene Wunden.

Andere derartige Blutvergiftungen oder Ansteckungen sind z. B. diejenigen aus dem sexuellem Gebiet; denn wir haben es auch hier mit Fäulnisstoffen, also mit Bakterien, als Ansteckungsträgern zu tun, gleichviel, ob man diese Bakterien schon bei allen sexuellen Giften gefunden hat oder nicht. Die Übertragung geschieht hier ebenfalls durch, in der Regel verletzte oder doch sehr dünne Haut und sie geschieht, was die Hauptsache ist, in großen Massen; denn wenn nach den Behauptungen der Wissenschaft 633 Millionen Bakterien auf einen Kubikmillimeter gehen sollen, so sind in der Menge von Gift, die bei sexueller Ansteckung, ebenso wie bei der Impfung, zur Ausnahme kommt, sicher noch Tausende, ja Millionen enthalten. Diese Massen aber können nicht nur, nein, sie müssen im Körper Schaden stiften, weil sie unmittelbar in die Säfte gelangen, die gegen Fremdstoffe ungemein empfindlich sind. Ist für diese doch schon destilliertes Wasser und einfache Zuckerlösung ein schweres Gift. Um wie vieles mehr müssen sonach wirkliche Gifte, Bakterien, schädlich sein, da Bakterien Lebenskeime sind, die zu wachsen und sich zu vermehren streben.

Derartige Übertragungen von Bazillen in den menschlichen Körper sind im gewöhnlichen Leben jedoch selten, da niemand außer der medizinischen Wissenschaft in dem Wahn lebt, dass man sich durch Einimpfung von Wund- oder Krankheitsgift gegen Krankheit schützen könne. Es kommt daher als Möglichkeit, dass Bakterien die Ursachen von Krankheiten im menschlichen Körper werden, mehr nur die bereits genannte zweite Voraussetzung in Betracht, das Vorhandensein krankhaften entzündlicher oder katarrhalischer Zustände, weil durch diese die Widerstandskraft unseres Körpers am Ort der Erkrankung eine Schwächung erfährt. Die Wissenschaft hat denn auch bereits erkannt und betont es immer mehr, dass nicht der Bazillus, sondern die Leibesbeschaffenheit, die Konstitution des Kranken, das Ausschlaggebende bei jeglicher, angeblich durch Bakterien entstehenden Erkrankung ist. So trat erst kürzlich wieder bei Gelegenheit der Verhandlungen der Berliner medizinischen Gesellschaft Haupt-Soden für die Konstitutionstheorie bei der Tuberkulose ein. Er betonte also: nicht der Tuberkelbazillus, sondern die Konstitution des Kranken ist die Hauptursache, dass dieser an Tuberkulose erkrankt.

Wir wollen nun an einigen Beispielen anschaulich gestalten, wie *Konstitutionsstörungen*, das sind in erster Linie katarrhalische und entzündliche Zustände oder Störungen der lebensmagnetischen Kräfte in uns einen geeigneten Boden für Einwanderung und Wucherung von Bakterien bilden können.

Wunden entstehen im alltäglichen Leben tausendfach durch oft die schmutzigsten Dinge und oft unter größter Beschmutzung der Wunde, also unter größter Verunreinigung mit Bazillen; denn Bazillen sind in jedem Schmutz enthalten. Entzündet sich aber jede Wunde, kommen in jeder Bakterienwucherungen zustande? Nein. Wir erinnern da nur an die vielen Riss-, Stoß-, Quetsch-, Schnitt- und sonstigen Wunden, die bei Arbeiten tagtäglich entstehen und in der Regel ohne jede Behandlung heilen. Warum heilen die Wunden hier gut und ohne Entzündung aus? Die Bakteriologen sagen uns, die Entzündung unterblieb, weil es zu keiner Bakterienwucherung kam. Da aber fragen wir, ja, warum wucherten denn hier die Bakterien nicht, sie, deren größtes Vergnügen das Wachstum, die Wucherung ist und die sich nach Professor Cohns Berechnung sollen so vermehren können, dass die Nachkommen eines einzigen Keimes schon nach fünf Tagen das 928 Kubikmeilen große Weltmeer füllen? Warum erwiesen sie uns hier den Gefallen und verhielten sich so zahm, obwohl sie in den warmen Säften der Wunde den denkbar besten Boden zum Wachstum hatten? Die Bakteriologen können uns auf diese Fragen keine Antwort geben. Wir kennen den Grund: die Bakterienwucherung unterblieb, weil die lebensmagnetischen Kräfte, vom gesunden kräftigen Körper überall festgehalten und durch Arbeit verteilt, keine Störung erfuhren und es infolgedessen zu keiner Entzündung kam. Die Bakteriologen werden uns diese Behauptung bezweifeln. Nun gut.

Wir gewähren da den Bakterien einmal das Vergnügen und lassen sie wuchern, oder auch, wir nehmen eine Wunde, in der bereits Entzündung, Eiterung und — Bakterienwucherung herrscht. Wir kühlen nun diese Wunde, behandeln sie mit feuchten Umschlägen, die, wie wir des Näheren später sehen werden, beruhigend, entspannend auf die lebensmagnetischen Kräfte im Herd der Entzündung wirken, und wir werden erleben, dass uns die Entzündung, die Eiterung und Bakterienwucherung mit jedem neuem Umschlag, wie man sagt, unter den Händen vergeht. Man könnte da allerdings behaupten, dass die Kälte die Bakterienwucherung hemmte und deshalb die Entzündung verging.

Aber wir haben gar nicht nötig, die leitende Stelle selber zu kühlen, und die Entzündung wird doch vergeben. So hat man Kaninchen ein Ohr verletzt oder es durch scharfe Stoffe zur Entzündung reizen wollen. Die Entzündung blieb aber aus oder sie wurde sofort gehemmt, sobald und solange man das gesunde Ohr oder ein Bein mit kaltem Wasser in Berührung brachte.[1]

Wie kommt diese Wirkung zustande? Für die Bakteriologen ist sie rätselhaft. Wir wissen, wie sie entsteht; es ist die elektrisch entspannende und beruhigende Wirkung des Wassers, die eine Erregung der lebensmagnetischen Kräfte und eine Entzündung der Gewebe nicht zustande kommen lässt — es ist die Ordnung, die Gesundheit der lebensmagnetischen Kräfte, wodurch die Bazillenbrut den Geweben gegenüber machtlos wird. Wir nehmen nun einen anderen Fall, einen katarrhalisch oder entzündlich erkrankten Körperteil. In diesem selbst ist schon die Bedingung gegeben, dass aus den erkrankten Geweben Bakterien und Batterienwucherungen entstehen können; denn die Bakterien sind Lebenskeime, die, als solche mit Lebenstrieb oder Lebenswillen begabt, nach Selbsterhaltung, Wachstum und Vermehrung streben; sie treten daher aus den Geweben selbstständig auf, wachsen und wuchern, wenn die sie beherrschenden Kräfte eine Störung oder Schwächung erfahren und dies ist der Fall in einem katarrhalisch oder entzündlich erkrankten Körperteil; dieser gleicht einem Landesbezirk, in dem infolge schlechter Verwaltung Unzufriedenheit, Eigenmacht und Willkür in der Bevölkerung herrscht. In ihm finden eingewanderte Bakterien daher einen für Wucherungen geeigneten Boden; denn hier steht ihrem Wachstum keine Hemmung durch gesunde Säfte und Kräfte des Körpers entgegen und sie entziehen nun, gleichviel ob im kranken Körperteil selbst schon Bakterien entstanden sind oder nicht, den kranken Geweben die zur Erhaltung nötigen Kräfte und Stoffe; dadurch wirken sie wie Hefe in angefeuchtetem Mehl; sie sind Revolutionäre, die, ihren eigenen Zwecken dienend, sich selber mästend und mehrend, bald die offene Revolte erregen, d. i. den allgemeinen Zerfall der Gewebe befördern. Zweifellos können also von außen eingewanderte Bakterien, wenn die Konstitution des Kranken dem günstig ist.

Ursache von Bakterienwucherung und entsprechenden Krankheitsprozessen im Körper werden. Wer will nach Lage der Dinge hier jeweilig

---

1) Emmert, Blätter f. klin. Hydrotherapie, 1902. Ae. 10.

jedoch entscheiden, ob die Bakterienwucherung mehr von innen, vom kranken Teil, oder mehr von außen kam? Wir möchten diese Frage besonders betonen, weil die gegenwärtige einseitige medizinische Auffassung, nach der die Bakterien stets von außen kommen sollen, Anlass zur größten Ungerechtigkeit werden kann. So wurde eine Hebamme zu Gefängnis verurteilt, weil sie einem Kind ein krankes eitriges Kniegelenk mit einer Nadel geöffnet hatte; sie sollte dabei Tuberkelbazillen in dasselbe gebracht haben. Wir wissen, wie ungerecht die Bestrafung war; denn erstens öffnete hier die Frau nicht ein gesundes, sondern ein krankes, eiterreifes Knie, und zweitens konnte hier kein Mensch beweisen, dass im Knie vorhandene Tuberkelbazillen wirklich von außen stammten.

Wie wenig empfindlich aber unser Körper gegen Bakterien ist, dafür haben wir ein Beispiel in unserem Mund; denn in diesem wimmelt es von Bakterien, ja er ist mit seiner feuchten Wärme und den Speiseresten geradezu ein Brutplatz für jene kleinen Gebilde. Dabei sind in ihm nicht nur gutartige Bakterien enthalten, sondern auch solche der schlimmsten Sorte. So wird ja selbst der Diphtheriebazillus im Mund gefunden, ohne dass Diphtherie wirklich besteht. Leichte entzündliche und katarrhalische Störungen sind im Mund um die Zähne herum, im Rachen, auf den Mandeln oder sonst wo bei den heutigen Menschen mit ihrer verkehrten Ernährung aber wohl immer vorhanden. Wenn der Mensch hier nun trotzdem ein ganzes Heer von Bazillen und selbst solche der gefährlichsten Art verträgt, so kann deren Macht selbst kranken Geweben gegenüber sicher keine große sein. Hat nicht auch Pettenkofer, er, der alte siebzigjährige Mann, der, wie er selber sagte, keinen Zahn mehr im Mund und daher ganz gewiss auch keine gesunde Verdauung hatte, zweimal je einen Kubikzentimeter Cholerabazillenkultur in Suppe zu sich genommen, ohne dass er deshalb an der Cholera erkrankte?! Und wer wollte sich wohl seines Lebens eine Stunde erfreuen, wenn die Bazillen die ihnen zugeschriebene Macht wirklich besäßen? Ist unsere Haut doch der reine Sportplatz für Bazillen, und unter den Fingernägeln hat man allein deren 72, zum Teil sehr gefährliche Sorten gefunden.

Wir haben selbst gesagt, dass Bakterien unserem Körper schädlich werden, in ihm Revolution erregen und mehren können. Es ist daher auch ihnen oder Schmutz-, Fäulnis- und Krankheitsstoffen gegenüber Vorsicht und Reinlichkeit, peinlichste Reinlichkeit nach jeder Richtung immer geboten. Wichtiger jedoch ist es, dass wir unsere Lebenskraft in Ordnung erhalten, weil unser Körper dann mit schädlichem Bakteriengesindel, das je an und in ihn gelangt, sicher bald fertig wird. Der moderne Mann der Wissenschaft lacht darüber, dass die Alten an Besessenheit glaubten. Spätere Geschlechter werden über unsere Furcht vor der Bazillenbesessenheit lachen. Man mache daher die Menschen wieder zu Menschen und weise die Bazillen an die ihnen gebührende Stelle zurück.

Professor Jäger äußert sich hierüber: „Man bestreitet nicht, dass es Bakterien gibt, die schlimme Kameraden sind, aber der, den sie am sichersten erwischen — das ist z. B. von der Cholera weltbekannt — ist der *Angstmaier* und *Hosenschwache*: So will es die Natur, die solche verpfuschte Kreaturen nicht liebt! Der Tapfere, der sein Pulver trocken und den Grundsatz hat: »Bange machen gilt nicht«, kann auf alle Bakterien der Welt huften. Der wahre Feind der Gesundheit ist nicht die Bakterie, sondern die Disposition, und die wahre Hygiene besteht nicht in der Bekämpfung der ersteren, sondern der der letzteren, was den Vorteil hat, dass man hierbei die Polizei nicht zu belästigen braucht."

Professor Rosenbach erklärt: „Die jetzt grassierende Überschätzung der Bedeutung der Mikrobien als Krankheitsursachen ist nicht nur ein Zeichen einer großen Unkenntnis in Betreff des Zusammenhanges von Mikrobien und Krankheit, sondern sie bewirkt eine weitere Schädigung unserer Erkenntnis dadurch, dass sie uns den richtigen Weg zur Forschung … verschließt" — So wird sich auch hier dereinst sicher wieder zeigen, dass die Wissenschaft des einen Jahrhunderts der Aberglaube des anderen ist. Wir betrachten nun, wie Entzündung und Fieber durch die positiven und negativen lebensmagnetischen Kräfte beeinflusst werden, und wie dadurch zwei große Krankheitsgruppen, die der positiven und negativen Krankheiten entstehen.

Die positiven und negativen Krankheiten

Es ist uns bekannt, dass die elektrischen Kräfte des menschlichen Körpers in den Schleimhäuten, die magnetischen Kräfte hingegen in den serösen Häuten ihren Sitz haben. Wenn mehr elektrische als magnetische Kräfte in Körper vorhanden sind, so muss also die Tätigkeit der Schleimhäute vermehrt sein, weil vermehrte Kraft mit erhöhter Spannung gleichbedeutend ist und daher vermehrte Organtätigkeit zur Folge hat.

Wir haben daher bei einem Überwiegen der elektrischen Kräfte im Körper vermehrte Schleimhauttätigkeit oder eine vermehrte Bildung von Schleim, und dies zeigt sich bestätigt zunächst bei allen mit träger Lebensschwingung begabten phlegmatischen Personen; denn man wird da immer hören, dass derartige Personen viel über Verschleimung klagen. Am häufigsten aber finden wir diesen Zustand abnormer Schleimhauttätigkeit bei blut- und wärmearmen Menschen, besonders bei Kindern. Und bekannt ist bei letzteren schon das Aussehen der Nase.

Eine entzündliche Erkrankung der Schleimhaut heißt Schleimfluss oder Katarrh. Wir müssen daher Katarrhe auch am häufigsten treffen, wenn die negativen elektrischen Kräfte am reichsten im Raum vorhanden sind, wenn alle Welt friert und wirkliche durchgreifende, das Blut mit Gewalt nach innen drängende Erkältungen sich am meisten ereignen. Und wann ist dies am stärksten der Fall?

Dann, wenn in der Luft viel Feuchtigkeit herrscht, vor allem bei nasskaltem Wetter, wenn also bei reichem Vorhandensein kalter, negativer, an das Wasser stark gebundener elektrischer Kräfte der Sonnenschein, Magnetismus, fehlt, demnach besonders im Frühjahr und Herbste und vor allem, wenn es unter Schneegestöber und Regenschauern zum Winter geht und die feuchten Dünste der Erde noch nicht durch die Kälte des Winters gefesselt sind. Nun, und wann haben wir die meisten Katarrhe? — Im Frühjahr und Herbst, vor allem aber im November, außerdem im Dezember und Januar, wie schon die alltägliche Erfahrung lehrt und uns die Statistik des Näheren zeigen wird.

Wie fühlen sich nun die verschnupften, hustenden oder sonst wie katarrhalisch Erkrankten? Wir wissen es bereits und könnten aufgrund des Charakters der im Körper der Kranken vorherrschenden negativen, elektrischen Kräfte das Krankheitsbild vorher auf Bestellung entwerfen. Die Kranken neigen zu Frost, frieren, sind schwach, matt, klagen über Schwäche und Schwere in den Gliedern, sind unlustig und unfähig zu körperlicher und geistiger Tätigkeit.

Dabei ist die Haut stets blutleer und blass, in der Regel spröde und trocken, weil der positive Lebensantrieb fehlt, der Zustand, welcher die Blutwelle hinaus in das Äußere des Körpers trägt. Der ganze Zustand der Kranken ist also unternormal, träge schwingend, negativ, wie die Elektrizität, die als Lebenskraft in ihnen die Herrschaft führt. Es ist trotz der Schwäche nicht immer auch wirklicher Kraftmangel vorhanden, sondern der Körper kann sogar gut mit Kräften versehen sein; aber deren Schwingung liegt unter der Norm und deshalb besteht im Kranken das Gefühl der Kraftlosigkeit. Meist sind die katarrhalischen Zustände allerdings mit wirklicher Schwäche verbunden, weil aus unternormaler Lebensschwingung schließlich Kraftmangel entsteht.

Wenn die katarrhalische Erkrankung eine schwerere ist und es infolgedessen zu Fieber kommt, so zeigt auch dieses stets den kraftlosen negativen Charakter; denn aus kalten, elektrischen Kräften, aus einem negativen Zustand des Körpers vollzieht sich jener Prozess weniger stark, als wenn die lebensmagnetischen Kräfte mehr magnetisch sind, der ganze Körperzustand kräftig oder positiv ist. Das Katarrhfieber wird daher niemals eine besondere Höhe und Heftigkeit erreichen, und immer besteht eine Neigung zu Frost; es wäre denn, dass die Krankheit, vielleicht in einem kräftigen Körper nur durch eine gelegentliche Erkältung entstanden, in eine andere Krankheitsform übergeht und positiv wird. Übergänge, die uns später noch näher beschäftigen werden.

Wir erkennen demnach außer den bereits betrachteten nervösen und Stoffwechselstörungen als negative Krankheiten in erster Linie; alle Katarrhe, also Nasen-, Luftröhren-. Magen-, Darmkatarrh, usw.; es gehören dazu, um es kurz zu sagen, alle katarrhalischen und Schwächezustände überhaupt, außer Blutarmut, Bleichsucht, Nervenschwäche, also auch Influenza. Schwindsucht, Zuckerkrankheit, Diphtherie, Cholera und Krebs. Letztere Krankheiten seien, obgleich sich ihre kraftlose, negative Natur schon genügend verrät, als negative Erkrankungen etwas näher gezeigt.

Bei der Diphtherie sahen wir bereits, dass sie von der Schleimhaut ihren Ausgang nimmt, dass zunächst nur eine katarrhalisch-entzündliche Erkrankung der Schleimhaut besteht und dass diese Erkrankung erst, wenn sie heftiger wird und in die Tiefe gebt, zu Belägen auf und in die Gewebe führt und diese schließlich zerstört. So ist die Diphtherie schon als Schleimhauterkrankung negativ. Wir werden aber auch sehen, dass sie in erster Linie durch Erkältung entsteht und demgemäß zeigen sich die Diphtheriekranken, wie man namentlich bei Erwachsenen bemerkt, außerordentlich schwach, zu Frost geneigt, und das Fieber verrät stets den kraftlosen negativen Charakter.

Dass auch die Influenza eine negative Krankheit ist, ist leicht zu erkennen; denn die Beteiligung der Schleimhäute, vor allem derjenigen der Verdauungsorgane und der Brust oder beider, tritt stets in auffallender

Weise hervor, und das Angegriffensein, die Schwäche und Neigung der Kranken zu Frost ist allbekannt; ebenso, dass die Influenza vorwiegend im Winter entsteht.

Noch klarer liegen die Verhältnisse bei der Schwindsucht. Die katarrhalische Natur des Leidens ist hieroffenbar und der negative, kraftlose Charakter desselben wird schon durch den Namen zum Ausdruck gebracht.

Über die negative Natur der Zuckerkrankheit haben wir auch nur wenig zu sagen. Zwar muss Professor Strümpell erklären: „Besser ist es, offen einzugestehen, dass das eigentliche Wesen des *Diabetes mellitus* noch fast völlig unaufgeklärt ist", womit er klar den gegenwärtigen Stand der Wissenschaft in dieser Frage zum Ausdruck bringt. Aber die Gelehrten sind sich darüber einig, dass eine ungenügende Verbrennung des durch die Nahrung aufgenommenen oder aus dieser gebildeten Zuckers besteht. Der Stoffwechsel, die lebensmagnetische Schwingung ist also unternormal, negativ. Sollen wir hierfür noch einen Beweis nennen? Nun, so mag es der sein, dass, wie wir im zweiten Teil dieses Buches sehen werden, durch Steigerung der lebensmagnetischen Schwingung der Zucker aus dem Urin — wenigstens in den ersten Stadien der Krankheit — wie auf Kommando vergeht.

Die Cholera ist die negativste aller menschlichen Erkrankungen. „Die frühesten Erscheinungen derselben", schreibt Strümpell, „sind plötzlich eintretende, große, allgemeine Schwäche, Frösteln und Eingenommensein des Kopfes, die Darmschleimhaut ist katarrhalisch entzündet und häufig selbst kroupös-diphtheritisch erkrankt." Der Verlauf der Cholera geht auch, wie wir sehen werden, mit dem Auftreten negativer Witterungsverhältnisse, mit Regenperioden, Hand in Hand. Ihre Herde sind die Küsten, Flusstäler, feuchten Hofwohnungen und dergleichen und eine ihrer Hauptursachen ist — Angst, ein Seelenzustand ebenfalls negativer Art. Der negative Charakter dieser Krankheit ist so unwiderleglich gegeben.

Der Krebs scheint infolge seiner Wucherungen zwar kein negatives Leiden zu sein. Dafür aber, dass auch er negativ ist, spricht schon die Tatsache, dass er, wenn nicht ausnahmslos, so doch in der Regel die Schleimhäute befällt, hier wenigstens seinen Ausgang nimmt; denn wir haben einen Schleimhautüberzug nicht nur im Magen, Darm, in der Gebärmutter, usw., sondern ein entsprechendes Gewebe, einen Träger der negativen Energie gegenüber der positiven, ohne welchen Gegensatz irgendeine Organtätigkeit ganz undenkbar wäre, in jedem Körpergebilde, also z. B. auch in den Drüsen und der weiblichen Brust, wo selbst Krebs bekanntlich ebenfalls nicht selten ist. Und wenn Krebs auch aus der äußeren Haut erscheint, so haben wir hier nur zu bedenken, dass die äußere Haut und die inneren Schleimhäute ihrem Wesen nach ein und dasselbe sind; denn die Schleimhäute sind lediglich im Verlauf der organischen Entwicklung zum Zwecke der Oberflächenvergrößerung nach innen gezogene äußere Haut. Der negative Charakter der krebsigen Erkrankungen geht jedoch auch aus ihren Ursachen und ihrem ganzen Wesen hervor.

Wir schrieben darüber in der Naturärztlichen Zeitschrift (1901. 129), als die preußische Medizinalverwaltung eine Umfrage über die, der medizinischen Wissenschaft noch völlig unklaren Ursachen des Krebses hielt: „Krebs beruht aus Lebenskraftschwäche ... oder Schwäche des Körpers schlechthin ... dass Schwäche im Spiele ist, lehrt ein geringer Überblick über das fragliche Gebiet. Die meisten Krankheitsfälle ereignen sich nach dem Eintritt des Menschen in die zweite Hälfte der zehnmal siebenjährigen Wachstums- oder Entwicklungsperioden, welche unser Leben natürlicherweise umfasst, also nach dem 35. Lebensjahre, wenn die Energien, welche unseren Körper werden ließen, zu ermatten beginnen und die Lebenswoge ihren abwärtsgehenden Bogen beschreibt. Auch die Gelegenheitsursachen sind stets solche, welche schwächend wirken: Ärger, Kummer, Sorgen, Armut, ungesunde Wohnungen, ausschweifende Lebensweise, Alkohol, schwere, schwächende Krankheiten, starke Säfteverluste, usw. Dass sich Krebs seine meisten Opfer aus dem armen Volk holt, wo die schwächenden Einflüsse heimisch sind, ist statistisch erwiesen. In Fällen, wo man berechtigt ist, von Vererbung zu reden, handelt es sich auch um nichts weiter wie Schwäche ... Was die Eltern nicht haben, können sie den Kindern nicht geben und die Kinder sind der genaueste Abklatsch der Eltern in ihren geheimsten und innersten Tiefen ... So lange bei einem schwächlichen oder geschwächten Individuum das Blut in allen Organen normalen Kreislauf besitzt und alle gewebigen Partien genügende Ernährung (genügende Zufuhr lebensmagnetischer Kräfte, welche die Lebenskeime zum Ausbau des Körpers zwingen) erhalten, bleiben die Zellen gesund — und die Bakterien zahm.

Wenn es aber in irgendeinem Organ zu Stockungen im Blutlauf und zu schweren Störungen der Ernährung (zu Mangel lebensmagnetischer Kräfte im ganzen Körper und besonders im leidenden Organe) kommt, dann beginnt (zu wenig beherrscht) die Unmasse der kleinen Lebenskeime zu revoltieren. Sie vermehren sich krankhaft, bedingen dadurch zunächst Veränderungen, Wucherungen in den Geweben und Zellen des Körpers und treten dann (wenn die Wucherungen zerfallen) auf als selbstständige Gebilde (die Männer der Wissenschaft foppend, weil diese nun eifrigst nach dem Krebsbazillus jagen). Wir sehen deshalb Krebs so häufig auf dem Boden alter Katarrhe und Narben entstehen, deren wesentliche Begleiterscheinungen und Grundlage Störungen im Kreislaufe sind. Es handelt sich (also auch) bei diesem Leiden nicht um Anhäufung und Ausscheidung unreiner Stoffe, ... sondern es fehlt die Kraft, welche die Bazillen beherrscht, sie und die Zellen in Ordnung erhält."

Auch Krebs ist also negativ, und sein besonderes Wesen ist lediglich, dass hier die Gewebe und Zellen erst in falsche Wachstumsbahnen geraten und krankhaft wuchern, bevor sie zerfallen und Bakterien erscheinen.

Wir wenden uns nun den entzündlichen und fieberhaften Störungen zu, welche bei einem Zuviel an Lebensmagnetismus und einem Überwiegen der positiven magnetischen Kräfte im Körper entstehen. Diese Zustände bilden sich durch Überernährung, erhitzende Nahrung (Fleisch), durch Aufenthalt an trockenen, sonnig liegenden Orten und — bei warmem Wetter. Die positiven, lebensmagnetischen Kräfte haben aber ihren Sitz in den serösen Häuten und diese umkleiden ebenfalls nicht nur die großen, sondern auch die kleinen und kleinsten Organe bis zu den feinsten Nerven, Äderchen und Fibrillen. So ist unser Körper mit positiven, lebensmagnetischen Energien in allen seinen Teilen geladen. Es ist wichtig, dass sich der geneigte Leser diese Tatsache im weiteren recht vor die Augen hält, weil nur so manches der nun folgenden Krankheitsbilder voll verständlich wird.

Wenn viel lebensmagnetische Kräfte im Körper vorhanden sind, so braucht dieser Zustand noch nicht krankhaft zu sein, obgleich dann, wie wir in einem früheren Kapitel sahen, sogenannte nervöse Störungen häufig vorhanden sind. Wenn jedoch die positiven magnetischen Kräfte die negativen elektrischen im Körper stark überwiegen, dann fühlt sich der Betroffene abgespannt, matt, weil das rechte lebensmagnetische Gleichgewicht fehlt und infolgedessen ein Mangel an Kraftgefühl oder an Spannung besteht. Es ist ferner eine unbequeme Wärme im Körper vorhanden und infolge des lebensmagnetischen Zuviel werden die Kranken häufig von Kopfschmerzen, Kreuzschmerzen, usw., geplagt. Setzt schließlich Fieber ein, so kann dieses nach acht Tagen oder länger — bei Typhus in der 2. Woche — seine volle Höhe erreichen, wenn es allmählich in der uns bekannten Weise sozusagen aus sich selber entsteht. In anderen Fällen, wenn eine Entzündung in einem gefäßreichen Organ durch eine besondere Ursache veranlasst wird, z. B., bei einer Lungenentzündung kann das Fieber in wenigen Stunden zur vollen Höhe steigen.

In jedem Fall jedoch sehen wir seinen positiven Charakter sehr bald klar zum Ausdruck kommen. Der Kranke hat einen heißen roten Kopf, und heiß ist seine ganze Haut. Die Körpertemperatur zeigt eine Höhe von 39 – 40°C und darüber. Die Pulse jagen. Der Kranke fantasiert unter der vermehrten Hitze und dem erhöhten Druck des Blutes, das sein Hirn durchspült; er möchte fort und ist oft kaum auf seinem Lager zu halten. Durch alle diese Erscheinungen kommt unzweideutig zum Ausdruck, dass der ganze Zustand des Kranken übernormal oder positiv ist.

Wenn die Krankheit in einem begrenzten Körperteil ihren Sitz hat, wenn es sich also z. B. um eine Lungenentzündung handelt, dann nimmt sie den uns bereits bekannten Verlauf. Sind der Herd des Fiebers hingegen ausgedehnte Gebiete der serösen Häute, so bestehen für den ferneren Verlauf verschiedene Möglichkeiten und man kann aus dem Zustand selbst von vornherein nicht immer mit Bestimmtheit sagen, was daraus wird oder werden würde, wenn man den Zustand sich selbst überließ. Es hängt das ganz von den Ursachen und den begleitenden Umständen ab. Wenn es sich um eine Erkrankung der Verdauungsorgane handelt, entstanden durch fortgesetzte Überladung, so werden wir vielleicht nur ein gastrisches Fieber bekommen. Herrscht jedoch warmes, trockenes Wetter und wohnt der Betreffende an einem trocken, hoch gelegenen Ort, zwei Umstände, welche die allgemeine Überladung des Körpers mit positiven, magnetischen Kräften und den Ausbruch einer gastrischen Störung wesentlich fördern, so kann das Krankheitsbild entstehen, dass wir im Unterleibstyphus vor uns haben. Infolge der Hitze, die im ganzen Körper besteht, zeigen sich dann gleich im Beginn der Erkrankung die bekannten heftigen Delirien und die Zunge ist, besonders bei vernachlässigter Kühlung, oft fast borkig verbrannt, ja infolge der Trockenheit mit tiefen Rissen durchzogen. Weil das Blut kräftig durch den ganzen Körper wogt, positiv von den krankhaft erregten lebensmagnetischen Energien nach außen getrieben wird, kommen in der Haut schließlich Stauungen des Blutes zustande. Es treten besonders am Rumpf, dem Hauptherd der Erkrankung, die bekannten roten Flecken auf. Der Unterleibstyphus ist aber diejenige Krankheit, bei welcher die positiven, magnetischen Kräfte einseitig am stärksten im menschlichen Körper vertreten sind, d. i., ohne dass ihnen entsprechende Mengen negativer elektrischer Kräfte gegenüberstehen. Daher lassen die stark ausgeprägten positiven Erscheinungen, die wilden Fantasien und die Unruhe des Kranken, bald nach, und es tritt allgemeine Entspannung ein. Der Kranke liegt nun zusammengekauert und still vor sich hin delirierend im Bett, und der Ausschlag bleibt oft nur auf wenige Flecke beschränkt.

Wenn das Auftreten starker positiver lebensmagnetischer Energien im Raum jedoch mit gleichzeitigem Herrschen reicher negativer elektrischer Energien zusammenfällt, z. B. beim Wechsel zwischen Winter und Frühjahr oder demjenigen zwischen größeren Perioden von Regen und Sonnenschein, dann werden die lebensmagnetischen Energien vom überladenen und dadurch erhitzten Unterleib stark angezogen und der ganze Körper wird nun stark mit ihnen geladen; sie treiben dann machtvoll die Blutwelle durch den Körper hindurch und nach außen zur Haut; diese zeigt sich infolgedessen zunächst stark gerötet. Bald aber treten in ihr allgemeine Stauungen aus, und es bilden sich nun die bekannten Ausschläge der Röteln, Masern, des Scharlachs oder der Pocken.

Man wird hier mit unserer Erklärung dieser Ausschläge vielleicht nicht einverstanden sein, besonders, weil man in ihnen ja auch *Ausscheidungen* sieht. Deshalb mag folgen, was über sie eine auf diesem Gebiete sehr erfahrene Autorität der medizinischen Wissenschaft sagt. Der kgl. bayr. Generalarzt, z. B., Dr. v. Vogel erklärte gelegentlich eines Vortrages, dass das Blut „in den erweiterten Gefäßen der Scharlachhaut angestaut ist", und fügte weiter hinzu, was unsere Auffassung über die Natur dieser Ausschläge vollends bestätigt, dass „die Hauttemperatur bei Scharlach der Innenwärme fast gleich, sehr oft sogar höher steht."[1] Das Blut wird eben mit Gewalt nach außen getrieben. Deshalb treten in der Haut Blutstauungen auf und sie ist ebenso warm, ja oft noch wärmet als innen der Körper.

In den meisten Fällen führt diese Störung nur zu Blutstauungen in der Haut, zum gewöhnlichen Ausschlag von Scharlach und Masern. Schließlich kommen jedoch aus Gründen, die wir bei der Entzündung kennenlernten, auf der Haut Exsudate zustande. Es bilden sich Bläschen, Blasen, Pusteln, usw.; erstere sind bei Masern und Scharlach (Scharlach-

---

1) Münchener medizinische Wochenschrift, 192. 3 u. 4.

friesel), bekannt und gefürchtet; denn man weiß, dass diese Formen stets schwere Fälle sind; letztere, also die Pusteln, sind — die Pocken. So stellen die verschiedenen Ausschlagkrankheiten im wesentlichen lediglich eine graduelle Steigerung der gleichen Störung dar, wobei die Röteln und Masern die leichteren, Scharlach und die Pocken die schwereren Formen sind. Der allgemeine Grund dieser Störungen sind also, um in der Sprache unserer Wissenschaft zu reden, abnorm hohe Ätherschwingungen im Raum oder, genauer gesagt, ein Vorherrschen der positiven lebensmagnetischen Kräfte infolge hoher Sonnentätigkeit.

Dabei werden diejenigen menschlichen Körper, in denen in Gestalt einer gestörten Verdauung sozusagen ein zündender Funke liegt, ein Anziehungspunkt für die lebensmagnetischen Kräfte des Raumes und ihre allgemeine hitzige, fieberhafte, positive Erkrankung ist die notwendige Folge. Dass die Kranken selbst die abnormen Schwingungen im Raum oder in der Luft wieder vermehren, da sie ja beständig lebensmagnetische Kräfte in Gestalt von Wärme abgeben, ebenso, dass auch durch die Zersetzungen, welche bei hoher Sonnenwärme in und auf der Erde im vermehrten Maße geschehen, die lebensmagnetische Schwingung gesteigert wird, ist klar. So wird es verständlich, dass namentlich die hitzigen Ausschlagkrankheiten so häufig, wie man besonders bei den Masern sagt, „in der Luft liegen", und da entstehen, wo man von einer Ansteckung oder Übertragung im gewöhnlichen Sinne nicht reden kann. Und daher kommt es auch, wie Häser in seiner Geschichte der Seuchen mehrfach erwähnt, dass gleichzeitig mit oder als Vorläufer von Seuchen ein großes Absterben selbst unter den Pflanzen geschieht. Es bestehen dann lebensmagnetische Schwingungen im Raum, die für die ganze Lebewelt schädlich sind. Doch weil bei den positiven Erkrankungen, die ursächliche Schädlichkeit etwas Allgemeines, den ganzen Körper Erfüllendes und Durchdringendes ist, deshalb werden bei ihnen so häufig die verschiedensten Organe ergriffen und von Entzündung befallen, so bei Masern, Scharlach, Typhus und Pocken außer dem Unterleib die Lunge, der Hals, die Nieren, die Muskeln, usw. Die medizinische Wissenschaft spricht dann von Mischinfektionen. Es ist aber nur eine Ursache, die alle sich zeigenden Störungen erregt: die abnorm hohe Schwingung der lebensmagnetischen Kräfte, die im ganzen Körper besteht.

Der Gruppe der negativen Erkrankungen steht demnach diejenige der positiven Krankheiten gegenüber und zu diesen zählen alle Entzündungen der serösen Häute, des Brust, und des Bauchfelles, Lungenentzündung, alle Zellgewebsentzündungen, Rose, kurz alle Entzündungen im Körper überhaupt; weiter die gastrischen Fieber, Typhus, Röteln, Masern, Scharlach, Windpocken, die echten Pocken und die Pest. Letztere ist die positivste Krankheit; sie ist, wie sich aus allen Beschreibungen ergibt, typhöser als Typhus und hitziger, gefährlicher als Pocken. Für uns sind die Pocken aber die positivste Erkrankung.

Und, ihr Ritter der Impflanzette, weil es heute bei uns nur noch wenig wirklich kräftige Menschen gibt, weil bei uns jetzt Nervenschwäche und Blutarmut herrscht und weil wir jetzt infolgedessen in einer Periode der negativen Erkrankungen leben, die uns neben Blutarmut und Nervenschwäche, Schwindsucht, Krebs, Influenza, Diphtherie, usw., bringt, deshalb — nicht durch das Impfen — sind die Pocken weniger geworden. Allerdings — es sei der Wahrheit die Ehre voll und ganz gegeben — auch das Impfen trug einen Teil bei zum Verschwinden der Pocken; denn es hat die Kraft und Gesundheit des Volkes durch Vergiftung der Säfte schon in der Jugend systematisch zerstört. So musste — außerdem von den tausenderlei anderen Ursachen untergraben — die Kraft und Gesundheit des Volkes erliegen, und wir haben heute wohl weniger Pocken, dafür aber umso mehr Diphtherie, Influenza, Schwindsucht, Krebs, usw. Ist da die Menschheit nun besser daran? Zweifellos nicht; denn kraftvolle Naturen sind leicht zu behandeln, schwache aber schwer, und sicher sterben heute, von den direkten Impfschädigungen und Impftodesfällen gar nicht zu reden, mehr Menschen an den eben genannten negativen Erkrankungen, als jemals an den Pocken sterben konnten. Heute sterben in Deutschland allein an der Schwindsucht alljährlich 180.000 Menschen. Wenn so viele an den Pocken stürben, was gäbe das für ein Geschrei. Weg darum mit der Impferei; weg vor allem mit dem Impfzwang! Wer sich impfen lassen will, mag es tun. Jedem geschehe sein Wille. Wer geimpft ist, braucht sich vor den Ungeimpften ja nicht mehr zu fürchten. Aber wer vernünftig genug ist, seine Säfte sich nicht selbst zu vergiften, wer ein Gegner des Impfens ist, den zwinge man auch nicht, dass er sich die Gesundheit seiner Säfte gewaltsam zerstöre.

Und weil — o hört es, ihr Volksberater und Volksvertreter! — es in Österreich und Russland noch Menschen gibt von gesundem Stamm und kräftigem Blut, deshalb kommen dort noch Pocken vor, und deshalb ereignet es sich, dass Leute von dort, begünstigt durch die bessere Kost;

bei uns an den Pocken erkranken. Man schreibt dann allerdings stets, die Pocken wurden von außen eingeschleppt und weist auf den Segen der Impfung in Deutschland bin. Dabei wird aber niemals erwähnt, dass man in Österreich und Russland ebenso impft wie bei uns. Glückliche Länder ihr, Österreich und Russland, dass ihr noch Pocken habt! Denn euch mit eurem gesunden, noch kräftigen und urwüchsigen Volk gehört die Zukunft, während Deutschland, wenn es sich nicht bald eines Besseren besinnt, dem Verfall vorzeitig und mit Riesenschritten entgegengeht.

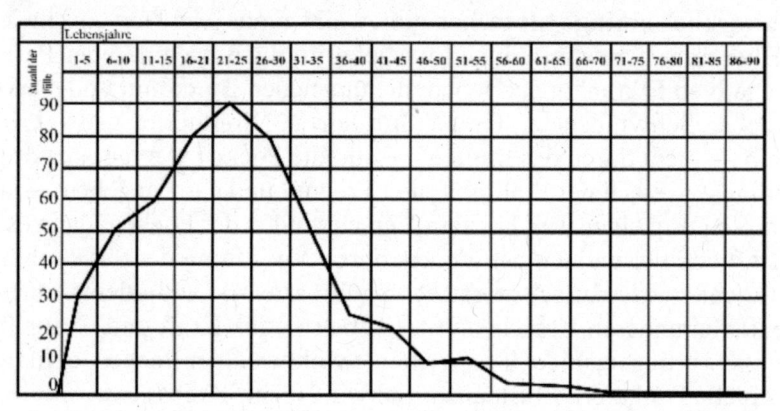

Fig. 5. Die Typhuserkrankungen in den verschiedenen Lebensjahren.

Man wird vonseiten der medizinischen Wissenschaft die Entstehung der Pocken frei aus dem Körper heraus bestreiten. Aber da erkläre man den folgenden Fall.[1] Ein fünfjähriger Knabe kam mit Scharlach in ein neu erbautes Krankenhaus. Er wurde dort sofort auf die Isolierstation gebracht und von allem Verkehr mit der Außenwelt getrennt. Die Erkrankung war eine sehr schwere. So kam es, dass er sich noch nach 6 Wochen als Rekonvaleszent im Isolierhaus befand. Da bekam er — echte Pocken. Man sage uns vom Standpunkt der modernen Wissenschaft, wie dies geschehen konnte. Der Knabe war von allem Verkehr mit der Außenwelt getrennt und — wie die Narben zeigten — mit vollem Erfolge geimpft. Auch war das Krankenhaus noch nie von Pockenkranken bewohnt. Und doch bekam der Kranke die Pocken. Die Ansteckungs- und Bazillentheorie lässt hier völlig im Stich, weil sich der vermeintliche Pockenbazillus

---

1) Berichtet im Archiv f. physik-diät. Therapie. 1901. 8. 204.

unmöglich während der sechs Wochen ruhig verhalten oder die schwere Scharlacherkrankung überstehen konnte und eine Ansteckung unmöglich war. Eine abnorme Schwingung der lebensmagnetischen Kräfte kann jedoch — die nötigen Umstände vorausgesetzt — an jedem Orte und immer geschehen. Im Vorstehenden haben wir auch die Erklärung dafür gegeben, das z. B. der Unterleibstyphus gerade die kräftigsten Menschen befällt. Prof. Strümpel schreibt am zitierten Ort (S. 6): „Der Typhus ist vorzugsweise eine Krankheit der jugendlichen kräftigen Personen im Alter von 15 – 30 Jahren. Im höheren Alter wird er auffallend seltener." Und Dr. med. Kayfer gibt nach seinen Beobachtungen das folgende Bild in der Münchener med. Wochenschrift (1909, Nr. 22).

Dieser Arzt erklärt aber auch:

»Man kann den Typhus bei uns fast eine Berufskrankheit der Angehörigen von Nahrungs- und Genussmittelgewerben, der Köchinnen und Dienstmädchen, des Küchenpersonals, der Milchverkäufer und der Bäcker nennen". Denn die genannten Personen werden nicht häufig typhuskrank, weil sie der Ansteckung besonders ausgesetzt sind, sondern weil sie es mit dem Essen und Trinken besonders viel halten und dadurch sich die Verdauung mehr als die anderen Menschen verderben.

Gleiche Beobachtungen ergeben sich, wenn wir unter den mit Pockennarben gekennzeichneten Gesichtern Umschau halten. Auch da werden wir finden, dass die Betreffenden stets besonders kräftige Personen sind. Müssten diese jugendlichen und kräftigen Personen dem Typhus- und Pockengift nicht gerade den meisten Widerstand bieten? Der Grund der Erkrankung ist aber nicht eine Widerstandslosigkeit, eine Schwäche im gewöhnlichen Sinne, sondern der wahre Grund ist: diese jugendlichen kräftigen überernährten Menschen haben viel Hitze, viel Magnetismus im Leib und deshalb werden sie leicht positiv krank. »Eine allzugroße Überfülle von *Nervenäther*«, schreibt H. P. Blavatsky am zitierten Orte, »führt ebenso oft (als Mangel) zu Krankheit und Tod.« Und sie hat recht. Dass sich hieraus hochwichtige praktische Folgerungen in Bezug auf Krankheitsverhütung ergeben, werden wir im zweiten Teil unserer Betrachtungen sehen. Aber hier wollen wir nochmals darauf verweisen, dass der Unterleib, die Verdauung in der Regel der Brandherd ist, von dem das allgemeine Fieberfeuer seinen Ausgang nimmt. Da wundern sich Eltern oft, wie ihre so sorgsam gepflegten Kinder Masern oder Scharlach bekommen. Sie haben ihre Kinder bei aller Pflege aber überfüttert und deshalb wurden sie krank. Wenn man die Eltern darauf verweist, so erntet man allerdings selten Zustimmung und Dank. Aber mögen die Masern oder Scharlach tausend mal in der Luft liegen, wenn kein Feuerherd als Anziehungspunkt für abnorme Außenschwingungen und als Ausgangspunkt für Fieber im Körper besteht, kann es weder zu Masern noch zu Scharlach oder einer sonstigen ähnlichen Krankheit kommen. Das ist die Wahrheit und der Standpunkt von dem aus sich über die Furcht und Angstmeierei der Bakteriologen lachen lässt.

Unsere zwei Gruppen der positiven und negativen Krankheiten werden vor den Augen der medizinischen Wissenschaft und vor allem vor denen der Bakteriologen allerdings nicht ohne Weiteres Gnade finden. Aber dann soll man uns das so grundverschiedene Verhalten der Krankheiten der beiden Gruppen erklären. Man halte da der Haut bei Influenza und Cholera gegenüber diejenige bei Masern und Scharlach. Bei letzteren ist sie gerötet, mit Blut überfällt, bei ersteren blass und blutleer. Man halte ferner einander entgegen Typhus und Cholera. Bei beiden Krankheiten ist in erster Linie der Darm erkrankt; trotzdem aber besteht bei der einen Kälte der Haut, bei der anderen Hitze von Anfang an. Können diese und all die sonst noch vorhandenen Unterschiede durch die Bakterien entstehen? Können diese das eine Mal das Blut innen fesseln, das andere Mal nach außen jagen und können sie das eine Mal Frost, das andere Mal Fieber erzeugen? Die Bakteriologen müssen uns eine Erklärung schuldig bleiben.

Doch wir lieben Feindschaft nicht. Wir haben namentlich die Kreise der Bakteriologen empfindlich gestört; deshalb wollen wir ihnen bei ihrem Forschen etwas förderlich sein und ihnen zeigen, was sie anscheinend noch nicht wissen, nämlich — dass entsprechend der Polarität der menschlichen Erkrankungen auch eine Polarität unter den Bazillen besteht.

Professor Strümpell schreibt über den Typhusbazillus: „In Gelatine-Stichkulturen entwickeln sich die Bazillen längs des Stichkanals in kleinen weißlichen oder gelblichen Häuschen, während sich an der Oberfläche langsam ein dünnes Häutchen ausbreitet. Dabei wird die Nährgelatine niemals verflüssigt."

Über den Cholerabazillus aber äußert er sich: „In Flüssigkeiten (z. B. Fleischbrühe, Milch) vermehren sie sich sehr rasch und können unter günstigen Verhältnissen viele Wochen lang lebensfähig bleiben, während sie durch Austrocknung leicht völlig getötet werden."

Hier verrät sich in den Bazillen in Bezug auf Feuchtigkeit und Trockenheit genau der Gegensatz, wie bei Typhus und Cholera. Typhus entsteht durch Trockenheit, und der Bazillus zeigt dementsprechend ein durchaus trockenes Verhalten. Cholera hingegen hat als Ursache Feuchtigkeit und der Cholerabazillus ist wiederum ein Feuchtigkeit liebender Bursche, der Trockenheit, Durst, gar nicht verträgt. Gleich zutreffend ist der folgende Gegensatz. Professor Strümpell schreibt am zitterten Orte: „Wichtig ist die Tatsache, dass die Typhusbazillen auch bei Sauerstoffabschluss gedeihen können."

Über die Cholerabazillen aber äußert er sich: „Der freie Zutritt von Sauerstoff ist zu ihrem Wachstum unumgänglich notwendig."

Durch diese zwei Aussprüche wird direkt bestätigt, was wir über das Wesen der positiven und negativen Erkrankungen, also des Typhus und der Cholera, sagen, nämlich, dass letztere zu den negativen elektrischen Kräften in unmittelbarer Beziehung steht; denn der Sauerstoff ist, wie wir wissen, mit der Elektrizität wesensverwandt und Sauerstoff braucht unbedingt der Bazillus der Cholera.

Der Typhus hingegen beruht auf einem Zuviel von magnetischen Kräften im Körper, und daher kann der Typhusbazillus auch in den tieferen Schichten des Darmes hausen, wo es keine elektrischen, dafür aber umso mehr die ihm verwandten magnetischen Kräfte gibt; daher gehen auch die typhösen Geschwüre so gerne in die Tiefe und durchbrechen den Darm. Als dritten Gegensatz zwischen den Typhus- und Cholerabazillen möchten wir noch Folgenden nennen. Man bat in neuerer Zeit viele Versuche über den Einfluss des Lichtes auf die Bazillen angestellt.

Da hat sich nun übereinstimmend gezeigt, dass das Sonnenlicht auf die Cholerabazillen einen schädlichen direkt vernichtenden Einfluss übt, während Uffelmann beim Typhusbazillus im Gegensatz zu anderen Forschern fand, dass das Sonnenlicht auf diesen Bazillus nicht direkt wirke.[1]

Für den Cholerabazillus ist also das Sonnenlicht, wie es ganz unseren Anschauungen entspricht, ein tödliches Gift, und zwar, weil es seine niederen Schwingungen zerstört, sie auf eine höhere Stufe hebt, während der mit dem Magnetismus mehr verwandte Typhusbazillus das Sonnenlicht besser verträgt.

---

1) Uffelmann, „Die hygienische Bedeutung des Sonnenlichtes."

Wenn die Bakteriologen auf dem hier gezeigten Weg weiter forschen, dann werden sie sicher von ihrem Standpunkte aus bald ebenfalls erkennen, dass eine Polarität der menschlichen Erkrankungen wirklich besteht. Noch kann man allerdings gegen unsere Anschauungen und namentlich gegen die Einteilung der Krankheiten in die zwei Gruppen der positiven und negativen Erkrankungen den Einwurf erheben, dass oft auch positive und negative Krankheitsformen gemeinsam bestehen oder dass die einen in die anderen übergehen.

Wir wenden uns daher nun zu den

Misch- und Übergangsformen der positiven und negativen Erkrankungen

Dass Misch- und Übergangsformen zwischen den zwei Gruppen der positiven und negativen Erkrankungen vorhanden sein müssen, ist von vornherein klar: denn die Natur ist eine Einheit; sie hat keine Kasten, in denen sie die einzelnen Erscheinungen gruppen- und sortenweise unterbringt.

Eine Mischform ist es aber, wenn eine Brustfellentzündung zu einem Lungenkatarrh oder zu Schwindsucht tritt: denn erstere ist als Erkrankung einer serösen Haut positiv: letztere hingegen sind Erkrankungen der Schleimhäute und daher negativ. So sind beide Krankheitsformen bei ein und derselben Person vorhanden, und die Brustfellentzündung kann ihren positiven Charakter auch durch große Schmerzen verraten, während Schwindsucht als solche bekanntlich schmerzlos ist.

Zu einer vollen positiven Erkrankung kann und wird sich die Brustfellentzündung hier aber niemals erheben, weil dazu — im Körper die Kräfte fehlen. So bleibt die Schwindsucht im Vordergrund und der ganze Zustand des Kranken, das gesamte Krankheitsbild ist negativ.

Nun das Gegenteil. Scharlach ist bekanntlich sehr häufig mit Diphtherie im Hals verbunden. Da erstere eine positive, letztere eine negative Krankheit ist, so ist bis zu einem gewissen Grad hier eine Mischform vorhanden. Diphtherie ist aber wohl *im klinischen Sinne*, um mit Prof. Strümpell zu reden, eine bestimmte Krankheit, „deren hauptsächlichste Lokalisation in einer kruppöse-diphtheritischen Entzündung des Rachens und der oberen Luftwege besteht. In rein anatomischem Sinne haben die Ausdrücke *kruppös* und *diphtheritisch* dagegen eine allgemeinere Bedeutung. Sie dienen zur Bezeichnung einer bestimmten Entzündungsform, welche auf fast allen Schleimhäuten (besonders aus der Darm- und Blasenschleimhaut) vorkommen und durch Schädlichkeiten ganz verschiedener Art hervorgerufen sein kann."

So haben wir zwar bei Scharlach im Hals eine diphtheritische Entzündungsform, jedoch nicht die Diphtherie im klinischen Sinne. Hier zeigt sich aber so recht, wie wenig die moderne medizinische Benennung der Krankheiten deren Wesen entspricht. Wir brauchen daher Bezeichnungen für Krankheitszustände, nicht für einzelne Krankheitssymptome.

Nun die verschiedenen Übergangsformen. Auch diese bestehen zweifellos; sie müssen bestehen, weil in dieser Welt der Vergänglichkeit nichts ewig ist und auf eine volitive Erkrankung nichts anderes als ihr Gegensatz, nämlich ein negativer Zustand, folgen kann.

Die Lebenswoge stand hier über der Norm; sie muss daher, wie uns schon der Augenschein an einem wogenden Gewässer lehrt, nun wieder unter sie fallen. Oder, wenn das Pendel im Körpergetriebe weit ausgeschwungen hat in der einen Richtung, muss die Gegenschwingung wieder weit in die andere geschehen. Das ist Naturgesetz — Ausgleichsbestreben. Auf jede positive Erkrankung folgt deshalb eine Zeit der Schwäche oder der Rekonvaleszenz, und je schwerer die Erkrankung war, umso mehr sind die Kräfte erschöpft, umso schwerer wird der nachfolgende negative Zustand sein. So kann eine Lungen- oder Brustfellentzündung als Schwindsucht enden. Das ändert aber nichts an der Tatsache, dass die erste Krankheit positiv und die letzte negativ war.

Negative Störungen können aus dem gleichen Grund umgekehrt positiv werden. Wir sahen deshalb schon auf Erkältung Fieber folgen. Aber wenn auf eine Erkältung kein Fieber, sondern nur ein katarrhalischer Zustand folgt, so ist durch diesen ebenfalls der Anfang zu einer Umkehrung des negativen Zustandes in einen positiven gegeben, weil die Blutanhäufung im katarrhalisch erkrankten Organ dort die Wärme vermehrt und zu einer Entzündung Anlass werden kann. Es handelt sich dann lediglich darum, ob der Körper zur Entwicklung eines ausgesprochen positiven Zustandes die nötige Kraft besitzt oder ob er von außen durch warmes Wetter die gehörige Unterstützung erfährt. Ein einfacher Magenkatarrh geht auch oft in Typhus über. Das ändert aber nichts an der Tatsache, dass der Magenkatarrh negativ war und der Typhus positiv ist, Zustände, die je, was für uns eben schließlich die Hauptsache ist, ihre ebenso besondere Behandlung verlangen. Dass die Verwandlung eines negativen Zustandes in einen positiven ersteren beseitigt und dadurch dem Kranken Heilung bringen kann, haben wir bereits erwähnt. Man hat so Schwindsucht und Krebs nach dem Ausbruche von Pocken oder anderen fieberhaften Krankheiten schwinden sehen. Etwas hatte demnach jener Arzt des Altertums recht, der sagte: »Gebt mir ein Mittel, Fieber zu erzeugen und ich will jede Krankheit heilen.« Fieber ist deshalb aber kein Heilmittel für alle Kranken; denn sonst dürfte kein Mensch im Fieber sterben und jedes Zehrfieber müsste heilen.

Es ist nun zu prüfen, warum menschliche Erkrankungen epidemisch kommen und dann für kürzere oder längere Zeit wieder vergehen. Bevor wir uns diesen Betrachtungen zuwenden, wollen wir aber dem Unterleib und seinen Beziehungen zu Störungen in anderen Körperteilen eine eingehende Erörterung widmen, weil er bei der Ausgestaltung der einzelnen Krankheitsbilder eine große Rolle spielt.

Der Unterleib und seine Beziehungen zu Störungen in anderen Körperteilen

Der Unterleib ist derjenige Körperteil, mit dem der Mensch körperlich am meisten sündigt. Der Unterleib wird daher am häufigsten krank, von Störungen im Kreislauf und in den lebensmagnetischen Kräften, von Blutstockungen, Entzündungen, usw., befallen. Kopf oder Oberkörper und Unterleib verhalten sich zueinander aber wie Positives zu Negativem, wie Herrschendes zu Beherrschtem.

Dabei ist der Kopf das Herrschende, der Unterleib das Beherrschte, und es gehen infolgedessen die lebensmagnetischen Kräfte von oben nach unten. Das setzt jedoch voraus, dass die Kraft des Unterleibes nicht stärker ist als diejenige des Kopfes; sonst stauen und drängen die Kräfte vom Unterleib aus nach oben, und dann ist nicht mehr der Kopf, der Oberkörper, dasjenige, was im System die Herrschaft führt, sondern der Unterleib.

So ist klar, dass jede krankhafte Anhäufung von Blut und Lebenskraft, also auch jede Blutstauung, jeder Katarrh und jede Entzündung im Unterleib dessen Kraft und Widerstand oder seinen Einfluss auf die Organe im Oberkörper mehren muss. Aus den zahlreichen Störungen im Unterleib entstehen daher Legionen von Störungen in den Organen des Oberkörpers, in Kopf, Hals, Brust, im Herzen, usw., und dieser Zusammenhang ist so innig, dass man aus vielen Störungen in den eben genannten Organen mit unfehlbarer Sicherheit auf bestimmte Störungen im Unterleib schließen kann. Viele Kranke fühlen diesen Zusammenhang auch selbst. Aber freilich den Nasen-, Augen-, Ohren-, Hals- und sonstigen Spezialisten ist dieses Gebiet in der Regel eine *terra incognita*.

Es war L. Kuhne, der in den letzten Jahren diesen Zusammenhang des Unterleibes mit Störungen im Oberkörper mit Nachdruck betonte. Nach Kuhne sollten Krankheitsstoffe nach oben gären. Kuhne hat jedoch nur die Erscheinungen äußerlich erkannt, nicht auch ihr Wesen richtig erfasst; denn dass die Lehre von den Krankheitsstoffen unhaltbar ist, haben wir genügend gesehen. Die medizinische Wissenschaft spricht hier — soweit sie jenen Zusammenhang überhaupt anerkennt, und das ist bloß auf dem nervösen Gebiete der Fall — von krankhaften Reizungs- oder Reflexerscheinungen und das klingt gewiss sehr gelehrt; aber denken kann und muss man sich schließlich dabei, was man will. So mag denn folgen, was in jenen Erklärungen fehlt.

Kopf und Unterleib stehen einander lebensmagnetisch polar gegenüber. Daher gehen Kraftlinien von oben nach unten und umgekehrt von unten nach oben. Die Kraftlinien gehen frei durch den Körper hindurch. Und schwerlich wird man sagen können, dass dies nicht möglich sei, nachdem wir wissen, dass die lebensmagnetischen Kräfte den ganzen Körper erfüllen und dass für sie — wir erinnern an die Durchdringbarkeit unseres Körpers für Elektrizität und die X-Strahlen — die Gewebe kein Hindernis sind. Für gewöhnlich dienen die lebensmagnetischen Kräfte in uns allerdings der Telegrafie mit Draht, d. h. Der Übertragung von Lebensantrieben und Sinneseindrücken vermittelst der Nerven. Es gibt aber bekanntlich auch eine Telegrafie ohne Draht und diese tritt uns in jenen Kraftströmen entgegen, die sich frei durch unseren Körper bewegen.

Wenn nun im Unterleib ein gewisses lebensmagnetisches Übergewicht besteht, wenn er mit Blutüberhäufung und allgemeinen Kreislaufstörungen behaftet ist, Zustände, die sich hier als Hämorrhoiden, dort als Unregelmäßigkeiten der weiblichen Regel, als Verdauungsstörungen, katarrhalische oder entzündliche Leiden, usw. äußern, so bekommt er ein lebensmagnetisches Übergewicht; er wird positiv und staut infolgedessen nicht nur die normalerweise vom Kopf aus nach unten gerichteten lebensmagnetischen Kräfte passiv zurück, sondern sendet gelegentlich selbst aktiv Kraftwellen nach oben.

Von diesen Stauungen und Wallungen wird der Kopf am häufigsten und stärksten betroffen; erstens, weil er das nervenreichste Gebilde am Körper ist und deshalb jene Störungen am meisten empfindet, zweitens, weil der wundervolle Bau des Schädelgewölbes den Körper oben abschließt und so alles, was krankhaft nach oben drängt und staut, dort gesammelt wird. Lebensmagnetisch macht sich die Störung im Kopf dann zuerst bemerkbar als ein Gefühl der Unbehaglichkeit, des Druckes oder der Erregung. Schließlich kommt es zu Schmerz; dieser wird am meisten im Gehirn selbst empfunden. Wir haben dann, weil die lebensmagnetischen Ströme und Stauungen den Körper geradenwegs durchdringen, bei Magenstörungen Schmerz in der Stirn. Frauen haben bei Entzündungszuständen in der Gebärmutter Schmerz oben auf dem Schädel — wie schön prägt sich hier die Gegensätzlichkeit aus! —

Und bei Störungen in den seitlichen Teilen des Unterleibes besteht Schmerz in den Seitenteilen des Kopfes, d. i. besonders in den Schläfen. Es kommen bei letzteren Störungen hauptsächlich in Betracht der Blinddarm, der Zwölffingerdarm und bei Frauen die beiderseitige Gegend der Eierstöcke. Daher ist die weibliche Regel so häufig mit seitlichem Kopfschmerz oder mit Migräne verbunden; denn zur genannten Zeit ist eine Blutüberfüllung der genannten Teile vorhanden. Wenn aber der ganze Unterleib, besonders der gesamte Darmkanal nicht in Ordnung ist, dann haben wir Schmerz im ganzen Kopf, besonders im Hinterhaupt.

Nicht immer allerdings werden lebensmagnetische Stauungen zum Kopf im Gehirn selber empfunden. Der im Schädelinneren bestehende krankhafte Druck tritt vielmehr oft auf Nervenbahnen nach außen zu Organen, die vielleicht aus irgendwelchen Gründen eine besondere Reizung oder Schwächung erfuhren. Es bestehen dann Schmerzen in den Augen, den Zähnen, in einzelnen Gesichtsnerven (Migräne), usw.

Bei diesen lebensmagnetischen Störungen bleibt es aber nicht. Es folgen aus bereits genannten Gründen vielmehr Störungen im Kreislauf nach: Blutstauungen oder Blutandrang und Blutwallungen zum Kopf, Zustände, bei denen der Kranke meist selber erkennt, dass sie von unten kommen. Dies merken namentlich die Frauen während der Wechseljahre, weil jene Wallungen dann sehr häufig und heftig sind. Dabei müssen die Betreffenden nicht notwendigerweise vollblütig sein.

Im Gegenteil; man findet jene Stauungen und Wallungen auch, ja besonders bei blutarmen, nervenschwachen Personen. Hier wird durch die Störungen im Unterleib das Blut lediglich krankhaft nach oben zum Kopf gejagt, sodass die Kranken — zu ihrem eigenen Leid und Verdruss — oft sogar ein blühendes Aussehen zeigen, während sie in Wirklichkeit blutarm sind. Vollblütigkeit wird und muss aber natürlich jene Störungen vermehren.

Aus diesen Lebensmagnetischen und Kreislaufstörungen im Kopf, im Gehirn, gehen notwendig Störungen in der Gehirntätigkeit hervor. Das Gehirn arbeitet unter dem krankhaften Blut- und lebensmagnetischen Druck anfangs übernormal. Die Betreffenden werden redselig. Ihre Gedanken jagen sich; sie *fließen* ihnen zu. Gleichzeitig sind die Betreffenden in den Plänen weittragend, spekulativ und bei allgemeiner Nervosität, die dann infolge des erhöhten Druckes zum Gehirn sehr häufig besteht, aufbrausend, explosiv. Wenn im Körper viel Kräfte vorhanden sind, dann kann sich dieser Zustand bis zu Größenwahn und Tobsucht steigern. Die Kräfte lassen jedoch meist vorher nach, weil der Unterleib, die Verdauung nicht in Ordnung ist und aus diesem Zustand bald allgemeine Unterernährung und Kraftmangel entsteht. Von dieser Schwächung wird das Gehirn dann doppelt getroffen, weil die Stauung zum Kopf wohl anfangs eine bessere Ernährung des Gehirns in sich schließt, je länger je mehr jedoch zu verminderter Ernährung führt. Dem anfänglichen Gedankenfluss folgt nun Gedankenflucht, d. h., die Kranken haben wohl Gedanken; aber sie können dieselben nicht halten und verarbeiten. Schließlich entsteht Gedankenschwäche. Die Kranken haben nun überhaupt wenig Gedanken; die einfachsten Dinge sind ihnen entfallen; sie leiden an Gedächtnisschwäche und sind unfähig zu klarem umfassenden Denken; sie fühlen sich, wie sie sagen, dumm und benommen im Kopf.

Die seelische Stimmung ist infolgedessen gedrückt. Außerdem sind Sausen, Summen, Kribbeln, Kälte- und Leeregefühl und tausend andere ähnliche nervöse Beschwerden im Kopf vorhanden. Bei älteren Personen — aber nur bei diesen; dies sei jungen ängstlichen Gemütern zur Beruhigung gesagt — ist schließlich völlige Gehirnunterernährung, Gehirnerweichung oder eine andere ähnliche Störung die Folge.

Haben nach alledem die Chinesen so unrecht, wenn sie sagen, dass das Denken mit dem Magen geschieht oder die alten Griechen, wenn diese behaupteten, es finde im Zwerchfell statt? Zweifellos nicht; denn die Gesundheit und Klarheit des Kopfes ist, wie der Nervenkranke am besten an sich selber erkennt, wesentlich durch die Gesundheit des Bauches bedingt. So mancher benommene Kopf, so manche Nervosität hat nur in einem kranken Unterleib ihren natürlichen Grund.

Eine weitere Störung im Gehirn, die mit jenen Stauungen zum Kopf zusammenhängt, ist der Gehirnschlagfluss; er sei noch kurz näher ins Auge gefasst. Jedermann weiß, dass das Herz ein wichtiger Faktor im Blutkreislauf ist. Es treibt das Blut vorwärts und saugt es von rückwärts her an. Der Blutdruck ist daher vorwärts am größten, wenn sich das Herz zusammenzieht und das Blut in die Gefäße presst, rückwärts am geringsten, wenn es sich erweitert und dabei Blut ansaugend in sich zieht. Auf den Kopf muss diese ansaugende, blutdruckmindernde Wirkung der Herzerweiterung nun stets am größten sein, weil sich hier das Blut in das Herz von oben herab, wie ein Sturzbach ergießt. Das würde aber bei jedem Herzschlag eine für das in die feste Schädelkapsel eingeschlossene Gehirn und dessen Tätigkeit keineswegs gleichgültige Druckschwankung ergeben, wenn hier nicht ein wichtiger Regulator wäre. Tiefe regulatorische Funktion liegt in der Gehirn- und Rückenmarkhöhlenflüssigkeit, die, bekanntlich in zusammenhängende Höhlen eingeschlossen, beim Eintritt des Blutstromes zurückweicht, beim Abfluss des Blutes aber wieder eintritt und so das Gleichgewicht der Druckverhältnisse im Gehirn aufrechterhält. Dabei übt diese Flüssigkeit gleichzeitig auf das Gehirn und seine Blutgefäße eine Art Massagetätigkeit aus; denn bei ihrem Wiedereintritt in das Gehirn entleert sie dasselbe, das ja sonst keine Bewegung hat, von stauendem, restierenden Blut. Diese Verhältnisse ändern sich aber, wenn nach oben zum Kopf eine krankhafte Blutstauung besteht. Dann kann jene Flüssigkeit nicht in dem Maß in das Gehirn eintreten, wie sie es sollte, und die Folgen sind schließlich Gefäßverstopfungen von dem stauenden Blut oder Zerreißungen der niemals mehr richtig entspannten und entleerten Gefäße — Gehirnschlagfluss.

Wir sehen so, welches Heer von Störungen im Gehirn mit Störungen im Unterleib zusammenbringt. Aber nicht immer legen sich jene Stauungen im Kopf auf das Gehirn oder die aus diesem unmittelbar entspringenden Nerven. In vielen Fällen, und das ist namentlich bei Kindern der Fall, bei denen das Gehirn noch nichts geleistet hat, erkranken vielmehr die Augen, die Ohren oder die Nase. Auch treten Ausschläge im Gesicht oder auf dem Kopf auf. Nicht, dass hier wie die Humoralpathologen sagen, in kranker Verdauung gebildete schlechte Säfte nach oben steigen und ausgeschieden werden, sondern die Stauungen lediglich lassen die krankhaften Ausschwitzungsvorgänge am Kopf entstehen, wobei dann allerdings auch schlechte, in kranker Verdauung gebildete Stoffe mit betroffen werden. Wir finden die Ausschläge deshalb besonders bei künstlich ernährten, verfütterten und verlutschten Kindern, weil künstliche Ernährung und Lutsche die Verdauung stören. Namentlich durch die Lutsche wird viel gesündigt; denn durch sie werden, auch wenn weder Zucker noch etwas Ähnliches verwendet wird, die Verdauungsorgane in beständiger Erregung gehalten, und das macht sie katarrhalisch krank, wodurch das ganze kindliche System untergraben wird. Man sollte deshalb die Lutsche gesetzlich verbieten, weil alles Reden dagegen doch nichts hilft.

Von den Erkrankungen der Augen, Ohren und der Nase sind bekannt: die Mittelohrkatarrhe und -entzündungen, denen so häufig der bekannte Ohrfluss folgt, ferner die Nasen-Rachen-Katarrhe und die katarrhalischen und entzündlichen Erkrankungen der Augen. All diese Fälle bieten den Spezialisten reiche Gelegenheit zur Tätigkeit und es sind in erster Linie die Wucherungen im Nasen-Rachen-Raum, bekannt unter dem Namen Polypen, gegen die man zu Feld zieht mit Feuer und Schwert — mit Brennen und Schneiden. Aber dass einer der Herren vorher oder nachher das Leiden ursächlich erfasste, bestehende Stauungen nach oben entfernte, kommt kaum je vor. Und doch sind auch diese Wucherungen nur durch die krankhaften Stauungen in der Schleimhaut entstanden; sie werden daher so lange wieder wachsen, wie jene Stauungen bestehen.

Auch die Augen geben den modernen Spezialisten reiche Tätigkeit. Man klagt heutigen Tags allenthalben über die Zunahme der brillentragenden Leute, besonders unter der Jugend. Es besteht meist Kurzsichtigkeit. Wir behaupten aber, dieses Leiden ist mehr vorhanden in den Köpfen der Spezialisten und modernen Ärzte als in den Augen der Menschen. Fassen wir den Zustand der Augenkurzsichtigkeit einmal etwas näher ins Auge.

Die Wissenschaft belehrt uns, dass die Kurzsichtigkeit (der Augen) in der Mehrzahl der Fälle auf einer krankhaften Verlängerung des Augendurchmessers beruht, weil dadurch der Sehvorgang, die Brechung der Lichtstrahlen, eine gewisse Störung erfährt. In anderen Fällen ist Schwund der Aderhaut am hinteren Pole des Auges vorhanden. Dieser Zustand ist eingetreten, nachdem die Aderhaut vorher eine abnorme

Vorwölbung erfahren hatte. Man führt diese Störungen teils auf ererbte Anlage und Schwäche teils auf Überanstrengung der Augen zurück. Die Vergrößerung des Auges infolge der Verlängerung des Augendurchmessers ist oft so groß, dass sie sich schon dem bloßen Auge verrät.

Der Augapfel ist aufgebläht und infolgedessen aus den Augenhöhlen hervorgetreten. Dieses Hervortreten des Augapfels aus dem Kopf wird zwar mit erzeugt durch eine außergewöhnliche Vermehrung der Lager und Polster des Auges. Der ganze Zustand, die krankhafte Aufblähung des Augapfels und dessen abnormes Hervortreten aus den Höhlen des Kopfes, sagt uns aber, dass hier ein krankhafter Druck im Kopfe besteht. Menschen mit schwachen Augen werden gewiss ebenso geboren wie Menschen mit einem schwachen Magen oder einem sonstigen schwachen Organ.

Auch kommen bei den Augen kleine Schwankungen der Größenverhältnisse wohl von Haus aus ebenso vor wie bei Mund, Nase, Armen und Beinen, Händen und Füßen. Wirkliche Störungen in den Größenverhältnissen der Augen, sodass dadurch das Sehen leidet, sind jedoch gewiss ebenso selten wie gleiche in den anderen Organen, und was eine von Haus aus gegebene Schwäche der Augen betrifft, so stellt auch diese sicher noch keine Störung im Sehen dar. Aber da kommt schon bei kleinen Kindern so häufig gestörte Verdauung hinzu, und durch diese entsteht ein krankhafter Druck zum Kopf.

Dieser Druck wirft sich auf dem Weg der Gefäßbahnen dann natürlich auch auf die Augen, ja, auf diese besonders, weil sie mehr als alle anderen gefäßreichen Teile des Kopfes weich und nachgiebig sind. So kann der Durchmesser der Augen, namentlich, wenn diese eine angeborene Schwäche besitzen, schon in der frühesten Kindheit eine krankhafte Vergrößerung erfahren; denn der vermehrte Gefäßinnendruck führt zu einer gesteigerten Ausschwitzung in das Auge hinein und vergrößert seinen Durchschnitt, sodass der Zustand dann irrtümlich als angeboren erscheint. Anstrengungen des Gehirnes und der Augen, wie sie Schule und Beruf mit sich bringen, tragen zur Vermehrung des Übels natürlich das ihrige bei; sie vermehren den inneren Truck zu den Augen; unter diesem muss schließlich die Aufblähung des Augapfels. die Größe seines Durchmessers, eine das Sehen beeinträchtigende Verlängerung erfahren, und das Auge muss kurzsichtig werden. In schweren Fällen werden gleichzeitig durch den krankhaften Gesäßinnendruck die Blutgefäße im Augeninnern so ausgedehnt, dass sie eine oft sackförmige Auftreibung erlangen.

Die Aderhaut wird durch den starken Druck vom Inneren des Kopfes her von ihrer Unterlage abgehoben und in den Augapfel hineingedrängt. Sie entzündet sich schließlich infolge der Stauung und schrumpft. Nun ist das Auge unheilbar kurzsichtig geworden, und der Arzt, der blind für alle hinweisenden Zeichen, vielleicht den ganzen Zustand unter seinen Augen sich entwickeln ließ, kann nun nur noch eine Brille verschreiben.

Was ist sonach aber die eigentliche Ursache der Kurzsichtigkeit? Ist es mehr eine Störung und Schwäche lediglich der Augen oder mehr eine Störung und Schwäche im ganzen System? Das Letztere ist zweifellos der Fall. Wir sehen daher, dass auch mancher Mensch kurzsichtig wird, ohne die so häufig als Ursache genannte Überanstrengung der Augen, während manch anderer wieder die größten Anstrengungen ohne Schaden verträgt. Diese Personen sind dann stets auch die überhaupt gesunden Menschen, die augenkranken, kurzsichtigen hingegen diejenigen, bei denen wir nach Unterleibs- und anderen Störungen niemals vergeblich suchen werden. Weit richtiger würde daher oft schon sein, statt einer einseitigen Verwendung von Brillen der Augen, eine häufigere Benutzung von *Brillen* am anderen Körperpol, von einer anderweitigen Regelung der Lebensweise gar nicht zu reden.

Wir betrachten nun eine Störung am Kopf, die ihren Besitzer zu seinem meist nicht geringen Verdruss oft auch so ganz von ungefähr zu treffen scheint. Es ist der Ausfall der Haare — die Glatze. Auch sie steht, das behaupten wir, mit nervösen oder lebensmagnetischen Stauungen im oder zum Kopf im Zusammenhang. Man nennt hier als Ursache zwar häufig ebenfalls anstrengende geistige Tätigkeit, und wir bestreiten nicht, dass diese auf die Entstehung der Glatzen fördernd wirkt. Die geistige Tätigkeit kommt als Ursache sicher aber erst in zweiter Linie in Betracht: denn es gibt genug Menschen, die sich trotz anstrengendster und bedeutender geistiger Tätigkeit eines vollen Haarwuchses auf dem Kopfe erfreuen, während bei vielen anderen trotz Mangels an geistiger Tätigkeit die schönste Glatze blüht. Wir erkennen demnach hier eine den Kahlköpfigen eigene Störung oder Schädlichkeit und wir kennen sie bereits: Es sind lebensmagnetische Stauungen, die vom Unterleib aus nach oben zum Kopf gehen; denn diese Stauungen bedeuten für die Haare ebenso eine Ernährungsstörung wie für das Gehirn und sie fallen deshalb aus demselben Grund ab oder aus, wie bei einem Baum, dessen Ernährung nicht in Ordnung ist, das Laub.

Es spricht beim Haarausfall aber jedenfalls auch die lebensmagnetische Störung als solche mit; denn die Haare sind sehr wichtige Leiter der lebensmagnetischen Kräfte, und da diese hier eine starke Stauung und Veränderung ihrer Spannungsrichtung erfahren, so kann dies für die Gesundheit und das Wachstum der Haare unmöglich für die Dauer gleichgültig sein; sie werden eben krank und sterben ab. Weil anstrengende geistige Tätigkeit leicht die Verdauung stört, jedenfalls die lebensmagnetischen Kräfte im Kopf häuft und staut, deshalb fördert sie die Entstehung von Glatzen. Die Hauptursache bleibt dabei aber immer die Störung im Unterleib, weil sie jene Stauungen zum Kopf beständig unterhält und ihnen erst eigentlich den Charakter des Krankhaften gibt. So wird verständlich, wenn wir sagen, dass man das Alter von Verdauungsstörungen bei einiger Übung zur großen Verwunderung der Kranken — nach der Größe der Glatzen bestimmen kann.

Wir betrachten nun die Störungen, welche aus diesen Stauungen im Hals entstehen. Der Hals sitzt unter dem Kopf. Daher müssen den Hals nicht bloß bis zu einem gewissen Grad all die Stauungen mit treffen, die sich im Kopf bemerkbar machen, sondern bei dem großen Gefäßreichtum seiner Gewebe, der Weichheit seiner Teile und dem Heere von Schädigungen, die ihn treffen, reizen und schwächen, besteht in ihm auch eine große Widerstandslosigkeit. Wir dürfen uns infolgedessen über seine häufigen Erkrankungen bei der Häufigkeit von Störungen im Unterleib nicht wundern.

Unter den rein *nervösen* Störungen ist am bekanntesten die sogenannte *hysterische Kugel* und von dieser wird immer behauptet, dass sie von unter nach oben, vom Unterleib aus zum Hals steigt. Eine andere nervöse Beschwerde ist ein lästiges Druckgefühl im Hals, das manche Menschen zu häufigem Räuspern zwingt. Infolge der Stauung ist gleichzeitig Katarrh im Hals vorhanden und die krankhafte Schleimbildung dann gewiss zum Räuspern der nächstliegende Grund. Es ist jedoch, wie der Kranke nach einiger Selbstbeobachtung bestätigen wird, nicht immer Schleim im Hals, was ihn zum Räuspern veranlasst, sondern lediglich eine lästige Spannung, ein nervöser Druck, von dem das Räuspern für kürzer oder länger befreit; dieses ist übrigens auch dann am häufigsten, der Druck im Hals am lästigsten, woran wir den *nervösen* Charakter dieser Störung wieder erkennen, wenn die Verdauung nicht in Ordnung, die Stauung nach oben also am größten ist.

Am häufigsten sind jedoch katarrhalische und entzündliche Störungen im Hals. Wir bemerken hier, dass auch der medizinischen Wissenschaft das häufige Vorkommen von Blinddarm- und Halsentzündung bei gleichen Personen auffallend erschienen ist, ohne dass sie allerdings eine Erklärung kennt. Uns ist der Zusammenhang klar; denn Personen, die so viel Blut- und lebensmagnetische Stauungen im Unterleib haben, dass der Blinddarm häufig an Entzündung erkrankt, müssen so stark auch an Stauungen im Hals leiden, dass Entzündungen hier häufig sind.

Man führt die Hals- und Rachenkatarrhe und -entzündungen gewöhnlich auf die Schädlichkeiten zurück, welche mit der Schleimhaut des Halses in Berührung kommen, auf das Heiß und Kalt und Scharf, das Rauchen, usw. Wir bestreiten die unmittelbare Schädlichkeit dieser Einflüsse auch keineswegs; denn die Schleimhäute des Halses sind zart; jene Einflüsse aber sind es nicht immer; ja sind, wie Tabak und Alkohol, schwer schädigendes Gift.

Aber wir fragen, warum entsteht der Katarrh denn nicht auch eben so sehr oder mehr in der Schleimhaut der Lippen und Wangen, der Zunge und des Zahnfleisches? Diese Teile werden doch eben so sehr wie jene vom schädlichen Einfluss des heißen, kalten und scharfen Essens und Trinkens, des Rauchens, usw. getroffen. Julius Hensel sieht das, was die Schleimhäute des Halses krankmacht, anätzt und schwächt, in schädlichen Gasen, die aus gestörter Verdauung nach oben steigen, und wir sind selbst der Überzeugung, dass durch sie manche schwere Halserkrankung, selbst manche schwere Diphtherie entsteht, von der man *nicht weiß, woher sie kommt*. Aber es sind bei Verdauungsstörungen auch Störungen, Stauungen im Kopf vorhanden, wohin jene Gas nicht gelangen können. Wir müssen daher in den Stauungen im Hals dasjenige sehen, was seine Schleimhäute in erster Linie schädigt, schwächt, in ihnen Stauungen erzeugt und so den Grund zu Katarrhen und Entzündungen legt.

Das Rauchen, Trinken, Heiß, Kalt und was der Mensch noch an Diätsünden begeht, wirkt deshalb mehr auf die Entstehung von Erkrankungen im Hals, indem es Unterleibsstörungen schafft, als im Hals selbst durch seinen krankhaften örtlichen Reiz. Auch das Rauchen aber, das man so häufig als Ursache von Halserkrankungen nennt, ja, gerade das Rauchen wirkt schädigend auf den Unterleib ein, von der eigentlichen Nikotinvergiftung gar nicht zu reden; denn das immerwährende Lutschen — seht euch, ihr Raucher, als Spiegelbild zulpender Kinder! — lässt die Verdauung nicht zur Ruhe kommen und erzeugt so, wie bei kleinen Kindern die Zulpe, durch die beständige Erregung in den Verdauungsorganen Störungen der verschiedensten Art.

Und weil das Heer der Halserkrankungen mit dem Unterleib so innig zusammenhängt, mit dem Unterleib, an den das moderne Spezialistentum, das überall nur örtliche Erkrankungen, nur *erkrankte Zellenkomplexe* Virchow) sieht, hier in der Regel gar nicht denkt, deshalb sind die Erfolge der Halsspezialisten, sie, die ihre Erfolge zudem durch ihr beständiges Begucken, Bepinseln und Brennen noch gründlich verderben, häufig so jämmerlich schlecht. Wir wollen hier an Kaiser Friedrich erinnern. Man mag diesen Fall einen besonderen nennen. Dergleichen sind aber nicht selten, und wir haben selbst vor wenig Jahren erlebt, dass man wegen eines einfachen, durch starke Stauungen nach oben entstandenen Halsleidens einen robusten, in den besten Jahren und Verhältnissen lebenden Mann in kurzer Zeit zu seinen Ahnen schickte.

Dieses Mal hatte nicht die englische, sondern die deutsche Wissenschaft durch ihre ersten Autoritäten mit Brennen, Zwicken, usw., das ihre getan. Der Verfasser hatte der Frau des Kranken den Ausgang vorausgesagt. Er selbst handelte klüger vor Jahren. Auch ihn haben da die Ärzte wegen eines Halsleidens gar fleißig beguckt, bepinselt, usw. Er aber kehrte ihnen rechtzeitig den Rücken und bereute es nicht.

Wir nennen nun eine andere Krankheitserscheinung im Hals, welche mit den vom Unterleib ausgehenden Stauungen nach oben zusammenhängt. Es sind die geschwollenen Drüsen. Wir sehen hier ab von den Drüsenschwellungen, die in rein örtlichen Erkrankungen am Kopf und Hals ihren Ursprung haben, fragen aber, wie kommt es, dass die Drüsen am Hals so häufig Schwellungen zeigen, da wir doch nicht weniger zahlreiche Drüsen auch in anderen Teilen unseres Körpers besitzen? Die Wissenschaft wird uns daraus schwerlich eine befriedigende Antwort geben können. Wir kennen die Ursache. Es sind die Stauungen nach oben, die, kranker Verdauung entspringend, innen im Hals zu Katarrhen und Entzündungen führen und außen die geschwollenen Drüsen erzeugen.

Wir sehen daher so häufig Augen-, Ohren- und Ausschlagkrankheiten am Kopf und innere Halsleiden mit Drüsenschwellungen am Hals gemeinsam bestehen. Man wird uns hier entgegenhalten, dass die Drüsenschwellungen dann stets in jenen Leiden ihre Ursache haben. Wir bestreiten das bis zu einem gewissen Grad nicht. Aber wir entgegnen, Drüsenschwellungen am Hals sind häufig auch ohne jene Leiden vorhanden oder sie bestanden schon lange vorher.

Das sagt uns unzweideutig, dass die Drüsenschwellungen wesentlich unabhängig von jenen Störungen sind, dass hinter ihnen eine eigene oder, genauer gesagt, bis zu einem bestimmten Grad dieselbe Störung wie hinter jenen steht. Wir werden daher auch immer sehen, dass Augen-, Ohren- und innere Halserkrankungen einen schwereren Charakter zeigen, wenn gleichzeitig Drüsenschwellungen vorhanden sind oder vorher schon bestanden haben, weil die Allgemeinstörung dann stets eine schweren ist. Man hat deshalb mit einer gewissen Berechtigung sogar empfohlen, bei gewissen Halserkrankungen in Drüsenschwellungen am Hals sind ein Zeichen für diphtheritischen Charakter des Leidens zu sehen. Dies ist aber nicht angängig; denn Drüsenschwellungen am Hals sind nur ein Zeichen, dass die Halsentzündung mit größerer Wahrscheinlichkeit bösartig werden kann; sie sind jedoch noch lange nicht ein Beweis für Diphtherie. Aber verständlich wird uns nun, warum verdauungskranke Kinder immer am schwersten in und am Hals erkranken, sei es bei Scharlach oder bei Diphtherie und warum namentlich bei Scharlach oft so gewaltige Drüsenschwellungen am Hals erscheinen; denn dass der Unterleib, die Verdauung, hier nicht in Ordnung ist, erkennen wir schon an der oft trommelartigen Auftreibung des Leibes und an den grasgrünen Stühlen, die die Kranken oft so massig verlieren. Dieser Zusammenhang zwischen schwerer innerer und äußerer Halserkrankung und Verdauungsstörungen ist so sicher und wird von der Erfahrung so bestätigt, dass man umgekehrt stets von dem einen auf das andere schließen kann.

Dass die bekannte Schilddrüsenschwellung, der Kropf, außer in einer gewiss immer angeborenen Schwäche in Stauungen, die vorn Unterleib aus nach oben gehen, ebenfalls ihre Ursache hat, brauchen wir nach dem Vorausgegangenen kaum zu sagen.

Nun möchten wir noch auf eine Erscheinung zeigen, die unsere Anschauungen über diese Stauungen ebenfalls bestätigt, die medizinische Wissenschaft aber ebenfalls nicht erklären kann. Es ist das Auftreten des Ausschlages bei Scharlach und Masern an den oberen Teilen des Körpers. Dieses ganze Kapitel über den Unterleib wäre nicht wahr, wenn sich hier der Ausschlag in anderer Weise zeigte. Aufgrund der vom Unterleib ausgehenden Stauungen nach oben muss er zuerst an den oberen Teilen des Körpers erscheinen und diese müssen — man denke auch an die

Ohrerkrankungen bei Scharlach, an die Augen- und Nasenerkrankungen bei Masern — immer am meisten erkranken.

Wir betrachten nun die Folgen jener Stauungen in der Brust; diese liegt unter dem Hals. Es ist da ganz natürlich, dass, wenn Störungen im Unterleib und Stauungen nach oben bestehen, sich letztere auch in der Brust bemerkbar machen können, ja müssen. Die Brust ist zwar ein Körperteil, in dem Stauungen Platz haben, sich zu weiten; trotzdem sind in ihr jene Stauungen aber sehr häufig zu finden oder wohl auch — nicht zu finden. Und wie oft ereignet es sich doch, dass Kranke zu uns in die Sprechstunde kommen; sie klagen über Druck und Schmerz in der Brust, fügen jedoch in der Regel hinzu, ihr Arzt, oder, in der Regel sind es deren schon mehrere gewesen, die Ärzte könnten nichts finden. Sie wurden auf ihre beständig vorgebrachten Beschwerden hin wohl auch auf Schwindsucht behandelt oder als Simulanten betrachtet. Jedenfalls halten sie sich in der Regel selbst für lungenkrank. Der Schmerz oder Druck sitzt meist hinten im Rücken in der Schulterblattgegend oder vorne in der Tiefe der Brust. Nachweisbar sind diese Beschwerden für den Arzt nun tatsächlich meist nicht; sie lassen sich nicht erhorchen, erfühlen oder erklopfen; denn sie bestehen nur im Gefühl des Kranken; sie sind nervös, und wenn oft etwas nachweisbarer Katarrh in der Lunge besteht, so reicht dieser zur Erklärung der Beschwerden nicht hin. Mancher Kranke wird, wie gesagt, deshalb besonders von den Kassenärzten ganz unverdient unter die Simulanten versetzt. Ein Blick auf ihn aber genügt meist, zu erkennen, dass er an gestörter Verdauung und infolgedessen an Stauungen nach oben leidet. Die Untersuchung lässt das Nähere finden. Es bestehen in der Regel allgemeine Kreislaufstörungen im Unterleib, schon zu erkennen an der gürtelähnlichen blauen Äderung, die sich in der Gegend des Zwerchfelles um den Körner zieht; ferner sind Leberschwellung, Magenkatarrh, starke Auftreibung des Leibes, usw., in der Regel vorhanden.

Daher wird der Schmerz im Rücken dort empfunden, wo die Nerven der besonders gestörten Unterleibsorgane ihren Ursprung nehmen, meist also unterhalb der Schulterblätter, bei Störungen in der Leber links. Die Beschwerden oder die vermeintlich vorhandene Schwindsucht zu heilen, war so allerdings den Medizinern eine Unmöglichkeit, weil ihre Arzneien, ihr Kreosot oder was sie sonst noch gaben, die Verdauung nur weiter störten und daher die Beschwerden nicht minderten, sondern vermehrten. Wir haben aber manch einen jener Kranken von seiner angeblichen Schwindsucht oder anderen Beschwerden sehr bald dadurch befreit, dass wir die Verdauungsorgane in Ordnung brachten und die Stauungen nach oben beseitigten.

Doch nicht nur die eben genannten Störungen haben in den Stauungen, die vom Unterleib aus nach oben gehen, ihren Grund, sondern auch die weit überwiegende Mehrheit aller Lungen- und Brustfellentzündungen, die sich jemals ereignen. Man spricht da in der Regel von Erkältungen oder sucht nach ihnen, obwohl nicht das verdächtigste bisschen Luftzug oder dergleichen zu finden ist. Und es kann eine Erkältung wohl gelegentlich schaden, eine Lungen- oder Brustfellentzündung durch sie zustande kommen. Die Hauptursache dieser Erkrankungen ist aber die Störung im Unterleib, mag sie selbst dem Kranken bis dahin nicht zum Bewusstsein gekomen sein, und die schwere, fälschlich Influenza-Epidemie genannte Volksseuche, die wir im Herbste 1918 erlebten, hatte in erster Linie in den Verdauungsstörungen ihren Grund, welche durch die ungesunde Kriegsernährung, das schwere Brot, die Verfälschung der Nahrungsmittel, usw., allmählich zustande gekommen waren. Aufmerksamen Medizinern entgeht aber auch nicht der Zusammenhang zwischen den Störungen in der Verdauung und den Erkrankungen in der Brust. So schreibt Dr. Deipser in der Münch. mediz. Wochenschrift (09 Nr.10): »Es ist auffällig, dass man nicht nachdrücklicher auf den schädlichen Einfluss des krankhaft veränderten Darminhaltes auf die Nachbarorgane hingewiesen hat, wissen wir doch, dass Bakterium coli außerhalb des Darmes Abszesse hervorrufen kann. Für mich ist es eine Tatsache, dass im kindlichen Körper bis zum Alter von vier, seltener bis sechs Jahren Störungen in der Verdauung mit der Folge von fauliger Zersetzung die Ursache von Pneumonien abgeben; ich gehe so weit, dass ich die Ursache von Pneumonie in Frühester Kindheit nur im Darmtraktus suche.« Nicht nur die Lungenentzündungen der kleinen Kinder wurzeln aber im Unterleib, sondern die meisten dieser Erkrankungen aller Menschen. Und auch der Grund des sogenannten nervösen Asthmas ist in der Regel nur eine kranke Verdauung. Wird diese in Ordnung gebracht, so sehen wir entsprechend meist auch jenes vergehen, so weit es eben hier oft noch möglich ist. Aus gleichem Grund haben wir auch bei jener Epidemie die erfreulichsten Erfolge erzielt.

In vielen Fällen legen sich die Stauungen nach oben zur Brust besonders auf das Herz. Es ist dies namentlich bei solchen Personen der

Fall, bei denen das Geistes- und Gemütsleben ein reges, reizbares ist und das Leben etwas zu flott war. In letzter Beziehung spielen besonders Tabak, Alkohol und Nachtschwärmerei eine sehr wichtige Rolle, weil diese das Herz vergiften und schwächen und Verdauungsstörungen erzeugen und das Herz sich bei dem Mangel an Ruhe und Schlaf nicht beruhigen und erholen kann. Ein zu erregtes Seelenleben schwächt die Herzkraft und Herztätigkeit, weil, wie jeder leicht an sich selber erkennt, das Herz zum Seelenleben in innigster Beziehung steht.

Krankhaft gesteigertes, überreiztes, vielen und großen Erregungen unterworfenes Seelenleben muss daher eine krankhaft gesteigerte Herztätigkeit zur Folge haben; diese aber schwächt das Herz; ja, es können durch sie allein die schwersten Herzstörungen entstehen, eine Tatsache, die man im Allgemeinen noch viel zu wenig bedenkt. Aus Unterleibsstörungen entspringende Stauungen nach oben legen sich nun auf das geschwächte, widerstandsunfähig gewordene Herz und rufen hier Herzangst, Beklemmungsgefühl, Herzklopfen, Aussetzen der Herztätigkeit, usw., Hervor. Man kann diese Herzstörungen zwar auch mechanisch erklären, indem man in den kranken, geschwollenen und aufgeblähten Unterleibsorganen ein Herzhindernis sieht. Aber gar oft genügt dieses mechanische Moment zur Erklärung bestehender Herzstörungen zweifellos nicht. Hier lässt sich das Krankheitsbild dann nur auf dem von uns gezeigten Weg erklären. Jedenfalls sei das hier mit Nachdruck betont, dass auch manche Herzstörung lediglich mit Unterleibsstörungen zusammenhängt und rechte Behandlung des Unterleibes hier oft in Tagen oder Wochen Erfolge erzielt, die durch große Mengen von Arzneien nicht in Jahren zustande kamen.

Wir wollen nun noch auf eine Störung am Oberkörper verweisen, die mit nichts weniger als mit Unterleibsstörungen im Zusammenhang zu stehen scheint, trotzdem aber doch mit ihnen zusammenhängt. Es sind nervöse Beschwerden und Schmerzen in den Schultern und Armen. Hier legen sich die Stauungen auf die besonders in der Achselgegend reichlich vorhandenen Nerven der eben genannten Teile. Die Schmerzen werden dann häufig für rheumatisch gehalten, und es sind gewiss auch oft rheumatische, auf Blutstauungen beruhende Störungen mit vorhanden, weil, wo in den lebensmagnetischen Kräften Stauungen sind, es auch bald zu Blutstockungen kommt. Aber der rein nervöse Charakter vieler jener Fälle geht am besten daraus hervor, dass sie Massage nicht bloß nicht bessert, sondern dass sie diese selbst in der mildesten Form oft gar nicht vertragen, während Rheumatismus bei Massage oft *unter den Händen* vergeht. Durch örtlich beruhigende, ableitende und den Unterleib ordnende Behandlung wird jedoch auch in den nervösen Fällen bald Besserung und Heilung erzielt, ein Beweis mehr für ihre nervöse Natur.

Dass sich die Unterleibsstörungen auch an Ort und Stelle selbst bemerkbar machen müssen als Verdauungsbeschwerden, Kreuzschmerzen usw., ist so selbstverständlich wie allgemein bekannt. Wir brauchen uns deshalb hier nicht zu verweilen und wenden uns nun den Epidemien zu. Wir legen uns da zunächst die Frage vor:

Was sagt die medizinische Wissenschaft über die Epidemien?

Die Bakteriologen mit R. Koch an der Spitze oder die sogenannte Berliner Schule ist schnell abgetan; denn wir haben die Haltlosigkeit ihrer Lehren bereits genügend gesehen, und dann soll man uns doch sagen, weshalb, wie wir des Weiteren finden werden, sich die Bazillen das eine Mal mehr bei trockenem und warmem, das andere Mal mehr bei nasskaltem Wetter vermehren? Wenn schon warmes und trockenes Wetter der Wucherung und Verbreitung von Bakterien günstig ist, so kann es doch in gleicher Weise nicht auch nasskaltes sein, da dieses die Bakterien nieder wäscht, sie bindet, und Kälte, wie jede Hausfrau weiß, Bakterienwucherung hemmt. Wir haben aber Epidemien gerade auch bei nasskaltem Wetter.

Die sogenannte Münchener Schule, deren Führer Pettenkofer war, hat mehr Licht in unsere Frage gebracht. Diese Schule lehrt, dass Schwankungen des Grundwassers die Ursache von Epidemien werden, indem niedriger Grundwasserstand Fäulnisvorgänge und Bakterienwucherung im Boden begünstige und die im Boden befindlichen Bakterien von den Fesseln des Wassers befreie.

Dadurch sollen letztere vermehrt an die Oberfläche der Erde treten (wie und warum aber an die Oberfläche?) und Ursache von Erkrankungen werden. Hoher Grundwasserstand hingegen hindere die Fäulnisvorgänge im Boden und halte hier die Bakterien fest. Bei Typhus zeigt sich denn auch, dass diese Lehre sich mit den Tatsachen insofern deckt, als bei tiefem Grundwasserstand tatsächlich viel Typhus herrscht. Man begeht hier aber den Fehler, dass man tiefen Grundwasserstand und Epidemie wie Ursache und Wirkung betrachtet, während beide lediglich die Folge warmen, trockenen Wetters sind.

So wird die Grundwassertheorie noch nicht einmal bei Typhus der Sache einwandfrei gerecht, und alle die anderen Epidemien, die doch auch eine Erklärung haben wollen, bleiben unerklärt; dies umsomehr, da die Epidemien der negativen Erkrankungen gerade in nasskalte Witterung fallen und so eine Erklärung durch tiefen Grundwasserstand für sie nicht infrage kommt. Wir haben denn auch noch nirgends gefunden, dass man z. B. Influenza- oder Diphtherieepidemien mit tiefem Grundwasserstand in Zusammenhang brachte. Nur bei Cholera wird er von Pettenkofer behauptet. Einer derartigen Annahme widerspricht aber schon die Tatsache, dass die Cholera in Indien, dem Heimatland dieser Krankheit stets während oder nach einer Regenszeit herrscht. Auch hat Prof. Pettenkofer über die Choleraseuche, welche 1873 – 74 in München auftrat, in seinem Vortrag über die Cholera im bezirksärztlichen Verein zu München am 13. Okt. 1892 gesagt, dass im Juni 1 Fall, im Juli 5, im August 298, im September 128, im Oktober 21, im November 86, im Dezember 415, im Januar 339, im Februar 92, im März 52 und im April 28 Cholerafälle gemeldet wurden und er erklärte dann selbst: »Nach meiner Überzeugung war die Ursache die für München ganz ungewöhnliche Regenmenge im August ... Seit die Regenmenge in München gemessen wird, ist noch nie so viel (70% über dem Mittel) im August beobachtet worden.« Ein tiefer Grundwasserstand konnte demnach hier nicht infrage kommen. So müssen wir sagen, auch die Grundwassertheorie wird der Frage über die Entstehung der Seuchen entweder gar nicht oder doch nur in einseitiger, halb zutreffender Weise gerecht.

Eine dritte Theorie ist die sogenannte Trinkwassertheorie, nach welcher die Bakterien hauptsächlich durch das Trinkwasser in den menschlichen Körper gelangen sollen. Bei dieser Theorie kommen jedoch nur Cholera und Typhus in Betracht; denn wir haben noch nie gehört, dass jemand Influenza, Diphtherie, Scharlach oder Masern bekommen habe, weil er vorher ein Glas Wasser aus irgendeinem Brunnen getrunken hatte. Es wäre töricht zu behaupten, dass mit unreinen Stoffen durchsetztes Wasser nicht gesundheitsschädlich sei, und wir haben selbst gezeigt, wie in unserem Körper Bakterien und andere schädliche Stoffe zum Ausgangspunkt von Krankheiten werden können. Wie wenig Menschen trinken jetzt aber noch Wasser? Und wie wird hier doch oft eine Erklärung geradezu an den Haaren herbeigezerrt. So sollte eine Typhusepidemie entstanden sein, weil das Rohr einer Wasserleitung vor einem Haus, in dem ein Typhuskranker gelegen hatte, gebrochen war.

Eine große Autorität, die eine Erklärung brauchte, hatte das behauptet. Wer hatte aber jenen Kranken angesteckt? Und hatte man denn dort mit dessen Darmentleerungen die Straße gesprengt, das ganze Erdreich bis in die Tiefe durchfeuchet? Drang dort das Erdreich in die Wasserleitung hinein, während anderwärts aus gebrochenen Wasserleitungen das Wasser mit Gewalt nach außen drängt? Wahrlich, vom Erhabenen zum Lächerlichen ist nur ein Schritt!

»Eine weise Einschränkung der Trinkwassertheorie«, sagt der Kgl. Bezirksarzt Dr. Spaet, Ebern, »wird daher ganz besonders im Interesse der Typhusforschung selbst liegen; denn nicht leicht wird man irgendwo teils kritikloseren, teils gekünstelteren Erklärungen begegnen als in vielen Bestrebungen, einen Zusammenhang zwischen Typhus und Wasser herzustellen.«[1]

Professor Rosenbach schreibt: »Weder die Theorie des Grundwassers noch die Theorie vom Kommabazillus gibt eine Erklärung für die Entstehung des epidemischen Auftretens der Darmerscheinungen, die das Bild der Cholera und des Brechdurchfalls gestalten ... Das Bestreben, stets im Wasser die Schädlichkeit zu finden, entspricht weniger dem Zwang von Tatsachen, als dem Wunsch, doch etwas Greifbares als den Erreger alles Übels hinzustellen.«[2] — Gleiche Anschauungen hat Prof. Rosenbach in Bezug auf Typhus geäußert.

Bei aller Anerkennung des Guten, was die Trinkwassertheorie enthält und durch Kanalisation, Wasserleitungen, usw., bereits wirklich geleistet hat, müssen wir so jedenfalls sagen, dass auch sie die Frage über das Kommen und Gehen der Epidemien teils gar nicht, teils nur ungenügend erklärt.

Als vierte Theorie ist zu nennen diejenige, welche in schlechten, besonders Aborten und Senkgruben entstammenden Gasen die Ursache vor allem des Typhus erblickt. Auch in dieser Theorie ist zweifellos ein gut Stück Wahrheit enthalten, und man kann mit absoluter Sicherheit sagen, dass bei Ausbruch typhöser Erkrankungen die Bewohner von Häusern, in

---

1) Spaet, Typhus, Pettenkofer und Koch, S. 17.
2) Rosenbach.

denen es stinkt, der Gefahr einer Erkrankung am meisten ausgesetzt sind. Aber es stinkt bekanntlich nicht in allen Häusern, wo Typhus herrscht, und in anderen Häusern stinkt es das ganze Jahr, und der Typhus bricht doch immer nur zu bestimmten Zeiten aus. So wird auch diese Theorie nicht einmal der Entstehung des Typhus völlig gerecht, bei den andern Seuchen aber kommt sie noch weniger in Betracht. Wir können daher sagen: unsere Wissenschaft hat bisher wohl manches gefunden, was als nicht zu unterschätzender Faktor den Ausbruch von Seuchen befördert. Doch was die Seuche in jedem Falle und in letzter Linie erweckt, das Gesetz der Seuchen, hat sie noch nicht erkannt.

Das Gesetz der Seuchen

Prof. Rosenbach schreibt: „Die Epidemie bricht aus, nicht weil zu anderen Zeiten keine Keime zur Verschleppung oder Entwicklung gelangten, sondern weil zu einer bestimmten Periode ganze Völkerschaften durch uns unbekannte Einflüsse in besonders geeigneter Verfassung, von einem bestimmten Mikrobium infiziert zu werden (oder in einer bestimmten Form zu erkranken: d. Verf.), sich befinden ... hier spielen eben Imponderabilien, Einflüsse, die sich zur Zeit noch unserer Kenntnis entziehen, eine überaus wichtige Rolle."

Nun wir kennen diese Einflüsse bereits. Es sind, soweit sie für uns hier infrage kommen, die elektrischen und magnetischen Kräfte der Erde und Sonne; denn diese Kräfte sind der Grund aller physischen Lebenstätigkeit. Daher muss abnormes Herrschen der einen oder der anderen Kraft in unserem Körper Krankheit, positive in dem einen, negative in dem anderen Fall, zur Folge haben. Von gewisser Seite kann man gegen diese Anschauung den Einwurf erheben, dass mit den elektrischen und magnetischen Kräften der Erde und Sonne das Gebiet der von Prof. Rosenbach vermuteten Imponderabilien noch nicht erschöpft sei und der Verfasser weiß dies recht wohl. Der wichtigste jener Einflüsse sind die genannten Kräfte aber zweifellos, und wenn die Wissenschaft sich nur zur Höhe dieser Kräfte erhebt, so bedeutet dies für sie schon einen Fortschritt wie von der früheren mechanischen zur jetzigen dynamischen Technik; sie würde zu einem größeren Aufschwung jetzt auch noch gar nicht fähig sein.

Trocken, sonnig und hoch liegende Orte sind reich an positiven magnetischen Kräften, weil hier die Sonne am meisten scheint und ein

Mangel an Erd- und Luftfeuchtigkeit herrscht, die ein Träger negativer, elektrischer Kräfte ist. Hier müssen deshalb besonders Epidemien positiver Erkrankungen entstehen.

Feucht, niedrig und sonnenarm liegende Orte hingegen sind reich an negativen, elektrischen Kräften, weil hier weniger Sonnenschein herrscht und die negativen, kalten, stark an die feuchten Ausdünstungen der Erde gebundenen elektrischen Kräfte reich vorhanden sind. Diese Orte müssen daher Hauptsitze von Epidemien negativer Erkrankungen sein.

Zum Beweis dieser Behauptungen wollen wir die 2 Orte einander gegenüber stellen, deren Gesundheitsverhältnisse der Verfasser aufgrund seiner beruflichen Tätigkeit genau kennt. Es sind Zeulenroda, Thüringen und Fürstenwalde, Spree. Zeulenroda liegt hoch infolge seiner Lage in Thüringen; seine Höhenlage ist 435 Meter und es liegt außerdem noch auf einer Hochebene. Man kann fast kommen, woher man will, so muss man einen Berg hinauf. Trockenheit und Wassermangel ist infolgedessen dort ein sehr häufiger Gast — aber auch Typhus. Der Verfasser hat allein in der kurzen Zeit seiner siebenjährigen dortigen Tätigkeit mehrere zum Teil sehr heftige Typhusepidemien erlebt und einzelne Typhuserkrankungen kamen zwischenhinein noch vielfach vor. Fürstenwalde hingegen liegt tief; es hat nur eine Höhenlage von 42 Meter und es liegt in der Mark an der Spree, wo Wasser überreich vorhanden ist. Ein Rohr, nur wenige Meter in den sandigen Erdboden gebohrt, gibt, mit einer Pumpe versehen, einen Brunnen, der unerschöpflich ist. In Fürstenwalde hätte der Verfasser aber während der ersten sieben Jahre seiner Tätigkeit den Typhus vielleicht nicht einmal kennengelernt und was sich hier seitdem — das sind wieder 14 Jahre — an Typhus noch ereignet hat, kommt nicht sehr infrage.

Dabei sind die allgemeinen sanitären Verhältnisse in Fürstenwalde keineswegs besser als in Zeulenroda. Man kann in mancher Beziehung eher das Gegenteil sagen, denn z. B. Kellerwohnungen, die hier in Fürstenwalde sehr häufig sind, kennt man in Zeulenroda gar nicht. Dazu kommt, dass der hiesige Menschenschlag entschieden kräftiger als der Thüringer ist und mehr als jener Alkohol trinkt. Die Menschen neigen mithin hier zweifellos mehr zu Typhus als dort. Trotzdem ist diese Krankheit in Fürstenwalde selten und Zeulenroda hat darunter zu leiden. Der Grund dieses Unterschiedes ist einzig durch die Lage des Ortes gegeben.

Aber nun einen anderen Gegensatz: Fürstenwalde hat die Cholera schon wiederholt in seinen Mauern gehabt, 1848 fünf Tote, 1855 drei Tote und 1866 fünfzehn Tote. Zeulenroda hingegen blieb bisher von der Cholera völlig verschont, und der einzige Cholerakranke, der dort in den fünfziger Jahren schwer krank aus München kam, genas sehr bald. Das bestätigt, was Pettenkofer schreibt, nämlich, dass eine Immunität gewisser, besonders auf felsigem Terrain gelegener Orte gegenüber der Cholera besteht. Wir müssen diese Immunität aber auf trocken und hoch liegende Orte überhaupt beziehen und finden für diese Anschauungen noch reiche Beweise in „Häser, Geschichte der Seuchen."

Der Verfasser schreibt dort, dass die Gebirgsgegenden von Steiermark, Kärnthen und Tirol im Jahre 1831 von der Cholera gänzlich verschont blieben; im Jahre 1832 auch Sachsen und besonders die Gebirgsgegenden von Thüringen und fast gänzlich damals die schottischen Hochland. Im Jahre 1866 zeigte sich die Cholera in Breslau sogar so lahm, dass sie „relativ hoch gelegene Häuser, besonders solche mit doppeltem Keller, auffallend verschonte." Am geringsten war damals die Verbreitung der Seuche in den, im allgemeinen bergigen Gegenden von Südwest-Deutschland, und in die Wüste getraute sie sich noch niemals weiter als „drei Tagreisen" hinein. Die Bakteriologen mögen uns für dieses eigentümliche Verhalten der Cholera eine Erklärung geben. Wenn diese Krankheit, wie es oft schon geschah, ganze Erdteile, ja die Erde zu überziehen vermag, warum meidet sie dann die Wüste? Warum steigt sie nicht gerne die Berge empor, ja, warum fürchtet sie selbst die Treppen? Haben in Breslau die Menschen in den hoch und trocken gelegenen Häusern so ganz zufällig, jedoch auffälligerweise weniger Bazillen geschluckt?

Die Wissenschaft muss uns die Antwort auf diese Fragen schuldig bleiben, während sie sich von unserem Standpunkte aus fast von selber ergibt. Wir können kurz sagen: je höher und trockener die Lage eines Ortes ist, um so ärmer ist dieser an kalten, negativen, elektrischen Kräften und umso weniger neigt er zur Cholera.

Gewiss, die Cholera kann auch unter besonders begünstigenden Umständen hoch liegende Länder befallen. So wurden Sachsen und Thüringen, die in den Jahren 1831 und 1832 von der Cholera verschont geblieben waren, von ihr später sehr heftig heimgesucht. Aber die Cholera folgt besonders dem Verlauf der Flüsse und Täler und diese gibt es bekanntlich auch in gebirgigen Ländern. Die Niederungen und Küsten bleiben jedoch stets das Lieblingsgebiet der Cholera.

Es wäre verkehrt, anzunehmen, dass in feuchten Gegenden und Niederungen nicht auch positive Erkrankungen, an trocken, hoch und sonnig liegenden Orten nicht auch negative Erkrankungen entstehen könnten. Im Gegenteil; die Natur gleicht überall aus. Sie führt durch die Flüsse die Berge zum Tal und sendet das Meer durch die Wolken wieder zum Berg.

Daher sind trocken, sonnig und hoch gelegene Orte wohl reich an positiven, magnetischen Kräften und „es ist bekannt", schreibt Dr. med. Walser in seinem Werk „Luft und Licht." „dass Erkältungskrankheiten, Grippe, Bronchialkatarrhe, auch Diphtherie in sonnigen Hochländern mit trockener Luft seltener auftreten und, wenn sie vorkommen, einen weit milderen Verlauf haben."

Aber die genannten Orte liegen in der Regel zugig und frei, und die Kälte setzt bei ihnen stets am schärfsten ein. Infolgedessen kommen auch hier bei begünstigendem Wetter Erkältungen und negative Erkrankungen vor. In feuchten Niederungen andererseits findet viel Fäulnis statt. Auch wohnt hier in der Regel ein kräftiger, durch günstige Erwerbsverhältnisse gut genährter, ja, durch viel Fleisch und geistige Getränke häufig krankhaft erhitzter Menschenschlag.

Daher treten bei begünstigendem, d. i. heißem, trockenen Wetter auch in Niederungen positive Krankheiten, Typhus, Scharlach, usw., auf. Im Allgemeinen aber trägt in Bezug auf die Seuchen jeder Ort den von uns gezeichneten Charakter, nämlich es herrschen:

Epidemien negativer Erkrankungen in feuchten, besonders niedrig liegenden Gegenden;

Epidemien positiver Erkrankungen an trocken und hoch gelegenen Orten.

Nie zeigen sich aber die verschiedenen Epidemien an einem Orte jahraus, jahrein. Sie wechseln vielmehr, lassen nach, verschwinden und kehren wieder. Demnach kommt zu den örtlichen Verhältnissen noch etwas zeitlich Verschiedenes und dieses Zeitliche ist — das Wetter; denn bei warmem, trockenen Wetter sind mehr positive, bei nasskaltem Wetter mehr negative lebensmagnetische Kräfte im Raum, daher müssen das eine Mal mehr positive, das andere Mal mehr negative Erkrankungen entstehen.

Auch das Wetter jedoch hat sein Gesetz. Es ist zunächst an die Jahreszeiten gebunden; denn jede hat ihren besonderen Charakter und dieser wird auch durch den Umstand nicht vermischt, dass es im Sommer oft nasskalt ist, im Winter hingegen milde und warm. Der Sommer bleibt trotzdem Sommer, und der Winter bleibt Winter. Im Sommer ist aber der Stand der Sonne am höchsten und ihr Einfluss infolgedessen am größten. Wir haben daher im Sommer im Allgemeinen warmes Wetter und die positiven lebensmagnetischen Kräfte sind dann am reichsten vorhanden im Raum. Im Winter hingegen steht die Sonne am tiefsten.

Ihr Einfluss ist daher um diese Zeit am meisten gesunken: es sind dann wenig positive Kräfte im Raum und die kalten negativen elektrischen Kräfte der Erde haben das Übergewicht. Zwar wird dieses Verhältnis etwas ausgeglichen durch den Umstand, dass im Winter der Frost die feuchten erkältenden Ausdünstungen der Erde durch Schnee und Eis gebunden hält, der Sommer hingegen uns Regen, Gewitter und mit diesen die großen elektrischen Entspannungen bringt. Die Sonne scheint im Sommer aber fast zehnmal mehr als im Winter, und daher herrscht dann auch soviel mehr Magnetismus im Raum.

Frühjahr und Herbst stehen zwischen Sommer und Winter; sie, besonders die Monate März und April, Oktober und November, sind infolgedessen die Übergangszeiten auch im Wetter. Im Frühjahr aber schmelzen Schnee und Eis und die Erde gibt viel Feuchtigkeit und Kälte an die Luft ab. Anderseits reicht im Herbste die Kälte noch nicht, um die Luftfeuchtigkeit und die kalten Ausdünstungen der Erde durch Schnee und

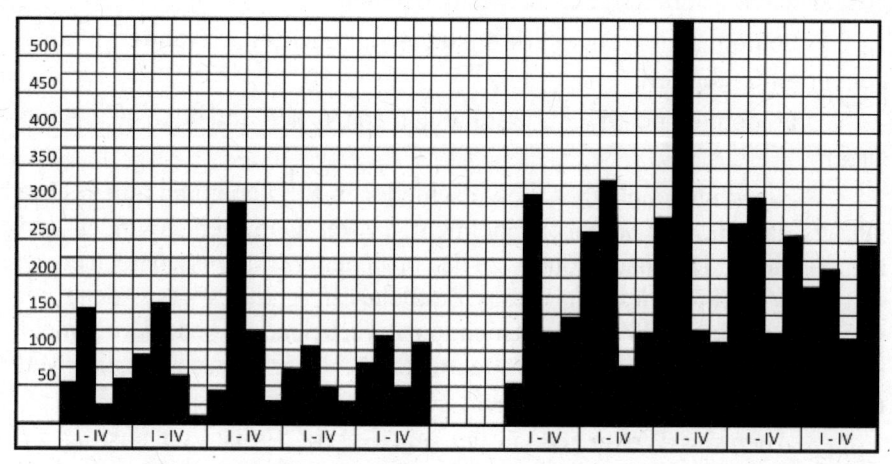

Fig. 6. Wien.

Eis zu binden; deshalb sind Frühjahr und Herbst reich an negativen elektrischen Kräften.

Mai und August hingegen bringen viel Sonnenschein. Wir könnten zwar die eigentliche Hitzeperiode im Hochsommer erwarten. Aber die Monate Juni und Juli haben weniger Sonnenschein, weil sie reich an Gewittern und Regen sind.

Die Hauptperioden der positiven Erkrankungen müssen demnach auf die Monate Mai und August fallen, diejenigen der negativen aus den Winter, das Frühjahr und den Herbst.

Wir sehen nun, was hierzu die Statistik sagt. Vor uns liegt eine Tabelle über die meteorologischen Verhältnisse der Stadt Berlin während der Jahre 1882 – 1889. Nach derselben sind März und November diejenigen Monate, in denen die höchste Dunstspannung zur Beobachtung kam, während der Monat Juni die niedrigsten Zahlen ergab.[1] Messungen der Sonnenscheindauer in den Jahren 1890 – 1893 bei Berlin aber lieferten folgendes Ergebnis: Es schien die Sonne im Januar 47, im Februar 84. im

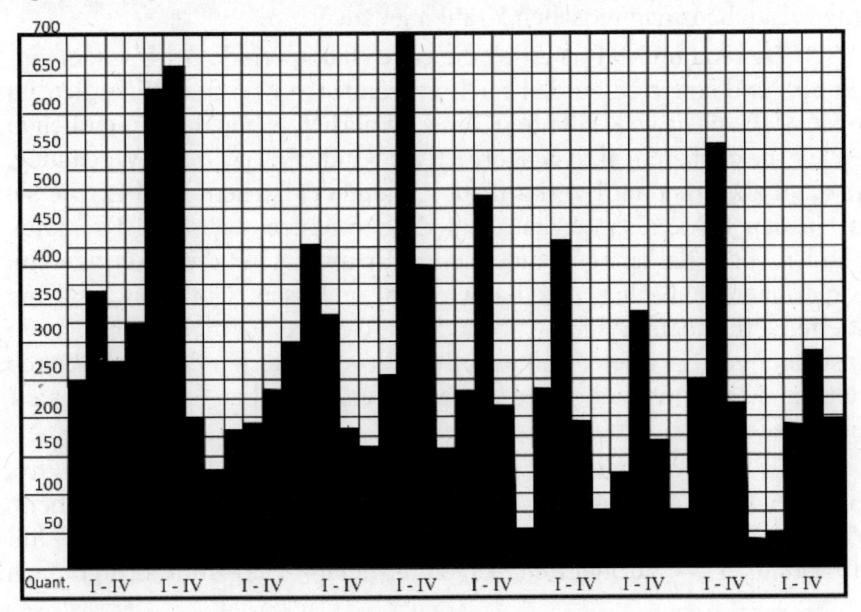

Figur 7. Paris.

---

1) Wachsmuth, Dr. med., „Die hydriat. schweißtreib. Behandl. d. Diphterie." S. 42.

März 120, im April 201, im Mai 275, im Juni 233, im Juli 219, im August 295, im September 144, im Oktober 96, im November 54 und im Dezember 28 Stunden.[1]

In diesen Beobachtungen sehen wir, dass die Sonne im Sommer zehnmal mehr als im Winter scheint: ferner, dass wir im Jahre zwei Hauptfeuchtigkeitsperioden haben, nämlich im Frühjahr und Herbst, im März und November, und zwei Hauptsonnenscheinperioden, nämlich im Mai und August.

Wie verhalten sich zu diesen Perioden nun die einzelnen Erkrankungen? Dr. med. Gottstein schreibt in der Verl. Klinischen Wochenschrift, dass »fast alle größeren Masern-Epidemien, in welcher Stadt es auch sein wolle, auf das zweite Vierteljahr des Jahres entfallen«, (siehe Figuren 6 – 7, der gleichen Arbeit entnommen), und er fährt fort: »Ich bin nicht imstande, die Tatsache zu erklären. Ich wüsste auch nicht, wie man sie kontagionistisch erklären wollte.«[1] Von unserem Standpunkte aus ist die Erklärung leicht; sie lautet: vom Winter her sind die Menschen stark mit negativen lebensmagnetischen Kräften geladen.

Da setzt im Mai plötzlich die erste Hauptperiode der Sonnentätigkeit ein, und so treten zu den reich vorhandenen negativen Energien im hohen Maße positive Kräfte im Körper. Wahrlich, wenn da, namentlich in den leicht erregbaren, aktiven Körpern der Kinder bei gestörter Verdauung, die dann als Brandherd wirkt, nicht Zustände entstehen würden, wie sie uns in den Masern entgegentreten, dann müssten wir diese Krankheit erfinden, um die lebensmagnetischen Spannungen, die Energien, im Körperinnern äußerlich sichtbar werden zu lassen. Gottstein fragt am zitierten Ort, indem er in Erwägung zieht, dass das vermeintliche Masern Ansteckungen in allen größeren Städten stets vorhanden ist: »Durch welchen Mechanismus ist es in mehreren derselben gleichzeitig zur epidemischen Steigerung aufgelodert?«

Er weiß es nicht. Wir wissen es: den alleinigen Anstoß gab, frei von irgendeine Ansteckung — der Weltenkraftmotor, das Sonnenlicht. Weil aber Juni und Juli bei weniger Sonnenlicht — Mai 275, Juni 233, Juli 219 Stunden — vermehrten Regen bringen— der Juni bringt nach

---

1) Gebhardt, Dr., „Die Heilkraft des Lichtes." (Verlag Heliakon)
2) Gottstein, z. O., 1896. 17. „Über gesetzmäßige Erscheinungen bei der Ausbreitung einiger endemischer Krankheiten."

statistischen Feststellungen die größten Regenmengen im Jahr —, deshalb werden die Frühjahrsmasernepidemien bald wieder beruhigt.

Und Gottstein schreibt: »Aber ob die Stadt klein oder groß ist, ob die Masern nun epidemisch oder endemisch austreten, der Charakter der jäh ansteigenden und schnell erlöschenden Epidemien bleibt selbst in Städten wie London gewahrt.« Was der Wissenschaft rätselhaft ist, löst sich für uns mithin zu einem Exempel auf; denn die Zahl der Sonnenscheinstunden und der Regenzentimeter bestimmen den Gang der Epidemie.

Wir wenden uns nun einer anderen Statistik zu. Dr. Ruhemann, Berlin, hat sehr genaue Studien gemacht und statistische Kurventafeln angefertigt, »die auf das deutlichste zeigen, wie in den, wenig sonnige Tage zählenden Monaten des Winters ein sicheres Steigen der Kurve der Influenza, der Kehlkopf- und Lungenkatarrhe und der Tuberkulose erfolgt, dagegen ein deutliches Sinken jener Krankheitskurven bei Eintritt der sonnenreichen Jahreszeit.

Wenn mehrere Tage oder gar Wochen voll Sonnenschein belebend gewirkt hatten, so trat nicht nur ein Sinken der Zahl der Erkältungskrankheiten ein, sondern dieselben verschwanden völlig. Einem plötzlichen Witterungswechsel folgte ein Ansteigen der Krankheitskurve fast auf dem Fuß, wie aus der gleichen Statistik von etwa einem Dutzend größerer Städte hervorgeht. Auch die Zahl von neuen Tuberkulose-Erkrankungsfällen, die auf der Berliner Charité eingeliefert wurden, stieg und fiel mit der Zahl der Sonnentage, die vorangingen.«[1]

Über die Influenza-Epidemie 1899/1900 äußerte sich Ruhemann nach einer Zeitungsnotiz in der „Verl. Klin. Wochenschrist" wie folgt: »Er (Ruhemann) sieht die Ursache für das diesjährige außergewöhnlich heftige Auftreten der Influenza in dem auffallenden Mangel an Sonnenschein, unter dem wir in diesem Winter, insbesondere im Januar, zu leiden hatten. Berlin hatte in diesem Jahre seit dem Jahre 1893 im Januar die geringste Sonnenscheinmenge; nach den registrierenden Aufzeichnungen der meteorologischen Warte in der Seestraße hat die Sonne nur in 9,8 Stunden geschienen, während das achtjährige Mittel für den Monat Januar 36.4 Stunden beträgt. Und diese 9.8 Stunden Sonnenschein kamen auf die erste Hälfte des Januar, in der die Influenza-Fälle nicht so reichlich waren, während vom 16. bis zum 31. Januar überhaupt kein Sonnenlicht zu

---

[1] Gebhardt, „Die Heilkraft des Lichtes", S. 180.

verzeichnen war, und gerade in dieser Zeit wuchs die Epidemie mächtig an. Im Jahre 1899 hatte Berlin 22 sonnenscheinlose Tage, und auch damals trat die Influenza ungemein bösartig und in weitem Umfange auf.«

	a	b		a	b		a	b
Januar	3221	2,3	Mai	3894	2,7	September	2561	1,8
Februar	3464	2,7	Juni	3202	2,3	Oktober	2688	1,9
März	3972	2,8	Juli	2956	2,1	November	2640	1,9
April	3882	2,8	August	2776	1,9	Dezember	2822	1,9

Und Dr. Herm. Weyl schreibt über dieselbe Epidemie, dass sie »in Berlin etwa im Oktober 1899 mit verhältnismäßig wenigen Fällen begann und sich steigerte von Monat zu Monat, um etwa im Februar des Jahres 1900 ihren Höhepunkt zu erreichen. Umgekehrt dazu verhielt sich die Anzahl der Sonnenscheinstunden.«[1]

Wir sehen demnach: auch die Influenza folgt genau der Zahl der Sonnenscheinstunden. Aber sie ist eine negative Krankheit und tritt daher auf, wenn die Sonne am wenigsten scheint, im Winter, wenn die negativen lebensmagnetischen Kräfte im Raum vorherrschend sind. Der Winter 1899/1900 hatte die kleinste Zahl der Sonnenscheinstunden gebracht, welche in Berlin bisher gewesen worden ist, und deshalb erschien damals zur Zeit des geringsten Sonnenscheins die Influenza in so heftiger Weise.

Gehen wir weiter. Dr. Rubemann hat oben erwähnt, dass Lungen- und Kehlkopferkrankungen die Influenzafälle in gleicher Stärke begleiten, und auf eine Anfrage beim kaiserlichen Gesundheitsamte in Berlin, wie sich die Schwindsuchtfälle auf die einzelnen Monate verteilen, erhielt der Verfasser folgenden Bescheid: »Nach Nr. 16 des laufenden Jahrganges der Veröffentlichungen des Kaiserlichen Gesundheitsamtes, verteilten sich die im Jahre 1900 in deutschen Orten mit 15000 und mehr Einwohnern festgestellten Todesfälle an Lungenschwindsucht auf die einzelnen Monate

---

1) Archiv für physik.-diät. Therapie. Jhrg. 2. H. 12.

a nach absoluten Zahlen und b im Verhältnis zu je 1000 Einwohner folgendermaßen:

Aus Vorstehendem geht ebenfalls hervor, dass die Schwindsucht als eine negative Krankheit im umgekehrten Verhältnis zu der Zahl der Sonnenscheinstunden steht und fällt. Allerdings, die Schwindsucht ist eine Krankheit, die nicht plötzlich verläuft, sondern in der Regel erst nach Wochen und Monaten zum Tod führt. Daher setzen die hohen Sterblichkeitsziffern nicht ein im November, sondern erst im Januar; denn die Kranken kräftigen sich in der Regel im Sommer sodass sie den November noch überstehen. Aber dann kommen mit dem nasskalten Wetter die Verschlimmerungen, und wie die positiven Kräfte der Sonne mehr und mehr sinken, so schwinden auch die Kräfte der Kranken. Die *Schwindsucht* hat Fortschritte gemacht und die Zahl der Todesfälle geht nun im Januar schon schnell in die Höhe, um im März und April ihre höchste Stufe zu finden. Mai und Juni bringen sonniges Wetter und deshalb auch für die Schwindsüchtigen bessere Zeiten. Der Juli mit seinen gewaltigen Schwankungen und Revolutionen in den lebensmagnetischen Kräften, mit seinen Gewittern, setzt den Schwindsüchtigen aber noch einmal tüchtig zu, und erst August und September bringen wieder mehr Sonne, die den Kranken zu einem Teil noch über die Tücken des Winters verhilft.

Wir prüfen auf ihr Verhalten zum Wetter nun die Diphtherie. Da schreibt Dr. Wachsmuth: »Die Zahl der Erkrankungen an Diphtherie ist … durchschnittlich im Juli am niedrigsten, steigt in kurzer Zeit (im November) auf das Maximum und fällt allmählich wieder auf das Minimum im Juli. Ebenso zeigt der Juli die kleinste Zahl der Sterbefälle; das Maximum derselben wird aber erst im November erreicht; die Kurve senkt sich sodann mit einer geringen Hebung im März in derselben Weise.«[1]

Es fallen also die meisten Erkrankungs- und Todesfälle an Diphtherie auf die Monate März und November, und das sind diejenigen Monate, wo sich die Menschen am meisten erkälten; denn um diese Zeit ist der Dunst, das Erkältende der Lust, wenig gebunden durch Eis und Schnee, und die Menschen sehen sich gegen Erkältung weniger vor als im Winter. Die Diphtherie ist aber eine Krankheit, die der Erkältung auf dem Fuß folgt. Deshalb muss diese Krankheit am meisten im März und

---

1) Wachsmuth.

November erscheinen Und *wo*, wir lassen da wieder Dr. Wachsmuth reden, der dieses Material sehr gut bearbeitet hat und gleich uns in der Diphtherie nur eine Erkältungskrankheit erblickt, der *Dezember, Januar und Februar einzelner Jahre mehr diesen katarrhalischen, diphtheritischen Charakter zeigen, können wir einen schlossen Winter konstatieren; diese Monate sind hier nicht kalt, sondern nasskalt zu nennen.«*[2]

Auch bei der Diphtherie zeigt sich so wieder im Sinne unserer Anschauungen die volle Übereinstimmung mit den Wetterperioden der Jahreszeiten.

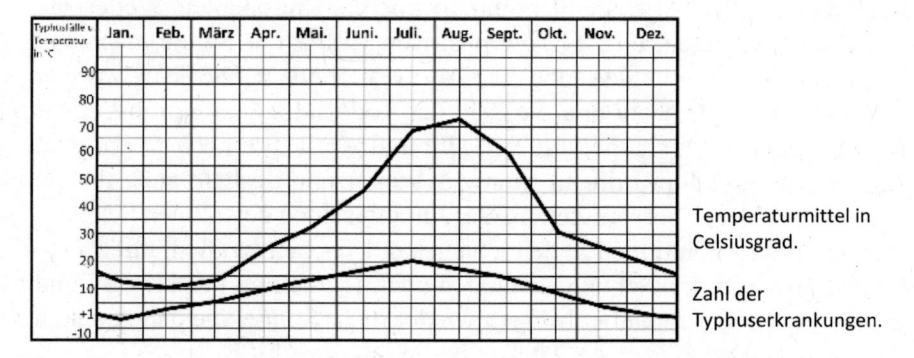

Fig. 8. Monatliches Mittel an Typhuserkrankungen in Straßburg für 1904, 1905 und 1906 sowie monatliches Temperaturmittel in Celsius.

Nun die Cholera. Wir weisen hier zunächst darauf hin, dass sie in Indien, ihrem Heimatland, nur während oder im unmittelbaren Anschluss an die Regenzeit herrscht. Um diese Zeit wirkt dort das Wetter erkältend; mag Indien immerhin zu den heißen Ländern gehören. Die Inder mit ihrer leichten Kleidung, ihren lustigen Wohnungen und ihrem ruhigen Charakter müssen sich aber dann besonders erkälten, weil sie sämtlich Vegetarier sind, denen an und für sich schon Wärme fehlt. So könnte man die Cholera, die negativste aller Erkrankungen. Für Indien vorher bestimmen, wenn sie dort nicht schon vorhanden wäre. Und wie sehr die Zahl der Cholerakranken sich sogar zu der der Tagessonnenscheinstunden umgekehrt verhält, geht aus Figur 12 hervor, welche den Verlauf der Cholera in Ostpreußen im Jahre 1905 wiedergibt.

---

2) Wachsmuth.

Alle Epidemien der negativen Erkrankungen fallen mithin auf die nasskalten, sonnenlichtarmen Zeiten im Jahr. Die medizinische Wissenschaft erklärt dies, soweit sie die Tatsachen kennt, in der Hauptsache dadurch, dass sie annimmt, das Sonnenlicht töte die Bazillen. Mangel an Sonnenschein müsse daher das Auftreten von Epidemien befördern. Aber damit steht im Widerspruch die Tatsache, dass die Epidemien der positiven Erkrankungen gerade in die sonnenlichtreichen Zeiten fallen, und da haben wir schon gesehen, dass alle größeren Masernepidemien in der ersten Hauptsonnenscheinperiode des Jahres erscheinen. Über Typhus aber schreibt Prof. Strümpell. „Nach den bisherigen Zusammenstellungen fallen die meisten Typhusepidemien in die Monate August bis November, während gewöhnlich vom Dezember bis zum Frühjahr die Zahl der Typhusfälle erheblich abnimmt."

Und Dr. Kayser veranschaulicht am zitterten Orte das Auftreten des Typhus innerhalb des Jahres durch das beistehende Bild. Über Scharlach aber äußert sich Strümpell: »Bei uns in Deutschland kommen in größeren Städten sporadische Fälle fast immer vor, während zeitweise, besonders im Herbst, an einzelnen Orten mehr oder weniger ausgebreitete Epidemien auftreten.« Die Monate August bis November sind also diejenige Zeit, während welcher die meisten Typhus- und Scharlachepidemien erscheinen. In diesen Epidemien sehen wir die Wirkung der Sonnenscheinperiode, die im August ihren Anfang nimmt. Die Zahl der Sonnenscheinstunden steigt plötzlich von 219 im Juli auf 295 im August; sie sinkt dann zwar schnell auf 144 im September und 96 im Oktober.

An diesem Rückgang der Sonnenscheindauer ist jedoch weniger das Wetter als die Länge des Tages schuld; denn im Herbst herrscht im Allgemeinen trockenes, regenfreies Wetter.

Diese Trockenperiode zieht sich oft bis in den November hinein, und bekannt ist der *Alt-Weibersommer* im Spätherbst. Wir haben demnach in der zweiten Hälfte des Sommers und im Herbst die größte Sonnenscheinperiode im Jahr. Und prompt tritt daher in ihr das große Heer der positiven Erkrankungen auf mit dem Typhus, der hitzigsten Krankheit, an der Spitze.

Diese Krankheiten herrschen dann, bis sie die Feuchtigkeit und der Sonnenscheinmangel im November und Dezember wieder verlöscht.

Kann nach alledem noch ein Zweifel daran sein, dass ein inniger Zusammenhang zwischen Epidemien und Wetter in der von uns behaupteten Weise besteht? Zweifellos nicht. Dieser Zusammenhang ist so sicher gegeben, dass man aus Grund desselben nicht nur den Verlauf der Epidemien, sondern auch der einzelnen Fälle vorhersagen kann.

So zeigt z. B. ein Typhusfall, der ausschließlich bei heißem Wetter verläuft, einen wesentlich schwereren Charakter, als wenn das Wetter inzwischen einen Umschlag erfährt, regnerisch oder nasskalt wird. Neue Typhuserkrankungen bleiben dann auch sofort aus.

Das Gegenteil erleben wir z. B. bei Diphtherie. Bei nasskaltem Wetter zeigen hier alle Fälle einen hartnäckigeren, bösartigeren Verlauf. Tritt aber warmes, trockenes Wetter ein, so äußert sich das sofort in einem besseren Charakter der bestehenden Fälle und neue kommen nicht mehr oder doch nur in milden Formen hinzu.

Dass diese Möglichkeit des Vorhersagens des Verlaufs von Epidemien von größter Bedeutung ist, ist ohne Weiteres klar. Wir fordern hiermit öffentlich zur Prüfung auf und sehen dem Ergebnis mit Ruhe und Vergnügen entgegen.

Es fallen also: *die Epidemien der Positiven Erkrankungen in warmes, trockenes. sonnenlichtreiches Wetter und besonders auf das zweite Viertel des Jahres, in die Monate August bis November.*

Die Epidemien der negativen Erkrankungen hingegen treten auf in nassem, kalten, sonnenlichtarmen Wetter und vor allem im zeitigen Frühjahr. Spätherbst und Winter.

Wie kommt es, müssen wir nun aber fragen, dass Epidemien bestimmter Erkrankungen für Jahre, ja ganze Jahrzehnte und länger vergehen und darauf wiederkehren, während andere unterdessen an ihrer Stelle sind? Es haben einst Pocken und Typhus geherrscht. Heute sind diese Krankheiten teils gänzlich geschwunden, teils treten sie im Verhältnis zu früher nicht nennenswert auf. Umso mehr sind dafür Influenza, Diphtherie, usw. vorhanden. Die Seuchen wechseln demnach. Gottstein, der dieses Gebiet seht eingehend studierte, schreibt:»Epidemien sind dem Gesetze der Periodizität unterworfen.«[1] Was reguliert also diese Periodizität, dieses Kommen und Gehen der Epidemien, von denen wir sahen, dass sie dem Wetter unterworfen sind? Gibt es auch da ein Gesetz, ein Gesetz, welches die Epidemien und — das Wetter beherrscht? Wir sagen: ja. Allerdings, wir dürfen, um dieses Gesetz zu verstehen, unser Augenmerk nicht auf das

---

1) Gottstein, Therapeuthische Monatshefte. 1901. Ar. 12.

Kleine richten; wir dürfen nicht mit dem Mikroskop nach kranken Zellen oder Bazillen suchen, sondern wir müssen auf das Große und Ganze im Weltgetriebe — wir müssen aus den Kosmos schauen, weil sich zu diesem unsere Erde und alles, was auf ihr geschieht, wie ein Rädchen mit seinen Umdrehungen zum Uhrwerk verhält. Und da schreibt H. P· Blavatsky: »Die Sonne ist das Herz der Sonnenwelt (unseres Sonnensystems) … die Wogen der Lebensessenz strömen in jede Arterie und Vene … die Planeten sind seine Glieder un Puls.«

»Die Nasmythschen Weidenblätter (die Sonnenfackeln) sind die Speicher der solaren Lebensenergie, der Lebenselektrizität, welche das ganze System ernährt, indem die Sonne in abscondito (in ihrer geheimen verborgenen oder inneren Tiefe) so die Vorratskammer unseres kleinen Kosmos ist, die ihr Lebensfluidum selbst erzeugt und allezeit ebenso viel empfängt als sie ausgibt.

»So findet während der manvantarischen Sonnenperiode (während des Daseins unseres Sonnensystems) oder Lebenszeit ein regelmäßiger Kreislauf des Lebensfluidums durch unser ganzes System statt, dessen Herz die Sonne ist, — so wie der Kreislauf des Blutes im menschlichen Körper: die Sonne zieht sich ebenso rhythmisch zusammen, als es das menschliche Herz bei jeder Rückkehr des Blutes tut. Nur braucht das Blut der Sonne, anstatt die Runde in einer Sekunde oder dergleichen zu vollenden, zehn Sonnenjahre zu seinem Kreislauf und ein volles Jahr zu seinem Durchgang durch Aurikel und Ventrikel derselben, bevor es die Lungen wäscht und von da aus in die großen Arterien und Venen des Systems zurückkehrt.

»Das wird die Wissenschaft nicht leugnen, nachdem die Astronomie den feststehenden Zyklus von elf Jahren kennt, nach welchem die Zahl der Sonnenflecken zunimmt, wobei die Zunahme eine Folge der Zusammenziehung des Sonnenherzens ist. Das Weltall, in diesem Falle unsere Welt, atmet gerade so, wie der Mensch und jedes lebende Geschöpf, wie die Pflanze, und selbst das Mineral auf der Erde atmet, und wie unsere (Erd-)Kugel selbst atmet innerhalb jeder vierundzwanzig Stunden.

»Die dunkle Region ist keine Folge der *Absorption, die von den Dämpfen bewirkt wird, die aus dem Grunde der Sonne hervorkommen und zwischen den Beobachter und die Photosphäre treten,* … noch sind die Flecke gebildet *aus der (erhitzten gasartigen) Materie selbst, welche der Einbruch aus die Sonnenscheibe hinausschleudert.*

Die Erscheinung ist ähnlich dem regelmäßigen und gesunden Pulsieren des Herzens, wo das Lebensfluidum durch seine hohlen Muskeln durchströmt. Könnte das menschliche Herz beleuchtet und das lebende und pulsierende Organ sichtbar gemacht werden, sodass man es aus einen Schirm reflektiert hätte, wie ein solcher von den über Astronomie Vortragenden benutzt wird. um beispielsweise den Mond zu zeigen, dann würde jedermann die Sonnenfleckenphänomene jede Sekunde sich wiederholen sehen und bemerken, dass sie der Zusammenziehung und dem Austreten des Blutes zuzuschreiben sind.«

Hierzu bemerkt der Übersetzer des eben zitierten Werkes. Dr. phil. Robert Fröbe. Wien, in einer Fußnote: »Dieses entsetzliche Experiment (der von H. P. Blavatsky vergleichsweise herangezogenen, aber nicht für möglich gehaltenen Herausnahme und schattenhaften Wiedergabe des lebenden tätigen Herzens; d. Verf.) wurde zur Schande der Menschheit in einem *physiologischen Institut* zu wiederholten Malen an Hunden ausgeführt, und der Übersetzer, der als Berufsastronom mit dem Aussehen der Sonnenoberfläche schon damals wohl vertraut war, hatte anfangs der 90er Jahre die traurige Gelegenheit, sich von der Richtigkeit der obigen Behauptung durch den Anblick zu überzeugen.«

H. P. Blavatsky behauptet also erstens, dass die Sonne periodisch Lebenskraft durch den Weltraum sendet, und zweitens, dass sich diese periodische Tätigkeit mit dem deckt, was unsere Wissenschaft kennt als die elfjährige Periodizität der Sonnenflecken. Diese Erklärung mag befremden. Aber Prof. Fritz sagt in seinem, von der holländischen Gesellschaft der Wissenschaften zu Harlem preisgekrönten Buch: „Die

im Jahre	Sfl.	im Jahre	Sfl.	im Jahre	Sfl.	im Jahre	Sfl.
1717	52,3	1725	34,5	1733	5,0	1741	35,0
1718	50,0	1726	64,0	1734	15,0	1742	18,3
1719	34,0	1727	90,0	1735	30,0	1743	14,6
1720	25,3	1728	80,0	1736	58,0	1744	5,0
1721	23,8	1729	60,0	1737	66,0	1745	10,0
1722	20,0	1730	40,0	1738	85,0	1746	20,0
1723	10,0	1731	25,0	1739	78,5	1747	35,5
1724	19,4	1732	10,0	1740	60,0	1748	50,00

im Jahre	Sfl.	im Jahre	Sfl.	im Jahre	Sfl.	im Jahre	Sfl.
1749	80,9	1779	125,9	1809	2,5	1839	85,8
1750	83,4	1780	84,8	1810	0,0	1840	63,2
1751	47,7	1781	68,1	1811	1,4	1841	36,8
1752	47,8	1782	38,5	1812	5,0	1842	24,2
1753	30,7	1783	22,8	1813	12,2	1843	10,7
1754	12,2	1784	10,2	1814	13,9	1844	15,0
1755	9,6	1785	24,1	1815	35,4	1845	40,1
1756	10,2	1786	82,9	1816	45,8	1846	61,50
1757	32,4	1787	132	1817	41,1	1847	98,5
1758	47,6	1788	130,9	1818	30,4	1848	124,3
1759	54	1789	118,1	1819	23,9	1849	95,9
1760	62,9	1790	89,9	1820	15,7	1850	66,5
1761	85,9	1791	66,6	1821	6,6	1851	64,5
1762	61,2	1792	30	1822	4	1852	54,2
1763	45,1	1793	46,9	1823	1,8	1853	39
1764	36,4	1794	41	1824	8,5	1854	20,6
1765	20,9	1795	21,3	1825	16,6	1855	6,7
1766	11,4	1796	16	1826	36,3	1856	4,3
1767	37,8	1797	6,4	1827	49,7	1857	22,8
1768	69,8	1798	4,1	1828	62,5	1858	54,8
1769	106,1	1799	6,8	1829	67	1859	93,8
1770	100,8	1800	14,5	1830	71	1860	95,7
1771	81,6	1801	34	1831	47,8	1861	77,2
1772	66,5	1802	45	1832	27,5	1862	59,1
1773	34,8	1803	43,1	1833	8,5	1863	44
1774	30,6	1804	47,5	1834	13,2	1864	47
1775	7	1805	42,2	1835	56,9	1865	30,5
1776	19,8	1806	28,1	1836	121,5	1866	16,3
1777	92,5	1807	10,1	1837	138,3	1867	7,3
1778	154,4	1808	8,1	1838	103,2	1868	37,3

im Jahre	Sfl.	im Jahre	Sfl.	im Jahre	Sfl.	im Jahre	Sfl.
1869	73,9	1881	54,3	1893	84,9	1905	63,5
1870	139,1	1882	59,7	1894	78,0	1906	53,8
1871	111,2	1883	63,7	1895	64,0	1907	62
1872	101,7	1884	63,5	1896	41,8	1908	48,5
1873	66,3	1885	52,2	1897	26,2	1909	43,9
1874	44,7	1886	25,4	1898	26,7	1910	18,6
1875	17,1	1887	13,1	1899	12,1	1911	5,7
1876	11,3	1888	6,8	1900	9,5	1912	3,60
1877	12,3	1889	6,3	1901	2,7	1913	1,4
1878	3,4	1890	7,1	1902	5	1914	9,6
1879	6,0	1891	35,6	1903	24,4	1915	46
1880	32,3	1892	73	1904	42	1916	55,4

Beziehungen der Sonnenflecken zu den magnetischen und meteorologischen Erscheinungen der Erde": »Über die Natur der Sonnenflecken wurden von den ersten Zeiten an bis heute die abweichendsten Ansichten ausgesprochen, ohne dabei über oft sich ganz widersprechende Hypothesen hinausgekommen zu sein. Die Natur der Sonnenflecken blieb ein Geheimnis, ja ein Rätsel.« Daher dürfte H. P. Blavatskys Erklärung zunächst mindestens genau soviel wert wie jede andere unserer Wissenschaft sein. Der amerikanische Astronom Dr. Hale, der Direktor der Carnegie-Sternwarte auf dem Mount Wilson, hat inzwischen aber mithilfe des von ihm erfundenen Spektroheliografen fotografische Aufnahmen der Atmosphäre um die Sonne vorgenommen, welche die Atmosphäre um die Sonne in heftiger Erregung zeigen. Gewaltige Wirbelwinde kreisen, und der Mittelpunkt dieser Tornados sind die Sonnenflecke. Dr. Hales Fotografien bringen damit die unzweideutige Bestätigung der Hypothese, wonach gewaltige Zyklone um die Sonne toben. Der amerikanische Astronom folgerte weiter, dass die in diesen Wirbelwinden enthaltenen Partikel elektrischer Natur seien; in diesem Fall würde das Rotationszentrum der Wirbelwinde magnetisiert sein. Man schritt nun zu der Untersuchung des Magnetismus der Wirbelzentren und es ergab sich nicht nur, dass sie magnetisch sind, sondern es gelang auch, die Stärke ihres Magnetismus zu messen. Damit ist H. P. Blavatskys Anschauung und, was wir sonst noch über die Natur der Sonnenflecke gesehen haben, von der Wissenschaft völlig bestätigt.

Wir machen uns nun mit der Periodizität der Sonnenflecke näher bekannt. Nach den Berechnungen der Professoren Fritz und Wolfer[1], Zürich, betrug die Zahl der Sonnenflecke:

Schon aus vorstehenden Zahlen, noch mehr aus ihrer zeichnerischen Darstellung (s. Figur 10) erkennt man, dass eine Periodizität der Sonnenflecken wirklich besteht. Die einzelnen Perioden sind allerdings verschieden lang. Berechnungen haben aber eine Periodizität von 11 — genauer gesagt, von 11,11 — Jahren, und eine solche vom Fünffachen dieses Zeitraumes, also von rund 56 Jahren sicher ergeben und eine Periodizität vom Zehnfachen jenes Betrages, also von rund 112 Jahren, nimmt man aufgrund verschiedener Beobachtungen als sehr wahrscheinlich an.

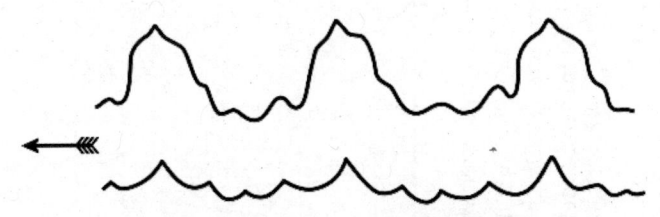

Fg. 9 - Atmung und Herztätigkeit.[2]

Nach Prof. Zenger[3] soll diese Periodizität der Sonnenflecken die Folge einer bestimmten Stellung der großen Planeten Jupiter, Saturn und Uranus zur Sonne sein, und dass die Stellung der Gestirne auf die Tätigkeit der Sonne von Einfluss ist, unterliegt wohl keinem Zweifel; denn auch unser Herz arbeitet mehr, wenn bei erhöhter Arbeit die Glieder des Körpers ihre Wünsche um Kraft, ihre Einflüsse, vermehrt zum Lebenszentrum senden. Jene Stellung der Gestirne tritt jedoch infolge der verschiedenen Umlaufzeit der genannten Himmelskörper — 11,9, 29,4 und 84 Jahre — erst nach 675,5 Jahren ein. Es wäre daher wohl ein Grund gegeben für eine Periodizität der Sonnenflecken von der genannten Länge, nicht aber auch

---

1) A. Wolfer, Astronomische Mitteilungen, Ar. 93.
2) Zenger, „Die Meteorologie der Sonne und ihres Systems."
3) Aus M. v. Frev, „D. Untersuchung des Pulses", Verl. J. Springer.

Die Periodizität der Sonnentätigkeit von 1749 – 1913 nach den Berechnungen der Sonnenflecke von Prof. A. Wolfer, Zürich. Die Zahlen links bedeuten die Durchschnittszahl der jährlich vorhandenen Sonnenflecke.

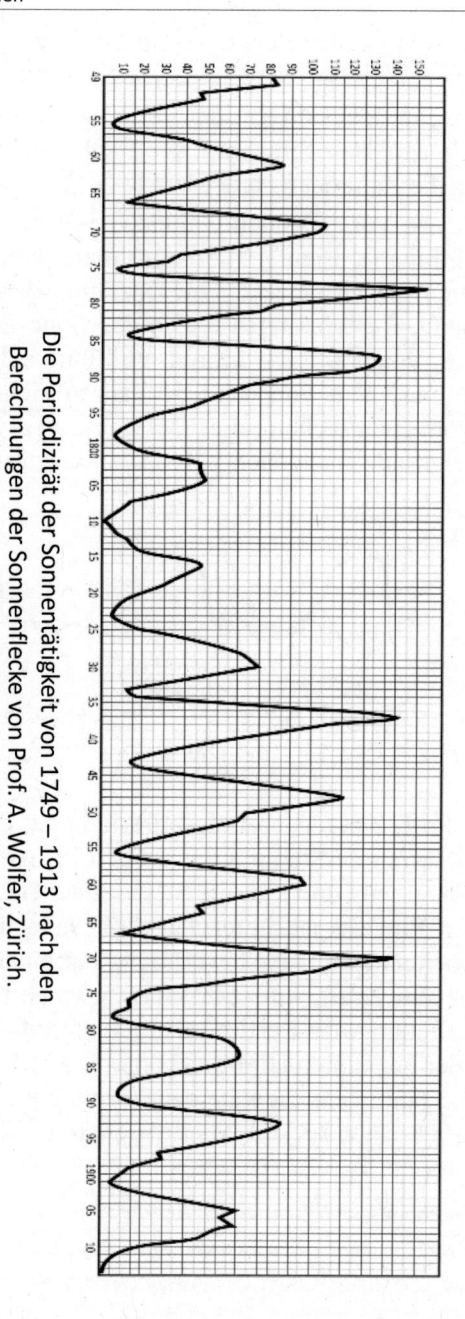

für eine solche von 11,11, 56 und 112 Jahren; mag immer 6 mal 112 oder 12 mal 56 oder 60 mal 11,11 ungefähr 675,5 sein. H. P. Blavatsky erklärt die Periodizität als Sonnenherztätigkeit. Der Verfasser, der ebenfalls im ganzen Universum Leben sieht, hat nichts dazu oder dagegen zu sagen. Es handelt sich mithin nur noch um eine Erklärung der Perioden von 56 und 112 Jahren in Übereinstimmung mit derjenigen von 11,11 Jahren. Sollen wir unseren Gedanken freien Ausdruck geben? Sei es. Wenn die elfjährige Sonnentätigkeit je einem Schlag unseres Herzens entspricht, dann haben wir in der 56jährigen Periodizität denselben Rhythmus, wie er uns in unserer Herztätigkeit, veranlasst durch die Atmung, entgegentritt (s. Fig. 9).

Auch da haben wir ein Verhältnis wie 1:4 oder 5, d. i. auf 4 bis 5 Herzschläge kommt ein Atemzug mit einer Schwankung im Blutdruck oder in der Herztätigkeit. Was könnte das aber sein, zu dem die Sonne sozusagen atmend steht, aus dem sie Kräfte entnimmt? Es ist die Zentralsonne, um die sich die Sonne mit ihren Planeten dreht. Nun die Periodizität der Sonnenflecken von 112 Jahren? Hier kann der Verfasser keine andere Erklärung sehen als: Der Zeitraum von 112 Jahren ist das Zehnfache der elfjährigen Periodizität. Zehn ist aber die Zahl der Vollkommenheit, weil sie (0 = Umfang, Kreis; 1 = Durchmesser) Umfang und Inhalt oder Wesentliches und Erscheinung in sich begreift. So ist mit zehn elfjährigen Perioden der Sonnentätigkeit eine große vollendet. Doch sei dem, wie ihm wolle. Wir halten jedenfalls fest, dass eine mehrfache Periodizität der Sonnentätigkeit sicher besteht. Wenn die Sonne aber periodisch tätig ist, dann muss aus der Erde auch eine Periodizität der Erscheinungen vorhanden sein, die mit jener in einem Zusammenhang stehen. Sehen wir zu.

Da ist zunächst der *Erdmagnetismus*. Hier fand R. Wolf, »dass die tägliche Variation der Deklinations-Magnetnadel mit der Sonnenfleckenperiode gleiche Länge habe, und dass die Variation den größten Wert in jener Zeit erreiche, in welcher die Sonnenflecken am häufigsten, den kleinsten, wenn dieselben am seltensten seien.«

Eine *erdmagnetische* Erscheinung ist das Nordlicht. So wird von Ampère gelehrt, dass es durch elektrische Ströme der Erde entsteht. Auch Prof. Strömer stellt die Hypothese auf, dass die Polarlichter *Einsaugungen* von Kathodenstrahlen durch die magnetischen Pole der Erde sind und dass diese Kathodenstrahlen von der Sonne, im Besonderen von den Sonnenstrahlen herstammen. Lemström hat es auf Berggipfeln Lapplands durch

Drahtspitzenwälder sogar künstlich erzeugt. Von diesem Gelehrten wird es daher als eine elektrische Glimmlichtentladung erklärt. Auch „existiert eine Theorie, die neuerdings zum Axiom geworden ist, dass die Erscheinung der Polarlichter von starken Tönen, wie Pfeifen, Zischen und Knacken, begleitet ist und dieselben verursacht", welche Erscheinungen man nur durch elektrische oder diesen verwandte Kräfte erklären kann. Zudem haben die Beobachtungen Lemströms ergeben, dass bei der Nordlichterscheinung eine Ablenkung der Galvanometernadel stattfindet, welche zeigt, dass ein positiver Strom aus der Luft in die Erde geht. So dürfen wir uns nicht wundern, dass auch die Erscheinung des Nordlichtes wie die der Sonnentätigkeit periodisch ist und dass Fritz bei seinen diesbezüglichen Untersuchungen fand: »Die größeren 55jährigen, so wie die kleineren elfjährigen Perioden des Polarlichtes erreichen mit den Sonnenflecken gleichzeitig ihre Maxima und Minima.«

Dieselbe Periodizität zeigt das Südlicht, d. i. eine dem Nordlicht gleiche Lichterscheinung am Südpol.

In Bezug auf Lufttemperatur fand W. Köppen: „Sonnenflecken-Maxima entsprechen auf der Erde Wärme-Minima und umgekehrt." Zu demselben Ergebnis gelangte Hahn, Leipzig,[1] und Prof. Fritz.

Wir finden hier also, worauf wir jetzt gleich verweisen wollen, ein umgekehrtes Verhältnis zwischen Sonnentätigkeit und Lufttemperatur oder zwischen warmem trockenen und feuchtem kalten Wetter. Auf den ersten Blick möchte man glauben, dass bei viel Sonnentätigkeit auf der Erde viel Wärme herrschen werde. Die Erdoberfläche besteht bekanntlich aber zu zwei Dritteln aus Wasser und nur zu einem Drittel aus Land. Viel Sonnentätigkeit hat daher auf der Erde viel Wasserverdunstung und Regen zur Folge, und dadurch kühlt das Wetter und die Lufttemperatur sich ab. So zeichneten sich die in einem Sonnenfleckenmaximum liegenden Jahre 1906 und 1907 durch einen außergewöhnlichen Regenfall aus und die Schneeverhältnisse in der Schweiz während des Winters 1906/07 waren, wie sie seit Jahren nicht zur Auszeichnung gelangten. Die in dem sehr tiefen Fleckenmaximum liegenden Jahre 1911 – 1914 dagegen wiesen eine ebenso ausfallende Trockenheit auf und in allgemeiner Erinnerung ist da wohl noch besonders der außergewöhnlich trockene Sommer 1911. Es ist

---

1) Dr. F. G. Hahn, „Über die Beziehungen der Sonnenfleckenperioden zu meteorolog. Erscheinungen.

Gegensatzwirkung, wie sie uns in der Natur allenthalben entgegentritt und uns im weiteren noch mehrfach beschäftigen wird.

Feuchte Jahre sind aber fruchtbare Jahre. Daher konnte Herschel für England herausrechnen: »Der Weizen war im Durchschnitt wohlfeiler in fleckenreichen, teurer in fleckenarmen Jahren.« Umgekehrt konnte der größeren Wärme wegen Tomascheck zeigen, »dass in fleckenarmen Jahren die Weinlese meist etwas früher eintritt als in fleckenreichen.«

Infolge des größeren Regen- und Wasserreichtums der Sonnenfleckenmaxima zeigte sin ferner am Wasserstand des Nils, eines Flusses, dessen Gebiet nahezu dem dritten Teil von ganz Europa gleichkommt: »Während die Jahre, in welchen das Hochwasser des Nils unter dem Mittel blieb, den Minimajahren der Sonnenflecken nahelagen, traten die größten Überschwemmungen zur Zeit der Fleckenmaxima ein.« Gleiche Ergebnisse fanden sich bei den großen amerikanischen Seen. Und für die Flüsse Europas gelangte Fritz zu dem Resultate: »Zur Zeit der Sonnenflecken-Maxima fließt etwas mehr, zur Zeit der Sonnenflecken-Minima etwas weniger Wasser aus den Flüssen Europas ab.«

Reis hat in seiner Schrift: »Die periodische Wiederkehr von Wassersnot und Wassermangel im Zusammenhange mit den Sonnenflecken, usw., folgendes Ergebnis veröffentlicht: Die Wasser- und Wettererscheinungen wiederholen sich in Perioden von 110 – 112 Jahren, einer Periode also, welche der Verdoppelung derjenigen von 56 Jahren entspricht.

Hohe elektrische Spannungen im Raum verbunden mit starker Wolkenbildung und Abkühlung müssen ferner Hagel bringen. Deshalb kommt Fritz bei seinen Untersuchungen zu dem Ergebnis, »dass durchweg einem raschen Steigen der Anzahl der Sonnenflecken eine rasche Zunahme des Hagels, einer raschen Abnahme der Sonnenflecken eine starke Abnahme der Hagelhäufigkeit entspricht und dass bei relativ geringer Zu- oder Abnahme der Flecken die Hagel relativ stärker zu- oder abnehmen. Gleichzeitig scheinen sich die größeren, namentlich die 55jährigen Perioden der Sonnenflecken darin abzuspiegeln, wie die Reihe bedeutender Schadenhagel aus dem vorigen Jahrhunderte, die große Häufigkeit des Hagels in den 30er Jahren und in den letzten zehn Jahren darzulegen scheinen.«

Auch in Bezug auf das Verhalten der Gletscher während der Sonnenfleckenperioden schreibt Fritz: »Der Vergleich beider Erscheinungen zeigt, dass durchgehends die Gletscher zur Zeit der Fleckenmaxima am meisten vorrücken oder am längsten sind; dass umgekehrt den Fleckenminima das Zurückgehen oder die geringste Länge der Gletscher entspricht.«

Ein gleiches Zusammentreffen von Schwankungsperioden mit denen der Sonnenflecken ist vonseiten des Luftdruckes gegeben. Wir bemerken dies besonders deshalb, weil man in neuerer Zeit in den Luftdruckschwankungen selber die Ursachen wechselnder Gesundheitsverhältnisse erblickt.[1] Auch von Seiten der Blitzschläge zeigen sich dieselben Perioden und für die Tierwelt hat sie Professor Simroth nachgewiesen, (Kosmos 1908/9). Das Gleiche ist von Fridtjof Nansen geschehen.

Demnach ist eine Periodizität des Wetters und aller mit der Sonnentätigkeit zusammenhängenden Natur- und Lebensvorgänge auf der Erde wie diejenige der Sonnenflecke sicher gegeben, und zwar fällt das warme trockene Wetter auf die Sonnenfleckenminima, das feuchte kalte dagegen auf die Sonnenfleckenmaxima. Wir können daher auch gleiche Perioden der Seuchen sicher erwarten und vergleichen nun die Sonnenfleckenperioden mit dem Verhalten der Seuchen. In der Hauptsache müssen wir uns da auf das vorige Jahrhundert beschränken, teils wegen des Raumes, teils weil über jene Zeit hinaus die Berichterstattung unverlässlich wird. So war man bis in das 19. Jahrhundert hinein der Meinung, dass »die Diphtherie eine von dem Scharlach nicht verschiedene Krankheit sei«, und die zahlreichen, aus früheren Zeiten gemeldeten Epidemien exanthematisch- oder erysipelatös- (mit Ausschlag oder Rotlaus verbundenen) diphtheritischen Charakters waren daher zweifellos nicht Diphtherie, sondern Scharlach. Wir folgen im weiteren „Häsers Geschichte der Seuchen" (2. Auflage), einem Werk, von dem man sicher nicht behaupten kann, dass es von vornherein zur Bestätigung unserer Anschauungen geschrieben sei, und setzen seinen Jahreszahlen nur die jeweilig herrschenden Sonnenfleckenperioden und die Zahl der Flecken bei.

Wir beginnen mit der Cholera. Diese Störung ist eine negative Krankheit; sie tritt daher bei nasskalter Witterung auf und im Anschluss

---

1) F. G. Hahn erklärt, »dass das Maximum der Sonnenflecken von trüben und zugleich kalten, das Minimum von heiteren und durch hohe Wärme ausgezeichneten Sommern begleitet wird, dass die Richtigkeit dieses Satzes sich Gedacht für das ganze Jahr nicht nachweisen (lässt), dass vielmehr gerade die Maximalwinter sich durch strenge Kälte und durch besonders andauernde Heiterkeit des Himmels auszeichnen, (ohne dass) ein regelmäßiger Wechsel wie beiden Sommern zu erkennen ist« (Fritz)

an die Regenzeit ist sie in Indien alljährlich vorhanden. Aber »der französische Reisende Sonnerat gedenkt der Herrschaft der Cholera in der Gegend von Vondichery (besonders) während der Jahre 1768 (69,8), 1769 (106,1 – Sonnenfleckenmaxima1), 1770 (100,8) und 1771 (81,6), wobei in einer einzigen Epidemie 60000 Menschen hinweggerafft wurden.« (Häser). Es herrschte damals ein großes Sonnenfleckenmaximum, (1778, 154 Sonnenflecken), welche das kleine Sonnenfleckenminimum im Jahre 1775 mit 7,0 Sonnenflecken gar nicht sehr zur Geltung kommen ließ. Daher werden größere Ausbrüche der Cholera aus Indien gemeldet aus den Jahren 1773 (34,8), 1774 (30,6) – 1780 (84,8), 1781 (68.1), 1782 (38,5) und 1783 (22,8). Die Cholera überspringt nun das Sonnenfleckenminimum im Jahre 1784 (10,2) bis zum Jahre 1786 (82,9), um im Jahre 1787 (132.0, Sonnenfleckenmaximum) zu einer Epidemie einzusetzen, die sich über Tranquebar, Madras, in dem Tal von Amboro, südwestlich von Madras, dem Distrikt von Arcot, an den östlichen Abhängen des Ghats, in Gandjum, den nördlichen Cirkars und Hurdwar (am Ganges) verbreitete. Diese Epidemie dehnte sich aus über die Jahre 1788 (130,9), 1789 (118,1) und 1790 (89,9) und hatte genau wieder ein Sonnenfleckenmaximum zum Mittelpunkt. »Zu Anfang des neunzehnten Jahrhunderts ereigneten sich die bedeutendsten Ausbrüche der Cholera in Indien in den Jahren 1804 (47,5 — Sonnenfleckenmaximum.!), 1814 (13,9) und 1816 (45.8 — Sonnenfleckenmaximum.!). Hier zeigt sich klar die Wirkung einer großen Periode geringer Sonnentätigkeit; denn die Zahl der Sonnenflecken bleibt in den beiden Maximaljahren 1804 und 1816 um mehr als hundert hinter denjenigen von 1778 zurück; im Jahre 1810 sinkt sie selbst auf 0.0, und dementsprechend tritt die Cholera in höherem Maße nur zur Zeit der Sonnenfleckenmaxima auf. Doch »die große Unregelmäßigkeit der Witterung, welche sich seit dem Jahre 1815 (1816 – Sonnenfleckenmaximum.!) in ganz Europa bemerklich machte, trat in besonders hohem Grad, namentlich im Jahre 1817, in Indien hervor. Die Regenmenge stieg während desselben zu Bombay, wo sie durchschnittlich 78.54 Zoll engl. beträgt, auf 103 Zoll. Furchtbare Überschwemmungen, gänzliche Missernten (diese auch in Europa) waren die unmittelbare Folge.« Unter diesen Umständen brach, wahrscheinlich gleichzeitig in mehreren Gegenden des Landes, ohne irgendeine Mitwirkung von Karawanenzügen oder Pilgerfahrten im Jahre 1816 die Cholera aus. Sie machte im Jahre 1817 (41,1) »unglaublich rasche Fortschritte«, sodass sie bald »ein Gebiet von 195.000 englischen Quadratmeilen umfaßte«, wobei die an der Sunda lagernde

90000 Mann starke englische Armee allein binnen 14 Tagen 10000 Mann durch die Cholera verlor. Hier sei bemerkt, weil dadurch unsere Auffassung des Wesens der Cholera und aller anderen Erkrankungen bestätigt wird, dass damals die Krankheit unter den englischen Truppen erlosch, »sobald sie auf dem jenseitigen Ufer eine höher gelegene Stellung einnahmen.« Im Jahre 1818 (30,4) und die folgenden Jahre breitete sich die Seuche über den größten Teil von Indien und die benachbarten Inseln und Länder aus. Durch das herannahende Sonnenfleckenminimum (1823 – 1,8) wurde ihr aber schon im Jahre 1822 (4,0) in Indien bis auf ihre endemischen Herde ein Ende bereitet. In den Jahren 1823 (1,8) und 1824 (8,5) war dies auch in den übrigen Ländern der Fall.

»Seit dieser Zeit (1824) erlosch die Cholera in jenen Gegenden zwar niemals gänzlich, aber sie beschränkte sich auf einzelne unbedeutendere Ausbrüche und zeigte zugleich eine entschieden geringere Bösartigkeit. Während der nächsten sieben Jahre (von 1824 – 1830) finden wir die Cholera, vereinzelte Ausbrüche in Bengalen und dem indischen Archipel ausgenommen, auf keinem Punkte des südlichen Asiens in epidemischer Verbreitung.«

»Um so wichtiger wurde ihre seit dem Jahre 1826 (36,3) beginnende Verbreitung in nordwestlicher Richtung.« (Häser)

Wir gehen nun einem Sonnenfleckenmaximum (1830 71.0 Sfl.) entgegen, und daher zeigt sich jetzt eine neue Ausbreitung der Cholera, die um so vieles größer ist, als die Zahl der Sonnenflecken im Jahre 1830 (71,0) über der von 1816 (45,8) steht. Im Jahre 1830 ist die Cholera durch Asien hindurch schon nach dem europäischen Russland vorgedrungen. Während der nächsten Jahre 1831 (47,8), 1832 (27,5) und 1833 (8,5) aber verbreitet sie sich über Deutschland, England, Österreich, Frankreich, Belgien, Holland, Norwegen, Spanien, Portugal und Amerika. Doch »in Europa ... zeigte die Cholera im Jahre 1833 (Sonnenfleckenminimum!) im Allgemeinen einen unverkennbaren Nachlass, obschon sie in vielen während des Jahres 1832 befallenen Gegenden von Neuem, in anderen zum ersten Male auftrat.« (Häser).

Das Sonnenfleckenminimum versagt also auch hier wieder seine Wirkung nicht. Die Zahl der Sonnenflecke hält sich allerdings auf beträchtlicher Höhe; denn wir treten nun wieder in eine Periode hoher Sonnentätigkeit ein. Daher fällt die Zahl der Sonnenflecke nur herab von 27,5 im Jahre 1832 aus 8,5 im Jahre 1833, während die gleichen Werte in den zwei vorausgegangenen Minimalzeiten 2,5 – 0,0 und 4,0 – 1.8 betragen. Auch traten die beiden Maximalzeiten, 1830 und 1837, so dicht zusammen, dass ihre Entfernung voneinander nur sieben Jahre beträgt. Die Cholera zieht sich infolgedessen bis in das Sonnenfleckenminimum hinein. Das Herabgehen der Seuche in diesem Zeitraum wird aber auch von Häser bemerkt und ausdrücklich betont. Die Cholera herrschte damals mehr nur in Ägypten, Algier, Nubien, usw., gewann jedoch in genauer Übereinstimmung mit der Zunahme der Zahl der Sonnenflecken in den Jahren 1836 (121,5) und 1837 (138,3 – Sonnenfleckenmaximum!) zunächst in Italien und Österreich und dann auch in Deutschland große Heftigkeit. Das damals noch kleine Berlin hatte in dem kurzen Zeitraum vom August bis November 1837 3580 Erkrankungen und 2356 Todesfälle an Cholera.

»Acht Jahre lang, von 1838 – 1846, blieben Europa und Amerika von der Cholera verschont«, (Häser). In China nahm die Krankheit aber in den Jahren 1840 (63,2), 1841 (36,8) und 1842 (24,2) große Verbreitung an, und auch aus Indien wurden während jenes Zeitraumes verschiedene Choleraausbrüche gemeldet. Jedoch auch dieses Land blieb, abgesehen von den endemischen Herden, im nächsten Sonnenfleckenminimum, dem Jahre 1843 (10,7), frei von der Cholera.

Dieses Mnimum war aber nur wenig ausgeprägt. Es betrug die Zahl der Sonnenflecken noch 10,7. Daher kam es nun zu einem Verheerungszug der Cholera, der größer als alle bisherigen war. Wir finden die Cholera in den Jahren 1844 (15.0), 1845 (40,1) und 1846 (61,5) in verheerender Weise in Indien, in Persien und im Jahre 1847 (98,5) bereits wieder am Kaspischen Meere, in Kleinasien und in der Türkei. »Während des in vielen Gegenden ungewöhnlich milden (also mehr nasskalten, d. Verf.) Winters von 1847 – 48 (124,3 Sonnenfleckenmaximum!) dauerte die Cholera in den meisten Punkten … in beschränktem Umfang fort, um im folgenden Jahre … mit großer Heftigkeit auszubrechen … Auf diese Weise dehnte sie sich während der Jahre 1848 und 1849 (95,9) über einen Flächenraum aus, welcher im Osten und Norden durch Orenburg, Tobolsk, Archangel und Ferm in Russland. Bergen in Norwegen, im Westen durch Kalifornien, im Süden durch Ägypten begrenzt wurde.« (Häser). »Im Jahre 1850 (66,5), welches für Europa wenigstens als Endpunkt der zweiten großen … Verbreitung der Cholera betrachtet werden kann, zeigte dieselbe einen hauptsächlich in betreff ihrer Heftigkeit sehr augenscheinlichen Nachlass« (Häser, S. 842).

Inbezug auf Amerika wird dasselbe vom Jahre 1851 (64,5) berichtet. Zwar bot die Cholera »eine neue und sehr bedeutende Steigerung ... in allen seither von ihr befallenen Ländern seit dem Jahre 1852 (54,2) bis zum Jahre 1856 (4,3 – Sonnenfleckenminimum!) [Häser]. Aber »in Europa machte sich seit dem Jahre 1856 das allmähliche Erlöschen der Cholera immer deutlicher bemerkbar. Die Ausbrüche verloren an Ausdehnung und Heftigkeit, während ganz unseren Anschauungen gemäß die exanthematischen (also die positiven, mit Ausschlägen verbundenen) Fieber eine entschiedene Zunahme darboten.« (Häser).

So trat in den Jahren 1856 (4,3), 1857 (22,8) und 1858 (54,8) »die Cholera in Europa nur in sehr beschränktem Umfang auf« (Häser, S. 873). Das Sonnenfleckenminimum hatte wieder prompt Hilfe gebracht.

Bald nach Überschreitung dieses Minimum begegnen wir jedoch im Jahre 1857 (22,8) wieder einem heftigen Ausbruch der Cholera. Noch mehr war dies der Fall im Jahre 1858 (54,8). Aber »weit ansehnlicheren Umfang gewann die Cholera während des Jahres 1859« (93.8) (Häser). Wir finden sie in diesem Jahre wieder in Russland, Schweden, Dänemark, Deutschland und den Niederlanden und im folgenden Jahre, 1860 (95,7), in verheerender Weise auch in Spanien. Mit dieser Ausbreitung ist ein Sonnenfleckenmaximum ohne Weiteres verraten. Aus Indien ist beachtenswert, »dass ein von Dürre und Hungersnot heimgesuchter Distrikt in Pandjab, in dessen ganzem Umkreis die Seuche herrschte, erst im folgenden Jahre (1861 – 77,2), in welchem ein großer Teil von Indien einen der heftigsten Ausbrüche der Cholera zu überstehen hatte, nach starken Regenfällen und dann umso heftiger befallen wurde.« (Häser). In den Jahren 1862 (59,1) und 1863 (44.0) herrschte die Cholera in Amerika, »aber (entsprechend der geringeren Zahl der Sonnenflecken in diesem Maximum) überall nur in mäßiger Verbreitung.« (Häser). Die Seuche richtet jedoch in den Jahren 1865 (30,5) und 1866 (16.3) in Afrika namentlich unter den dortigen Pilgern große Verheerungen an. Auch für Europa brachte das Jahr 1865 in den früher befallenen Ländern vielfach erneute Ausbrüche, welche jedoch im Allgemeinen einen schwächeren Charakter zeigten. So hatte Paris in diesem Jahr den »mildesten aller bisherigen Ausbrüche« (Häser). Im Jahre 1866 gewann die Cholera in Indien und Europa allerdings noch einmal große Heftigkeit. Zwei äußere Umstände trugen hierzu aber wesentlich bei. In Indien waren es große Zusammenkünfte von Pilgern, in Hurdwar am Ganges allein gegen zwei

Millionen, die, schlecht verpflegt und noch schlechter untergebracht, notwendig die Opfer der Seuche werden mussten, und in Europa war es teils der Krieg von 1866; teils war, und hier haben wir den Hauptgrund, der Sommer 1866, trotz der Nähe eines Sonnenfleckenminimum außergewöhnlich nass und kalt; denn es ist bekannt, dass die Armee des Kronprinzen bei Königgrätz durch Regen und aufgeweichte Wege am rechtzeitigen Eingreifen in die Schlacht verhindert war. Auch wurde dem Verfasser von einem Kriegsteilnehmer erzählt, dass die Mannschaften besonders bei den zahlreichen Biwaks sehr stark unter der Nässe zu leiden hatten und dass in Österreich damals das Korn in der Blüte erfror. Daher trat die Cholera in Österreich wie überhaupt im *Herzen Europas*, sehr heftig auf. Sie »verminderte sich in der preußischen Armee (jedoch) sofort nach dem Friedensschluss von Nikolsburg, als die dicht gedrängten Marschkolonnen der drei großen Armeen in zerstreute Kantonnements verlegt (und dadurch besser untergebracht, d. Verf.) werden konnten« (Häser). Das Jahr 1867 (7,3) brachte ein Sonnenfleckenminimum, und damit ging die Cholera allenthalben zurück. »Zu Ende des Jahres war die Krankheit in ganz Deutschland erloschen«, und »auch im Jahre 1868 (37,3) blieb Deutschland, mit Ausnahme der Stadt Essen ... frei« (Häser). Im Jahre 1866 erlosch die Cholera auch in Frankreich, Russland und bis auf vereinzeltes Auftreten in Spanien. Wieder hatte also dass Sonnenfleckenminimum das große Wunder bewirkt: die Cholera besiegt.

    Das Jahr 1870 brachte das nächste Sonnenfleckenmaximum. Wir sehen daher die Cholera wieder 1869 (73,9) und 1870 (139,1. — Sonnenfleckenmaximum!) in Südrussland, Persien, Arabien und Nubien, in den Jahren 1871 (111,2) und 1872 (101,7) in der Türkei, in Österreich, Deutschland und im ganzen russischen Reich. Hier herrschte sie entsprechend der Höhe der Sonnentätigkeit mit großer Heftigkeit. Russland hat in den Jahren 1871 – 72 eine Viertelmillion Menschen durch die Cholera verloren, und Polen noch im Jahre 1873 (66,3) 30000 Personen. Das Jahr 1873 wird von Häser als der »Schluss der allgemeinen Verbreitung der Cholera bezeichnet.« (Häser) Der Grund dieses Zurücktretens der Cholera wird uns wiederum klar; denn die nächsten Maxima der Sonnenflecken erheben sich in den Jahren 1883 und 1893 nur zu Werten von 63.7 und 84,9, bleiben also zum Teil um mehr als die Hälfte hinter früheren zurück. Infolgedessen trat die Cholera in den letzten Jahrzehnten nur vereinzelt auf; aber wir sehen, sie bleibt auch da den Sonnenfleckenmaxima treu;

denn die Hamburger Choleraepidernie war im Jahre 1892 (73,0), dem das Jahr 1893 (84,9) als Sonnenfleckenmaximum folgte. Und über diese Seuche schreibt Dr. med. Kreidmann in seiner Schrift über die Cholera u. a.: »Es regnete am 30. August und noch an demselben Tag sprang die Erkrankungszahl auf 1087, nachdem sie einen Tag vorher auf 980 gesunken war ... Am 8. September machte plötzlich das Fallen der Erkrankungszahl« — am 7. September waren nur 350 Erkrankungsfälle gemeldet worden — »Halt; es hat am 8. fast den ganzen Tag geregnet, und die Erkrankungszahl machte einen Sprung auf 402 und am 9. auf 439 ... Am 10. September sank die Erkrankungsziffer auf 354; am 11. ging sie wieder auf 384; es hat geregnet. Am 12. waren es nur 293 Fälle, am 16. wieder 397, abermals Regen.« Der Einfluss des nasskalten Wetters auf die Cholera geht aus diesen Worten deutlich hervor.

Das Jahr 1905 brachte uns die Cholera im Osten und Nordosten unseres Reiches. Auch da hatten wir ein Sonnenfleckenmaximum, und wie sehr wieder der Regen infrage kam, wird durch die Tatsache bewiesen, dass die Niederschlagsmengen im September, der Zeit des Herrschens der Seuche, fast das Dreifache der normalen betrugen. Im umgekehrten Verhältnis zur Zahl der Sonnenscheinstunden verhielt sich dagegen Tag um Tag diejenige der Todesfälle an Cholera (s. Fig. 12).

So geht aus der Geschichte der Cholera die Abhängigkeit dieser Krankheit von der Periodizität der Sonnentätigkeit unwiderleglich hervor. Bemerkt sei noch, dass man sie schon im Jahre 1841 mit »abnormen Einwirkungen der Luftelektrizität, des Erdmagnetismus, usw.« in Zusammenhang brachte.[1] Auch fiel sie mit »Fäule des Weinstockes und der Kartoffeln« oft zusammen, mit Störungen also, die ebenfalls durch abnorme Nässe entstehen. Wir betrachten nun die Influenza. Auch diese Krankheit gehört zu den negativen Erkrankungen; sie tritt deshalb ebenfalls auf zur Zeit der Sonnenfleckenmaxima, schleppt ihnen aber, wie sich auch bei der Cholera mehrfach zeigte, meist etwas nach, weil sich immer erst eine gewisse Krankheitskonstitution entwickeln muss, bevor eine Krankheit als Seuche zum Ausbruch kommen kann.

Eine Influenza-Epidemie herrschte nach dem Sonnenfleckenmaximum 1727 (90,0) im Winter (November und Dezember!) 1729 (60) – 1730 (40,0) in ganz Europa; sie dehnte sich aus bis zum Jahre 1733 (5,0 —

---

1) B. L. Buzorni, „Luftelektrizität, Erdmagnetismus und Krankheitskonstitution."

Sonnenfleckenminimum!) und überzog den größten Teil der Erde (Häser). Ein Maximum der Sonnenflecken hatte die Epidemie also gebracht und das darauf folgende Minimum sie wieder verlöscht.

»Die Epidemien der Jahre 1736 (58,0) und 1739 (78,5) beschränkten sich, wie es scheint, auf Frankreich; dagegen umfasste die Influenza von 1737 – 1738 (58,0 – Sonnenfleckenmaximum!) England, Frankreich. Westindien und Nordamerika ... Auch die Epidemie von 1742 (18,3) 1743 (14,6) verbreitete sich über ganz Europa« (Häser, S. 946).

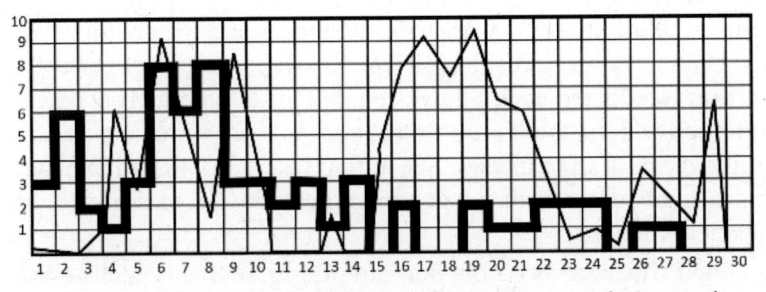

Fig. 12. Die schwache Linie zeigt die Zahl der Sonnenscheinstunden, die starke diejenige der Todesfälle an Cholera.

Die Influenza überspringt nun völlig eine elfjährige Periode der Sonnenflecken. Und der Grund wird uns ohne Weiteres klar; denn wir sehen, dass eine Periode geringer Sonnentätigkeit herrschte, in der sich die Zahl der Sonnenflecken im Jahre 1750 nur auf 68,2 erhebt.

Aber die Influenza trat prompt wieder auf mit dem nächsten Sonnenfleckenmaximum, welches eine höhere Sonnentätigkeit brachte. Diese Epidemie begann 1757 (34.2) – 1758 (47,6) in Nordamerika, erschien im September 1757 in Westindien, im Dezember in Frankreich und im September 1758 in England und Schottland. In den Jahren 1761 (85,9 – Sonnenfleckenmaximum!) aber herrschte sie in Nordamerika, Westindien, England, Deutschland, Frankreich, Italien und Ungarn.

Es folgt nun eine Periode außergewöhnlich hoher Sonnentätigkeit. Nach Verschonung des eigentlichen Sonnenfleckenminimum von 1766 trat daher im Jahre 1767 (37,8) wieder eine Influenza-Epidemie auf, die *ebenso allgemeine Herrschaft erlangte*, wie jene. Im Jahre 1772 »scheint sich der Ausbruch auf Nordamerika beschränkt zu haben.« Aber »die Influenza der Jahre 1775 (7,0 – Sonnenfleckenminimum.) – 1776 (19,8) verbreitete sich wieder über ganz Europa.« Hier lässt, entsprechend der hohen Sonnentätigkeit, die Influenza mithin nicht einmal das eigentliche Sonnenfleckenminimum frei. Das folgende Sonnenfleckenmaximum 1778 (154.4) brachte darauf die Influenza-Epidemie von 1779 – 1780 (84,8), welche Deutschland, England, Frankreich und Brasilien umfasste, ferner diejenige von 1780 – 1781 (68,1) die in Russland, den Vereinigten Staaten von Nordamerika und China herrschte und schließlich diejenige von 1781 – 1782 (38,5), welche — gemäß der vorausgegangenen außergewöhnlich hohen Sonnentätigkeit — »die bedeutendste aller Influenza-Epidemien des achtzehnten Jahrhunderts« war. »Sie überzog die ganze östliche Hemisphäre.« China, Vorderindien, Sibirien, Russland und durchschritt »ganz Europa von Nordosten nach Südwesten. Nicht selten ergriff sie die Hälfte bis drei Viertel der Bevölkerung und (hört es, ihr Herren Bakteriologen) trat auch auf Schiffen in offener See auf« (Häser. S. 948). Man hätte diese Epidemie nach der vorausgegangenen Periode hoher Sonnentätigkeit prophezeien können.

Die Influenza verschont nun ordnungsgemäß das nächste Sonnenminimum, aber sie stellt sich prompt wieder ein zum folgenden Sonnenfleckenmaximum. »Die Influenza von 1788 (130,9) überzog die nördliche, die des Jahres 1789 (118,1) die ganze westliche Hemisphäre; im Frühling 1790 (89,9) erschien sie in den Vereinigten Staaten zum zweiten Mal« Häser).

Jetzt folgt wieder eine Periode sehr geringer Sonnentätigkeit. Die nächsten Sonnenfleckenmaxima in den Jahren 1804 und 1816 erheben sich nur zu Werten von 47,5 und 45,8 und dementsprechend zeigt sich nun eine von Influenza verhältnismäßig freie Zeit. Im Jahre 1801 (34,0) wird von Häser nur eine Epidemie in Brasilien erwähnt. Die Krankheit überzog aber 1802 (45,0) – 1803 (43,1) einen großen Teil von Europa. Im Jahre 1804 (47,5 – Sonnenfleckenmaximum!) ist sie auf Island, 1805 (42,2) – 1806 (28,1) in Westindien, dem größten Teil von Europa, hauptsächlich aber in Frankreich, 1807 (10,1) in Nordamerika und 1808 (8,1) in Großbritannien. Nun zieht sich die Influenza vor dem Sonnenfleckenminimum im Jahre 1810 (0.0) respektvoll zurück, und sie erscheint im Jahre 1811 (1,4) nur in Brasilien. 1815 (35,4) im Norden und Osten der Vereinigten Staaten und 1816 (45,8 – Sonnenfleckenmaximum!) wieder in Brasilien, Island und Italien. Damit ist ihre Herrschaft entsprechend der sehr niederen Sonnentätigkeit für dieses Mal erschöpft.

Wir begegnen der Influenza daher erst wieder im Jahre 1824 (8,5). Jetzt aber setzt die Sonne zu einer Periode größerer Tätigkeit ein. Und »eine von den in räumlichen wie zeitlicher Hinsicht ausgedehntesten Verbreitungen der Influenza ist die der Jahre 1824 – 1827 (49,7), welche aber in beiden Beziehungen durch die der mit dem Jahre (71,0 – Sonnenfleckenmaximum!) beginnenden Periode noch bei Weitem übertroffen wird.« (Häser, S. 951).

»Der Winter 1829 (67,0) – 1830 (71,0 – Sonnenfleckenmaximum!) brachte einen Ausbruch der Seuche in China. Im September 1830 erschien sie in Indien und im indischen Archipel und verbreitete sich gleichzeitig bis zur Mitte des nächsten Jahres über Russland, Polen und Deutschland. Seit dem Jahre 1831 (47,8) überzog sie das westliche Europa. Zu Anfang des Winters 1831 – 1832 (27,5) trat sie in Italien, etwas später in den Vereinigten Staaten von Nordamerika auf … Im Jahre 1833 (8,5) erschien die Seuche in Russland, Galizien, Ostpreußen von Neuem, um sich im Verlaufe des Jahres von Nordosten nach Südwesten über ganz Europa, Syrien und Ägypten zu verbreiten.« (Häser. S. 951.) In diesem Jahre erlosch die Seuche. Genau mit dem Jahre des Sonnenfleckenmaximum war sie mithin gekommen und mit dem des Minimum wieder gegangen.

»Eine neue, auf die östliche Hemisphäre beschränkte, auf dieser aber sehr ausgedehnte Influenza-Epidemie herrschte vom Herbst 1836 (121,5) bis zum Sommer 1837 (138,3 — Sonnenfleckenmaximum!). Sie erschien zuerst … in Australien, dann am Kap der Guten Hoffnung, auf Java und in Hinterindien, im Dezember gleichzeitig in Petersburg, Schweden, Dänemark, Norddeutschland, England, im Januar 1837 in Ägypten, Syrien und Frankreich, im Februar und März in Mittel- und Süddeutschland und in Südeuropa, im Juli auf den Faröer Inseln. In Amsterdam und an vielen anderen Orten brach die Krankheit nach einem starken übel riechenden Nebel aus. Im Allgemeinen hatte sie einen weniger milden Charakter als gewöhnlich.« (Häser) Wie die Sonnentätigkeit hier eine außergewöhnliche Höhe erreichte, so trat also auch die Influenza mit einem »weniger milden Charakter« auf.

Infolge der allgemein hohen Sonnentätigkeit herrschten während der Jahre 1838 – 1845 verschiedene größere und kleinere Influenza-Epidemien Aber »wiederum überzog eine Pandemie der der Influenza seit dem Winter 1846 (61,5) – 1847 (98,5) bis zum August 1847 England, Dänemark. Belgien, die Schweiz, Frankreich, Russland und die europäische

Türkei: sie erneuerte ihre Herrschaft in einem großen Teil von Europa und auf der Nordküste von Afrika im Winter 1847 bis 1848 (124,3 – Sonnenfleckenmaximum!) und erschien im Oktober 1848 auch in Westindien.« (Häser) In den Jahren 1850 (66,5) – 1851 (64,5) herrschte die Influenza in ganz Amerika, im größten Teil von Europa und in Ägypten im Jahre 1852 (54,2) wiederum in Südamerika und Australien. Die Jahre 1853 (39,0) und 1854 (20,6) brachten nur kleine Epidemien auf Kapland und den Faröerinseln und in einigen Gegenden von Bayern. Geringere Ausbreitung zeigte die Influenza auch während der Jahre 1855 (6,7) und 1856 (4,3 – Sonnenfleckenminimum!) Wiederum war also die Influenza in ihrem Verlaufe der Kurve der Sonnenflecken getreulich gefolgt; denn die Pandemie fiel auf das eigentliche Sonnenfleckenmaximum, und die Krankheit ging unter Auftreten kleinerer Epidemien bis zum Sonnenfleckenminimum allmählich zurück.

Ein pandemisches Auftreten der Influenza fällt zwar schon wieder in die Jahre 1857 (22,8) und 1858 (54,8), nachdem das Sonnenfleckenminimum kaum überschritten war; aber es findet seine ganz natürliche Erklärung in dem schnellen Anwachsen der Fleckenzahl und eine Influenza-Epidemie kam erst wieder im Winter 1874 (44,7) und 1875 (17,1), nachdem das Sonnenfleckenmaximum im Jahre 1870 (189,1) überschritten und eine Influenza-Konstitution neu wieder entstanden war. Wir finden die Influenza im genannten Winter in den Vereinigten Staaten, in Österreich, Südwestdeutschland, Frankreich, Norditalien und Schweden.

Das nächste Sonnenfleckenmaximum erhebt sich im Jahre 1883 bloß zu einer Höhe von 63,7 Flecken. Daher wird die Influenza so selten, dass sie »bei ihrem ... pandemischen Auftreten im Winter 1889 auf 1890 vielen Ärzten zuerst fast ganz unbekannt war« (Strümpell). Diese Epidemie trat, ebenso wie diejenige im Winter 1899 auf 1900 in einem Sonnenfleckenminimum auf. Aber bei der Epidemie 1899 – 1900 sahen wir bereits, dass damals fast vollständiger Mangel an Sonnenschein herrschte und auch bei der Epidemie 1889 – 1890 ging ein außergewöhnlich stürmisches raues Wetter voraus. So traten zwar diese Epidemien während eines Sonnenfleckenminimum auf; aber dadurch wird die Regel so wenig über den Haufen geworfen, dass die eigentliche Zeit der Influenza die Sonnenfleckenmaxime sind, wie einzelne Gewitter im Winter nicht die Regel zerstören, dass die meisten Gewitter im Sommer erscheinen. Und da können wir noch darauf verweisen, dass auch Häser als Beginn der Influenza meist Herbst und Winter nennt und einmal einen starken Nebel besonders erwähnt. Die Influenza tritt daher besonders während der Sonnenfleckenmaxima auf, weil auch da sonnenlichtarmes, nasskaltes Wetter die Regel ist.

Wir betrachten als dritte negative Krankheit nun die Diphtherie. Bei dieser ist leider ein sicheres Zurückverfolgen bis in das achtzehnte Jahrhundert hinein wegen der Unklarheit der überlieferten Berichte nicht möglich. Zwar wird die Krankheit schon von den Ärzten des Altertums sehr gut beschrieben, und namentlich die spanischen Ärzte des siebzehnten Jahrhunderts hoben den kraftlosen Charakter des Fiebers bei Diphtherie besonders hervor. Man warf aber Diphtherie, Scharlach und vielleicht auch noch andere Ausschlagkrankheiten zu sehr durcheinander, sodass uns heute eine strenge Sichtung unmöglich ist. Wir beschränken uns deshalb nur auf das neunzehnte Jahrhundert.

Infolge der geringen Sonnentätigkeit in den ersten zwei Jahrzehnten des neunzehnten Jahrhunderts trat die Diphtherie wie die Influenza und Cholera damals nicht nennenswert auf. Es wird nur über eine Epidemie im Jahre 1801 (34,0) in einem großen Teil von Ostpreußen und in der Gegend von Marienwerder berichtet. »Die seit dem Jahre 1770 in Mitteleuropa in größerem Umfange nicht vorgekommene Diphtherie des Schlundes«, schreibt Häser, »war vergessen oder sie wurde, wie es von Cullen, Willan, Stieglitz, Kreißig u. a. geschah, mit dem Scharlach zusammengeworfen ... Da erhob sie sich von neuem in den Jahren 1818 – 1827, nach dem Ablauf der großen Typhusperiode.« Bei dieser Diphtherie scheint es sich in der

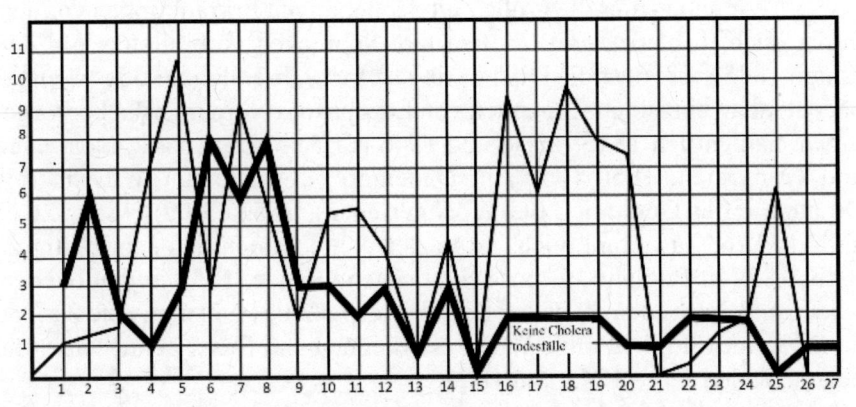

Fig. 13. Der Sonnenschein und die Cholera vom 1. – 27. September in Ostpreußen. Die Cholera folgt dem Sonnenschein umgekehrt.

Hauptsache jedoch ebenfalls vielfach um Scharlachdiphtherie gehandelt zu haben; denn Häser schreibt selbst, dass jenes Auftreten der Diphtherie »zur Zeit des mächtigen Hervortretens der exanthematischen (mit Ausschlag verbundenen) Fieber« geschah. Auch erschien die Krankheit »in allen Graden der Heftigkeit, häufig mit einem frieselartigen, aber von Scharlach verschiedenen Exanthem« (Häser).

Das ist nicht unsere Diphtherie, sondern es sind positive Ausschlagerkrankungen. In dieser Anschauung werden wir bestärkt dadurch, dass sich die Zahl der Sonnenflecke im Jahre 1816 im Maximum nur aus 45,8 erhoben hat, im Jahre 1823 aber aus 1,8 gefallen ist. Es herrschte damals also eine Periode geringer Sonnentätigkeit. Wir können daher in den obigen Epidemien weit eher Scharlach sehen als Diphtherie. Doch wollen wir damit nicht sagen, dass nicht auch echte Diphtherie vorhanden war. Die Krankheit herrschte damals namentlich in Frankreich und brach zu Tours 1818 (30.4) »nach einem unbeständigen, feuchtwarmen Sommer« aus, einem Sommer also, der reiche Gelegenheit zu Erkältungen brachte. Außerdem trat die Diphtherie auf in der Schweiz, in England, Norwegen und Amerika, hier in den Jahren 1826 (36,3) und 1828 (62,5).

Die Sonnentätigkeit wird nun wieder sehr stark — das Sonnenfleckenmaximum im Jahre 1837 erreicht eine Höhe von 138,3 — und »zu den wichtigsten epidemischen Ereignissen der Jahre 1830 – 1860 gehört das Wiederauftreten der Diphtherie in einer bis dahin nicht beobachteten Ausdehnung« (Häser, S. 713).

Wir haben hier die große Zeit der negativen Erkrankungen vor uns, in der auch Influenza und Cholera ihre Schrecken verbreiteten. »In den Jahren 1845 – 1856 ist die Diphtherie fast fortwährend mehr oder weniger bedeutend in einzelnen Gegenden von Europa und Nordamerika hervorgetreten, namentlich 1845 (40,1) und 1846 (61,5) in Dänemark, Norwegen und Frankreich, 1850 (66.5) in Dänemark, 1852 (54,2) in Lyon (als Diphtherie der Genitalien bei Wöchnerinnen), 1853 (39,0), 1854 (20,6) und 1855 (6,7) in Frankreich, im letzten Jahre namentlich sehr heftig zu Paris, 1854 in England bis zur schottischen Grenze, 1855 in den Niederlanden und Schweden. In dieser Diphtherieepidemie kann man eine Periode hoher Sonnentätigkeit ohne Weiteres erkennen und Häser nennt selber die begrenzenden Jahre 1845 und 1856.

Wiederum: »Die Jahre 1856 – 1865 werden durch eine große Epidemie der Schlundbräune bezeichnet, welche, von Westen nach Osten vordringend, fast das ganze westliche Europa. die pyrenäische Halbinsel, Frankreich, mehrere Gegenden der Schweiz, die Niederlande, Skandinavien, ganz Norddeutschland bis nach Livland umfasst.« In Kalifornien brach eine Epidemie in den Jahren 1856 und 1857 aus. Die Zahl der durch Diphtherie bewirkten Todesfälle betrug in England und Wales im Jahre 1855 (6,7) 186, im Jahre 1859 (93,8) 9587, im Jahre 1860 (95,7) 5112. »In den Jahren 1858 und 1859 wurden die Niederlande, besonders die Provinz Gröningen, befallen. Im Jahre 1859 trat die Diphtherie ... in den Küsten-

Im Jahr	Sonnen fleck.	Dipht. Todesf.	Im Jahr	Sonnen fleck.	Dipht. Todesf.	Im Jahr	Sonnenfleck.	Dipht. Todesf.
1883	63,7	7190	1889	6,3	6718	1895	64	4610
1884	63,5	7310	1890	7,1	7520	1896	41,8	4730
1885	52,2	6410	1891	35,6	6400	1897	26,2	3940
1886	25,4	6105	1892	73	7180	1898	26,7	3835
1887	13,1	6250	1893	84,9	8740	1899	12,1	4160
1888	6,8	5810	1894	78	7028	1900	9,5	3300

bezirken von Friesland auf und herrschte bei sehr verschiedenartiger Witterung bis zum Sommer 1861. — In Ostfriesland erschien die Diphtherie seit dem März 1861 und entwickelte sich. bis zum März des nächsten Jahres zu einer bedeutenden Epidemie.

Auch Norderney wurde befallen. In Gelderland erkrankten im Jahre 1861 (77,7) ... 1395, starben 290 (= 20,7 Prozent): im Jahre 1862 erkrankten 1092, starben 205 (= 18,6 Prozent). In den Jahren 1863 – 65 finden wir die Diphtherie in der Elbniederung und 1864 – 65 in Halle a. d. S. Diese Epidemie hat sich, so kann man sagen, fast Mühe gegeben, die Zahl der Sonnenflecken in ihrer Weise, d. h., durch Erkrankungs- und Todesfälle, nachzuschreiben; denn mir ersteren gehen auch letztere auf und ab.

Von Häser werden nun größere Diphtherieepidemien nicht weiter genannt; sei es, dass ihm, der die uns dienende zweite Auflage seines Werkes im Jahre 1882 veröffentlichte, die Übersicht fehlte, oder, weil die Zahl der Sonnenflecke im Jahre 1878 auf 3,4 sank, es Diphtherie auch nicht nennenswert gab. Letzterem steht allerdings entgegen die Höhe der Sonnentätigkeit mit einer Fleckenzahl von 191,1 im Jahre 1870. Mag dem jedoch sein wie ihm wolle. Wir wenden uns nun der uns bekannten Diphtherie der achtziger und neunziger Jahre zu.

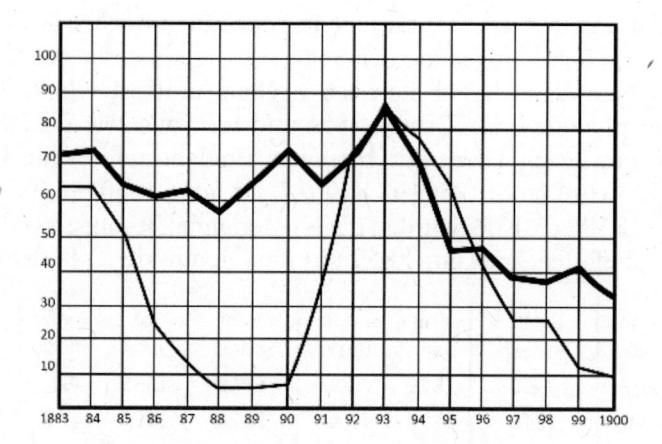

Fig. 14. Die Sonnentätigkeit und die Diphtheriesterblichkeit in den Städten Budapest, Prag. Glasgow, Köln, Rom, Bern, Christtania, Berlin, Lyon, Brüssel, London, Paris, Genf, Amsterdam, Liverpool, Dublin, Bukarest und Stockholm in den Jahren 1883 – 1900.

Nach de Maurans[1] starben in den Städten Budapest, Prag, Glasgow, Köln, Rom, Bern, Christiana, Berlin, Lyon, Brüssel, London, Paris, Genf, Amsterdam, Liverpool, Dublin, Bukarest und Stockholm an Diphtherie
Diese Zahlen ergeben, zeichnerisch dargestellt, das folgende Bild (Figur 14). Figur 15 zeigt das gleiche Verhältnis für Berlin während der Jahre 1885 – 1910 und Figur 16 dasselbe für die Schweiz- von 1885 – 1910.
Aus diesen Zahlen und Zeichnungen geht die treue Gefolgschaft der Diphtherie mit den Sonnenflecken wieder unwiderleglich hervor; denn übereinstimmend steigen und fallen beide. Namentlich die Sonnenfleckenmaxima werden von der Diphtherie in scharferweise betont. Die Jahre 1889 und 1890 (Sonnenfleckenminimum.) weisen zwar einen Diphtherie-Anstieg auf. Da haben wir aber schon gesehen, dass der Winter 1889/90, der auch eine große Epidemie der Influenza brachte, außergewöhnlich erkältend war, und jener Anstieg zeigt sich in der Hauptsache nur in einigen südlichen Städten, so in Budapest, Prag, Rom und Lyon, in welchen geringe Sonnentätigkeit nicht wie bei uns Trockenheit, sondern mehr veränder-

---

1) Semaine médicale 1901, Nr. 51.

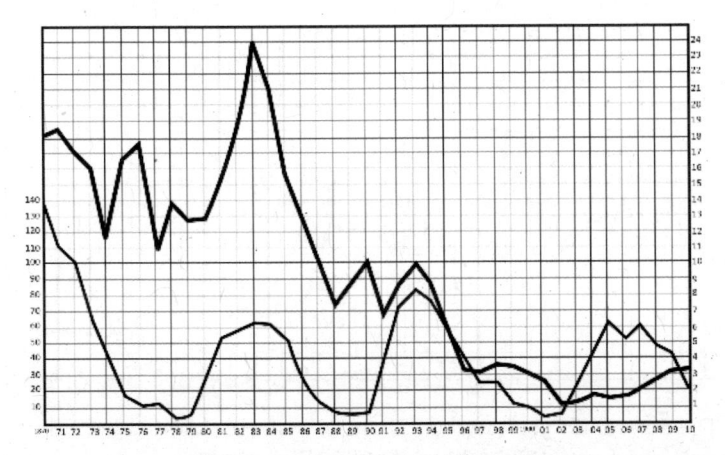

Fig. 15. Die Sonnentätigkeit und die Diphtheriesterblichkeit auf je 10000 Einwohner in Berlin von 1870 – 1910. Die Zahlen Links bezeichnen die Durchschnittszahl der jährlichen Sonnenflecke, die Zahlen rechts die Diphtherietodesfälle.

liches, erkältendes Wetter zur Folge hat. Auffallend ist das starke Zurückgehen der Diphtherietodesfälle Ende der neunziger Jahre in voller Übereinstimmung mit der geringen Zahl der Sonnenflecke. die im Jahre 1901 auf 2.7 gesunken ist, ein Minimum, wie es fast hundert Jahre nicht gewesen war. Man behauptet allerdings, das Heilserum habe diesen Diphtherieabfall gebracht. Dieses wurde aber erst angewendet vom Jahre 1894 ab, und da war z. B. in Berlin die Diphtheriesterblichkeit schon gesunken von 2400 im Jahre 1884 aus 1550 im Jahre 1893. Die Diphtherie schwankt eben aus äußeren Gründen. So gilt auch für diese Krankheit, dass ihr Hauptauftreten in die Sonnenfleckenmaxima fällt. Wir wenden uns nun zu den positiven Erkrankungen und betrachten zuerst den Typhus. Hier müssen wir uns auf das neunzehnte Jahrhundert beschränken; denn wer mag oft sagen, was man sich unter den aus früheren Zeiten gemeldeten *Schleimfiebern, Lagerseuchen,* usw., denken soll. Es herrscht da selbst in den Berichten des neunzehnten Jahrhunderts noch manche Unklarheit.

Häser schreibt:

»In der Reihe der Drangsale, von denen während der zwei ersten Dezennien des neunzehnten Jahrhunderts Europa erfüllt war, nahmen typhöse Seuchen, welche sich von der Grenze Asiens bis nach Portugal,

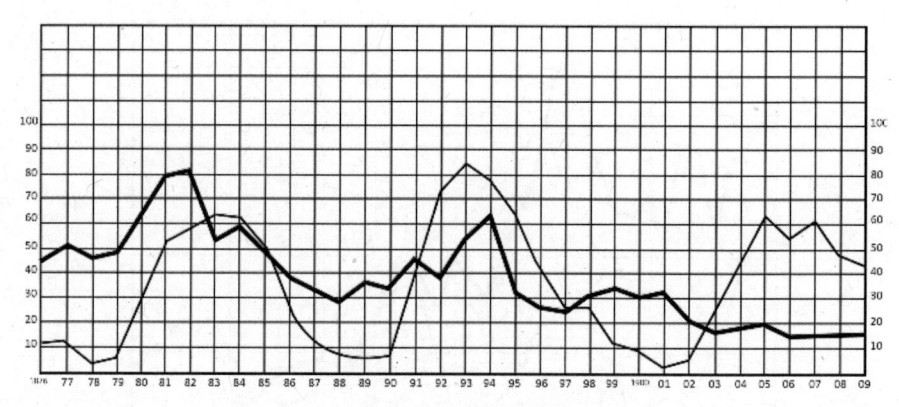

Fig. 16. Die Sonnentätigkeit und die Diphtheriesterblichkeit in der Schweiz von 1876-1909 auf 10000 Einwohner.

von Skandinavien bis nach Sizilien verbreiteten, eine der ersten Stellen ein. Aber es fehlt auch keineswegs an typhösen Epidemien, welche durch ihren Ausbruch in völlig kriegsfreien Gegenden die Wirksamkeit allgemeiner Verhältnisse bezeugen.

»Am unzweifelhaftesten ist der originäre Ursprung derjenigen typhösen Seuchen, welche aus Malaria-Fiebern sich entwickelten.

Der Anteil allgemeiner Verhältnisse an der Entstehung der typhösen Seuchen dieses Zeitraumes wird sehr entschieden bezeugt durch das bedeutende Hervortreten derselben in Großbritannien, welches dem Einflusse des Krieges länger als alle übrigen Gegenden Europas entzogen blieb.« (Häser)

Weitere Beweise für den »Einfluss allgemeiner Verhältnisse auf die Entstehung der typhösen Seuchen dieses Zeitraumes« sind nach Häser die große Verbreitung des »exanthematischen Typhus ... und die typhösen Lungenentzündungen in Amerika, ferner das Hervortreten des biliösen Typhoids in seiner Heimat, den Küstenländern des Mittelmeeres und das bedeutende Hervortreten der Pest.« (Häser)

Was sind aber die von Häser wiederholt betonten allgemeinen Verhältnisse für die Entstehung der typhösen Erkrankungen? Wir kennen sie bereits. Es ist die große Periode außergewöhnlich geringer Sonnentätigkeit, welche damals herrschte; denn die Zahl der Sonnenflecken erhob sich in den Jahren 1804 und 1816 nur aus 47,5 und 45,8 und sie fiel in den

Jahren 1810 und 1823 auf 0,0 und 1,8. So wurde die Menschheit damals von Cholera, Influenza und anderen negativen Erkrankungen verschont, aber die typhösen Seuchen wüteten dafür mit der höchsten Kraft. Die heftige Form des *akuten Nervenfiebers* erhob sich damals »in unzähligen Fällen bis zur vollständigen Kriegspest, mit Bubonen, Petechien, handgroßen Ekchymosen, Hautbrand der Extremitäten, nicht selten spontaner Amputation der Unterschenkel.« (Häser, S. 609.) Wir unterlassen es, den Seuchen im Einzelnen zu folgen. Ihre Ausdehnung hat schon Häser genannt. Die Heftigkeit der damaligen Typhusseuchen wird aber beleuchtet, wenn wir bemerken, dass im belagerten Torgan vom September 1813 bis 10. Januar 1814 allein nach den von dem Totengräber geführten Listen 20435 Leichen bestattet wurden, während ein Zeitgenosse die Zahl auf 29 – 30000 schätzt. In Irland, wo ebenso wie in England, der Typhus in den Jahren 1816–1819 herrschte. soll die Zahl der Erkrankungen bei einer Bewohnerzahl von sechs Millionen sogar auf 800000, ja, bis auf 1½ Millionen gestiegen sein. Die Sterblichkeit war hier aber, weil Irland ein feuchtes, dem Typhus weniger günstiges Klima hat, weniger groß (5,9 Prozent). Nur in den höheren Klassen und in den späteren Zeiträumen der Epidemie stieg sie aus 20 – 33,3 Prozent. Auch diese Erscheinung verstehen wir leicht. Es ist die Abnahme der Sonnentätigkeit einerseits, andrerseits die bessere Ernährung und — nebenbei bemerkt — die vermehrte, den Unterleib und das Blut in der Regel nur mehr erhitzende Medizin bei den *höheren Klassen*, was hier die Sterblichkeit brachte. Erwähnt sei da noch, dass großer Hitze als Vorläufer der typhösen Epidemien besonders häufig Erwähnung geschieht. Auch trat in jener Typhusperiode sehr viel Wechselfieber und Malaria auf. Von diesen Krankheiten wird meist ebenfalls gesagt. dass sie typhösen Charakter trugen oder in Typhus übergingen. Viele der damals gemeldeten Malariaseuchen waren aber sicher Typhus und nicht Malaria; denn die *biliösen* und *soporösen* Fieber z. B. »auf der rauen Alp von Württemberg«, die Häser für Malaria hält, verraten zweifellos nach Art und Ort den typhösen Charakter.

Die Periode dieser Wechselfieber und Malaria- oder, richtiger gesagt, typhösen Seuchen erstreckte sich von 1818–1830, und die bedeutsamste Zeit waren hier die Jahre 1824–1826, von denen das Jahr 1826 den heißesten Sommer brachte *seit Menschengedenken*. Das Sonnenfleckenminimum war im Jahre 1823 mit 1,8 Flecken und daher treten die Seuchen am schlimmsten nach Überschreitung dieses Minimums auf in den Jahren 1824 – 1826; sie herrschten damals in Italien, Ungarn, Holland, am Rhein, an der Nordseeküste, im mittleren Deutschland (*Sommerfieber*), Holstein, Schleswig, Jütland, Dänemark, England, Schweden und Norwegen. Groß ist aus dieser Zeitperiode auch die Zahl der Berichte über echte Typhusepidemien.

Es folgt auf das Jahr 1830 (71,0 – Sonnenfleckenmaximum!) nun zunächst die Periode der negativen Erkrankungen, der großen Cholera- und Influenza-Epidemien. Aber »eine entschiedene Zunahme des Unterleibstyphus beginnt mit dem Jahre 1833 (8,5 – Sonnenfleckenminimum!) Die wichtigsten Berichte betreffen Petersburg, Posen, viele Gegenden von Preußen, England, Neapel. In die Jahre 1834 (13,2) und 1835 (56,9) fällt eine bedeutende Verbreitung des Abdominaltyphus in Belgien und Frankreich« (Häser. S. 683). In Süddeutschland trat er angeblich auch stark in den Jahren 1835 und 1836 (121,8) auf. Die von hier (Stuttgart!) gemeldeten typhösen *Schleimfieber-Epidemien* dürften jedoch nicht hierher zu zählen sein, da schon ihr Name zu sehr den katarrhalischen Charakter verrät.

Wir wollen hier noch auf eine Eigenheit des Typhus verweisen, die unsere Anschauungen ebenfalls recht treffend beleuchtet. Es ist das wechselnde Auftreten des exanthematischen oder Flecktyphus und des Abdominal- oder Unterleibstyphus. Während der ersten zwei Jahrzehnte des neunzehnten Jahrhunderts herrschte ersterer, während des dritten Jahrzehntes letzterer vor. Mit der nun folgenden Zeitperiode, das ist also vom Jahre 1837 ab, tritt jedoch wieder mehr jener auf: beide Formen lösen sich, worauf auch Häser verweist, mithin ab. Häser ist der Grund dieses Wechsels »in tiefes Dunkel gehüllt.« Wir kennen ihn. Denn wir wissen, dass positive und negative Energien im Körper Spannkraft erzeugen, die bei entstehendem Fieber das Blut machtvoll nach außen treibt, während ein einseitiges Überwiegen der positiven magnetischen Kräfte, wie es bei Unterleibstyphus besteht, bald zu Entspannung führt, bei der selbst trotz hohen Fiebers das Blut in den Körperzentren, vor allem im Unterleib staut. Die Sonnentätigkeit hatte aber im Jahre 1787 eine Höhe von 132,0 Flecken erreicht. Darauf folgte die Hitzeperiode während der ersten drei Jahrzehnte des neunzehnten Jahrhunderts. Hier reichten nun wohl die aus dem vorigen Jahrhundert übernommenen Energien während der ersten zwei Jahrzehnte zu Flecktyphus aus: doch dann trat allgemeine Erschlaffung unter den Menschen auf, und es stellte sich Unterleibstyphus ein. Diese Periode währte bis in das vierte Jahrzehnt. Als aber die Sonnentätigkeit im Jahre 1837 bis zu einer Fleckenzahl von 138,3 stieg, wurde den Menschen wieder Spannkraft zuteil, und der Typhus wechselte seinen Charakter.

Und: »Unzweifelhaft ist ... das Zurückweichen des Abdominaltyphus in den Jahren 1837 – 1847, der Periode ... der Herrschaft der exanthematischen Typhusform. Damit wird nicht behauptet, dass der Abdominaltyphus verschwunden gewesen sei; denn es fehlte selbst an bedeutenden Ausbrüchen desselben keineswegs. Aber das Überwiegen des exanthematischen Typhus ist unverkennbar.« (Häser).

Der Flecktyphus herrschte damals in Deutschland, Irland, England, Frankreich und Belgien. In Schottland erhob sich im Jahre 1843 (10,6) die Seuche »zu einer Höhe, wie sie kaum in den zwölf vorausgehenden Jahren erreicht worden war ... Zu trauriger Berühmtheit ist unter den neueren Epidemien des Typhus besonders die der Jahre 1847 und 1848 in Oberschlesien gelangt.« (Häser, S. 687 und 688). Das Sonnenfleckenmaximum im Jahre 1848 (124,3) brach aber wieder die Macht der typhösen Erkrankungen, denn auch jene schlesische Seuche zog sich nur etwas in das Jahr 1848 hinein. Es folgte nun »aus die bedeutende Verbreitung des exanthematischen Typhus eine im allgemeinen durch große Salubrität sich auszeichnende Periode ... (Doch) von Neuem bildete der Typhus eine der größten unter den zahlreichen Bedrängnissen der Armeen während des Krimkrieges der Jahre 1854 bis 1856.« (Häser). Wollen wir uns wundern? Ein Blick auf unsere Tabelle der Sonnenflecken lässt das Auftreten der Seuchen hier ohne Weiteres verstehen. Es lag wieder ein Sonnenfleckenminimum vor (1854 – 20,6 Sonnenflecken, 1855 – 6,7 Sfl. Und 1856 – 4,3 Sonnenflecken). Das Übrige gab der Krieg hinzu. Damals herrschte der Typhus in epidemischer Weise auch in England, Österreich, Frankreich, Schlesien, usw.

Als nächste größere Typhusepidemien werden von Häser gemeldet: die der Jahre 1862 – 1868 in den Fabrikbezirken des sächsischen Vogtlandes, die des Jahres 1864 in Berlin, Breslau und Halle, die Epidemien des Jahres 1865 in Salzburg und diejenige in München 1865 bis 1866. Außerdem herrschte damals der Typhus in Frankreich. Auch diese Epidemien liegen in der Mitte zweier Sonnenflecken-Maxima 1860 (95,7) und 1870 (139,1), und von München wird ausdrücklich berichtet, dass sich der Typhus bei ungewöhnlich tiefem Stande des Grundwassers, also bei sehr trockenem Wetter, verbreitete.

Es folgt nun das Jahr 1870, welches uns zwar ein Sonnenfleckenmaximum brachte. In seinem Gefolge kam aber der deutsch-franz. Krieg, der die Luft besonders in der ersten Zeit in einer Weise durch Fäulnis verpestete, dass es die umwohnende Bevölkerung oft fast nicht ertragen konnte. Zudem gesellten sich die mit dem Krieg verbundenen gewaltigen Erregungen der Menschen, die erhitzende, oft sehr ungeordnete Lebensweise der kriegführenden Parteien — viel Fleisch und Wein — und so trat trotz hoher Sonnentätigkeit Typhus auf. Man kann aber sagen, dass das hohe Sonnenfleckenmaximum im Jahre 1870 (139,1) das höchste, welches man bisher überhaupt beobachtet hat, die Macht der typhösen Erkrankungen brach; denn von Häser werden größere Typhusseuchen nun nicht mehr genannt, womit wir natürlich nicht sagen wollen, dass es Typhus jetzt überhaupt nicht mehr gab.

Eine große Typhusepidemie herrschte z. B. im Jahre 1888 (6,8) oder 1889 (6,3) in Chemnitz und, wie schon erwähnt, zu derselben Zeit auch eine in Zeulenroda: hier zwei Jahre später noch eine Epidemie. Die typhösen Erkrankungen treten entschieden nun aber zurück, und wenn wir die obengenannten Typhusepidemien vergleichen mit der Sonnentätigkeit, so finden wir auch sie in — einem Sonnenfleckenminimum.

Was vom Typhus gilt, trifft im Großen und Ganzen auf die übrigen positiven epidemischen Erkrankungen zu, auf Masern, Scharlach, Blattern und Pest. Es ist nicht möglich, auch diese Krankheiten alle im Einzelnen zu verfolgen. Wir können hier nur die wichtigsten Epidemien erwähnen und halten uns da hauptsächlich an die viel umstrittenen Blattern. Erwähnt sei da zunächst, dass nach Häser schon der arabische Arzt Rhazes, der die erste (uns bekannt gewordene) Abhandlung über die Blattern schrieb, behauptete, ein durchgreifender Unterschied zwischen Masern und Blattern bestehe nicht. Die Masern sind ihm, wie auch Ärzten späterer Zeit, nur eine Abart der Blattern, von ihnen nur graduell verschieden. Die Blattern herrschen nach Rhazes am häufigsten im Herbst und im Anfang des Frühlings, im Sommer bei anhaltendem Südwind und warmen Regen (wenn also viel positive und negative Energien zusammentreffen und der Körper dadurch eruptiv wird); ferner — bedenken wir hier, dass Rhazes für Arabien schrieb — in warmen Wintern. Die Masern treten nach ihm vorzüglich nach einem heißen und trockenen Herbst auf. Wir sehen so, dass Rhazes schon vor Jahrhunderten schrieb, was wir heute erst wieder mühselig hervorsuchen und begründen müssen.

Doch nun zur Geschichte der Blättern. Häser schreibt:

»Sie schienen durch die Kuhpocken-Impfung, welche sehr bald in fast allen Ländern Europas Eingang fand, völlig zurückgedrängt, wo nicht beseitigt zu sein. Nur hier und da wurden sie noch in einzelnen sehr beschränkten Epidemien beobachtet.

»Um so größer war — hört es, ihr Verteidiger der Impfung! — die allgemeine Bestürzung, als sie seit dem Jahre 1814 von Neuem sehr bedeutend hervortraten. (Häser).

»Die Blattern verbreiteten sich in den Jahren 1814 – 1817 nach Masern, Röteln und Scharlach ... von der Schweiz aus (also einem hoch gelegenen Land! D. Verf.) ... über Württemberg ... Höchst auffallend war (hört es wieder, ihr Herren Impfer!) dass ... in Baden bei vollständig gleicher Verbreitung der Vaccination (wie in Württemberg, wo die Sterblichkeit gering [2.5 Prozent] war), die durch die Blattern verursachte Sterblichkeit auf die Höhe von 19 Prozent stieg.« (Häser, S. 661). Was hier Häser auffallend und unklar ist, nämlich die größere Pockengefährlichkeit in Baden als in Württemberg, erklärt sich von unserem Standpunkte wiederum leicht durch die höhere, gebirgige Lage Badens.

»In den nächsten Jahren, namentlich seit 1822, verbreiteten sich die Blattern über Frankreich, die Niederlande, England, Amerika. Deutschland und Russland.« (Häser).

Diese Blatternseuche zog sich hin bis zu den Jahren 1828 und 1829; sie wurde mithin von der großen Periode schwacher Sonnentätigkeit, die in den ersten drei Jahrzehnten des neunzehnten Jahrhunderts herrschte, entfacht und von dem nächsten höheren Sonnenfleckenmaximum im Jahre 1830, das mit seiner Fleckenzahl von 71,0 aber nur ein mittleres war, fast völlig verlöscht. Die Blattern behaupteten sich damals nur in Istrien. einem Land, dem ein warmes Klima eigen ist.

Häser schreibt weiter:

»Betrachtet man als den Hauptvertreter der akuten Exantheme die Blattern (ganz zutreffend; d. Verf.) so zeigt sich, dass dieselben in dem genannten Zeiträume drei Höhepunkte darbieten, welche ungefähr in die Jahre 1834, 1846 und 1856 fallen und dass dieselben Zeiträume durch das stärkste Hervortreten des Scharlachs, zum Teil auch der Masern sich bemerklich machen.« (Häser, S. 701). Häser weist nun darauf hin, was unsere Anschauungen wieder bestätigt, nämlich, dass die Nachlässe der

Blattern den Perioden der damals herrschenden Cholera angehören. In obigen Zahlen aber nennt er uns selbst die in der Zeit der geringen oder eben wieder ansteigenden Sonnentätigkeit liegenden elfjährigen Perioden — der Pocken.

Die Blättern verbreiteten sich damals — eine weitere Bestätigung unserer Anschauungen — hauptsächlich von Süden nach Norden. Während der ersten jener Perioden herrschten sie in Oberitalien, Württemberg (1831 – 35), Bayern, Elsass. Holstein, Dänemark (1833 – 35), Indien und Amerika. Der Höhepunkt dieser Seuche jedoch fällt, wie schon Häser erwähnte, auf das Jahr 1834 (13,2): auf die Zeit also, nachdem eben das Sonnenfleckenminimum im Jahre 1833 (8,5) überschritten war. Vor der bald stark einsetzenden Sonnentätigkeit — diese springt von 56,9 im Jahre 1835 plötzlich aus121,5 und 138,3 Sonnenflecken in den Jahren 1836 und 1837 — wird der Seuche aber schnell ein Damm gesetzt; denn die Jahre 1836 und 1837 zeigen sich von einem Ausbruche der Blattern frei. Wir finden nach Verschonung und Überschreitung des Sonnenfleckenmaximum die Blattern jedoch wieder in Australien (1838 – 39) und dann nacheinander in Mailand, der Schweiz. Paris, Württemberg, Bayern, Norddeutschland, Belgien und Schweden, wobei sie nach eben stattgehabter Überschreitung des Sonnenfleckenminimum (1843 – 10,7) die Höhe ihrer Macht im Jahre 1846 (61,5) erreichen. Ohne ganz zu erlöschen, geht die Seuche durch das Herannahen des nächsten Sonnenfleckenmaximum (1848 – 124,3) nun wesentlich zurück, um mit dem Sonnenfleckenminimum — dieses Mal genau mit ihm — im Jahre 1856 (4,3) wieder zur höchsten erreichten Höhe zu steigen. Wir haben jetzt jedoch nicht nur ein Sonnenfleckenminimum, sondern wir treten auch in eine große Periode geringer Sonnentätigkeit ein; denn das nun folgende Sonnenfleckenminimum im Jahre 1860 erhebt sich nur zu einer Fleckenzahl von 95,7, während die in den vorhergegangenen gleichen Perioden aus138,3 und 124,3 gestiegen war. Dementsprechend schreibt der französische Arzt Dr. Bomben dass in der letzten Hälfte des neunzehnten Jahrhunderts die Zunahme der Pocken mit dem Jahre 1852 ihren Anfang nimmt,[1] und »zu London (hatte) während der Jahre 1840 – 1850 die durch Blattern bedingte Sterblichkeit im Jahresmittel 891 betragen; im Jahre 1851 (aber) stieg sie bereits auf 1356, in den folgenden noch höher.« (Häser). So sehen wir, wie die geringere Sonnentätigkeit

---

1) Boucher, Gesetzliche Impfungen usw. Übersetzt v. Spohr, Reformblätter, 1903. 7.

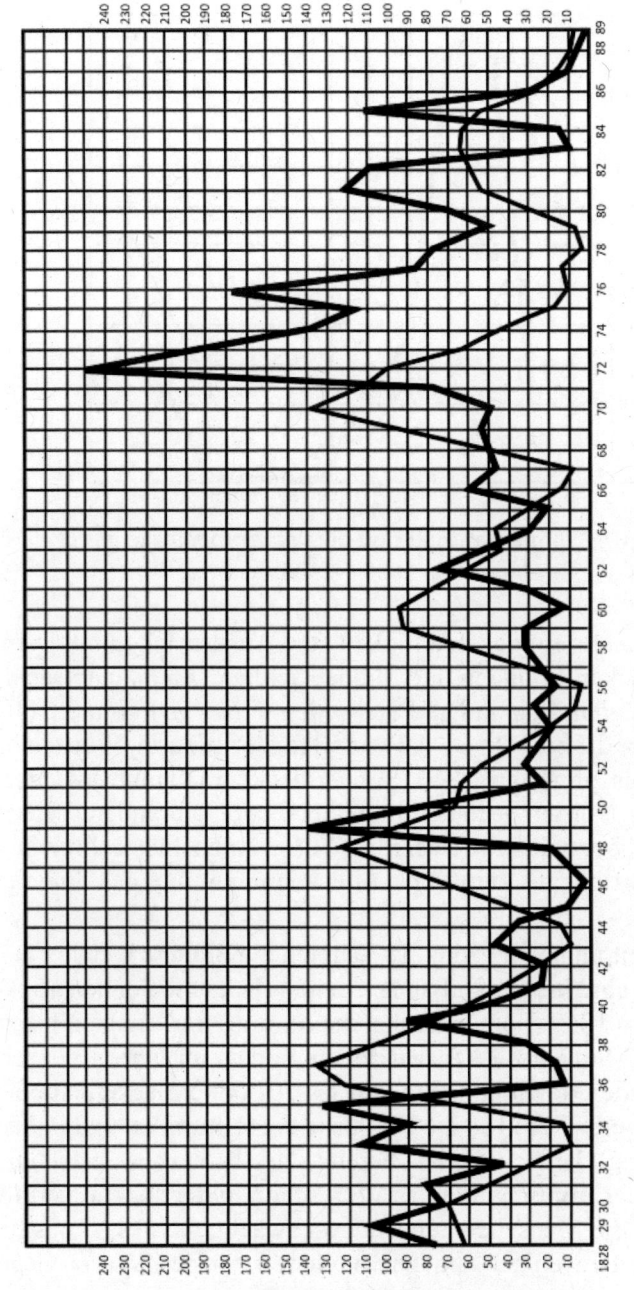

Fig. 17. Die schwache Linie bedeutet die Zahl der Sonnenflecke, die starke Linie die Zahl der Pockentodesfälle in Wien vom Jahre 1828 – 1889.

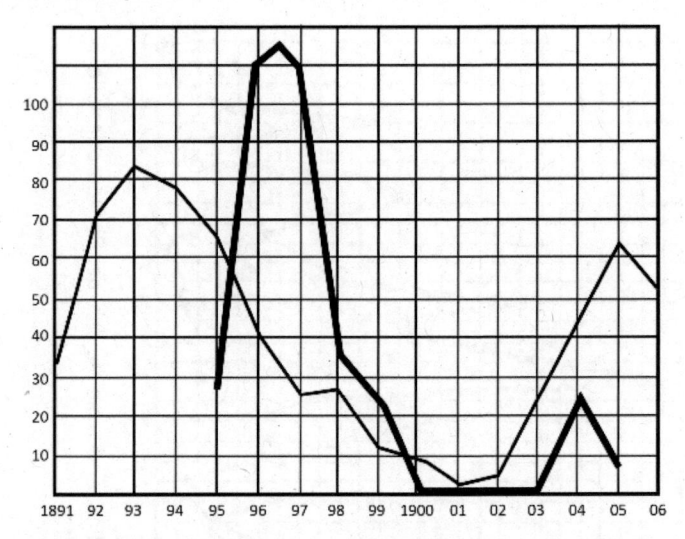

Fig. 18. Die Sonnentätigkeit und die Pockentodesfälle in Japan von 1895 – 1905.

sofort auch in vermehrter Pockenheftigkeit zum Ausdruck kommt. Damals herrschten die Pocken in Italien und Süddeutschland, dann hauptsächlich in Frankreich, Belgien, England und Schweden: ferner in Pommern (1854 – 20,6), Spanien und Tirol (1856 – 4,3), 1858 (54,8) in Turin, Württemberg und Wien, »um bis zum Jahre 1860 (Sonnenfleckenmaximum) wiederum von Süden nach Norden fortschreitend, einen bedeutenden Teil von Deutschland zu überziehen.« (Häser, S. 705). Auch hier schreiten die Pocken mithin fort nur bis zum Sonnenfleckenmaximum, das ihnen eine Grenze setzt.

In dem Zeitraum von 1860 – 1870 treten die Blattern weniger heftig auf. Zwei Gründe sind hierfür vorhanden; erstens ist es die Sonnentätigkeit, die sich vom Jahre 1860 (Sonnenfleckenmaximum) nur langsam bis zum Jahre 1867 auf 7,3 Sonnenflecken senkte, um von da im Jahre 1870 schon zu der bis dahin nie erreichten Höhe von 139,1 Sonnenflecken emporzuschnellen, und zweitens sind es die Einflüsse der kulturellen und industriellen Entwickelung, die sich damals bereits stark bemerkbar machten. In Verbindung mit der Impfung, die das Volk schon in der Jugend vergiftet, werden durch sie die Menschen derartig geschwächt, dass es zu positiven Erkrankungen immer weniger kam. Die Blattern traten deshalb vorwiegend in den nicht industriellen Ländern, hier dann aber, wie es scheint, in um so heftige Weise aus. So wurden allein im allgemeinen Krankenhause zu Wien in den Jahren 1861 (77,2) — 1863 (44,0) 2162 Blatternkranke ausgenommen. Außerdem herrschten die Blattern in Frankreich und Preußen. München wurde im Jahre 1867 (7,3 – Sonnenfleckenminimum!) von einer Blatternepidemie heimgesucht.

Nun kam das Jahr 1870 mit seiner hohen Sonnentätigkeit und auf über Hundert hielt sich die Zahl der Sonnenflecke auch während der nächsten zwei Jahre. Damit will sich schlecht Vereinen die große Blatternepidemie, die während der Jahre 1870 – 73 namentlich in Frankreich zum Ausbruch kam. Wir haben aber schon heim Typhus gezeigt, welche Rolle hier der Krieg 1870 – 71 spielte, und was vom Typhus zu sagen ist, gilt auch von den Pocken.

Eine neue Steigerung der Pocken entstand nach Dr. Boucher in Frankreich »gegen 1877 (12,3) und eine andere in den Jahren 1900 (9,5) — 1902 unter einer — hört es, ihr Ritter der Impflanzette! — mehr und mehr geimpften und wiedergeimpften Bevölkerung.« So folgen die Pocken genau der Sonnentätigkeit, und das wird augenscheinlich und unwiderleglich auch durch die Figuren 17 – 18 bewiesen. Damit wollen wir die Prüfung der Seuchen in Bezug auf ihr Verhalten zu der Periodizität der Sonnenflecken beenden.

Wir stellen nun fest erstens:

Alle Epidemien treten periodisch auf.

Wenn man da kühn behauptet, die Serumspritze und die Impflanzette haben uns von Seuchen befreit, so ist das also dasselbe Gebaren, als wenn ein Mops zum Mond bellt und nun behauptet, der Mond sei vor ihm davon gelaufen. Wir fordern die Vertreter der Impfung öffentlich auf, uns zu zeigen, dass wir irren, damit die Menschheit, dieser Tempel des Höchsten, endlich Befreiung von der wissenschaftlichen Verseuchung durch Impfgift erlange.

Wir stellen fest zweitens:

Die Epidemien der positiven und negativen Erkrankungen wechseln periodisch ab. Die Wissenschaft hat besonnen, den Gang der Seuchen grafisch darzustellen. Wenn man diese Tabellen noch einige Zeit fortgeführt hat, wird man erkennen, dass gewisse Krankheiten in ihrem Auftreten zueinander in einem bestimmten Gegensatz stehen und das werden dann unsere zwei Gruppen der positiven und negativen Erkrankungen sein. Figur 18 zeigt. wie klar dabei der Gegensatz im Auftreten der negativen und der positiven Erkrankungen zum Ausdruck kommt. Die Ärzte des vierten Jahrzehntes des neunzehnten Jahrhunderts hatten diesen Wechsel bereits erkannt; denn sie berichteten, als um das Jahr 1830 die typhösen Seuchen verschwanden und dafür Influenza und Cholera kamen, dass sich der bis dahin vorwaltende aktive und entzündliche Krankheitscharakter umgewandelt habe in den passiven und bezeichneten als die entwickeltste Frucht des letzteren — wie auch wir — die Cholera. Mehr als ein halbes Jahrhundert ist seitdem vergangen, und die Wissenschaft hat zum Ausbau dieser Erkenntnis zur Auffindung des hier waltenden Gesetzes kaum einen Schritt getan.[1]

Wir stellen drittens fest:

Der periodische Wechsel der Seuchen wird beherrscht durch das Gesetz der Sonnentätigkeit; diese wird an der Zahl der Sonnenflecken jeweilig erkannt und ist von Einfluss auf den Gang der Seuchen dergestalt, dass hohe Sonnentätigkeit — Sonnenfleckenmaximum — Epidemien negativer, geringe Sonnentätigkeit — Sonnenfleckenminimum — Epidemien positiver Erkrankungen zur Folge hat.

Es kommen in diesem Gesetz Ausnahmen vor. Gewiss. Aber so wenig wie Sommer und Winter, Tag und Nacht als solche in ihrem gesetzmäßigen Wechsel dadurch vergehen, dass Winter oft warm, Sommer oft kühl, Nächte oft hell und Tage oft trübe sind, so wenig wird auch jenes

---

1) Nach der ersten Ausgabe dieses Werkes erfuhr der Verfasser, das Dr. Magelssen, Christiania, die Übereinstimmung des periodischen Verlaufs der Sonnentätigkeit und der Seuchen ebenfalls festgestellt hat. Magelssen hat das Ergebnis seiner Arbeiten niedergelegt in seiner Schrift: »Über die Abhängigkeit der Krankheiten von der Witterung.« Der Verfasser freut sich, bereits einen Mitarbeiter gefunden zu gaben; er muss aber bemerken, dass Magelssen erst bei einem Teil der Krankheiten die Übereinstimmung ihres periodischen Verlaufs mit dem der Sonnentätigkeit nachgewiesen hat und die Lehre der Energetik, die den Verfasser zur Auffindung des Gesetzes der Seuche führte, ist ihm noch gänzlich unbekannt; er weiß nicht, »welchem der sämtlichen Faktoren (bei der Witterung) die Hauptrolle zukommt, der Temperatur, dem Luftdruck, der Feuchtigkeit, ob elektrische oder magnetische Elemente, oder, was am wahrscheinlichsten sein dürfte, alle Elemente zusammen, die wir mit einem Worte *das Wetter* nennen, das am meisten bestimmende sei.«

Gesetz der Seuchen dadurch berührt, dass gelegentlich eine Epidemie nicht programmgemäß fällt; denn es handelt sich nur um einzelne Fälle, um Ausnahmen, die es in jeder Regel, jedem Gesetze gibt, und auch da wird alles in voller Übereinstimmung mit den von uns vertretenen Lehren durch die näheren Verhältnisse erklärt.

Wir haben kleine und große Perioden der Sonnentätigkeit, und wir haben kleine und große Perioden im Auftreten der Seuchen. Über die kleinen elfjährigen Perioden brauchen wir nichts weiter zu sagen: denn diese haben wir genügend erkannt. Die 56jährige Periodizität der Seuchen aber tritt uns entgegen in der Periode der negativen Erkrankungen von 1830 – 1833. die uns die großen Epidemien von Influenza und Cholera brachte, und derjenigen in den achtziger Jahren, die die Schrecken der Diphtherie neu erstehen ließ und die Influenza wieder belebte. Und über die 112jährige Periodizität der Seuchen schreibt Gottstein, der hier mit 100 Jahren rechnet und, ohne das Gesetz allerdings selber zu kennen. Eine Periodizität der Seuchen ebenfalls behauptet, indem er sich auf Häser stützt: »In Europa trat am Anfang des 17. Jahrhunderts die (Diphtherie-) Seuche zuerst in Spanien verheerend auf; sie erreichte im Jahre 1613, dem *Garotillojahr*, ihren Höhepunkt und spielte während der ersten Hälfte dieses Jahrhunderts in Spanien, England und Italien eine große Rolle. Genau ein Jahrhundert später, im Anfang des 18. Jahrhunderts tritt sie wieder auf der Pyrenäenhalbinsel verheerend auf.«[1]

Das *Garotillojahr* ist also im Jahre 1613. Wenn wir zu diesem Jahre statt nur 100, wie Gottstein es will, 112 Jahre zählen und den gleichen Zeitraum, entsprechend einer großen Sonnenflecken-Periode, noch einmal nehmen, so sind wir wieder in der ersten Periode der Diphtherie und anderen negativen Erkrankungen des neunzehnten Jahrhunderts. Wir haben also auch hier schon einen verlässlichen Beweis für die großen 112jährigen Perioden der Seuchen. Mit Vorstehendem haben wir, abgesehen von Einflüssen, die wir bald näher betrachten werden, das Gesetz der Seuchen im Großen und Ganzen entrollt; das werden kommende Zeiten je länger je mehr bestätigen. Dann aber wird man nicht mehr in Unwissenheit warten, bis irgendeine Seuche kommt und geht, ohne dass man weiß woher und wohin, sondern man wird sie vorher berechnen und seine Maßnahmen, die uns im zweiten Teile dieses Buches beschäftigen werden, wohlerwogen

---

1) Gottstein, Berl. Klin. Wochenschrift, 1896. 17.

danach treffen. Dass auch kulturelle, wirtschaftliche und sonstige Zustände für die Entstehung von Seuchen von Bedeutung sind, unterliegt keinem Zweifel.

Diese Einflüsse allein regeln und beherrschen aber die Seuchen nicht, sondern es kommen noch die kosmischen und da vor allem die uns bekannten elektrisch-magnetischen Kräfte der Erde und Sonne hinzu. Und da hat sich schon ergeben, dass auch die verschiedenen Perioden im Völkerleben, die Zeiten kultureller Entwicklung, die Wirtschaftskrisen, ja selbst die Kriege in ihren großen Zügen abhängig sind von der Periodizität — der Sonnenflecken.[1] Wollen wir uns wundern? Wir hätten es nötig, wenn jener Zusammenhang nicht bestände; denn die Perioden hoher Sonnentätigkeit bringen Fruchtbarkeit wirtschaftlich gute Zeiten und erhöhte Lebensspannkraft in die Welt, während geringe Sonnentätigkeit schlechte Ernten, Wirtschaftssorgen und Darniederliegen des Geisteslebens oder höchstens leidenschaftliches Erheben der Völker gegeneinander zur Folge hat. Die Zeiten kulturellen Aufschwunges, wie wir eine hinter uns haben, aber bringen dann zwar vermehrtes Verständnis für Gesundheitspflege und Reinlichkeit, und so haben auch die letzten Jahrzehnte uns in der öffentlichen Gesundheitspflege manche Wohltat gebracht; vor allem haben sie durch die Kanalisation viel Gestank aus den Städten entfernt. Gestank, der nach Professor Jäger Krankheit ist. Solange es jedoch regnet, wird kein Typhus entstehen, gleichviel ob es an einem Orte riecht, stinkt, oder nicht. Auch reicht der Segen der öffentlichen Gesundheitspflege bei uns noch nicht überall hin, von Österreich, Russland, usw., gar nicht zu reden und doch ist auch da der Typhus weniger geworden, ein Beweis, dass hier ein allgemeiner Einfluss die Lage beherrscht. Demnach bleibt bei aller Anerkennung dessen, was Wissenschaft und Kultur in der Verhütung von Seuchen geleistet haben und jemals leisten werden, doch das Gesetz der Sonnentätigkeit dasjenige der Seuchen.

Doch genug nun über dieses Gesetz und die lebensmagnetische Natur des menschlichen Wesens; denn der Mensch ist nicht nur aus Lebensmagnetismus aufgebaut, sondern diese Kraft braucht auch Träger, d. i. Stoffe, an die sie gebunden ist, und in diesen kommen ebenfalls Störungen vor. Wir wenden uns deshalb nun diesen zu und betrachten zu dem Zweck zuerst:

---

1) Siehe: „Mewes, Die Kriegs- und Geistesperioden" Verlag Max Altmann, Leipzig.

Das Gesetz der Verschiedenheit der Erscheinungswelt

Das große Eine oder das, was uns und allem zugrunde liegt, ist Leben (Kraft), Geist (Bewusstsein) und Stoff Eines in Einem. Es war ursprünglich unterschiedslos oder in sich alles umfassend; aber es differenzierte sich mit der Entstehung der Welt, und so entstanden all' die Dinge aus ihm, die heute vorhanden sind.

Zum Verständnis des Folgenden ist es nötig, dass wir diesen Prozess möglichst begreifen. Wir führen uns deshalb vor die Augen, dass das große Eine — in Ehrfurcht und Anbetung sei seiner gedacht — oder Gott, wie wir Christen es nennen, zum Universalgemüt oder zur Weltseele wird, sobald es vom Willen bewegt schöpferisch in Tätigkeit tritt; denn in Gott geht ebenso wie in uns, die wir ja nur ein verkleinerter Ab- und Ausdruck des Höchsten — ein *Ebenbild Gottes* — sind, aus dem Bewusstsein — dem Geiste — der Gedanke hervor und dieser in seiner unendlichen Gestalt bildet die Seele oder das Gemüt der Welt.

So ist die ganze Welt beseelt, weil das große Eine hinter allen Erscheinungen steht und das göttliche Gemüt ist der Grund der äußeren Welt. Der Gedanke in Gott bildet dabei den Plan — die Idee — und die Substanz des Höchsten, die bei der Bildung des Gedankens eine entsprechende Gestaltung erhält, die äußere Form. Jedem Ding in der Welt liegt demnach ein Gedanke Gottes, eine Kraft in der Weltseele oder ein Prinzip zugrunde: es ist — und wir selbst sind es auch — ein verkörperter Gottes-Gedanke und jedes Ding in der Welt entspricht einem bestimmten Zustand im göttlichen Gemüt, jede hinter ihm stehende Kraft einem bestimmten Prinzip.

Da Gott das allumfassende Bewusstsein ist, so ist er das Licht auf der geistigen Ebene, wie das Sonnenlicht das der physischen Welt. Das Sonnenlicht wird aber bekanntlich im Prisma in sieben Strahlen zerlegt. Und es gibt nur ein Gesetz, nur eine Einheit in der ganzen Welt. *Wie es unten ist, so ist es auch oben.* Daher gehen aus dem großen Einen durch das Prisma des persönlichen Ichs, das aus dem allumfassenden, unpersönlichem gegensatzlosen Einen am Anfange der Schöpfung entsteht, ebenfalls sieben Strahlen, Bewusstseinsformen, Kräfte oder Prinzipien hervor. Diese Prinzipien oder Grundkräfte im Universum sind allerdings unserer Wissenschaft noch unbekannt. Wir wenden uns deshalb um Auskunft über sie an die Wissenschaft des Ostens, für die sie ein ebenso wesentlicher Bestandteil sind, wie für unsere Wissenschaft die Schwerkraft, chemische

Verwandtschaft, usw. Der Okkultismus rechnet aber gewöhnlich nur mit fünf dieser Kräfte oder Tattwas, nicht mit sieben, weil die Erscheinungswelt noch in der Entwicklung steht und daher erst fünf jener Kräfte äußerlich zum Ausdruck gekommen sind.

In „Tattwa Bodha"[1] steht: »Aus diesem (dem, was der Welt zugrunde liegt) wird Akasha (Äther) geboren, aus dem Äther Vayu (Feuerluft), aus der Feuerluft Tejas (Lichtäther), aus dem Lichtäther Apas (Wasser), aus dem Elemente des Wassers Prithivi (*Erde* oder *das Materielle*).[2]

Und über die innere Natur dieser fünf Tattwas schreibt Dr. Fr. Hartmann, ein Mann, in dem sich tiefes Wissen des Ostens mit der Wissenschaft des Westens harmonisch vereint[3]:

Akasha (schwarz), der Äther, *Urstoff* oder *Raum* schwingt in kreisrunder Bewegung; es ist im metaphysischen Sinne dasjenige, was schließlich durch das Gehör wahrgenommen werden kann.

Vayu (blau), in spiralförmiger Bewegung, bezeichnet dasjenige, was den Menschen befähigt, das, was er oder was ihn berührt, durch das Gefühl wahrzunehmen und damit sind nicht bloß körperlich sichtbare Dinge gemeint, sondern alles, was körperlich oder in der Seele gefühlt wird.

Tejas (rot), mit Schwingungen in der Form eines Dreieckes, ist dasjenige, was auf der physischen Ebene schließlich als äußeres Licht durch das Gesicht wahrgenommen wird.

Apas (gelb), mit sichelförmigen Schwingungen; dasjenige, was sich auf allen drei Ebenen als Geschmack offenbart.

Prithivi (weiß), dessen Schwingungen durch ein Quadrat symbolisch dargestellt sind. Es ist die Ursache derjenigen Kraft, welche den äußeren sowohl als den inneren Menschen befähigt. Dinge durch den Geruch wahrzunehmen.«

---

1) Tattwa Bodha (Daseinserkenntnis) von Shankaracharya, übersetzt von Dr. Fr. Hartmann.

2) Wer diese Kräfte aus deutschem Mund ausführlich beschrieben lesen will, kann es in J. Böhmes „Aurora" (nur antiquarisch zu haben). Es wäre aber vergebliches Mühen. Hier an der Hand einzelner Zitate aus diesem Buch ein Verständnis vermitteln zu wollen, weil man zu dem Zweck das ganze Werk studieren muss. Ernsten Schülern des Okkultismus sei es jedoch angelegentlich empfohlen.

3) „Lotosblüten", 1893. B. L. 423.

Wenn wir diese Angaben nach anderen Quellen vervollständigen, so können wir über die Tattwas nun folgendes Schema geben:

Tattwa Akasha ist die Kraft zum Hören, hat als Farbe schwarz, schmeckt bitter und schwingt in kreisrunder Bewegung.

Tattwa Vayu ist die Kraft zum Fühlen, hat als Farbe blau(grün), schmeckt sauer und schwingt in spiralförmiger Bewegung.

Tattwa Taijas (Tejas) ist die Kraft zum Sehen, hat als Farbe rot, schmeckt hitzig und schwingt in der Form eines Dreiecks.

Tattwa Apas ist die Kraft zum Schmecken, hat als Farbe gelb (weiß), schmeckt zusammenziehend und schwingt in sichelförmiger Bewegung.

Tattwa Prithivi ist die Kraft zum Riechen, bat als Farbe weiß (gelb), schmeckt süß und schwingt in der Form eines Vierecks.

Wir sehen demnach, dass der Okkultismus die fünf Tattwas oder, wie wir auch sagen können, verschiedenen Ätherschwingungsformen mit je einem unserer fünf Sinne in Beziehung bringt. Man wird da sagen, dass diese Lehren mit denen unserer Wissenschaft im Widerspruch stehen; denn diese lehre: »Die sensitiven und die motorischen Nerven haben dieselbe Struktur und dieselbe chemische Zusammensetzung ...

Dass Differenzen in den Wirkungen ihrer Erregung zu Tage kommen, hängt einfach von der Verschiedenheit ihrer Endstationen ab.« So steht in Breitsteins Repetitorium der Physiologie (B. II. S. 13) und der berühmte Nervenphysiologe Du Bois-Reymond schreibt:

»Dass es in Wirklichkeit keine (verschiedenen) Qualitäten gibt, folgt aus der Zergliederung unserer Sinneswahrnehmungen. Nach unseren jetzigen Vorstellungen findet in allen Nervenfasern. welche Wirkung sie auch schließlich hervorbringen, derselbe, nach beiden Richtungen sich ausbreitende, nur der Intensität nach veränderliche Molekularvorgang statt.«[1]

Unsere Wissenschaft lehrt also Gleichartigkeit des Baues der Nerven und Gleichartigkeit dessen, was bei der Sinne-- und überhaupt Nerventätigkeit schwingt. Zu dieser Anschauung mag aber zuerst ein Okkultist sich äußern. Rama Prasad schreibt[2]:

---

1) Du Bois-Reyrnond, „Über die Grenzen des Naturerkennens", S. 21.
2) „Neue Metaphysische Rundschau." Jahrg. 5. Ar.1.

»Das erste Erzeugnis des Entwickelungszustandes ist das Akasha Tattwa. Dann kommt der Reihe nach Vayu, Tejas, Apas und Prithivi ... Wir können Akasha den tontragenden Äther, Apas den geschmacktragenden Äther und Prithivi den geruchtragenden Äther nennen. Wie im Universum der lichttragende Äther existiert, ein feinstoffliches Element, ohne welches man keine genügende Erklärung des Lichtphänomens geben kann, so gibt es die vier übrigen Ätherarten, feinstoffliche Elemente, ohne welche eine genügende Erklärung der Erscheinungen des Tones. Gefühls, Geschmacks und Geruchs nicht möglich ist.

Der lichttragende Äther soll nach den Ansichten der modernen Wissenschaft Materie im allerfeinsten Zustande sein. Die Schwingungen dieses Elements sollen das Licht bilden und sollen rechtwinklig zur Richtung der Welle liegen. Fast die gleiche Beschreibung finden wir in: „Die Wissenschaft des Atems" von Tejas Tattwa. Dies Tattwa soll sich ... in einer aufstrebenden Richtung bewegen und das Zentrum der Richtung ist in der Tat die Richtung der Welle. Dabei ergibt eine ganze Schwingung dieses Elements die Figur eines Dreiecks.

»Gesetzt, in dieser Figur ist A B die Richtung der Welle, so ist B C die Richtung der Schwingung; C A ist die Linie, in der, da die symmetrische Ordnung der Atome eines Körpers bei der Ausdehnung nicht verändert wird, das vibrierende Atom zu seiner symmetrischen Stellung aus A B zurückkehren muss.«

»Das Tejas Tattwa der Alten ist also genau der lichttragende Äther der Modernen, insofern es sich um die Art der Schwingung handelt. Doch zu den vier anderen Ätherarten finden wir in moderner Wissenschaft keine entsprechenden Begriffe, wenigstens nicht direkt. Die Schwingungen von Akasha. dem tontragenden Äther, bilden den Ton.

»Das Experiment der Glocke in einem luftleeren Raum beweist, dass die Schwingungen der Atmosphäre den Ton fortpflanzen; doch ist von irgend anderen Medien z. B. Erde und Metallen bekannt, dass sie den Ton in verschiedenem Grade fortpflanzen. Es muss deshalb in allen dieser Medien ein Etwas vorhanden sein, was den Ton entstehen lässt — die Schwingung, die den Ton bildet. Dieses Etwas ist der indische Akasha.

»Aber Akasha ist alldurchdringend, ebenso wie der lichttragende Äther. Warum wird nun der Ton nicht bis zu unseren Ohren übertragen, wenn in einer Glasglocke, in der eine Klingel hängt, ein Vakuum erzeugt wird? Die Sache ist die, dass wir einen Unterschied machen müssen zwischen den Schwingungen der Elemente, welche Ton und Licht, usw., bilden und den Schwingungen der Medien, welche diese Eindrücke unseren Sinnen mitteilen. Nicht die Schwingung der Ätherarten — die feineren Tattwas — erzeugen unsere Wahrnehmungen, sondern die Ätherschwingungen auf verschiedene Medien übertragen, die so zahlreich sind als die Veränderungen der dichten Materie.

»Der lichttragende Äther ist genau so in einem Dunkelraum vorhanden wie außerhalb desselben. Der kleinste Teil in der Ausdehnung der denselben umschließenden Wände ist nicht frei von ihm. Doch ist die Helligkeit des Äußeren nicht im Inneren. Warum? Weil unser gewöhnliches Sehen nicht die Schwingungen des lichttragenden Äthers sieht. Es sieht nur die Schwingungen der Media, welche der Äther durchdringt. Die Fähigkeit, in Schwingungen versetzt zu werden, variiert mit den verschiedenen Medien. Im Raum außerhalb der Dunkelkammer bringt der Äther die Atome der Atmosphäre in den notwendigen Zustand sichtbarer Schwingungen und eine weite Lichtfläche bietet sich unserer Wahrnehmung dar. Das Gleiche ist der Fall mit jedem anderen Gegenstand, den wir sehen. Der Äther, welcher den Gegenstand durchdringt, bringt die Atome dieses Gegenstandes in den zur sichtbaren Schwingung nötigen Zustand. Die Stärke der Ätherschwingungen, welche die Gegenwart der Sonne dem Äther, der unseren Planeten durchdringt, mitteilt, genügt nicht, um denselben Zustand in der toten Materie der dunklen Wände hervorzubringen. Der innen befindliche Äther, vom äußeren durch diese tote Masse getrennt, ist von diesen Schwingungen abgeschnitten. Die Finsternis des Raumes ist die Folge trotz der Gegenwart des lichttragenden Äthers. Ein elektrischer Funk im Vakuum einer Glasglocke muss notwendigerweise unseren Augen sichtbar sein, da das Glas der Glocke, die in Kontakt mit dem inneren lichttragenden Äther steht, einen besonderen Grad der Fähigkeit besitzt, in den Zustand sichtbarer Schwingung versetzt zu werden, welche von da auf den Äther übertragen wird und von da auf das Auge. Das Gleiche würde nie eintreten, wenn wir eine Porzellan- oder irdene Glocke verwenden würden.«

So werden die modernen Lehren, weit entfernt mit ihnen in einem Widerspruch zu stehen, durch diejenigen der okkulten Wissenschaft ergänzt und die natürlichen Erscheinungen werden durch sie in Wirklichkeit erst richtig erklärt. Unsere Wissenschaft weiß aber gar nicht, wie sehr sie sich in der Lehre von der Sinnestätigkeit widerspricht und dass sie die tattwischen Kräfte eigentlich selber schon lehrt. Du Bois-Reymond schreibt am zitterten Orte:

»Die Sinnesempfindung als solche entsteht ... in den Sinnsubstanzen, wie Johannes Müller die zu den Sinnesnerven gehörigen Hirnprovinzen nannte. Die Sinnsubstanzen sind es, welche die in allen Nerven gleichartige Erregung überhaupt erst in Sinnesempfindung übersetzen und als die wahren Träger der *spezifischen Energien* Johannes Müllers je nach ihrer Natur die verschiedenen Qualitäten erzeugen.« Hier treten uns die tattwischen Kräfte des Okkultismus schon klipp und klar vor die Augen in den *Sinnsubstanzen* und *spezifischen Energien*, die also auch unsere Wissenschaft braucht, um in den gleichartig beschaffenen und gleichartig schwingenden Nerven die verschiedenen Sinnesempfindungen erklären zu können.

Doch gehen wir weiter. Wir haben gesehen, dass jedes Tattwa, sei es licht- oder tontragender oder sonst ein *Äther*, gleichzeitig auch Ton, Farbe, Geschmack, usw., besitzt, und wir wissen ferner, dass die tattwischen Kräfte hinter der Welt der uns greif-, sicht-, fühl-, hör- und schmeckbaren Erscheinungen stehen. So vermitteln diese Kräfte nicht nur unsere Sinnestätigkeit, weil sie dasjenige sind, was verschieden in unseren Nerven schwingt, sondern sie sind auch der Grund, weshalb ein Ding eine grüne, rote oder blaue Farbe trägt, weshalb es süß, sauer, bitter, salzig oder brennend schmeckt, usw. Der gewöhnliche Mensch nimmt die Eigenschaften der Dinge nur aus der physischen Ebene wahr. Seelisch feiner geartete Menschen jedoch erkennen auch die höheren Schwingungen der tattwischen Kräfte; sie sehen farbig die Töne und hören in verschiedenen Tönen die Farben oder schmecken sie.

Wir lassen einige Beispiele dieser höheren Sinnestätigkeit folgen. Ein Dr. Eberson berichtet von sich,[1] dass er bei Säuren die deutliche Empfindung einer blauen Farbe habe, beim Sehen dieser hingegen einen sauren Geschmack empfinde. Hier zeigt sich genau die Wahrnehmung von Tattwa Vayu; denn wir wissen, dass es eine blaue Farbe besitzt und sauer schmeckt. Die beiden großen Musiker von Bülow und Liszt nahmen beim Hören von Tönen bestimmte Farben wahr und umgekehrt. Die Wissen-

---

1) Wiener medizinische Presse. 1897.

schaft spricht hier vom *Farbengehör*. Besonders interessant ist das, was Dr. Friederike Stelzner in Gräses Archiv f. Ophthalm. (B. 55, Heft 3) von sich selber schreibt. Sie erklärt, dass sie seit der frühesten Jugend mit fast allen aufgenommenen Tönen und Geräuschen ganz bestimmte und spezifische Farbenvorstellungen verbinde, sodass sie als Kind vor der Schulzeit in ihren sprachlichen Äußerungen häufig korrigiert werden musste, da sie von hell und dunkelrotem Pfeifen, von goldenem oder silbernen Schlagen der Uhren, usw., sprach. Die Tonbilder zeigen sich ihr unendlich fein nuanciert. So besteht zwischen I und Ue eine ganze Skala in Rot, an deren einem Ende etwa ein helles I in der Farbe von leuchtend roter Seide oder Kattun, an deren anderem Ende ein Ue wie düsterer, weicher, Purpurner Samt steht. St. behauptet, dabei nicht Samt oder Seide zu sehen, sondern Farben, wie sie eben nur diesen Stoffen eigen sind. E in Reh ist ihr glänzend weiß, in Fest dagegen stumpf und in den unbetonten Endsilben fast Farbe beim Hören eines bestimmten Tones wie eine bengalische Beleuchtung des Schädelinneren empfunden, also als etwas Gleichmäßiges, das keine bestimmte Form angenommen hat und in keiner Weise nach außen verlegt wird.

Unserer modernen Wissenschaft sind diese Erscheinungen rätselhaft. Vom Standpunkte der tattwischen Kräfte betrachtet jedoch treten sie mit Naturnotwendigkeit auf, weil Menschen mit einer feinen Schwingung ihrer nervösen Organe nicht nur die groben Schwingungen müssen erkennen können, auf denen die vom Menschen gewöhnlich wahrgenommenen Erscheinungen beruhen, sondern auch die Schwingungen der Prinzipien, die hinter der Welt der physischen Dinge stehen. Bis zu einem gewissen Grad nimmt aber jeder Mensch die tattwischen Schwingungen, welche seinem Körper zugrunde liegen, bei geschlossenen Augen als *innere Lichtempfindungen* an sich selber wahr. Diese Erscheinungen werden gewöhnlich auf gewisse Vorgänge in der Netzhaut des Auges bezogen. Seripture hat aber in der französischen Zeitschrift „Science" nachgewiesen, dass sie im Inneren der Gehirnsinnsphäre entstehen und als innere Lichtempfindungen zu betrachten sind. Auch diese Erscheinungen sind demnach ein unwiderleglicher Beweis für das Vorhandensein der tattwischen Kräfte. Und wie sehr sich die moderne Wissenschaft bereits diesen Kräften nähert, mag noch Folgendes lehren. Professor Arndt schreibt in seiner Schrift: „Das biologische Grundgesetz." nachdem er ähnliche Betrachtungen über andere Tiere vorausgeschickt hat.

»Die Grundfarbe der Pferde ist braun. Das braune Pferd in den verschiedenen Farbentönen gilt auch allgemein als das dauerhafteste, weil widerstandsfähigste und nachhaltig leistungsfähigste. Die Falben ... und Füchse ... stehen ihnen am nächsten. Die Schimmel werden allgemein als die widerstandslosesten, als die am leichtesten erschöpfbaren und am wenigsten leistungsfähigen angesehen ... Sie sind scheu, launenhaft, kapriziös jung lebhaft und ausgelassen, alt faul und schläfrig und das alles zum wenigsten mehr oder häufiger als andersfarbige Pferde. Die Rappen sind ihnen am ähnlichsten, doch entschieden, zumal in ihrer Jugend, kräftiger, ausdauernder und darum auch leistungsfähiger. Sie sind vor allem stetiger und darum wieder zuverlässiger, wenn auch wegen ihres Feuers immer noch viel weniger als die Bronnen, die Füchse, die Falben.«

Professor Arndt stellt sich hier auf den Standpunkt, dass der Pferdetypus als Norm die braune Farbe trägt, während schwarz und weiß, Rappen und Schimmel, ihm als die beiden, sozusagen, seitlichen Entartungszustände erscheinen. Es mag dem sein, wie ihm wolle. Jedenfalls steht aber fest, dass auch Arndt die Farbe mit dem Charakter und Wesen der Tiere in Zusammenhang bringt, und damit wird von ihm unbewusst das Gesetz der tattwischen Kräfte gelehrt; denn es ist das hoch schwingende, seine ätherische Tattwa Akasha, das stark im Rappen wohnt, diesen leicht beweglich, feurig und wenig widerstandsfähig macht, und es ist Tattwa Prithivi, das träge schwingende, schwerfällige materielle Prinzip, das im Schimmel die Herrschaft führt und dessen Trägheit größer werden lässt, wie er mit zunehmendem Alter — bekanntlich werden die Schimmel in der Regel als Grauschimmel und selbst als Rappen geboren — das Schwarze verliert. Doch lassen wir die Pferde. Uns interessiert bei diesen Betrachtungen vor allem der Mensch. Bevor wir zu diesem übergehen, schicken wir Folgendes voraus.

Es dürfte dein Leser schon aufgefallen sein, dass uns in den tattwischen Kräften die vier Elemente der Alten: „Luft, Feuer, Wasser und Erde" entgegentreten; denn wenn wir das ätherische Prinzip, Tattwa Akasha, aus dem die anderen *geboren* sind, außer Betrachtung lassen, so bleiben Vayu, Tejas, Apas und Prithivi. Aus den fünf tattwischen Prinzipien oder den vier Elementen der Alten ist nun die ganze Welt aufgebaut, und da sie alle aus dem großen Einen geboren sind, so sind sie alle latent oder mit den anderen verbunden mehr oder weniger in jedem Ding enthalten. Das eine oder andere Prinzip herrscht in ihm jedoch immer vor und dieses bildet dann, wie wir bei den Pferden schon sahen, den besonderen Charakter. Der Mensch ist die Krone der Schöpfung, der Kristall all' ihrer Kräfte. Daher sind in ihm auch alle tattwischen Kräfte vorhanden. Der äußere Körper lässt dies aber nur wenig zum Ausdruck kommen. Wir müssen deshalb den Menschen seelisch betrachten, und da schreibt A. Besant:

»Er wechselt seine Farbe fortwährend, je nachdem er infolge von Gedankeneindrücken vibriert; wenn ein Mensch seinen Gleichmut verliert, erscheinen Flammenblitze im Scharlach; wenn er Liebe fühlt, strömt Rosa hindurch.

Der seelische Körper des Menschen, dessen Gedanken niedrig und tierisch sind, ist grob, dick, dicht und dunkel von Farbe — oft so dicht, dass die Außenlinien des physischen Körpers darin nicht mehr zu erkennen sind; während derjenige eines vorgeschrittenen Menschen schön klar, leuchtend und hell von Farbe ist, ein wirklich schönes Bild.«[1]

An anderer Stelle wird geschrieben: Ein schönes Blau entspricht rein religiösem Gefühl, schmutzig blau ist es, wenn Selbstsucht mitspielt: schwarz bedeutet Hass und Bosheit; tiefrot, Zorn; karmesin und rosa Liebe; orange Stolz, Ehrgeiz; gelb weist auf starken Verstand, usw.

Von alledem wird, wie gesagt, vom äußeren Körper nur wenig zum Ausdruck gebracht. Aber es gibt, wie wir wissen, schwarze, braune, gelbe und weiße Menschen, an diesen wieder braune und blaue Augen, schwarze, braune, rote, weiße Haare, rotes Blut, weiße Zähne, usw. Alle tattwischen Kräfte sind mithin am menschlichen Körper farbig vertreten — und der Farbe des Körpers entspricht bis zu einem gewissen Grad der Charakter des Menschen.

Die Schwarzen z. B. sind leicht erregbar, jähzornig und erfüllt mit *schwarzer,* wilder Leidenschaft — sie sind Akasha-Menschen. Die Weißen hingegen sind kälteren, ruhigeren Blutes; sie sind Apas- und Prithivi-Menschen. Man vergleiche aber selbst unter den Kaukasiern wieder die Brünetten und die Blonden. Bei den Brünetten ist Tattwa Akasha, das leicht schwingende ätherische Prinzip und Tattwa Tejas, das feurige Prinzip, stark vertreten; jene haben daher dunkle Augen, dunkle Haut und dunkles, meist tiefschwarzes Haar. Im Auge aber zeigt es sich schon, dass in ihnen in der Regel eine ganz andere Beweglichkeit, ein ganz anderes Feuer, eine

---

[1] Besant, „Der Mensch und seine Körper." (Verlag Heliakon, Kindle)

ganz andere Leidenschaft liegt als im Wesen des Blonden. Die leichtere Beweglichkeit, größere Reizbarkeit und Leidenschaft lässt die Brünetten allerdings in der Regel sich auch schneller verbrauchen; sie altern früh, bekommen — wie die Schimmel — bald graue und weiße Haare und sind besonders häufig — gemäß dem ihnen innewohnenden Akasha-Prinzip — beißende, *bittere* Menschen.

Physikalisch sind die fünf tattwischen Kräfte in unserem Körper wie folgt zu finden: Die schwarz-grüne Galle schmeckt bitter; hier ist Tattwa Akasha vorhanden. Der herbe, zusammenziehende Speichel, und was sonst noch in unserem Körper alkalisch reagiert, entspricht dem Apas-Prinzip. Der saure Magensaft und all die sonstigen Säuren sind Träger von Tattwa Vayu. Der scharfe, brennende Urin entspricht dem Tattwa Tejas und der Milchzucker in den Geweben und Säften, vor allem in der weiblichen Brust, dem Tattwa Prithivi.

Die moderne Wissenschaft kann uns keine oder höchstens eine ungenügende Auskunft geben, wenn wir sie fragen, warum der Pfeffer brennt, Rhabarber bitter, Honig süß, Essig sauer schmeckt; denn wenn sie uns vielleicht sagt, dass in dem einen Ding ein Süßstoff, in dem anderen ein Bitterstoff steckt, so sind wir danach doch nur genau so klug als wie zuvor. Wir kennen nun den Grund: es sind die tattwischen Kräfte, von denen bisher fünf, bezw., vier in der äußeren Natur ihren Ausdruck fanden, und sieben ist ihre volle Zahl. Können wir auch für diese Siebenzahl Beweise bringen? Ja.

Zunächst mag uns ein geschichtlicher Rückblick zeigen, dass die Menschheit, von *Meistern der Weisheit* belehrt, die Herrschaft der Sieben in der Natur immer schon kannte. Es steht da in der alten Sanskritschrift Atharva Veda: »Die Zeit trägt (uns) vorwärts, ein Roß mit sieben Strahlen … So bewegt sich die Zeit auf sieben Rädern; sie hat sieben Naben.«

Der griechische Dichter singt:

Sieben klingende Laute verkünden mein Lob. mich zu preisen
Als den unsterblichen Gott, die allmächtige Gottheit …

Bei den Juden war einen Eid schwören *siebenen*, d. h., sich berufen, auf den geoffenbarten Gott, dessen Wesen auf den sieben tattwischen Kräften beruht. Jehovah, die Zusammenfassung dieser Kräfte, hat daher in seinem Namen sieben Buchstaben, von denen aber entsprechend den in der Natur zum Ausdruck gekommenen tattwischen Kräften — nur fünf (v

= u) Vokale und zwei stumm sind. Sieben ist ferner die Zahl der jüdischen Schöpfungs- und Wochentage.

»Aber«, sagt H. P. Blavatsky. »der Gebrauch der Zahl sieben war niemals auf eine einzelne Nation beschränkt. Dies ist gut bezeugt durch die sieben Vasen im Tempel der Sonne nahe der Ruine von Babbian in Oberägypten; die sieben Feuer, die durch Zeitalter fortgesetzt vor den Altären des Mithra brannten; die sieben heiligen Stätten der Araber; die sieben Halbinseln, die sieben Inseln, sieben Meere, Berge und Flüsse von Indien und vom Zohar die jüdischen Sephiroth der sieben Herrlichkeiten; die sieben gotischen Gottheiten; die sieben Welten der Chaldäer und ihre sieben Geister; die sieben von Hesiod und Homer erwähnten Konstellationen und all die endlosen sieben, welche die Orientalisten in jeder Handschrift finden, die sie entdecken«

Bei den Babyloniern hat darum der Lebensbaum in recht treffender Weise sieben Zweige getragen (s. Fig. 19.) Und wir Christen haben dementsprechend in unserer Religion *siebenfache Bußen*, sieben Bitten, sieben Lobgesänge, sieben Augen Gottes, sieben englische Geister, sieben Lampen, siebenarmige Leuchter, usw.

»Somit ist die Zahl sieben ... das Faktorelement in jeder ... Religion, weil sie das Faktorelement in der Natur ist.«[1]

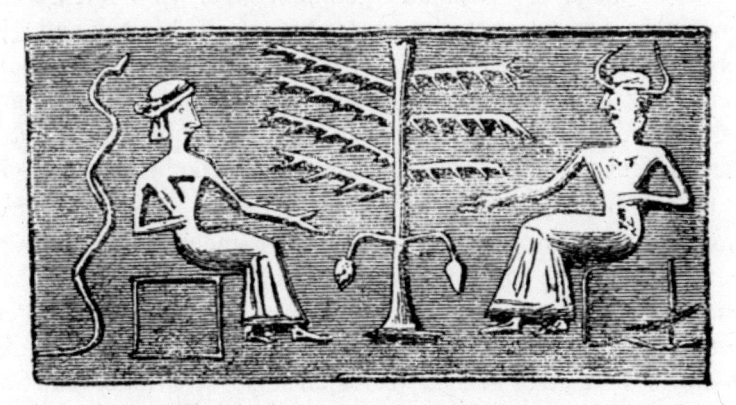

Fig. 19. Der Sündenfall in babylonischer Darstellung nach „Delitzsch, Babel und Bibel."

---

[1] H. P. Blawatzky.

Nun sei bewiesen, dass die Sieben die *Wurzelzahl* oder das Faktorelement in der Natur tatsächlich ist. Zuerst mögen einige Vertreter unserer modernen Wissenschaft reden. Da ist es einem Dr. Laycock nach seiner Schrift „Die Periodizität der Lebenserscheinungen" »unmöglich, zu irgendeiner weniger allgemeinen Schlussfolgerung zu kommen als zu der, dass bei Tieren Veränderungen alle dreiundeinhalb, sieben, vierzehn, einundzwanzig oder achtundzwanzig Tagen vorkommen oder in irgendeiner bestimmten Anzahl von Wochen.«

Zu dem gleichen Ergebnis ist Professor Liharzik gekommen in seiner Schrift: „Das Quadrat. die Grundlage aller Proportionalität in der Natur und das Quadrat aus der Zahl Sieben, die Uridee des menschlichen Körperbaues"; ebenso L. Hellenbach in seinem Werk: „Magie der Zahlen." (Verlag Heliakon, Kindle)

Darwin sagt: »Es ist eine geheimnisvolle (?!) Tatsache, dass bei der höheren und jetzt Land bewohnenden Wirbeltieren … viele normale und abnormale Vorgänge eine oder mehrere Wochen (Siebenheiten) zu ihren Perioden haben … z. B. die Schwangerschaft der Säugetiere, die Dauer der Fieber.« Von Darwin werden diese Perioden mit den Gezeiten am Meere und den dadurch veränderten Lebensverhältnissen für die »ältesten Ahnen im Reiche der Wirbeltiere«, denen die Wassergrenze einst als Aufenthalt diente, in Verbindung gebracht. Aber wir meinen, wenn die höheren Tierarten mit dem Verlassen des Meeres die Flossen und Kiemen verloren haben, so konnten sie auch, ja, noch weit leichter, die Gezeiten verlieren, ganz abgesehen davon, dass es sieben-, vierzehntägige und mehrwöchentliche Meeresgezeiten überhaupt nicht gibt. Die Gezeiten der Tiere haben sicher demnach einen anderen, noch jetzt bestehenden Grund.

In neuester Zeit hat auch Dr. med. Fließ in seinem Werke: „Die Beziehungen zwischen Nase und Geschlechtsorganen"[1] (1896) den Nachweis geführt, dass die Physiologischen und krankhaften Ereignisse des Menschen- und Tierlebens einem merkwürdigen (?!) Gesetze der Periodizität unterliegen, dem Gesetz der 28 Tage … und der 23 Tage.[2] Er hat aufgrund dieses Gesetzes gezeigt, dass sich sogar Schwindel- und Schlaganfälle in den genannten Perioden wiederholen und sich z. B. die Leis-

---

1) Zitiert von Dr. med. G. H. Brandt im „Buch der Wunder" B. I S. 1 u. folg.
2) Aus der Zahl 23 dürfte sich bei weiterer Prüfung die Zahl 21 ergeben.

tungsfähigkeit von Rennpferden fast auf den Tag genau rechnerisch verfolgen lässt.

Nun mag die Wahrheit sich selber beweisen: Die Brützeit der Taube ist 2 mal 7, die des Huhnes 3 mal 7, die der Gans und der Ente 4 mal 7 und die des Straußes 7 mal 7 Tage. Die Kaninchen sind 3 mal 7, die Hunde, der Fuchs und das ganze Hundegeschlecht 9 mal 7 Tage, die Schafe und Ziegen 3 mal 7 und das Rind 6 mal 7 Wochen trächtig. Die Brunstzeit vieler Säugetiere wiederholt sich nach 3 mal 7 und 4 mal 7 Tagen. Das Rind erhält mit 7 Monaten den ersten bleibenden Backzahn. Der Mensch wird mit 7 Monaten lebensfähig. Mit 7 Monaten Lebensalter beginnt die erste, mit 7 Jahren die zweite Zahnung. Mit 2 mal 7 Jahren wird der Mensch geschlechtsreif. Bis zu 3 mal 7 Jahren wächst er in die Länge und bis zu 4 mal 7 Jahren in die Breite. Die 7 mal 7fache Breite seiner Rippen entspricht der vollen Länge und Breite des Körpers. 10 mal 7 Jahre sind gewöhnlich das höchste Lebensalter des Menschen — und 4 mal 7tägig ist die Periode des Weibes. Die moderne Wissenschaft leugnet zwar diese vierwöchentliche Periode, weil heutigen Tages Abweichungen von dieser *Regel* sehr häufig sind und vor allem die Wissenschaft für sie keine Erklärung kennt. Aber wenn wir bedenken, dass sich die drei- oder vierwöchentliche Geschlechtstätigkeit beim Tiere so hartnäckig erhält, ferner, dass das gesunde kräftige Weib genau vierwöchentlich menstruiert und dass das Verhalten des modernen Menschen nach keiner Richtung natürlich, sein System infolgedessen so häufig gestört ist, dann werden wir schon hierdurch zu dem Urteil gedrängt, dass die vierwöchentliche Regel des Weibes das natürliche Verhältnis ist und Abweichungen hiervon stets ein Ausdruck von Störungen sind. Wie sehr jedoch das 4 mal 7Tägige im ganzen Systeme des Weibes liegt, wird durch die beigegebenen Temperaturkurven (Fig. 20) klar gezeigt.

Wir finden die Sieben aber nicht nur im Kleinen, im einzelnen Geschöpf, sondern wir sehen, dass sie auch im Naturganzen wohnt. Die Wetterkundigen haben da eine Periodizität des Wetters von rund 28 — genau 27,68 — Tagen erkannt, und wir wissen, dass der Mond seine Bahn

---

1) Wetter und Mondlauf stehen hier natürlich im Zusammenhang, wie auch Professor Jäger offen erklärte. Wir bemerken dazu: Der Einfluss des Mondes ist elektrisch oder negativ. Daher tritt er selbst bei menschlichen Erkrankungen bemerkbar hervor. Siehe: Kasten, Sanitätsrat: „Über die Gesetze des periodischen Irreseins und verwandter Nervenzustände"; ferner: „Kiefer, Teallurius, B I S. 96 u. 97", usw.

242 — Das Gesetz der Verschiedenheit der Erscheinungswelt

Monats-Temperaturwelle einer gesunden, Arbeitenden 37j. Frau. (Aftermessung)

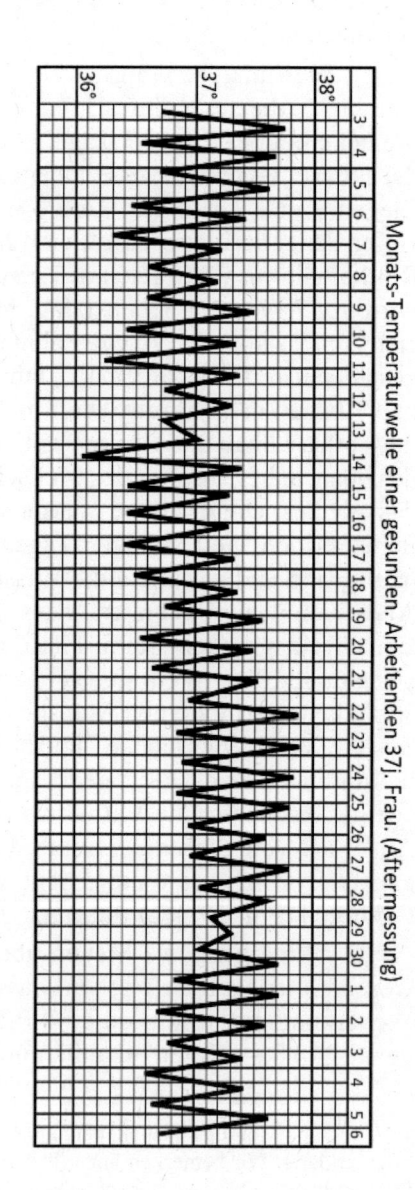

Monats-Temperaturwelle einer 39j. Frau. Welche wegen trockner Brustfellentzündung Nach Influenza zu Bett lag (Aftermessung)

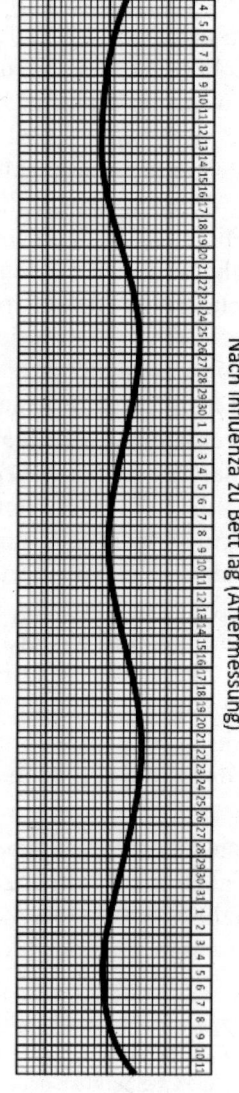

Fig. 20. Nach Dr. Adam, Buch der Frau.

in 4 mal 7 = 28 Tagen durchläuft.[1] Wir finden die Sieben ferner in den 3 + 4 = 7 Seiten des Würfels und das Licht wird vom Prisma in sieben Farben zerlegt. In der Oktave sind sieben Töne und auch in der Chemie werden die Elemente geordnet nach dem sogenannten periodischen System, als dessen Leitzahl sich uns wieder die Sieben verrät.

Wir sehen so unwiderleglich und klar, dass die Sieben als Wurzelzahl in der Natur überall die Herrschaft führt. Zwar wird gesagt, dass Farben, Töne und Elemente durch Zwischenglieder verbunden seien und die behauptete Herrschaft der Sieben infolgedessen nicht bestehe.

Aber wir erwidern: Weil alles aus dem großen Einen entstanden ist, so stellt dieses heute noch eine Einheit dar wie ehemals und Zwischenglieder müssen vorhanden sein zwischen den verschiedenen Erscheinungen, weil das große Eine durch die Schöpfung nur eine scheinbare äußere, nicht eine wirkliche innere Trennung erfuhr.

Trotzdem jedoch sind und bleiben Hauptgruppen oder Haupttypen von Dingen bestehen: Hauptfarben, Haupttöne, usw., mit der Leit- oder Wurzelzahl Sieben.

Aus den tattwischen Kräften und ihren verschiedenen Verbindungen geht die Welt der physischen Erscheinungen, Stein, Pflanze, Tier und Mensch und die Verschiedenheit unserer Organe hervor.

Mit den tattwischen Kräften verschieden verwandt, sondert daher das eine Organ sauer ab, das andere bitter, ein drittes süß, usw.

Die innere Verwandtschaft zwischen der Leber und der Galle beruht also auf dem bitteren Prinzip, die zwischen den Nieren und dem Harnstoff auf dem scharfen Prinzip, die zwischen der weiblichen Brust und dem Zucker auf dem süßen, usw.

Alle fünf Prinzipien sind aber auch im ganzen Körper vorhanden.

So findet sich Galle im ganzen Blut, Zucker und Harnstoff auch im übrigen Körper. Und wenn die tattwischen Kräfte in den einzelnen Organen recht, weder zu viel noch zu wenig vertreten sind, wenn auch im ganzen Körper das saure, bittere, süße, scharfe und erdige Prinzip weder zu viel noch zu wenig vorhanden ist, dann sind wir gesund.

Die Störungen der tattwischen Prinzipien in uns und die Wechselbeziehungen dieser Prinzipien zwischen denjenigen in und außer uns

Die ganze Natur ist aus den tattwischen Kräften aufgebaut, und jedes Ding in der Welt, wir selbst und jedes Organ in uns ist mit einem dieser Prinzipien besonders verwandt. Dadurch aber ist eine innere Verwandtschaft der verschiedenen Dinge untereinander und so auch der Außendinge mit uns und unseren Organen vorhanden; denn was auf den gleichen Prinzipien beruht, ist miteinander notwendigerweise verwandt und diese Verwandtschaft der Dinge ist vielfach so groß, dass sie sich schon äußerlich durch die Form verrät. Wir weisen da nur hin auf die Halbmondform der Bohnen und Gurken einerseits und der Nieren andrerseits und auf die Form des Herzens einerseits und der Blüte des Fingerhütes andrerseits. Dementsprechend wird Fingerhut von der medizinischen Wissenschaft bei Herzstörungen verwandt, und Bohnen- und Gurkenschalen sind bei Nierenleiden ein bekanntes Mittel der Volksmedizin. Hier wird die ihnen besonders eigentümliche Kraft den geschwächten Organen durch das Medikament zugeführt. Weil aber jedes Ding, System oder Organ seinen eigenen tattwischen Charakter trägt, deshalb ist die Wirkung auf die verschiedenen Systeme oder Organe bekanntlich oft von so verschiedener Art. So sah man Turteltauben massenhaft Wolfsmilchsamen und Amseln sogar die Beeren der Tollkirsche verzehren. Ferner wurde beobachtet, dass Grünfinken die Stechapfelsamen, Buchfinken die gemengten Fichtensamen. Amseln die Bitternussbeeren. Sperlinge die Tabaksamen und Rebhühner die Nachtschattenbeeren in großer Menge und mit augenscheinlichem Wohlbehagen fraßen. Geier vertragen ungeheure Mengen Strychnin und Schleiereulen verhalten sich ebenso dem Zyankali gegenüber. Das Schlangengift ferner ist für unseren Körper vom Blut aus ein gefährliches Gift. Es schadet ihm aber nichts, wenn es — mit heilem Munde — genossen wird, also in die Organe der Verdauung gelangt. Die schwarze Farbe — Tattwa Akasha — gesehen, wirkt auf uns bekanntlich niederdrückend jedenfalls nicht aufregend *Schwarz* — Kohle — aber, genossen regt auf. Deshalb wird vom Volke manches Nahrungsmittel öfter, zu Kohle gebrannt, weil es dadurch zu einem Erregungs- oder Genussmittel wird. Wir weisen darauf hin, dass Weizen, Gerste, Korn und die Rüben, welche man röstet, um ihnen das Erregende des Kaffees zu geben, vielfach der Kaffee des Volkes sind. Und dass hier lediglich in der Kohle ein Aufregendes liegt, erfuhr der Verfasser einmal recht deutlich an sich selbst. Er hatte lange Zeit keinen Kaffee getrunken, auch keinen Malz- oder sogenannten Gesundheitskaffee. Da braute er sich eines Tages eine Tasse dieses edlen Getränkes. Dieser Malzkaffee war aber sehr scharf geröstet und sah infolgedessen nicht braun, sondern braun-schwarz aus. Die Folge war, dass den Verfasser eine Erregung befiel, die ihn sofort nach dem Grunde dieser Erscheinung suchen ließ. Er sagte sich damals: es ist die Kohle, was hinter der Erregung steht. Heute weiß er es besser: es war Tattwa Akasha, das, durch den Röstprozess erzeugt, durch seine hohen Schwingungen im Verfasser gleich hohe Schwingungen erregte. Es trifft mithin die gewöhnliche Ansicht, nur Bohnenkaffee rege auf, der sogenannte Gesundheits-Kaffee jedoch nicht, nicht zu: denn wir sehen, dass es namentlich bei scharfer Röstung auch bei letzterem geschieht. Das Volk, das als Kaffee meist gebrannte Gerste trinkt, hat daher bis zu einem gewissen Grad recht, wenn es behauptet, dass Gerstenkaffee böse Augen mache, weil dieser, zu reichlich getrunken, den Unterleib erhitzt und die Hitze dann nach dem Kopf steigt und hier zu Entzündungen Anlass wird. Das Erregende der Kohle ist in der Heilkunde übrigens wohl bekannt. So geben die Homöopathen Carbo vegetabilis (Holzkohle) überall, wo es zu erregen gilt, und auch bei Kneipp, der seine Mittel dem Heilschatze des Volkes entnahm, finden wir, dass er Kohle (Lindenkohle) oder *schwarzes* (d. i. zu Kohle gebranntes) Knochenpulver da verordnete, wo es zu beleben galt.

Ein anderes Beispiel für die unterschiedliche Wirkung eines Stoffes auf verschiedene Organsysteme ist die Kohlensäure; diese ist für den ganzen Atmungsapparat ein schädliches Gift. Für den Magen und die Haut ist sie jedoch ein Anregungsmittel.

In ihrem wahren Wesen unserer Wissenschaft noch unbekannt, wird die verschiedene tattwische Verwandtschaft der einzelnen Dinge, Systeme und Körperorgane aber bis zu einem gewissen Grad schon gelehrt und dem Verständnis näher gebracht durch die bekannte spektralanalytische Untersuchungsmethode; diese besteht darin, dass man die zu untersuchenden Stoffe in einer heißen Flamme verflüchtigt und die Strahlen der nun gefärbten Flamme durch ein Prisma untersucht.

Hier zeigt sich dann, dass jeder Stoff ein Träger von bestimmten Farben ist. Und das sind die Farben der ihm zugrunde liegenden tattwischen

Kräfte. Bei Gleichartigkeit der Farben oder der tattwischen Kräfte besteht Farbenharmonie oder Verwandtschaft zwischen den einzelnen Dingen und Systemen. Es ist aber weiter bekannt, dass man das weiße Licht in die verschiedenen Farben zerlegen kann und dass entweder alle Farben oder einzelne derselben vereint wieder die weiße Farbe ergeben. Man nennt diese sich gegenseitig zu Weiß ergänzenden Farben Komplementärfarben, und derartige Farben sind: Rot und Grünblau, Blau und Orange, usw. Diese Farben bilden also ebenfalls eine Farbenharmonie; sie ergänzen sich wie Mann und Frau, oder wie Freunde, während die anderen Farben Farbendissonanzen sind diese schaden dann, während jene heilen.

Der kundige Leser wird bereits gemerkt haben, dass wir hier ein Gebiet betreten haben, welches die moderne Wissenschaft in den letzten Jahren zu bearbeiten ebenfalls im Begriff steht. Es ist die Verwendung farbigen Lichtes zu medizinischen Zwecken. Wir werden uns mit der Lichtbehandlung im zweiten Teile dieses Werkes eingehender beschäftigen. Hier mögen daher nur einige Hinweise genügen, um zu zeigen, welch großer Einfluss den an die verschiedenen Farben gebundenen Prinzipien eigen ist.

Der Physiologe Parville hat hier durch zahllose Versuche festgestellt, dass das rote Ende eines Spektrums die Nerven erregt, während das entgegengesetzte Ende mit den Farben Grün, Blau und Violett sie beruhigt. Ein anderer Physiologe hat durch Anwendung von roten Lichtern ein Schwindelgefühl künstlich erzeugt und wiederum durch Abwechselung von roten und grünen Strahlen solche Symptome zum Verschwinden gebracht. In einer großen Fabrik für fotografische Platten soll sich die Stimmung der Arbeiter wesentlich verändert haben, seit statt rotem Licht grünes zur Beleuchtung der Arbeitsräume benützt wird. Früher sangen und unterhielten sich die Arbeiter aufs lebhafteste während der Arbeit, während sie dann nur in ruhiger Weise miteinander verkehrten. Seelisch erregte Personen, Tobsüchtige ferner werden in einem blauen Zimmer ruhig, während seelisch gedrückte Personen in einem gelben Zimmer munter und gesprächig werden. Lupus (fressende Flechte) behandelt man mit bestem Erfolg durch blaues, Masern und Pocken durch rotes Licht. Was ist das anders als der Anfang zur praktischen Verwertung der tattwischen Kräfte? Man versucht zwar, mit der Erkenntnis dieser Prinzipien nicht bekannt, vielfach eine Erklärung auf chemischem Wege. So sagt Professor Winternitz, es würden bei der Behandlung der Pocken und Masern, entzündlicher

Hautausschläge überhaupt durch rotes Licht die Erfolge durch „Abhaltung der chemischen, die Haut reizenden und als Entzündungserreger wirkenden (blauen) Strahlen" die Erfolge erzielt.[1] Aber wie will man dann die Wirkung der Blaulichtbehandlung bei den Tobsüchtigen erklären? Bei den Hauterkrankungen soll die Abhaltung der den Stoffwechsel erregenden, chemischen, blauen Strahlen die Heilung bewirken; es sollen also die roten Strahlen beruhigen und die blauen erregen. Bei den Tobsüchtigen sehen wir jedoch gerade die blauen Strahlen eine beruhigende, heilende Wirkung entfalten. Nach jener Erklärung müsste der Tobsüchtige. er, bei dem schon eine große Erregung besteht, im blauen Zimmer immer erregter, vollends rasend werden, weil die den Stoffwechsel erregenden Strahlen ausschließlich auf ihn wirken. Wie will man vorn chemischen Standpunkte diesen Widerspruch lösen, die Wirkung des blauen Lichtes auf den Tobsüchtigen erklären? Wir haben die Erklärung gegeben. Es ist *Farbenharmonie*, was dem Tobsüchtigen die Beruhigung bringt; denn bei ihm ist das nervöse Prinzip, Gelb, zu sehr erregt, und zu Gelb ist Blau Komplementär oder Ergänzungsfarbe. Gleiche Verhältnisse haben wir, wie wir später des Näheren sehen werden, bei der Rotlichtbehandlung der Pocken und Masern.

Der Verfasser wäre der letzte, der ein Anwalt der modernen Medikasterei werden würde; denn er hat selbst genügend gezeigt, welch Heer non Störungen im menschlichen Systeme allein in den lebensmagnetischen Kräften liegt, Störungen, die man nicht durch Tränkchen und Salben, sondern einzig erfolgreich und richtig durch Licht und Luft, Wasser, Bewegung und Ruhe, usw., behandelt, und ein Blick auf die medizinische Wissenschaft lehrt, dass diese, weil mit den leitenden Gesetzen noch gänzlich unbekannt, bei der Wahl ihrer Mittel völlig im Finstern tappt; denn wir sehen, dass all' ihre Legionen von Mitteln, kaum geboren, schon wieder der Bannfluch trifft, weil ihr Nutzen je länger je mehr zweifelhaft, ihr Schaden jedoch positiv ist. Übertreiben wir? Nein, und das mag ein autoritativer Vertreter der Medizin noch selber bestätigen. Prof. Dr. med. Roßbach Jena, schreibt im ärztlichen Vereinsblatt:

»Die Zeit der alleinseligmachenden Karbolsäure ist unwiederbringlich dahin und wir stehen vor einem Chaos in stürmischer Wellenbewegung daherbrandender Mittel, von denen eins das andere verschlingt oder vor sich verstößt Übermangansäure, Karbolsäure, Salicylsäure, Thymol,

---

1) Blätter f. kl. Hydtotherapie, Jhrg. 10. 7 u. 8.

Benzoesäure, Kreosot, Eukalyptol, Borsäure, Resorcin, Hydrochinin, Jod, Brom, Chlor, Jodoform, Zinkoxyd, salpetersäures Bismut, Sublimat und viele andere Mittel haben einander in kürzester Frist abgelöst. In dem einen Jahre schwört die ganze Welt auf das eine, im nächsten Jahre auf das andere derselben. Nun summt es und sanft es in unserem Ohre, das vieltausendfache in den letzten Jahren gehörte Wort *Jodoform*, noch tanzt es in allen möglichen Verschlingungen in allen unseren medizinischen Zeitschriften: Jodoformverbände, Jodoforminhalation, Jodoformgaze, Jodoform zum Wundverband, Jodform gegen Kehlkopfschwindsucht, Jodoform gegen Krebs, Jodoform gegen Drüsen, Jodoform gegen Syphilis, Jodoform gegen Meningitis tuberculosa; da klingt und dröhnt schon wieder ein neues Wort deutlich hörbar aus dem Straßenlärm durch die Fenster in unsere Stube herein: *Sublimat*; dieser neue Ruf schwillt immer mehr an, ob wir uns auch die Ohren zuhalten, nun gellt es von allen Seiten immer dröhnender: Sublimat, Sublimat, Sublimat! Wehe dem Mann, der noch einmal das armselige, fast nichts desinfizierende, Wahnsinn erregende Jodoform anwendet und seine Wunde so gefällig pudert und seine Kranken so süß duften lässt wie eine Gartenblume; fort mit ihm! Dort ist ein Besserer, der hat das unzweifelhafte, weiße, nicht riechende und wasserklarlösliche Sublimat; da gibt es keine schlechte Wunde mehr, da werden die Pilze dahingemäht wie vom Schnitter die Ähren. Hurra dem Sublimat! Wie lächerlich, dass die Alten das Sublimat für ein Gift hielten und so furchtsam waren, wenn sie einige Milligramm in Ozondische Pillen einverleibten! Wir werden es bald als Zucker auf unser Butterbrot streuen! Und doch ist vielleicht irgendwo schon die Feder in die Tinte getaucht, aus deren Spitze eine vernichtende Philippika gegen das Sublimat auf das geduldige Papier fließen wird. (Ist schon geschehen. d. Verf.)

»Ach, und nun kommen gar auch noch die neuen Spezialisten in Desinfektionsmitteln daher! Wie unnötig sind doch die alten Spezialitäten fürs Auge, fürs Ohr, für die Nase, für den Kehlkopf, für den Magen! Wir brauchen jetzt für alle diese Organe und Orgänchen nur eine Behandlungsweise und ein Mittel. Nur diesen Einmittelspezialisten gehört die Zukunft. Seht da den Spezialisten für Resorcin! Wie schön, wie einfach, wie klar ist doch die Resorcintherapie!

Jedes Vierteljahr wird von der Erkrankung eines anderen Organs berichtet, das durch Resorcin sicher geheilt wird. Es gibt keine Diphtheritis mehr; denn die heilt gründlich das Resorcin. Was, Sie haben noch

Blasenkatarrh? Haben Sie denn kein Resorcin angewendet? Magenkatarrh? Schnell Resorcin aus der Apotheke geholt; längstens morgen sind Sie geheilt.«

»Folgendes ist gegenwärtig das Schema der Veröffentlichungen über die Wirkung der Desinfektionsmittel.«

»Ein Erster greift mit kühner Hand in den großen Topf der aromatischen Mittel, holt das nächste beste heraus, sieht, ob durch dasselbe Bakterien getötet werden und erklärt es daraufhin als vorzügliches Desinfektionsmittel und Antiseptikum; auch bat er es bereits bei mehreren inneren Krankheiten, namentlich bei Diphtheritis, mit Glück versucht. Sodann erscheint in einer medizinischen Wochenschrift für Ärzte die Mitteilung eines Zweiten, welcher das Mittel bei denselben Krankheiten angewendet und dasselbe günstige Resultat erhalten hat wie der Entdecker. Von jetzt an heißt es in den Zeitungen: »Das von Herrn Eins und Zwei empfohlene Mittel.« Es kommt noch ein Dritter; es steht nun überall zu lesen: »Das neue Mittel, laut einstimmigen Empfehlungen von Eins, Zwei und Drei!« Nun kommt das Heer der anderen Erkrankungen: Herr Vier findet das Mittel vorzüglich auch bei der Krätze, Herr Fünf bei Gicht, Herr Sechs bei Typhus, Herr Sieben natürlich bei Tuberkulose. Sodann referiert Herr Acht seine mit dem Mittel bei Ohrenkrankheiten gemachten Erfahrungen; Herr Neun die Wirkungen auf Augenkrankheiten, Herr Zehn die Anwendung in der Gynäkologie. Nun kommen Artikel von einem bekannten Populärschriftsteller in die Weinlaube. In allen Zeitungen finden sich Ankündigungen des *Remedii purissimi* von der chemischen Fabrik des Herrn So und so. Nun wird es in allen Krankenhäusern, in allen Kliniken extenso probiert: es erscheint Mitteilung auf Mitteilung von Seiten der Assistenten aus der Klinik zu A. und B, C. Und D. mit Modifikation in der Dosierung, in der Anwendungsweise. Leider tauchen von dem großen Krankenhause zu Y. nun auf einmal Beobachtungen ungünstiger Wirkungen auf; ähnliche aus den Kliniken zu G. und H., ähnliche aus Italien, Frankreich. Allgemeine Panik!

Jetzt wird in der oder jener medizinischen Wochenschrift ein plötzlicher Todesfall infolge jenes Mittels publiziert, — und nun findet endlich die arme Seele ihre Ruhe wieder, wenn nicht etwa nach einem Jahre ein neuer *Ehrenretter* auftritt.«

Wir haben in unserem obigen Urteil über den Wert der modernen Medizin mithin nicht zu viel gesagt. Fürwahr, schlimm für die Kranken, die Lehrgeld zahlen müssen, und schwerlich hat die moderne Medizin ein Recht, auf Kurpfuscherei *außerhalb ihres Lagers* zu schimpfen. Im Gegensatz zur Vergänglichkeit der modernen arzneilichen Mittel erhält sich jedoch durch alle Zeiten hindurch ein fester Bestand von Mitteln der medizinischen Wissenschaft. Inwieweit die Anwendung derartiger sogenannter innerer Mittel berechtigt ist, diese Frage wird uns später beschäftigen. Ihre spezifische Wirkung aber ist tattwisch begründet und daher erhalten sie sich durch allen Wandel der Zeiten.

Professor Edw. D. Babitt, Amerika, hat eine große Anzahl von Heilmitteln spektralanalytisch untersucht und er schreibt in seinem Werke „Principles of Light & Color" nach einem Auszuge, den Dr. G. v. Langsdorff in seinem Schriftchen: „Die Licht- und Farbengesetze und deren therapeutische Anwendung", gibt, wie folgt:

»Veru-Balsam hat eine braunrote Farbe, einen warm bitteren Geschmack der nach dem Schlucken noch anhält, und wirkt deshalb anregend, tonisch und lösend.« (Braunrot entspricht den hitzigen und erregenden Prinzipien Tattwa Akasha und Tattwa Tejas.)

»Cayenne-Pfefferblüten sind weiß, die glatten Früchte feuerrot, zuweilen ins Orange und Gelbe übergehend. Gepulverter Cayenne-Pfeffer ist erregend, erzeugt Hitzegefühl im Magen und erwärmt den Körper.« (Wenn man an etwas Frucht nur leckt, so brennt das schlimmer als Feuer. Hier haben wir Tattwa Tejas — das feurige Prinzip.)

»Gewürznelken, äußerlich braun, innen rötlich, erzeugen beim Kauen einen heißen aromatischen Geschmack und haben eine höchst stimulierende Wirkung.« NB. Bei akuter Diarrhöe 3 – 5 Stück den Tag über gekaut und den Saft verschluckt, wirkt sofort heilend. (Tattwa wie oben)

»Moschus-Pulver, rotbraun, stimulierend, wirkt gegen Krämpfe und kräftigend auf die Zirkulation.« (Tattwa wie oben)

»Lobelin, der wirksame Stoff aus *lobelia*, ist eine gelbe Flüssigkeit und erzeugt Erbrechen; zuweilen wirkt es auch abführend und schweißtreibend.« (Hier haben wir das gelbe Prinzip. Gelb haben auch die Nerven, und daher wirkt Lobelin auf diese erregend.)

»*Tartarus stibiatus*, ein weißes Kristallpulver, ist auf seine Elemente im Spektrum untersucht, stark mit Gelb, Orange und Rot entwickelt. Seine Brechen erregende, abführende, schweißtreibende Wirkung ist bekannt.« (Tattwa dasselbe)

»Senna-Blätter, schön goldgelb, wirken durchschlagend auf den Unterleib.« (Tattwa das gleiche)

»Castor-Öl (Rizinus-Öl), gelblich, ein mildes Abführmittel; soeben Oliven-Öl und Croton-Öl.« (Tattwa dasselbe)

»Schwefel, gelb, abführend, schweißtreibend.« (Schwefel spielt nach neueren Forschungen im Nervenleben überhaupt eine wichtige Rolle.) (Tattwa dasselbe)

»Pflaumen, das Innere gelblich, wirken auf den Stuhlgang.« (Tattwa dasselbe.)

»Aloe, grüngelb, ein bekanntes Abführmittel.« (Tattwa dasselbe.)

»Rhabarber ist gelb, mit schwach rotbrauner Färbung; seine purgative Wirkung ist bekannt.« (Tattwa dasselbe.)

So erkennen wir allenthalben einen innigen tattwischen Zusammenhang zwischen unserem Körper, seinen Systemen und Organen und den äußeren Dingen. Aus diesem Grunde müssen aber auch Störungen gleicher Natur von außen her in ihm entstehen können; denn die tattwischen Kräfte stehen hinter jedem Dinge in der Weltstrahlen uns doch selbst die Sterne aus dem Raume mit einem rötlichen, grünlichen, weißen, gelben und bläulichen Licht entgegen.

Alles, was auf uns einen Einfluss übt, muss daher auch die tattwischen Prinzipien berühren. Die äußeren Einflüsse sind gewiss meist grober Art, d. i. an grobstoffliche Träger gebunden und da in erster Linie an das Essen und Trinken. Welche feine Einflüsse hier jedoch möglich sind, mag folgendes lehren. Man hat in die Nähe von Somnambulen, von Personen also, deren nervöse Empfindsamkeit auf das höchste gesteigert ist, unter Glasverschluss Arzneien gebracht und an jenen nun die Wirkungen bis zur gefahrdrohenden Medizinvergiftung sich äußern gesehen.

Dass der Mensch durch fehlerhaftes körperliches Verhalten tattwische Störungen in sich selber erzeugt. Zustände, die wir Störungen im Stoffwechsel nennen, brauchen wir nicht näher zu zeigen; denn es ist bekannt, dass es oft im Menschen zu einer krankhaften Anhäufung von Säuren, von Galle, von Zucker, von Wasser oder von erdigen Stoffen kommt. Auf den Einfluss des Gemütslebens in dieser Beziehung möchten wir jedoch noch besonders verweisen, weil dieser vom Standpunkte der tattwischen Kräfte eigentlich erst verständlich wird. Wir wissen da, dass der Mensch durch jeden Gemütszustand in sich besondere tattwische

Schwingungen erzeugt; andere durch Ärger, Neid, Leidenschaft. Zorn und Gram als durch Freude, Wohlwollen, selbstlose Liebe, Hoffnung und Glück. Die tattwischen Schwingungen aber haben entsprechende Zustände im Körper zur Folge. Daher schreibt Professor Gliner Gates, Professor des psychologischen Laboratoriums zu Washington:

»Schlechte oder unangenehme Gefühle (oder Gedanken) erzeugen in dem menschlichen Körper chemische Wirkungen, die physisch schädlich wirken. Gute, angenehme, wohlwollende und heitere Gefühle rufen wohltätige chemische Produkte hervor, welche physisch gesund sind. Diese Produkte können durch chemische Analyse in dem Schweiß und der Sekretion des Individuums nachgewiesen werden. Mehr als 40 gute und ebenso viele schlechte sind bis jetzt entdeckt worden.«

Nach den Lehren des genannten Herrn zeigt sich jede Veränderung des Gemütszustandes auch in der Zusammensetzung der Ausatmungsgase. Wenn dieselben mit demselben chemischen Agens behandelt werden, nehmen die Ausscheidungen eines ärgerlichen Menschen eine bestimmte Farbe an, ebenso wie die der Betrübten, usw., durch die ganze Liste der Leidenschaften. Wenn die flüchtigen Bestandteile des Atems kondensiert wurden, erhielt Professor Gates einen bräunlichen Niederschlag von einem ärgerlichen, einen grauen von einem betrübten und einen fleischfarbenen von einem Menschen, der sich mit Selbstvorwürfen quälte. Der Gelehrte impfte eine geringe Dosis der braunen Substanz Menschen und Tieren ein und erzielte in allen Fällen eine nervöse Erregung oder Reizbarkeit. Bei seinen Experimenten mit den Sedimenten der Eifersucht impfte er diese einem Meerschweinchen ein und dasselbe starb nach wenigen Minuten. In einer Stunde intensiven Hasses wird soviel Gift ausgeatmet, dass es genügen würde, vier kräftige Personen zu töten, da dieses Gift das stärkste ist, welches die heutige Wissenschaft kennt.

In den tattwischen Störungen haben wir auch die Erklärung für die krankhaften Geschmacks- oder Geruchsempfindungen, die sogenannten Idiosynkrasien, die man bei Nervenkranken nicht selten trifft. Der Verfasser behandelte eine Kranke, die beständig einen bitteren Geschmack empfand: ihr schmeckte daher alles, selbst das eben frisch vom Brunnen geholte Wasser unerträglich bitter. Sie behauptete deshalb, dass ihr Mann sie vergiften wolle. Aber Eifersucht und großer Ärger hatten hier bei der ohnehin stark nervösen und mit *Schwarz* — Tattwa Askasha — reich versehenen Kranken das eben genannte Prinzip krankhaft erregt und deshalb wurde es nun von ihr selbst krankhaft empfunden, hier also geschmeckt. In den tattwischen Kräften haben wir ferner die Erklärung dafür, dass die Arzneien bei den verschiedenen Kranken oft eine so verschiedene Wirkung entfalten. Es ist der Unterschied in der *Konstitution* der Kranken, der die unterschiedliche Wirkung der Mittel zur Folge hat.

Und in den tattwischen Kräften haben wir den wahren Kern der humoral-pathologischen Lehren; sie sind es, die in gegebenen Fällen als Krankheitsstoffe im Körper ihre Wirkung entfallen.

So können wir sagen: Die lebensmagnetischen Kräfte sind in unserem Körper das, worauf Wärme und Kälte, Entzündung und Fieber beruhen und sie ziehen an, stoßen ab, mag dieses sein: Schwarz oder Weiß, Blau oder Rot. Daher kann jemand eine schwere Lungenentzündung haben, ohne dass eine Spur einer tattwischen humoral-pathologischen Störung im Körper besteht. Die Überlegenheit und der hohe Wert der Heilmethode, welche durch Wasser, Luft, Licht, usw., in erster Linie auf die lebensmagnetischen Kräfte wirkt, über diejenige, welche sich nur innerer Mittel bedient, geht hieraus schon unwiderleglich hervor. Es wird aber nun auch klar, dass bis zu einem gewissen Grad die Anwendung innerer Mittel berechtigt ist. Wir denken hier nicht an die moderne Medizin, die Quecksilber aus den Apotheken karrenweise holt und es gegen Verdauungsstörungen durch die zarten Leiber kleiner Kinder jagt, oder mit Blutgiften, wie Chinin, Antifebrin, Salicyl, usw., gegen Fieber wütet, während man die gleichen Erfolge auf *naturgemäße* Weise, hier vor allem durch Wasser, sicherer und ohne dass der Körper eine Schädigung erfährt, zu erreichen vermag. Aber schon die therapeutischen Erfolge des farbigen Lichtes lassen uns erkennen, welche einen Heilschatz zu erschließen auf dem tattwischen Gebiete noch möglich und wie sehr seine Erschließung nötig it.

Zweiter Teil
Die Heilgesetze und Heilmittel

Wenn wir uns alle im menschlichen System möglichen Störungen vor die Augen führen, so müssen wir sagen, es handelt sich immer nur irgendwie und irgendwo um ein Zuviel oder Zuwenig, d.i. Bestimmte Kräfte oder Stoffe sind da oder dort zu viel oder zu wenig vorhanden. Demnach kann Heilung nur Ausgleich. Wiederherstellung der Ordnung oder des normalen Verhältnisses sein. und alle Heilungsbestrebungen müssen auf diesen Ausgleich zielen.

In erster Linie schafft sich der Mensch aber seine Störungen selbst, indem er falsch lebt. Daraus ergibt sich, dass bei Krankheit in erste Linie

der Mensch sein eigener Heiler

sein muss dadurch, dass er richtig oder seiner Norm gemäß lebt. Es muss ihm mithin dann als unbedingte Lebensrichtschnur dienen, was man ein naturgemäßes und vernünftiges Leben nennt oder mit anderen Worten: die Natur muss ihm Vorbild sein und Vernunft und Erfahrung sein Führer. Wir werden uns mit den verschiedenen Fragen der physischen Lebensführung, wie Ernährung, Bewegung, Ruhe, usw., noch näher beschäftigen. Was wir hier zu sagen haben, ist: der Mensch darf bei der gesundheitlichen Regelung seines Lebens nicht nur an Schrotbrot- und Obstessen, an Barfuß- und Nackendlaufen und andere rein äußere oder körperliche Dinge denken, wie es heute so vielfach von modernen Reformern geschieht, denen ihr Leib der Abgott und ergiebige Funktion der Verdauung die Hauptsorge ist, sondern die Regelung muss den ganzen — sie muss vor allem auch den seelischen Menschen umfassen. Hängt doch, wie wir genügend sahen, das Leben im Körper in erster Linie ab von den Zuständen und Kräften der Seele. Der Mensch ist seinem Wesen nach Seele und sein Körper nur deren äußerer Ausdruck und Werk. Ein Mensch, der mit verbittertem Gemüte den ganzen Tag im reinsten Sonnenlicht liegt, wird daher seinen Körper mehr vergiften, als wenn ein anderer mit harmonisch gestimmter Seele durch ein Pesthaus geht.

Harmonisch, dieses Wort nehmen wir hier allerdings und wollen es genommen haben im weitesten Sinne; denn wie der Körper, unsere äußere Natur, zu derjenigen, die ihn umgibt und aus der er geboren ist, im Einklang stehen soll, so soll auch, unsere Seele mit ihrem Ursprung, mit der kosmischen Seele, mit dem göttlichen Gemüte, mit Gott, in Harmonie, im Einklang sein.

Gott ist alles, und daher ist er gut, die Liebe selbst; er kennt keinen Hass, keinen Zorn. Wem sollte er zürnen, wen hassen — sich selbst? Und weil Gott alles ist, so ist er stark, Macht, Kraft; denn alle Kraft und Macht gehört ihm. Und Gott ist Harmonie; denn er schließt alles in sich; wie könnte ihm da etwas fehlen, wie in ihm eine Störung bestehen? Wie könnte er unharmonisch sein?[1]

Gott ist alles, die Natur sein Werk, ihr Gesetz sein Wille. So ist auch der Mensch nur ein Gottesgedanke, nur eine Erscheinung im großen Einen — eine Erscheinung allerdings, die, vom *Schleier der Maya* (des Stofflichem geblendet, sich im Eigendünkel ihrer Persönlichkeit gar mächtig oft bläht. Als Teil des Einen kann Harmonie, Gesundheit und Kraft im Menschen daher nur durch Harmonie mit dem Höchsten, dem Göttlichen, dem Einen, entstehen. Er werde daher selbstlos; denn dadurch wird er gut, mit dem Göttlichen verwandt, und harmonisch, von Störungen frei und er werde sich seines inneren göttlichen Wesens und Grundes bewusst; denn dadurch wird er vertrauensvoll und stark — stark, mächtig in dem Maß wie sein Vertrauen, sein Bewusstsein im Göttlichen steht. Wo hätte in einem dergestalt mit der Natur und mit Gott in Harmonie lebenden Menschen je etwas Unharmonisches, Schwäche und Krankheit Platz? Darum, ihr Schwachen und Kranken, lasst euch nicht von jedem Unwohlsein niederdrücken, und wenn es auch hier einmal drückt und schmerzt oder dort, so denkt nicht gleich ans Sterben. Züchtet nicht Grillen, mit denen ihr euch und anderen nur das Dasein vergällt. Lasst diese Schwarzseherei und werdet selbstbewusst, vertrauensvoll — vertrauensvoll zu euch selbst. Wisst und haltet euch zu dem Zweck beständig vor Augen, dass ihr ein Teil seid der Einen Kraft, des Einen Bewusstseins — des Einen Willens, dem alle Kraft untertan ist, wenn und so weit er sich regt. Ja, seid stark im Vertrauen zu euch selbst, und ihr werdet bald erkennen, dass jammern und willenlose Hingabe an das Leid nur schwächt. in das Krankheitselend immer tiefer führt, lebendiges Aufraffen dagegen Schwäche und Krankheit verscheucht, wie das Sonnenlicht das Dunkel der Nacht vertreibt. Und wollt ihr denn nicht Kraft? Gewiss: es ist euer sehnlichster Wunsch. Darum, ihr Schwachen und Kranken, lasst euer Jammern, euere Kopfhängerei, euer Grübeln und Sinnen über Krankheit und Sterben. Macht Gebrauch von

---

1)Die in der Natur wie im Menschen vorhandenen Störungen betreffen nicht das Höchste selbst, sondern nur die Natur und sind Notwendigkeiten, weil sonst keine Vervollkommnung für sie, kein Streben und keine Äußerung der Liebe in ihr möglich wäre.

dem Kraftschatz. der in euch selber liegt, und ihr werdet einen Kraftquell erschließen, der unerschöpfbar ist.

»Durch Betrachtungen über Krankheit«, sagt ein Arzt. der die Gesetze des Geistes kennt, »können wir niemals gesund werden, so wenig als man durch Nachdenken über die Unvollkommenheit und Disharmonie vollkommen und harmonisch wird. Wir müssen umgekehrt stets ein hohes Ideal von Gesundheit und Harmonie vor unser geistiges Auge stellen …

Sprich niemals etwas über dein Befinden, wovon du nicht wünschen kannst, dass es sich verwirkliche. Halte dich nicht bei deinem Leiden aus und studiere ihre Symptome nicht. Lass dich nie zu der Überzeugung bringen, dass du nicht mehr völlig Herr deiner selbst bist. Betone trotzig deine Überlegenheit über körperliche Übel und gib niemals zu, dass du ein Sklave irgendeiner untergeordneten Macht seist.«[1]

Ja, ihr Kranken, erfüllt euch mit einem starken, lebendigen Ideal von Gesundheit und Kraft; bejahet euch selbst, wie ihr seid in eurem tiefinnersten Grunde als Seele, als Kraft, die dem Körper zugrunde liegt und ihm — als ihr selbst — innewohnt. Dann muss Gesundheit auch äußerlich im Körper zum Ausdruck kommen.

Aber, ihr Kranken und Schwachen, bedenkt dann auch: Gesundheit, Harmonie kann in uns nur ent- und bestehen, wenn wir in Harmonie mit dem Naturgesetz leben, der Vernunft die Lebensführung gewähren und Fehler, über welche die Erfahrung uns belehrte. Für immer vermeiden. Einen jämmerlichen Eindruck macht es stets, wenn der eine z. B. das Trinken, ein anderer das Rauchen, ein dritter etwas anderes nicht lassen kann oder will. Gesund werden wollen sie, aber bei ihren alten Fehlern ebenfalls bleiben. Welche Unvernunft; denn können wir jemals erwarten, dass uns, unseren Fehlern, dummen Angewohnheiten und Leidenschaften zuliebe sich das Naturgesetz ändere? Nein; das Naturgesetz besteht und hat Geltung für immer wie Gott, der Grund der Welt, von dem es ja nur ein äußerer Ausdruck ist. Jedes Vergehen gegen das Naturgesetz muss daher als eine Störung in uns selber zum Ausdruck kommen, weil es die Kraft ist, deren Wirkung wir in unserer Erscheinung vor uns haben. Aus Bösem aber kann nur Böses entstehen, nur Krankheit aus Fehlern, aus Disharmonie. Wenn wir bei unseren Fehlern beharren, so müssen wir daher es büßen, bis wir durch den Schaden, das Leid vernünftig geworden sind

---

1) Trine, „In Harmonie mit dem Unendlichen", S. 83.

und die Fehler vermeiden. Wollen wir dagegen gesund werden und bleiben. so müssen wir auch der Vernunft und Erfahrung Gehör schenken, müssen mit dem Naturgesetz in Harmonie leben und dann wird, ja muss Harmonie, Gesundheit, auch in uns selber ent- und bestehen.

Für gewisse Kreise des Ostens ist Kranksein eine Schande, — eine doppelte Schande für uns, die wir uns gemeinhin so viel über die Heiden, die *Barbaren*, erheben und dabei ein Heer von Ärzten brauchen. Und wahrlich, wer sich seiner Würde voll bewusst ist als Mensch, der schämt sich auch; er muss sich vor sich selber schämen, wenn ihn jemals Krankheit befällt; denn die Natur, Instinkt und Gewissen, sagen genau, ob unser Verhalten richtig ist.

Wir brauchen uns nur zu beobachten. An uns ist lediglich — das Folgen. Und daran fehlt es meist.

Allerdings, unter den heutigen Verhältnissen ist es vielfach schwer, so zu leben, wie man sollte, sich vor Krankheit völlig zu schützen, weil die Verhältnisse oft allzu verschroben, zu wenig natürlich sind und infolgedessen die Menschen nicht nur unter den eigenen, sondern vielfach auch unter den Verkehrtheiten anderer leiden müssen.

Es kann daher ein Mensch selbst beim besten Willen, recht leben zu wollen, erkranken. Unter genauer Beobachtung ihrer Gesetze gleicht die *Natur* die Störung aber bald wieder aus; denn die *Natur* in uns, unsere Seele, hat sich den Körper gebaut und sie ist daher auch bestrebt, ihn gesund zu erhalten, weil sie auf dieser Daseinsebene ihn zur Betätigung nötig hat. Und sie will — sie muss, vom beschränkten äußeren Menschen meist allerdings ebenso hartnäckig behindert, Gesundheit, Harmonie nach außen tragen, weil Harmonie, höchste Harmonie in ihr selbst, in ihrem tiefinnersten Grunde und Wesen wohnt.

So ist die Seele die wahrhaftige Naturheilkraft der Alten und ihr erfolgreiches, ungehindertes Wirken Gesundheit im Körper — Harmonie, welch' letztere dann aber nicht nur Gesundheit, sondern auch Kraft und Schönheit, Gottes-Ebenbildlichkeit im engeren und weitesten Sinne in sich begreift; denn Naturgesetz heißt im letzten Grunde nichts weiter wie Mensch; aus dessen Ausprägung läuft alles natürliche Geschehen und Wirken hinaus; er ist der Gedanke, die Idee, welche im göttlichen Gemüte hinter der Schöpfung steht.

Wo das Naturgesetz ungehemmt wirkt, der Mensch den Willen des Höchsten in allen Dingen erfüllt, muss deshalb auch eine ideale Menschengestalt, ein wahrhaftiger Tempel Gottes[1] entstehen. Und immer wird man finden, dass wahrhaft weise, seelisch harmonische Menschen durch den Adel ihrer Erscheinung glänzen. So schafft die Seele auch bei begangenen Fehlern wieder Ordnung im Körper, wenn und wo immer es geht, sodass ein Heilenhelsen unsererseits infolgedessen überhaupt gar häufig nicht erforderlich ist.

Nach alledem muss es bei bestehenden Störungen im Körper unsere erste und oberste Ausgabe sein, der Seele, eben der Naturheil- oder Lebenskraft der Alten, alle Hindernisse hinwegzuräumen, damit ihr ordnendes Wirken frei und voll zur Entfaltung kommen kann und damit betreten wir:

Das Gebiet unserer heilenden Tätigkeit

Heilen ist Ausgleich, Ordnen der Kräfte des Lebens. Demnach müssen wir bei Krankheit zunächst nicht nur dafür sorgen, dass der Kranke seine früheren Fehler unterlässt, nicht mehr trinkt, nicht mehr raucht, sich den Magen nicht mehr überlädt, usw., sondern auch, dass er. wo es geht, das Gegenteil von jenem treibt. Ein Mensch, der sich den Magen verdorben, sich ihn überladen hat, sei es, dass dies bei einem Diner oder im Laufe der Zeit geschah, muss fasten oder er muss wenigstens die aufzunehmende Nahrung entsprechend beschränken. Würde der Kranke seinen Magen mit Speise und Trank weiter beladen, so würde die Heilung eine Unmöglichkeit sein oder doch eine wesentliche Verzögerung erfahren, weil die Verdauungstätigkeit und die mit jedem verdorbenen Magen verbundene krankhafte Zersetzung der Speisen Magenkatarrh unterhält. Daher drängt die *Natur*, die unter der Störung sich unbehaglich fühlende Seele des Kranken, diesen auch selber zum Fasten oder sie wirft, dem dummen, ihr immer erneut Speisen aufdrängenden Menschen zum Trotz, diese durch Erbrechen einfach wieder hinaus. Fasten, das Gegenteil des überladenen Magens, fordert hier also unsere Vernunft und die Natur des Kranken, und wir haben dafür zu sorgen, dass der Kranke diese Diät innehält. Wir wählen einen anderen Fall. Ein Mensch, der sich geistig überanstrengt hat, muss in eben dieser Richtung vermehrt ruhen; denn ihm ist, wie dem Verdauungskran-

---

1) Wisset ihr nicht, dass ihr ein Tempel Gottes seid? 1. Korinth. 3, 16.

ken, selbst eine normale Leistung noch eine Schädlichkeit. Wenn der Kranke ruht, geistig sich schont, dann werden die Kopfnerven wieder gekräftigt; er wird gesund. Im anderen Fall bleibt er krank und er wird es immer mehr. Ein dritter Kranker wieder, der sich wenig bewegt und dadurch dickes, stockendes Blut, viel Fett am Leibe, usw., bekommen hat, muss sich nun in vermehrter Weise bewegen. Dadurch kommt das stockende Blut wieder in Gang, der Stoffwechsel in Ordnung, usw. So haben wir das Leben des Kranken zunächst harmonisch zu regeln, und dadurch wird teils die Störung schon selber geheilt, z. B., Fett verbraucht. Blut vom Kopfe abgeleitet, usw., teils ist es der *Naturheilkraft* dann leichter, die Störung zu ordnen.

»Mein Geheimnis«, sagte Napoleon I., »bei den Vorzeichen eines Krankheitsanfalles rasch zu genesen, bestand niemals darin, dass ich Arzneien schluckte, sondern darin, dass ich entweder ein oder zwei Tage Enthaltsamkeit pflegte oder meine vorher geübte Lebensweise durch das übertriebene Gegenteil unterbrach, indem ich z B., einen großen Ritt machte oder einen ganzen Tag ohne Unterbrechung jagte, wenn ich vorher ein sitzendes Leben geführt hatte oder umgekehrt 24 Stunden und länger Ruhe hielt, wenn ich vorher meinen Körper übermäßig angestrengt hatte und diese Gepflogenheit hat mich nie im Stich gelassen.«

Doch nicht immer darf sich bei Krankheit unser Handeln auf dieses Ordnen der äußeren Lebensführung des Kranken beschränken, nicht immer können wir das innere Heilungsgeschäft den ordnenden Kräften der Seele ausschließlich vertrauen; denn es sind gar häufig die Störungen im Menschen so groß, dass, sie auszugleichen, auch bei Abhaltung äußerer Schädlichkeiten für die Kräfte der Seele eine Unmöglichkeit wäre, nicht, weil diese sie nicht zu heilen verstünde, sondern weil deren Größe ihre Kraft übersteigt. Wir erinnern da an eine heftige Entzündung. Hier sind am Ort der Erkrankung die lebensmagnetischen Kräfte mächtig geworden weit über das gewöhnliche Verhältnis hinaus. Mächtiger geworden und nicht mehr geordnet nach dem Plan des Ganzen, sondern tätig nach eigenem Gesetz, sind sie aber dem Einfluss der Seele entrückt und sie ziehen nun ihrer eigenen Natur gemäß an, stoßen ab und zerstören, sodass schließlich selbst der ganze Körper in die Gefahr der Vernichtung gerät. Wir können überhaupt sagen, wir liegen mit der ganzen niederen Natur in einem beständigen Streit: denn unser ganzes Leben ist nichts weiter wie ein Kampf mit der umgebenden Natur, in der und durch die wir unser

Dasein führen. Wir haben uns aus der Natur, die selbst im letzten Atom ein eigenes Dasein führt, herausgehoben, haben ihr alles entnommen, was wir besitzen, beherrschen an Kraft und an Stoff, und nur, was wir beherrschen, ist unser Besitz. Wer sich in diesem Streite behauptet, bleibt Sieger. Damit bei Krankheit der Kranke nun siege, ist es unsere Aufgabe, der *Naturheilkraft* im Kampf zu helfen, ihr ordnendes Wirken so viel wie möglich zu fördern. Mehr können wir nicht — kann kein Arzt. Das Heilen selbst ist und bleibt immer Sache der *Naturheilkraft* oder der Seele.

»Ein jeglicher Wundarzt«, schrieb Paracelsus, »soll wissen, dass er nicht der ist, der da heilt, sondern der Balsam im Leib ist, der da heilt und wozu du Wundarzt gut seist, ist, dass du der Natur an dem verletzten Schaden Schirm und Schützung trägst.«

»Natura sanat, medicus curat« — die Natur heilt, der Arzt behandelt nur, wurde auch bereits von den alten Römern gesagt. Trotz alles Wandels und Wechsels der Zeiten kommen wir also immer wieder auf dieselbe Wahrheit hinaus.

Nachdem wir uns so unsere Aufgabe im Großen und Ganzen vor die Augen gestellt, müssen wir nun uns mit ihr noch im einzelnen beschäftigen. Wir betrachten daher jetzt:

Die einzelnen Heilgesetze

Die Heilkunde ist sicher so alt wie der Mensch. Zeit genug hatte dieser daher, über sie nachzudenken und Erfahrungen zu sammeln über das Heilen. Zwei Hauptrichtungen treten uns nun heute entgegen. Die eine Richtung sagt: *Heilen durch Gegensätzliches*. Dies ist der Grundsatz unserer gewöhnlichen medizinischen Wissenschaft. Der Allopathie. Die andere Richtung lehrt: *Ähnliches durch Ähnliches*. Dies ist das Heilgesetz der Homöopathie. Welche der beiden Richtungen hat da recht? Denn beide bilden einen Gegensatz, und daher kann die Wahrheit scheinbar nur bei einer sein. Wir fassen deshalb vorerst diese beiden Heilungsgrundsätze näher ins Auge, weil sich um sie schließlich doch die ganze Heilkunst dreht.

Die Allopathie also lehrt: *Heilen durch Gegensätzliches*. Da wissen wir, dass die Gegensätzlichkeit im großen Naturgetriebe überall herrschend, dass sie der Generalmotor im Weltall, die erste und oberste

Bedingung zu allem Geschehen ist. Auf Sommer folgt Winter, auf Tag Nacht; dem Manne steht gegenüber das Weib, dem Positiven das Negative, dem Hunger die Sättigung, usw. So ist die Natur nicht nur auf Gegensätzlichkeit aufgebaut, sondern diese auch der Grund, dass jene besteht. Denn ein Geschöpf, das z. B. immer fastet, immer hungrig ist, gibt es nicht, und wenn es wäre, so bestände es nicht lange, ebenso wenig wie ein Geschöpf, das immer im Zustande voller Sättigung wäre. Doch ein Geschöpf, das richtig zwischen der Gegensätzlichkeit Hunger und Sättigung wechselt, das besteht, das lebt. Dasselbe gilt von Arbeit und Schlaf. Ein Geschöpf, das immer ruht, ist und wäre ein Ding der Unmöglichkeit; ebenso wäre es bei einem Zustande immerwährender Tätigkeit. Der Wechsel zwischen Arbeit und Ruhe vielmehr muss die Geschöpfe erhalten, und aus und durch ihn sind sie ausgebaut.

So sehen wir, dass sich der allopathische Heilgrundsatz: *Heilen durch Gegensätzliches* als natürlich begründet erweist, und dementsprechend behandelt, heilt man — haben wir also zu behandeln, zu heilen den Hungernden nicht durch Gleiches, durch Hunger, sondern durch Gegensätzliches, durch Sättigung, den Müden nicht durch Arbeit, sondern durch Ruhe, den Traurigen nicht durch Jammer, sondern durch Freude, durch Trost, den Fiebernden nicht durch Wärme, sondern durch Kühlung, den Frierenden nicht durch Kälte, sondern durch Wärme, usw.

Dieser allopathische Grundsatz gilt jedoch immer nur für den Zustand, nicht auch in Bezug auf das Mittel: denn dieses — und da sehen wir, dass auch der homöopathische Heilgrundsatz: *Ähnliches durch Ähnliches* seine Berechtigung hat — muss etwas sein, was mit dem leidenden Körper Verwandtschaft besitzt, ihm gleich, ihm ähnlich ist, weil es nur so den krankhaften Zustand auszugleichen, zu heilen befähigt ist. So heilt den Verliebten sicher nicht eine als Weib gekleidete Puppe aus Stroh, wenngleich auch sie ein — sein Gegensatz ist, sondern nur eine wirkliche Braut.

Das Weib ist hier dem Mann gegenüber der Gegensatz und der Mensch das gleichartige, mit dem Mann Verwandtschaft besitzende Mittel. Auch den Hungernden heilt man nicht dadurch, dass man ihn lediglich den Magen füllt durch Dinge, die unverdaulich sind, sondern nur durch Nahrung, durch Brot. Die Sättigung ist hier der Gegensatz des Hungers und die Nahrung das gleichartige mit dem Körper verwandte heilende Mittel.

So ist weder die Allopathie noch die Homöopathie mit ihrem Heilgrundsatz völlig im Recht, sondern nur beide Grundsätze vereint stellen dar, was wir am Krankenbett als leitendes Grundgesetz brauchen. Und nur weil die moderne Medizin ihrem Grundsatz gemäß im Kranken Gegensätzliches erstrebt ohne Rücksicht auf die Art der Mittel, weil sie z. B. dem Fiebernden Blutgifte gibt, damit das Fieber sinkt, während sie den gleichen Erfolg durch richtige Wahl der Mittel, durch Kühlung, durch Wasser, sicherer und ohne Schädigung des Kranken erreichen könnte, entschwindet ihr mehr und mehr der Boden unter den Füßen und verliert sie das Vertrauen im Volk. Das Ideal einer Heilkunde kann mithin nur diejenige sein, welche sich zur Heilung naturgemäßer, mit dem Körper verwandter, mit seinem Lebensgesetz in Übereinstimmung stehender Mittel bedient, und der therapeutische Grundsatz lautet daher:

Jede Heilung ist zu erstreben durch Mittel, welche zur Störung in einem gegensätzlichen, zum Körper selbst jedoch in einem verwandten oder gleichartigen Verhältnis stehen.

Es wäre nun aber verkehrt, zu denken, man müsse zum Zweck der Heilung z. B. einen Fiebernden ohne Weiteres so lange kühlen, in kaltes Wasser stecken, bis er völlig abgekühlt ist oder einen Überhungerten so lange füttern, bis er nichts mehr essen kann, oder einen Erfrorenen gleich heiß baden, usw. Denn wohl ist unser ganzes Körpersystem aus polaren Schwingungen zwischen gegensätzlichen Zuständen aufgebaut. Diese Schwingungen sind aber an eine bestimmte Norm gebunden. Es stellen zu weite ebenso wie zu enge Schwingungen eine Gefahr für unseren Körper dar. Und weil sich ein bestimmter Zustand zu weit von der Norm entfernt hat, deshalb liegt ja eben die Krankheit vor. Wir dürfen deshalb den reinen, vollen Gegensatz nicht ohne Weiteres erstreben, weil wir dadurch nicht nur eine gleich große Störung, sondern eine noch weit schlimmere schaffen würden; denn das Gefüge im Bau des Körpers ist schon durch den einen krankhaften Zustand, durch die abnorme Schwingung nach der einen Richtung gelockert. Würden wir es daher mit Gewalt nach der anderen drängen wollen, so würde es doppelten Schaden leiden, und wir setzen uns der Gefahr aus, dass uns, wie wir sagen können, der schief gewordene Turm bei unserem unvorsichtigen Geraderichtenwollen zusammenfällt. Je schiefer der Turm, je leidender der Kranke, um so vorsichtiger müssen wir daher bei unserer Kur zu Werke gehen. Diese Regel hat für die ganze Natur Gültigkeit; sie ist Naturgesetz.

Die medizinische Wissenschaft hat dieses Gesetz in der neueren Zeit ebenfalls erkannt, und von Professor Arndt wird ihm am bereits zitterten Orte mit folgenden Worten Ausdruck gegeben:

»Schwache Reize fachen die Lebenstätigkeit an, mittelstarke fördern sie und stärkste heben sie auf.«

Professor Hugo Schulz äußert sich:[1]

»Jedes kranke Organ zeigt gegenüber irgendwelchem Arzneistoff (und natürlich auch sonstigem Einfluss, d. Verf.) ... eine veränderte Reaktion; denn seine Erkrankung bedingt eine Schwäche seiner physiologischen Leistung ... Es bedarf unter bestimmten Pathologischen Verhältnissen nur eines geringen Quantums eines Arzneimittels (oder sonstigen Einflusses, d. Verf.), um den Effekt zu erzielen, den man, vom normalen Organ ausgehend, erst von größeren Dosen erwarten wüsste.«

Noch schöner ist diesem Gesetz Ausdruck gegeben in einem Schriftchen, das sich betitelt: „Jatrochemie und Elektrohomöopathie." Die betreffende Stelle lautet:

»Denken wir uns ... den Zustand der Gesundheit als den normalen und neutralen ÷, den Zustand des Gleichgewichts aller vitalen Kräfte und den Krankheitsreiz, welcher diese Neutralität umstimmend beeinflusst, als positive Kraft †, welcher wir in der Arznei eine gleichwertige, jedoch entgegengesetzte (negative) Kraft — zum Ausgleich entgegenzusetzen haben, um sie aufzuheben und so wieder zu dem Stadium der Neutralität ÷ zu gelangen.

»Es bedeute uns in nachstehender Figur ÷ den indifferenten Organismus, auf welchen die Noxe † A in bestimmtem Maße und Grade krankmachend einwirkt.

»Ihr entspricht als ausgleichende Kraft der Arzneireiz — A^1, dessen Wirkung eine gleiche oder vielmehr analoge, jedoch entgegengesetzte sein muss. Je weiter † A von ÷ ausholt in der Positivität, desto weiter muss —

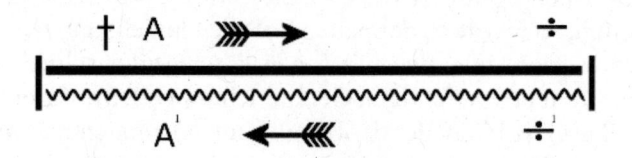

---

1) Wirchows Archiv f. path. Anatomie, B. 108. 1887, zit. Nach Arndt.

A^1 sich entfernen in der Negativität; je höher † A steigt als positive Kraftmenge, desto tiefer muss — A^1 fallen als negative Kraft, gegenüber dem Indifferentismus des Organismus einerseits und der sogenannten neutralen, indifferenten oder wirkungslosen Dosis der Arznei andererseits.

»Die Kraft der gegenseitigen Aufhebung, die Möglichkeit der Assimilation des Heilmittels in dem erkrankten Organ wird indessen sofort schwinden, sobald die Arzneikraft A^1 anstatt einer Negativität eine Positivität wird, d. h., sobald A^1 sich über die indifferente Dosis $\div^1$ erhebt und dadurch zu † A^1 anstatt zu − A^1 wird.

»Das ist einleuchtend für jeden Kenner der positiven und negativen Größen, dass † A und † A^1 einander niemals aufheben, sondern nur summieren können, was in unserem Fall nichts anderes bedeutet, als dass die Intensität der Krankheit durch die zu starke Dosis vermehrt werden muss, wie auch die praktische Erfahrung tatsächlich bestätigt.

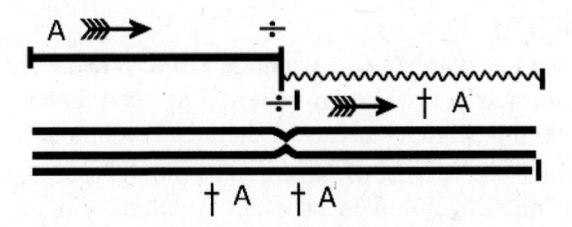

»Das entgegengesetzte Verhältnis müsste Platz greifen, sobald die Noxe A eine Negativität wird, welche alsdann überneutrale (positive) Dosen erfordert, was die Notwendigkeit der Differenzierung der Dosen nicht nur bei verschiedenen Krankheiten, sondern auch bei sensiblen und torpiden Naturen erklärt.«

Das Verhältnis der Stärke des Heilmittels zur Stärke der Krankheit muss also ein *umgekehrt proportionales* sein, oder mit anderen Worten, wir müssen das Heilmittel umso schwächer, milder gebrauchen, je schwerer die Krankheit ist. Das Einzelne werden wir im weiteren sehen.

Bei allen Krankheiten ist aber immer ein Zuviel oder Zuwenig vorhanden. Demnach muss bei allen Heilungsbestrebungen der leitende Gedanke ein Geben oder Nehmen sein. Dem Überernährten müssen wir die Ernährung beschränken, dem Fiebernden die Hitze nehmen und krankhaft erregte Schwingungszustände müssen wir beruhigen. Dem Frierenden dagegen müssen wir Wärme geben, bei dem Unterernährten die Ernährung heben und krankhaft darniederliegende Schwingungszustände müssen wir beleben.

Wir haben bei Krankheit aber nicht nur überhaupt irgendein Zuviel oder Zuwenig im Körper, sondern bei Katarrh und Entzündung, die mehr oder weniger doch bei jedem Leiden bestehen, sind die lebensmagnetischen Kräfte auch in ihrer Verteilung im Körper gestört; sie sind an der einen Stelle zu viel, an der anderen zu wenig vorhanden.

Daraus ergibt sich für uns die Notwendigkeit, die Verteilung dieser Kräfte im Körper zu ordnen, oder wir müssen, wie der technische Ausdruck lautet, ableiten vom kranken Organ, damit hier das Zuviel der lebensmagnetischen Kräfte weniger wird; denn bei Katarrh und Entzündung ist immer ein viel dieser Kräfte am Orte der Erkrankung vorhanden.

Die Ableitung

spielt am Krankenbett eine wichtige Rolle. Wie die einzelnen Mittel wirken, werden wir im weiteren sehen. Für jetzt haben wir nur die Gesichtspunkte in das Auge zu fassen, die uns dabei zu leiten haben.

Wo ein Reiz, ein Einfluss auf unseren Körper wirkt, tritt eine Reaktion von innen nach außen oder ein Ausfluss, ein Verbrauch, eine Entspannung von Kräften ein. Wenn daher in irgendeinem Körperteil ein Zuviel von Blut und lebensmagnetischer Kraft vorhanden ist, so müssen wir geeignete Reize auf entfernte Körperteile wirken lassen, weil die Spannung, das Zuviel dort dann weniger wird, wie sich hier der Zufluss vermehrt. Dieses Entferntsein der zu behandelnden Organe wird sich je nach der Erkrankung verschieden gestalten. Entfernt sind z. B. von der Brust und dem Kopfe der Bauch, die Arme und Beine, entfernt vom Bauch Arme und Beine, entfernt von einem dieser Glieder der ganze übrige Körper und entfernt von inneren Teilen die ganze äußere Haut. Letztere und Arme und Beine spielen daher für die Zwecke der Ableitung die wichtigste Rolle. Und Arme und Beine strecken sich mit ihrer reichen Muskulatur als *Blitzableiter* uns da schon förmlich entgegen. Die Haut ist bei dem Modernen für Zwecke der Ableitung aber noch besonders befähigt; denn sie gleicht infolge des Mangels an Hautpflege einem vertrockneten See, einem See, der der Füllung harrt und ihrer dringend bedarf. Ist sie doch überhaupt das Organ, durch das jeglicher Austauschverkehr mit der

Außenwelt, also auch jeder Ausfluss, jegliche Entspannung von innen nach außen geschieht, weil, aus der einfachen Zelle entsprungen, der Mensch heute noch, trotz seiner reichen Innenorgane, nichts weiter wie eine Zelle, ein Organismus im großen ist, ein Organismus, der lediglich durch seine Zellen-Körperoberfläche mit der Außenwelt in Verbindung steht; denn auch die Auskleidung der Innenorgane, die Schleimhaut, ist nichts weiter wie äußere Haut, die das in der Natur allwaltende Weisheitsprinzip zum Zwecke der Oberflächenvergrößerung nach innen gezogen hat. So ist und bleibt die Haut immer derjenige Körperteil, auf den sich die Ableitung in erster Linie richten muss, eine Aufgabe, die uns um so leichter wird, weil wir ja anderes als durch die Haut gar nicht auf den Körper wirken können. Wir müssen demnach zum Zwecke der Ableitung Reize auf die genannten Teile wirken lassen, und indem wir so die katarrhalisch oder entzündlich erkrankten Organe von dem Zuviel an Blut und lebensmagnetischen Kräften entlasten, werden sie der Heilung entgegengeführt und werden Erfolge erzielt, die die moderne Medizin, welche überall nur erkrankte Zellenkomplexe sieht, in ihrem inneren Zusammenhange weder begreift, noch trotz der Spezialisterei jemals erreicht und für möglich hält.

Nun betrachten wir:

Die Behandlung des leidenden Teiles

Zwei Zustände können es immer nur sein, die uns in leidenden, entzündeten oder katarrhalisch erkrankten Teilen entgegentreten: entweder der örtliche Zustand ist übernormal oder krankhaft erregt; das ist besonders bei den akuten Entzündungen der Fall, oder er ist unternormal, kraftlos und dieser Zustand ist in der Regel vorhanden, wenn das Leiden chronisch geworden ist. Im ersten Falle müssen wir örtlich beruhigen und hier haben wir uns vor die Augen zu führen, dass wir den leidenden Teil, ganz entgegen der medizinischen Wissenschaft, die ihn stets so viel, wie möglich selbst in Angriff nimmt — wir erinnern hier nur an die so leicht erreichbaren und deshalb so viel misshandelten Hals- und Unterleibsleiden — in erster Linie möglichst in Ruhe lassen müssen, ihn nicht reizen dürfen, weil jede Reizung die krankhafte lebensmagnetische Schwingung vermehrt und den krankhaften Zustand unterhält. Und hauptsächlich infolge der beständigen Reizungen sind die Erfolge der beizenden, brennenden und schneidenden modernen Hals- und Unterleibsspezialisten oft so geradezu jämmerlich schlecht. Wir haben also bei den auf krankhafter entzündlicher Erregung beruhenden Erkrankungen in dem kranken Organ umsomehr einen der Schonung bedürftigen Körperteil zu sehen und müssen ihn umso milder behandeln, je kranker er ist.

In den chronisch gewordenen Fällen und denen, wo überhaupt das Leben darniederliegt, hingegen müssen wir die leidenden Teile erregen, beleben. Eine Belebung derselben ist nun schon dadurch gegeben, dass wir durch die allgemeine Regulierung der Säfte und Kräfte, durch die Ableitung im leidendem Teile normale Verhältnisse schaffen, das stauende Blut zerteilen, es in neue Bewegung versetzen und dadurch die Gewebe ernähren.

Und diese Regulierung des Blutlaufes und der Strömung der lebensmagnetischen Kräfte ist und wird immer das A und O jeglicher Heilung bleiben; denn so lange wir im leidenden Teile dauernd Stauung haben, wird uns niemals eine Heilung gelingen, niemals eine Belebung möglich sein, weil Stauung verminderte Bewegung und infolgedessen gleichbedeutend mit vermindertem Leben ist.

Wir haben daher bei chronischen Störungen und organischer Schwäche meist nur den Blutlauf und die Strömung der lebensmagnetischen Kräfte zu ordnen und die Heilung, die Belebung ist dadurch von selber gegeben. Wo diese Regulierung zur Erreichung des Zieles aber nicht ausreicht, müssen wir den leidenden Teil selbst erregend behandeln oder, mit anderen Worten gesagt, weil hier der Zustand negativ ist, müssen die Behandlung und die Mittel positiv sein.

Die Behandlung wird dann zwar bis zu einem gewissen Grad eine solche, welche Blut zuleitend wirkt. Das Blut wird dann aber im leidenden Teil nicht angehäuft und gestaut, sondern im lebendigen Fluss durch seine Gefäße geführt, und so wird das kranke Organ besser ernährt und zu seiner Tätigkeit fähig gemacht.

Man spricht allerdings auch viel von der Notwendigkeit der Zuleitung von Blut in dem Sinne, dass man nur die Zufuhr von Blut im Auge hat und dies geschieht namentlich in Bezug auf den Unterleib und seine Organe.

Dazu ist es nötig, noch einige Worte zu sagen. Wenn im Unterleib schon kein Blut mehr vorhanden wäre, wenn wir hier Blut zuleiten müssten, wo sollte dann überhaupt im Körper noch Blut vorhanden sein? Der Unterleib ist ja ohnehin schon aufgrund des Gesetzes der Schwere und infolge der bekannten menschlichen Sünden mit Blut krankhaft erfüllt. Alle Maßnahmen, die hier auf Blutzuleitung zielen, stellen daher entweder Blutlauf regulierende Mittel im obigen Sinne dar oder sie sind verkehrt.

Nicht Blut zuleiten, sondern Blut ableiten vom Unterleib und die Stauungen zerteilen, das ist es mithin, was hier der Zustand in der Regel gebieterisch fordert.

Eine Krankheit gibt es aber, wo die Blutzuleitung, wie wir es wollen, ein hochwichtiges therapeutisches Erfordernis ist. Es ist die Schwindsucht, die Tuberkulose der Lunge. Unter der Last der Rippen und der oberen Brustpartie, vor allem der Arme wird bei geschwächten Menschen der obere Brustraum eingeengt, die Lunge zusammengedrückt und diese infolge des Mangels an freier Atmungsbewegung in ihrer Durchblutung und Ernährung beschränkt.

So muss Unterernährung des Lungengewebes und schließlich der Zustand entstehen, der als Zerfall oder Tuberkulose der Lunge seinen traurigen Abschluss findet. Wir müssen deshalb hier für bessere Lungenernährung sorgen und wir erreichen das dadurch, dass der Kranke viel liegt und dabei eine möglichst ebene Lage wählt, weil dann das Herz und die Lunge in eine Lage kommen, die dem Blut einen leichten Durchfluss gewährt. Auch wird dann die Brust von dem Gewicht der aus ihr ruhenden Teile entlastet, und so kann die Lunge sich wieder voll weiten und, vom Blut reichlicher durchströmt und besser ernährt, wieder gesunden.

Nun müssen wir hier noch einige Worte der Betrachtung einer Behandlungsart widmen, die man nach ihrem Begründer die Biersche Stauung nennt.

Diese Behandlung beruht darauf, dass man in akut oder chronisch entzündeten, besonders aber tuberkulös erkrankten Organen durch Abschnürung der blutabführenden Gefäße oder Ansaugung des Blutes durch Apparate eine Anhäufung und Stauung des Blutes künstlich erzeugt, und von dieser Behandlung, die im Gegensatz zu unserer Anschauung zu stehen scheint, werden günstige Erfolge besonders bei den tuberkulösen Erkrankungen der Knochen berichtet.

Die Stauungen sind aber nur von kurzer Dauer, und so beruht ihre Wirkung auch nur auf dem heilenden Einfluss, den wir oben dargelegt haben. Es ist die zur Heilung notwendige Neudurchblutung der leidenden

Teile, und was darüber hinausgeht, was sich als anhaltende Stauung offenbart, das ist vom Übel. Das schädigt der Kranken und wird in der Regel von ihm auch nicht vertragen, von ihm selbst als schädlich empfunden.[1]

Auch bei den negativen Erkrankungen haben wir uns daher vor die Augen zu führen, dass wir, wenn wir gelegentlich belebend, erregend wirken müssen, gemäß dem Gesetz der Reize den kranken Teil umso milder behandeln müssen, je kranker er ist. Wir dürfen daher auf keinen Fall beleben, reizen wollen um jeden Preis. Sonst verfallen wir in den Fehler der medizinischen Wissenschaft, die z. B. bei Magenkatarrh auch reizt und reizt durch Bismutum subnitricum, Ärgentum nitricum (Höllenstein), usw. bis er zu Magenwandwucherung kommt — d. i. bis Krebs entsteht, statt dass sie die Gesundung des Magens durch Kräftigung des ganzen Körpers und Regulierung des Blutlaufs erstrebt.

Wir können als Heilgrundgesetz demnach feststellen: Störungen positiver Art sind zu behandeln durch naturgemäße, mit dem Körper Verwandte. Kräfte entspannende, beruhigende oder negative Mittel unter ableitendem Verfahren im gegebenen Fall. Störungen negativer Art hingegen sind zu behandeln durch Kräfte gebende, belebende, erregende oder positive Mittel unter zuleitendem Verfahren nötigenfalls. Stets ist aber die Stärke des Heilmittels im umgekehrten Verhältnis zur Schwere der Erkrankung zu wählen und immer muss der höchste Arzt derjenige sein, welcher im Kranken selber wohnt.

Die einzelnen Mittel

Indem wir diese näher betrachten, halten wir uns vorerst gegenwärtig, dass in unserem Körper tattwische und lebensmagnetische Kräfte

---

[1] Über die Behandlung der einigen Entzündungen mit Stauungshyperämie nach Bier äußert sich Dr. Hans Iselin, 1. Assistenzart an der Universitätspoliklinik in Basel: »Die St. ist an die Spitalbehandlung gebunden: sie ist zu allgemeiner Verwendung zu schwierig. Bei Streptokokkeninfektionen schlägt die günstige Wirkung in Schädigung um. Die Methode ist überhaupt nicht ungefährlich; sie kann Erysipel — nach Beyer durch Stauung der Endotoxine an der Staustelle — und durch schubweise Überschwemmung des Blutes mit Toxinen hohes Resorptionsfieber machen ... Metastatische Abszesse, allgemeine Drüsenschwellung und Fingergangrän sind beobachtet worden.« Münchener Med. Wochenschrift 1919, Ar. 16.

wohnen und infolgedessen Störungen in beiden Prinzipien möglich sind. Es zerfallen daher auch die Mittel in diese zwei verschiedenen Gruppen. Die Störungen in den lebensmagnetischen Kräften stehen zweifellos aber in der vordersten Reihe. Man denke da nur an das Heer der nervösen Erkrankungen, der Katarrhe, Entzündungen und Fieber, an die Stoffwechselstörungen, usw.

Wir brauchen mithin in erster Linie solche Mittel, die auf die lebensmagnetischen Kräfte zu wirken gestatten, und das wären zunächst die lebensmagnetischen Kräfte selbst, ferner Licht, Luft, Wasser, Bewegung, Ruhe, Wärme, Kälte, usw. kurz gesagt, die physikalischen Mittel, welche, den Alten in ihrem Werte sehr gut bereits bekannt, die Gegenwart jetzt wieder zu Ehren bringt. Die lebensmagnetischen Kräfte selbst müssten sonach in der Reihe der Heilmittel an der vordersten Stelle stehen.

Wir werden uns mit ihnen aber erst an der letzten Stelle beschäftigen. Denn dass wir nicht jedes Leiden lebensmagnetisch heilen können, haben wir nach dem Vorausgegangenen nicht nötig zu sagen. Es sei dies nur deshalb besonders erwähnt, weil man ähnlicher Anschauung nicht selten begegnet. Wer als Magnetiseur auf die tattwischen oder konstitutionellen Störungen wirken wollte, müsste das Gebiet der höheren und höchsten seelischen Kräfte bewusst zu betreten imstande sein. Dann aber ist sein Wirken ein magisches und kein eigentlich und rein magnetisches mehr.

Der Lebensmagnetismus braucht aber auch nicht das ausschließliche oder erste Heilmittel zu sein selbst da, wo er es sein könnte, weil man lebensmagnetische Störungen im menschlichen System auch auf einfachere Weise, durch Wasser, Licht, usw. heilen kann. Und wenn z. B. gegen einen Kopfschmerz ein Leibumschlag, ein Fußbad, ein Spaziergang usw. hilft, warum soll dann erst die Lebenskraft eines anderen Menschen, eines Magnetiseurs, das Heilmittel sein?

Wir sagen jedoch weiter: Der Lebensmagnetismus soll selbst nicht in den zutreffenden Fällen das erste und ausschließliche Heilmittel sein; erstens, weil es ein Unrecht, eine Verschwendung wäre, unnötigerweise Kräfte zu opfern, die wichtigeren Zwecken dienen können; denn wir mögen ein Werk vollbringen, welches wir wollen; wir mögen unser Tagewerk tun oder uns zu höchstem geistigen Aufschwung erheben, stets geschieht und ist es nur möglich mithilfe unserer lebensmagnetischen Kraft. Wenn wir sie aber zu dem einen Zweck verwenden, kann sie uns nicht zu dem anderen dienen. Darum, wie gesagt, keine Vergeudung dieser Kräfte für einen unnötigen Zweck. Und die Lebenskraft soll zweitens nicht das ausschließliche Heilmittel jeglicher lebensmagnetischen Störung im menschlichen Körper sein, weil der Behandelte zum Behandelnden leicht in ein, zum Teil unbequemes, zum Teil selbst nachteiliges Abhängigkeits- und lebensmagnetisch polares Verhältnis tritt.

Die Abhängigkeit ist hier insofern gegeben, als der Kranke dann wegen jeder Sache den Magnetiseur aufzusuchen gezwungen ist, während er sich vielleicht recht gut selber helfen könnte. Es ist dieses Abhängigkeitsverhältnis zwar kein Vorwurf, der die lebensmagnetische Behandlung ausschließlich trifft; denn gleich abhängig ist das große Publikum vom modernen Arzte, weil es, brav in Dummheit erhalten, doch niemals weiß, was ihm verschrieben wird, selbst wenn man ihm nur verdünnten Lakritzenhaft gibt. Aber es ist die Aufgabe des Menschen, dass er zur Selbstständigkeit komme, und deshalb sei auch Selbstständigkeit des Kranken gegenüber dem Arzte jeder Richtung erstrebt.

Das lebensmagnetisch-polare Verhältnis zwischen dem Magnetiseur und dem Kranken ist allerdings nicht zu vergleichen mit demjenigen, welches bei der modernen hypnotischen Behandlung entsteht; denn bei letzterer wird auf die Seele des Kranken gewirkt, während diese bei der magnetischen Behandlung ganz unberührt bleibt, sodass hier eine missbräuchliche seelische Beeinflussung nicht geschehen kann.

Aber das lebensmagnetisch-polare Verhältnis zwischen dem Magnetiseur und dem Kranken kann — konnten wir doch den Lebensmagnetismus auch Lebensliebeskraft nennen – bei öfter Wiederholung zwischen Personen beiderlei Geschlechtes leicht Züge gewinnen, die nicht mehr zum Gebiet der Krankheit gehören, und deshalb bleibe auch aus diesem Grunde die lebensmagnetische Behandlung eine beschränkt gebrauchte, gleichsam in Vorrat gehaltene heilige Sache. Wir betrachten sie daher zuletzt und behandeln unter den Heilmitteln nun zuerst:

Das Wasser

Das Wasser ist als Heilmittel schon so lange bekannt und es wurde über dasselbe so viel schon geschrieben, dass man denken könnte, es sei darüber wenig mehr Neues zu sagen. Und doch tritt es uns fast als etwas ganz Neues entgegen, wenn wir es vom lebensmagnetischen Standpunkte aus in Augenschein nehmen; denn bis jetzt hat man mehr nur seine thermische, chemische und mechanische Wirkung betrachtet, die sogenannte dynamische jedoch kaum oft genannt und was man sich darunter zu denken hat, darüber wird in der Regel noch weniger laut. In neuerer Zeit erkennt man aber mehr und mehr, dass auch eine elektrische vorhanden ist und hier, in der elektrischen Natur des Wassers, liegt sein höchster Wert. Es sei dies nun näher gezeigt.

Das Wasser ist als ein Teil der Erde als Mineral, ein Träger des (erd-)elektrischen Prinzips und seine Bestandteile sind zwei Teile Wasserstoff und ein Teil Sauerstoff (H_2O): dabei ist der Sauerstoff, elektrisch negativ, der Wasserstoff hingegen elektrisch positiv und diese Polarität der elektrischen Kräfte ist es, was die beiden Elemente zu einem Ganzen, zur Ehe des Wassermoleküles, vereint. So ist das Wasser erstens ein Träger elektrischer Kräfte aufgrund seiner mineralischen Natur, und zweitens ist das negative Prinzip in ihm noch besonders vertreten im Sauerstoff. Die innere Natur des Wassers ist mithin elektrisch, negativ und kalt und die Schwingung seiner Kräfte ist träger Art.

Wir wissen aber, dass Entzündung und Fieber auf einer zu hohen Schwingung und Anhäufung von positiven magnetischen Kräften beruhen; ferner, dass die Elektrizität zu dem Magnetismus in einem wesensgleichen polaren, ausgleichsfähigen Verhältnis steht. Was ist da anderes fast von selber gegeben, als dass wir bei Entzündung und Fieber zum heilenden Ausgleich, als Heilmittel, Wasser, kühles Wasser an den Körper bringen?

Durch das Wasser, durch seine negativen elektrischen Kräfte, werden die zu hochschwingenden, erregten, krankhaft angesammelten positiven magnetischen Kräfte beruhigt und entspannt — wie in zwei, mit ungleichen elektrischen Kräften geladenen metallenen Platten durch gegenseitige Berührung die Spannung vergeht — und dadurch werden Entzündung und Fieber gemindert, geheilt. Die negativen elektrischen Kräfte des Wassers, für welche die Gewebe des Körpers kein Hindernis sind, haben das Werk vollbracht.

Haben wir hier etwas behauptet, was mit den Lehren der Wissenschaft im Widerspruch steht, nicht auch durch sie seine Bestätigung findet? Sehen wir zu.

»Scoutetten bat gefunden, dass in allen, auch in den nicht mineralischen Bädern das Wasser in Berührung mit dem menschlichen Körper einen von der Flüssigkeit ausgehenden elektrischen Strom bedingt, der den Organismus des Menschen durchläuft«,[1] und Dr. med. Bohn schreibt:

»Im Grunde beruht auch die Hydrotherapie auf elektrischen Einwirkungen. Bezügl. der Kneippschen Güsse bat dies z. B. Dr. Walser in Pullach direkt nachgewiesen.«[2]

So bestätigt die Wissenschaft bereits, was wir behauptet haben, und wir sagen: über kurz oder lang wird sie gleich uns die elektrische Wirkung des Wassers als die oberste nennen.

Die Formen, in denen das Wasser uns für therapeutische Zwecke zur Verfügung steht, sind bekannt. Es sind Bäder, Packungen, Waschungen, usw. Wenn wir es mit einem Fieber zu tun haben, von dem — wie es besonders bei Kindern so häufig geschieht — man noch nicht recht sagen kann, *was dahinter steht*, oder mit Masern, Scharlach, Typhus, Pocken, ferner mit einem großen entzündlichen Prozess, einer Luftröhren- oder Lungenentzündung, kurz, einer Entzündung, die den ganzen Körper stark in Mitleidenschaft zieht, in ihm Fieber erregt, so werden wir ihn mithin möglichst reich mit Wasser in Berührung bringen, damit dessen elektrische Kräfte allenthalben auf das heiße Blut und die krankhaft erregten lebensmagnetischen Kräfte wirken, mit ihnen in einen Ausgleich treten, sie kühlen, lebensmagnetisch beruhigen und entspannen können, und zu dem Zwecke sind also Ganzwaschungen, Rumpf- oder Ganzpackungen und Bäder am Platze.

Dass wir dann nicht denken dürfen, je kälter, desto besser, wissen wir bereits; denn wir sahen, dass von einer bestimmten Grenze ab Einflüsse für den Körper umso mehr zur Schädlichkeit werden, je weiter sie sich von der Norm entfernen; ferner, dass ein Körper umso empfindlicher ist, je kranker er ist; für ihn wird ein Kleinreiz schon zu einem mittleren und starken Reiz mit entsprechenden Folgen. Große Kälte, eine sehr niedrige Temperatur des Wassers ist aber ein Großreiz, eine Schädlichkeit schon für einen Gesunden. Um wie vieles mehr sind sie es daher für den Körper eines Kranken. Eis, das am meisten wirken, kühlen, beruhigen, ausgleichen müsste, wird infolgedessen auch so wenig vertragen, wenn man es nicht mit der gehörigen Vorsicht, durch starke schützende Unterlagen gemildert, verwendet. Man hat demnach die Temperatur des Wassers umso milder

---

1) Vilsinger, Sanitätsrat Dr., „Natürliche Heil- und Lebensweise", B. II, S.32.
2) Reformblätter, 1902, S.179.

zu wählen, umso weniger kalt, je schwächer der Kranke, je schwerer die Erkrankung und je mehr der leidende Teil dem Einfluss der kühlen Packungen selbst ausgesetzt ist.

Hier kommt aber noch sehr infrage die Menge und die Art, in und mit der die Anwendung des Wassers geschieht; denn während ein Tropfen eisigen Wassers aus einen Menschen, sei er gesund oder krank, so gut wie keinen Einfluss hat, würde ein eisiges Bad von wesentlich anderer, möglicherweise schädlicher, vielleicht sogar tödlicher Wirkung sein. Je mehr Wasser bei irgendeiner Anwendungsform auf einmal an den Körper kommt, umso höher müssen wir daher die Grade wählen, und umgekehrt, je weniger wir Wasser verwenden, umso kühler können wir es geben. Die Temperatur unseres Körpers beträgt normalerweise durchschnittlich 37,5 °C, und Bäder von 20 – 25°C (16 – 20° R) werden vom gesunden Menschen noch als erträglich empfunden. Temperaturen unter 20°C (16°R) sind dagegen *nicht mehr schön* und werden weniger gut vertragen.

Diese Temperatur bildet demnach für den Menschen in Bezug auf Bäder normalerweise nach unten die Grenze, und unter sie dürfen wir daher am allerwenigsten bei einem Fiebernden gehen; ja, nach dem Gesetze der Reize, welches Kranke als weit empfindlicher und widerstandsloser als Gesunde erweist, sind Bäder von 20 – 25°C (16 – 20°R), wie sie die medizinische Wissenschaft bei Fieber als Regel verwendet, bei Fiebernden überhaupt nicht mehr am Platz. Hier müssen wir ihnen vielmehr je nach dem Falle eine Temperatur von 30 – 34°C (24 – 27°R) geben, während Teilbäder, Rumpf-, Sitzbäder, usw., noch eine Temperatur von 27°C (22°R) und weniger haben können. Da die Bäder hier beruhigen, entspannen und kühlen sollen, so gibt man sie von möglichst langer Dauer, 5 – 10 – 15 Minuten und länger.

Was wir hier in Bezug auf Temperatur von den Bädern gesagt haben, gilt natürlich auch von den Packungen; große dürfen also nicht so kalt sein — nicht unter 22 – 25°C (18 – 20°R) — wie kleine (Teilpackungen), die z. B. als ableitende Packungen bei genügend Wärme im Körper brunnenfrisch sein können. Die Dauer der Packungen währt bis zur guten Erwärmung, d. i. in der Regel ½ – 1 Stunde. Und wegen ihrer längeren Dauer sind namentlich die größeren Packungen bei allgemeinem Fieber im Körper zweifellos die schönste Wasseranwendungsform, das beste Ausgleichs- und Beruhigungsmittel; denn hier haben die lebensmagnetischen Kräfte des Körpers Zeit, mit den elektrischen Kräften des Wassers recht in Ausgleich zu treten; durch sie werden daher auch Erfolge erzielt, die die Herrschaft des Wassers als Heilmittel des Fiebers unverrückbar begründen. Wenn der Ausgleich geschehen ist, so sagt die Natur uns das selbst: denn dann wird die Packung vom Kranken als unbehaglich, selbst erregend empfunden. Da dieses Gefühl jedoch mit der vollen Erwärmung zusammenfällt, so können wir auch in dieser das Zeichen des erfolgten Ausgleichs sehen.

Warum wird nun die Packung als erregend empfunden? Ist es die einfache Erwärmung, die den Kranken erregt, ihm die Packung unbehaglich gestaltet? Zweifellos nicht; denn der Kranke zeigte vor der Packung vielleicht eine eben so hohe, ja eine noch höhere Temperatur, und doch waren nicht dieselben Symptome der Erregung vorhanden. Wir sehen diese zudem auch in Packungen bei Personen entstehen, die gar kein Fieber haben. Das Beengtsein, die Umhüllung können das Gefühl der Erregung und Unbehaglichkeit aber auch nicht bedingen; denn der Mensch umhüllt und beengt sich sicher oft stärker: sonst könnte er ja in Kleidern und Betten nicht schwitzen, und bekannt ist ja das enge Korsett. Zudem wird jenes Gefühl der Unbehaglichkeit und Erregung mehr oder weniger von empfindlichen Personen auch bei Packungen empfunden, die, wie dreiviertel Packungen, Leibumschläge, Beinpackungen, usw., gar nicht beengen. Was ist es also, wodurch schließlich jenes Gefühl der Unbehaglichkeit und Erregung entsteht? Die Antwort lässt sich nur vom lebensmagnetischen Standpunkte geben, nämlich: das Wasser in der Packung hat seinen negativen Charakter verloren; es ist positiv, magnetisch geworden, erstens, weil der Körper als der starke, nach negativen Elementen lechzende Teil den Sauerstoff des Wassers an sich gerissen hat, ihn zum lebensmagnetischen Ausgleich verbrauchte, der zurückbleibende Teil des Wassers aber ausgesprochen positiv ist, und zweitens, weil der heiße, mit positiven lebensmagnetischen Kräften überladene Körper die Elemente des Wassers auf die Hohe der magnetischen Schwingung erhob, sie *erwärmte* und sie hierdurch ebenfalls positiven Charakter erlangten. Nun haben wir in der Feuchtigkeit der Packung ebenfalls positive, magnetische Kräfte und da gleiche Pole sich abstoßen, sich hassen, sich fliehen, so muss als notwendige Folge des Aufeinanderwirkens der positiven Kräfte in der Feuchtigkeit der Packung auf diejenigen des Körpers nach erfolgter Erwärmung im Fiebernden oder sonst leicht Erregten, Nervösen, das Gefühl der Erregung, Unbehaglichkeit, selbst der Beklemmung und Angst entstehen, weil in den lebensmagnetischen Kräften unseres Körpers ein größerer Teil unserer Empfindungen wohnt und Störung, Erregung, Verwirrung in ihnen Störungen auch in jenen bedingt. So lernen wir vom lebensmagnetischen Standpunkt aus die erregende Wirkung der feuchten Packungen nach erfolgter Erwärmung vollauf verstehen. und da wir eine erregende Wirkung wohl bei negativen, nicht aber bei positiven Erkrankungen, nicht bei Entzündung und Fieber brauchen können, so ist die Aufgabe einer Packung bei Fieber mit der erfolgten Erwärmung beendet; sie ist dann nötigenfalls durch eine Neue zu ersetzen.

Die Technik der Packungen setzen wir als bekannt voraus. Hier haben wir nur noch zu bemerken, dass man bei Fieber die wollene Umhüllung weniger dicht gibt und im Leinen möglichst viel Wasser lässt, damit die Erwärmung der Packung weniger schnell geschieht und der Körper zum Ausgleich mehr Zeit und Gelegenheit hat. Wenn einer Packung nicht eine Neue folgt, beschließt man sie zur Verstärkung ihrer Wirkung mit einer Waschung oder einem Bad. Diese kann man bei großer Hitze auch der Packung vorausgehen lassen, damit der Kranke vorher erst eine Abkühlung erfährt und die Erwärmung in der Packung weniger schnell vor sich geht. Man legt dann den Kranken unabgetrocknet in die feuchte Packung hinein. Folgt das Bad der Packung, so trocknet man bei hohem Fieber den Kranken nicht ab und schlägt ihn nur in ein trockenes Laken ein, damit auch das vom Bad her der Haut anhaftende Wasser den Kranken kühlt, seine erregten lebensmagnetischen Kräfte beruhigt und entspannt. Und wenn man einmal im Volk allgemein erkannt hat, ein wie erfolgreiches Verfahren uns in Packungen und Bädern gegen die fieberhaften Erkrankungen zur Verfügung steht, dann wird manche Doktorrechnung ungeschrieben bleiben, und manche trübe Erfahrung bleibt erspart; denn ein im Entstehen begriffenes Feuer löscht man mit Leichtigkeit ab, bei einem großen aber reicht oft alle Macht nicht aus. Dann wird auch das Volk einer starren verblendeten Wissenschaft die Impflanzette in Stücke zerbrechen; denn die Furcht vor Pocken ist dann ein lächerlich Ding und alle Angstmeierei vor ihnen verklingt nicht mehr.

Die Frage, wo bei fieberhaften Erkrankungen Bäder nicht am Platz sind, können wir hier nicht erörtern. Es würde uns zu weit führen. Wir fassen die Antwort darauf kurz dahin zusammen: man badet nicht, wo aus äußeren Gründen — Verletzungen, Gefahr von Blutungen, usw. — Körperruhe für den Kranken nötig ist oder wo das Bad ihn zu sehr belästigen würde, z. B. bei schwerer Lungenentzündung. In diesen Fällen kann man zur Beruhigung des Fiebers Waschungen geben, wiederholt diese so oft, wie nötig ist, selbst stündlich, und trocknet nur wenig oder gar nicht ab. Auch dehnt man die Waschung an jedem Körperteil bis zur merklichen Abkühlung aus. Zudem kommen hier noch die Teilpackungen in Betracht.

Wir wissen aber, der ganze Unterleib ist ein Hauptsitz des Blutes und der lebensmagnetischen Kräfte. Daher müssen wir bei Fieber vor allem, also mit oder ohne die größeren Packungen und Baden Leibaufschläge, Leibumschläge und in schweren Fällen Rumpfpackungen geben; letztere lässt man bis auf die Oberschenkel reichen, weil auch sie viel Blut enthalten. In der Wirkung auf den Unterleib und die allgemeine Entfieberung des Kranken leisten, wo sie verwendbar sind, ferner Sitz- oder die noch größeren Rumpfbäder vorzügliche Dienste. Man kann diesen Bädern, wie gesagt, eine etwas niedrigere Temperatur als den großen Bädern geben (27° – 32°C, 22° – 26°R) bei einer Dauer von 10 bis 20 Minuten und lässt ihnen entweder ebenfalls kleinere oder größere Packungen folgen oder gibt einen Leibumschlag, eine Rumpfpackung vorher.

Zur innerlichen Kühlung und Entspannung der lebensmagnetischen Kräfte veranlasst man die meist ohnehin schon durstigen Kranken zu fleißigem Trinken. Man gibt dann entweder reines Wasser oder dieses mit etwas Fruchtsaft versetzt, und zwar das Wasser möglichst frisch vom Brunnen, sodass es den *Brunnengeist*, wie es der große Reformator des Wasserheilverfahrens Rausse so mit Nachdruck verlangte, noch in sich enthält; denn dieser Brunnengeist ist die Elektrizität, die hier so wichtig ist, so wohltuend kühlt und entspannt.

Wir können den Unterleib innerlich aber nicht nur kühlen von oben, sondern auch von unten, durch den Darm. Wir geben dem Kranken zu dem Zweck Klistiere. Das Wasser wird vom Darm aufgesogen und kühlt so innerlich den ganzen Unterleib. Die Klistiere, verabreicht in Mengen von ½ – 1 Liter mit einer Temperatur von 25 bis 30°C (20° – 24° R) reinigen auch den Darm und es wird so viel Ursache für die Erregung der lebensmagnetischen Kräfte im Unterleib aus diesem entfernt. Man hat sie von medizinischer Seite sogar ausschließlich zur Behandlung typhöser Erkrankungen empfohlen, und indem man sie fortgesetzt nach je drei Stunden gab, durch sie allein schon die besten Erfolge erzielt. Bei Typhus sind die Klistiere auch deshalb von einem großen Vorteil, weil der Kranke bei ihrem Gebrauch dauernd sauber liegt; ein Vorteil, der hier gar nicht hoch genug zu schätzen ist. Der Verfasser lässt daher die Kranken selbst täglich mehrmals klistieren. Klistiere also in erster Linie bei allen akuten fieberhaften Erkrankungen zur Kühlung des Unterleibs und Entleerung des Darms.

Zur Reinigung des Darms und inneren Kühlung des Kranken sind die Klistiere aber nicht nur am Platz bei Typhus, sondern auch bei Masern, Scharlach, Pocken, Lungenentzündung und überhaupt bei allen akuten fieberhaften Erkrankungen. Und weil die fälschlicherweise sogenannte Influenza-Epidemie im Herbste und Winter 1918 – 19, bei der es so häufig zu schwerer Lungenentzündung gekommen ist, vor allem durch die mit der ungesunden jahrelangen Kriegskost verbundenen Verdauungsstörungen entstanden war, haben hier die Klistiere so wundervolle Dienste geleistet, wie der Verfasser oft zu beobachten Gelegenheit hatte; sie haben manchen Kranken vom sicheren Tode gerettet. Klistiere darum bei allen akuten fieberhaften Erkrankungen.

Nachdem wir uns so die Behandlung des Fiebers durch Wasser in großen Zügen vor die Augen geführt, müssen wir noch derjenigen des leidenden Teiles unser Augenwerk widmen.

Da gilt es, weil hier die lebensmagnetischen Kräfte am erregtesten sind, besonders zu beruhigen. Man gibt daher hier dicke feuchte Aufschläge mit geringer Bedeckung und erneuert sie, bevor sie sich völlig erwärmen. Die Temperatur muss hier aus erörterten Gründen, also aus Rücksicht gegen den empfindlichen leidenden Teil, wenigstens anfangs möglichst milde sein, 27° bis 32° C (22° – 25° R), ja selbst noch höher, und zwar umso milder, je mehr die entzündete Stelle vom Kältereiz selber getroffen wird und je empfindlicher sie an und für sich schon ist. Man kann aber, um eines allzu häufigen, den Kranken belästigenden Wechsels der Aufschläge enthoben zu sein, niedere Temperaturen durch eine schützende Zwischenlage wirken lassen und erreicht auch so voll den beabsichtigten Zweck.

Auf diese Weise kann man selbst Rose örtlich kühlend behandeln, ein Leiden, das nach des Volkes Meinung, die in derartigen Fällen so häufig das Richtige trifft, Kälte, Nässe durchaus nicht verträgt. Das Volk, das eine temperierte Behandlung nicht kennt, hat hier aber lediglich gesehen, dass Kälte, kaltes Wasser, wie es gewöhnlich zur Verfügung steht, ganz in Übereinstimmung mit den von uns erkannten Gesetzen, für stark entzündete Gewebe, für Rose ein schädlicher Einfluss ist.

Es kommt bei der Behandlung mit Wasser aber überhaupt nicht so sehr auf die Kälte an, auf den Temperaturunterschied zwischen dem Körper und dem Wasser als auf das Wasser selbst, auf die Feuchtigkeit; diese ist das negative Prinzip, das, was das hitzige positive Prinzip beruhigt, entspannt, das Feuer, die Entzündung löscht, gleichviel ob es in unserem Körper oder in einem Gegenstand außer uns brennt. Wir können Feuer darum selbst mit kochendem Wasser löschen. Warmes oder gar heißes Wasser unterhält aber die Hitze im entzündeten Körperteil und dadurch wird der Zerfall der Gewebe beschleunigt. Wir geben deshalb ja heiße Aufschläge zur Reifung eiternder Entzündungen, also zu dem Zweck, dass der Eiter sich mehr bilden, der Zerfall der Gewebe sich schneller vollziehen soll. Ein beschleunigter Zerfall der Gewebe ist uns jedoch im Allgemeinen nur selten erwünscht, meist nur bei nicht mehr rückbildungsfähigen Geschwüren in äußeren Organen, und auch der ganze Körper leidet unter der krankhaft erhöhten Temperatur. Liebermeister schreibt: »Als Resultat ausgedehnter Untersuchungen hat sich ergeben, dass in den Leichen von Individuen bei denen während des Lebens längere Zeit hindurch eine beträchtliche Steigerung der Körpertemperatur bestanden hat, konstant gewisse anatomische Veränderungen in verschiedenen Organen gefunden wurden. Diese Veränderungen bestehen in Degeneration der wesentlichen Gewebselemente. Die wesentliche Gefahr des Fiebers in akuten Krankheiten besteht … in der deleteren Einwirkung der hohen Temperatur auf die Gewebe.«[1]

Diese Ausführungen werden durch folgendes noch beleuchtet und ergänzt. Liebermeister hat nachgewiesen, dass die Häufigkeit der Herzzusammenziehungen in einer gesetzmäßigen Abhängigkeit von der Höhe der Körpertemperatur steht und dass einer Steigerung der Körperwärme um 1° C durchschnittlich eine Zunahme der Pulse um 8 Schläge entspricht. Und nach Mitteilungen von Ziemssen hatte ein Typhuskranker bis zum 9. Tage der Krankheit durchschnittlich 97 Schläge in der Minute. Vom 9. bis zum 16. Tage wurde er kühl gebadet. Der Erfolg war anfangs 1° C. Später 1,5 – 2° C Abnahme der Körperwärme, die in den ersten 6 Spitaltagen auf 40 – 40,9° C stand. Die Zahl der Pulsschläge aber betrug vom 9. – 16.Tage, also während der Zeit des Badens, 81 Schläge. Vom 17. Krankheitstage ab konnte wegen eines Brandes im Krankenhaus nicht gebadet werden und

---

1) Liebermeister, „Über die Anwendung des kalten Wassers."

von diesem Tag ab bis zum 23. Tage stieg die Zahl der Pulsschläge auf 100 in der Minute. Der Kranke hatte also durch die Bäder 16 – 19 Pulsschläge weniger in der Minute, und das beträgt, 18 Pulsschläge durchschnittlich gerechnet, 1080 Pulsschläge weniger in einer Stunde, 25.920 Pulsschläge weniger an einem Tag und 207.360 Pulsschläge weniger während der 8 Tage, wo er gebadet wurde. Diese Arbeit hatte das Herz weniger zu leisten, während einer Zeit, wo es durch die Krankheit das Fieber und die ungenügend Ernährung ohnehin geschwächt war. Daraus geht schon der günstige Einfluss der kahlen Wasserbehandlung auf die an Entzündung und Fieber leidenden Kranken genügend hervor. Darum erklärt auch Winternitz: »Gelingt es der Therapie, die Fiebertemperatur zu ermäßigen und erniedrigt zu erhalten, so werden wir damit dem Kranken in der übergroßen Mehrzahl der Fälle einen entschiedenen Nutzen gebracht, oft geradezu lebensrettend gewirkt haben.«[1]

Selbst eine geringe kühlere Temperatur des Wassers, als sie dem kranken entzündeten Körperteil, dem fiebernden Kranken eigen ist, wird daher als erfrischend und wohltätig empfunden und sie wirkt immer dem Zerfall der Gewebe entgegen. Wir behandeln darum, wie den ganzen Körper auch den entzündeten Körperteil feucht, aber nicht warm, wie es so häufig geschieht, sondern, so weit, wie es geht, kühl.

Die nächst wichtige Aufgabe in Hinsicht auf den entzündeten Teil ist, wie wir wissen, die Ableitung. Diese ist schon durch die örtliche und allgemeine Behandlung des Körpers mit Wasser gegeben; denn durch den Wechselverkehr zwischen dem Körper und dem Wasser werden immer lebensmagnetische Ströme nach außen geleitet und dadurch werden die inneren Teile entsprechend entlastet. Wir können aber nötigenfalls die Ableitung noch besonders betreiben. Zu dem Zweck leiten wir ab auf einzelne Teile; wir packen, baden und waschen dann diese, und da kommen in erster Linie in Betracht die Arme und Beine; denn sie sind die entferntest vom Rumpf gelegenen Teile. Auch wissen wir, dass die Elektrizität schon an und für sich am meisten nach den Spitzen drängt. Wenn wir daher auf Arme und Beine ableiten, sie packen, waschen und baden und sie, wozu die Natur sie uns willig schon beut, zu Blitzableitern praktisch verwenden, durch sie vor allem das im Körperinnern vorhandene Zuviel an lebensmagnetischen Kräften nach außen leiten, so befreien wir den leitenden Teil von

---

1) Winternitz, „Hydrotherapie".

den krankhaften Druck, holen das Blut wieder nach außen, beruhigen und entspannen und regulieren die lebensmagnetischen Kräfte und bieten so der *Natur* die zur Heilung bestmögliche Hilfe.

Die einfachste Form der Arm- und Beinpackungen sind feuchte baumwollene Frauenstrümpfe, über die man wolle zieht. Sonst wählt man Handtücher, in die man die Gliedmaßen der Länge nach packt und sie entsprechend mit Wolle umwickelt. Diese Packungen sollen ableiten, und deshalb ist daraus zu sehen, dass sie sich erwärmen. Sie sind nach geschehenem Ausgleich, nach voller Erwärmung, d. i. nach ½ – 1 – 2 Stunden zu wechseln. Die Temperatur kann hier kühl sein, 22 – 25° C und darunter. Andere, bei entzündlichen Erkrankungen in Betracht kommende ableitende Anwendungsformen des Wassers sind Dreiviertelpackungen, Rumpfpackungen, Leibumschläge, Arm- und Beinwaschungen. Sitz-, Hand- und Fußbäder usw.

Als Teilbehandlungen können auch sie eine niedere Temperatur bekommen; Sitzbäder 25 – 30°C, Hand- und Fußbäder 20 – 25°C. Leibumschläge und sonstige Teilpackungen ebenfalls 20 – 25°C. Die Zeit kann bei den Sitzbädern hier, wo es das Blut abzukühlen, die lebensmagnetischen Kräfte zu beruhigen und zu entspannen gilt, bis zu 15 Minuten und darüber dauern, bei den Hand- und Fußbädern aber weniger, weil Hände und Füße weniger blutreich sind. Für die Zeit und Temperatur der sonstigen ableitenden Packungen gilt das über die Arm- und Beinpackungen Gesagte. Wir bemerken nur noch, dass man z. B. bei Erkrankungen der Hände und Füße, wo man nicht weiter nach außen zu ableiten kann, dies auch erreicht, indem man die oberhalb der erkrankten Stelle gelegenen Teile packt und badet, so z. B. bei Erkrankungen der Hand den Arm einpackt oder Ellenbogenbäder anwendet; ferner bei Erkrankungen am Fuß Bein-, nötigenfalls selbst Rumpfpackungen oder Sitzbäder gibt. Auch spielt hier die Ableitung auf und durch das andere gesunde Glied eine sehr wichtige Rolle. Entzündete sich doch das eine verletzte Ohr von Kaninchen so lange nicht, wie man das andere gesunde Ohr in Wasser hing. Die Entzündung trat aber sofort ein, als man letzteres aus dem Wasser befreite. Für einen modernen Mediziner ist dieser Vorgang rätselhaft. Für uns ist er notwendig und klar. Darum Ableitung im gegebenen Falle auch auf das gesunde Glied.

Nun die Probe auf das Exempel. Wir hätten eigentlich nicht nötig, für die im Vorstehenden vertretenen Anschauungen, für die Heilsamkeit des Wassers bei Fieber und Entzündung noch besondere Beweise aus der Praxis zu bringen; denn die letzten Jahrzehnte haben da bereits zu unwiderleglich gesprochen. So schreibt Professor Winternitz. dass durch Wasseranwendung bei den deutschen, französischen und österreichischen Armeen die Sterblichkeit bei Typhus, die sonst 20 – 25% und darüber betrug, auf $9^2/_3$% herabgesetzt wurde. Zur Festigung schwankender Gemüter mögen aber einige Krankheitsfälle als Illustrationen dienen.

In der Familie W. in W. brach Unterleibstyphus aus. Erst legte sich die älteste Tochter, dann der Vater, dann noch eine Tochter und schließlich die Mutter. Die eben genannten Erkrankungsfälle sollen uns nun nicht weiter beschäftigen wenngleich auch hier das Wasser direkt als Lebensretter wirkte; denn die älteste Tochter, zu der der Verfasser erst nach vierzehntägiger Behandlung durch eine beamtete Medizinalperson gerufen wurde, weil der Zustand schwer bedenklich war, wäre der Krankheit wohl sicher erlegen und welchen Verlauf die Krankheit bei den anderen genommen hätte, weiß man nicht. Zuletzt legte sich jedoch noch ein zwölfjähriger Junge, der bis dahin bei der Pflege der Kranken stark beteiligt war; ja, die Pflege schließlich ganz allein zu tragen hatte. Es war ein strammer, etwas kleiner, aber äußerst drolliger und williger Kerl. Der Verfasser hatte die übrigen Kranken schon nicht mehr regelmäßig besucht, als er zu dem Kleinen gerufen wurde. Das Fieber zeigte bereits eine Höhe von 39,5° und alle Anzeichen sprachen dafür, woran man ja schon nach dem Vorausgegangenen gar nicht zweifeln konnte, dass hier ein echter Typhus zu erwarten war.

Zum Glück war nun wenigstens die älteste Tochter soweit gekräftigt, dass sie leichte Dienste leisten konnte. Zu beiden sagte der Verfasser: »Wenn ihr nicht wollt, dass die Krankheit eben so schwer wird wie in den bisherigen Fällen, so macht eure Sache einmal recht gut.« Sie sollten nun Sitzbäder und Rumpfpackungen in Wechsel machen, so viel wie ihnen möglich war. Am anderen Tage fand der Verfasser den Kranken fieberfrei; dieser hatte allerdings nicht nur Sitzbad genommen. sondern sich — groß war er ja nicht — immer gleich in die Wanne gehockt und sich tüchtig begießen lassen. Dann war er nass in die Packung gegangen, und als er in dieser warm geworden war, suchte er wieder die Wanne auf. So hatten sie behandelt den ganzen Tag und der Lohn war — der genannte Erfolg. Entgegen des Verfassers ausdrücklichem Rat hatten sie nun gar nichts mehr gemacht. Daran stellte sich sofort zwar noch einmal etwas Fieber ein —

es war eben das Feuer noch nicht völlig gelöscht — aber die Kur am nächsten Tag brachte es dann für immer zur Ruh. Das Wasser hatte hier gezeigt, dass und wie es über den Typhus herrscht.

Man wird da vielleicht den Einwurf erheben, es sei ein ausnahmsweise leichter Fall gewesen. Deshalb möge noch ein zweiter folgen.

Herr K. in Z. ein sehr kräftig gebauter, gut genährter Mann in den mittleren Jahren, ein Mann also, bei dem schon persönlich alle Bedingungen für einen schweren Typhus gegeben waren, kam mit Fieber zum Liegen, nachdem er einige Zeit vorher an Beschwerden von seiten der Verdauung gelitten hatte und in seiner Familie ein echter Typhusfall vorausgegangen war. Dies, sowie ungesunde Wohnungsverhältnisse (Abortgase in der Wohnung), ferner das Aussehen der Zunge und überhaupt der ganze Befund machten es dem Verfasser auf Grund mehr als hundertfacher Erfahrung gewiss, dass hier ein schwerer Typhus zu erwarten war. Da der Kranke aus beruflichen Gründen nach der voraussichtlichen Dauer der Erkrankung fragte, so machte der Verfasser dem Kranken gegenüber aus seinen Gedanken kein Hehl; er bemerkte jedoch, dass man hier den Verlauf der Krankheit sehr in der Hand habe, wenn man es namentlich in den ersten Tagen an der Behandlung nicht fehlen lasse; diese sollte hier hauptsächlich aus großen Rumpfaufschlägen und Packungen bestehen. Der Kranke lachte über des Verfassers Befürchtungen und nahm die Sache in der Kur anfangs weniger ernst. Am Abend traten jedoch bei dem Kranken recht beängstigende Fantasien auf, und nun sagte er zu seiner Frau: »Nun aber los!« Dann wurde die ganze Nacht die Wasserbehandlung derart kräftig durchgeführt, dass der Verfasser den Zustand des Kranken früh nicht anderes bezeichnen kann als einen vollständigen Wärme- und Kräftebankrott. Was jedoch die Hauptsache ist: er war und blieb nun fieberfrei und ging sehr bald wieder seiner Beschäftigung nach. Durch die vom Verfasser gewiss nicht gewollte übertriebene Behandlung mit Wasser war hier also der Typhus in einer Nacht kuriert. Einem Bakteriologen wird diese Behauptung wieder schwerlich glaubhaft sein. Es ist hier aber nicht mehr geschehen, als schon oft geschah, wenn Typhuskranke in ihrer Hitze den Wärtern entlaufen, draußen im Schnee zusammengebrochen und liegen geblieben sind, jedoch ins Bett gebracht, erwärmt und ausgeschlafen, gesund und munter wieder erwachten. Das feucht kühle hat das hitzige trockene Prinzip im Körper des Kranken beruhigt und entspannt, das Fieberfeuer gelöscht, die Krankheit geheilt.

Hier nun noch eine kleine Visite bei den Bakteriologen. Sie sind vielleicht so gut und sagen uns, was aus den Bazillen wurde. Sind diese solche Feiglinge, dass sie vor nassen Lappen flüchten? Oder bekommen sie durch die Nässe und Kälte das Reißen, erfroren sie den Schnabel oder wurden sie lahm, dass sie nicht mehr beißen konnten? Nun, mag dem sein, wie ihm wolle. Wir haben also das Wasser und wissen von dem, dass durch dieses nicht nur — was die medizinische Wissenschaft eingestandenermaßen durch alle ihre Gifte nicht kann — der Bazillus, sondern auch die Krankheit vergeht.

Man kann da allerdings sagen, dass auch die medizinische Wissenschaft in neuerer Zeit den Typhus, wie alle hitzigen Erkrankungen mit Wasser behandle. Wohl, das stimmt, und wir sagen mit Vergnügen, dass Prof. Strümpell schreibt: »Bis jetzt gibt es keine einzige andere Behandlungsart des Typhus, welche so zahlreiche und offenbare Vorteile für den Kranken darbietet«, wie die Behandlung mit Wasser, durch Bäder. Aber Prof. Strümpell schreibt auch: »Eine spezifische Therapie des Typhus, d. i. ein Mittel, welches die spezifische Krankheitsursache im Körper zerstören und unschädlich machen kann, kennt man bis jetzt noch nicht«, damit erklärt er klipp und klar, dass er auch im Wasser kein wirkliches Heilmittel gegen Typhus sieht. Und da Gifte gegen den angeblichen Erreger des Leidens, den Bazillus, im Körper machtlos sind, was sollte da auch das armselige Wasser gegen ihn können?

Ein dem Verfasser bekannter Mediziner erklärte daher rund heraus: »Auch Wasser nützt bei Typhus nichts«, und ein anderer brachte es sogar fertig, bei Unterleibstyphus heiße Aufschläge auf den Unterleib legen zu lassen, mit dem Erfolg natürlich, dass die Kranke starb. Wer will da noch im Ernste von einer sachgemäßen, verständnisvollen Behandlung des Typhus durch die medizinische Wissenschaft reden! Wir hoffen, wir haben einen Beitrag dazu geliefert, dass es besser wird.

Nun noch einige Worte an die Vertreter der Fremdstofftheorie. Musste nach dieser Theorie jener Junge nicht bedauernswert sein, während seine Verwandten glücklich zu preisen waren? Denn diese fieberten wochenlang, jener aber nur Tage. Doch der Junge war gesund und munter schon in einigen Tagen, während die anderen zum Teil dem Tod nahe und zu Haut und Knochen heruntergekommen, zu ihrer Erholung Wochen und Monate brauchten. Wer war hier in Wirklichkeit besser daran? Und welche Lehre ist wahr? —

Die obigen zwei Krankheitsfälle zeigten uns die heilsame Wirkung des Wassers bei einer allgemeinen fieberhaften Erkrankung. Nun mag dasselbe noch bei einer örtlichen Entzündung bei Rose geschehen.

Herr Sch. in Z. ein sehr starker, zu hitzigen Erkrankungen sehr geneigter Herr, erkrankte an Rose am Bein. Obwohl diese Familie der naturgemäßen Behandlung sonst sehr zugetan war, gab die Gattin des Kranken hier die Behandlung mit Wasser nicht zu. Sie ließ vielmehr die *Putsfrau* rufen. Und das Leiden heilte, wie es hier ja schließlich in der Regel geschieht. Nach einigen Wochen trat ein Rückfall ein, und zwar, was die Bakteriologen beachten wollen, durch eine kühle Dusche, welche bei einem Bad die krank gewesene Stelle mit getroffen hatte. Der Kranke klagte damals, als das Wasser das Bein berührt hatte, sofort über Schmerz und sagte: »Das hat mir geschadet.« Dieses Mal ließ sich der Kranke zum Zwecke der Kühlung Hollunderblätter auf die leidende Stelle legen, und es wurde natürlich wieder *gepustet*. Die Blätter taten dem Kranken wohl, und das Leiden heilte. Aber es trat nach einiger Zeit an derselben Stelle zum dritten Male auf. Nun sagte der Kranke: »Haben mir damals die Hollunderblätter nichts geschadet, so kann auch Wasser nichts schaden, holt mir Wachtelborn.« Es wurden nun Rumpfpackungen, Ganzwaschungen und Beinpackungen gegeben und nach wenig Tagen, in weniger als der Hälfte der Zeit der ersten Erkrankungen, war der Kranke wieder gesund. Er selbst aber gab sein Urteil über den Verlauf der beiden ersten und der letzten Erkrankung mit den Worten ab: »Das war ein Unterschied wie zwischen Tag und Nacht.«

Der Verfasser will diesen Fall noch keinen besonders glänzenden nennen; er hat schönere erlebt, und jenen nur gewählt, weil er den Einfluss der Wasserbehandlung auf entzündliche Erkrankungen bei ein und derselben Person unzweideutig vor Augen führt. Doch wir sind hier zu fragen berechtigt: wie konnte die Rose an ein und derselben Stelle dreimal hintereinander entstehen — man hat schon bis zu hundert Rückfälle beobachtet — wenn die Lehre der Bakteriologie und der ganze Impfwahn nur einen Schimmer von Wahrheit enthält? Wie konnte ferner das zweite Mal die Krankheit direkt durch die kalte Dusche entstehen, wenn Bakterien dabei im Spiel sind? Die Bakteriologen müssen uns die Antwort schuldig bleiben: für uns dagegen ist die Sache sonnenklar; denn Gewebe können bei genug Hitze, genug Magnetismus im Körper beliebig oft entzündlich erkranken und eine krankhafte Reizung kann bei genügender Empfindlichkeit eben selbst durch kaltes Wasser entstehen. In jedem Falle aber kann Wasser die erregten lebensmagnetischen Kräfte beruhigen, entspannen — Rose heilen. Gehet hin, ihr Herren Bakteriologen, und tuet desgleichen; dann werden euch die Schuppen — pardon, die Bazillen von den Augen fallen und ihr werdet sehend werden.

Dass Wasser auch für diejenigen, welche, ohne an Entzündung und Fieber zu leiden, besonders durch Überernährung und Mangel an Arbeit lebensmagnetisch positiv krank sind, ein wichtiges Heilmittel ist, brauchen wir nun nur noch kurz erwähnend zu sagen.

Wir dürfen aber diese Betrachtung der Verwendung des Wassers bei entzündlichen Erkrankungen nicht schließen, ohne der Wundbehandlung noch einige Worte zu widmen.

Vor einigen Jahrzehnten und zum Teile jetzt noch suchte man das Heil der Wunden in Giften, in sogenannten antiseptischen, d. i. bazillentötenden oder fäulniswidrigen Mitteln. Karbol, Sublimat, usw. marschierten da auf in bunt wechselnder Reihe. Durch Erfahrung belehrt, hat man aber in neuerer Zeit diesen Giften mehr und mehr den Rücken zugekehrt und gebraucht zur Wundbehandlung nur noch Wasser, welches lediglich den Zwecken der Wundreinlichkeit dient. Es ist dies zweifellos ein großer Fortschritt der medizinischen Wissenschaft, ein Einlenken in natürliche Bahnen, worüber wir uns freuen können. Aber hier befindet sich die medizinische Wissenschaft erst auf halbem Weg; denn Wunden verlangen nicht nur Wasser zum Zwecke der Reinigung, sondern Wasser ist gerade bei Wunden auch ein die Entzündung verhütendes und heilendes Mittel. Es sei dies näher gezeigt.

Jede Wunde stellt infolge der Verletzung eine krankhafte Reizung der Gewebe dar. Diese Reizung wird aber Vermehrt und unterhalten durch die Zersetzung der Wundabsonderungen und gewebigen Trümmer, weil diese der Bakterienwucherung verfallen. Und die Wunde wird ferner oft gereizt durch Fremdkörper, die in sie geraten. Daher nehmen die lebensmagnetischen Kräfte um sie herum so oft einen erregten positiven Charakter an — die Wunde entzündet sich. Was liegt daher im Interesse eines glatten Verlaufs näher und was fordert die gesunde Vernunft mehr, als dass wir diese Erregung der lebensmagnetischen Kräfte durch kühles Wasser verhüten oder, wo sie bereits vorhanden ist, sie beseitigen, heilen? Denn Entzündung führt zur Eiterung und Eiterung zerstört, hält die Heilung der Wunde auf. Diese Verhütung und Heilung der Entzündung durch

Wasser geschieht aber erstens, indem es in Gestalt von Umschlägen oder von Bädern die Wunde von krankhaften Absonderungen befreit, sodass sich diese nicht zersetzen, der Bakterienwucherung nicht verfallen können, und zweitens, indem es die Erregung der lebensmagnetischen Kräfte beruhigt und so die Entzündung hemmt und heilt. Und wer nur einmal Gelegenheit hatte, die Wirkung des Wassers bei Wunden zu sehen, der muss sie für immer bekennen. Wir haben schon große Schnitte und Risswunden, Fälle, wo zu einer Verunreinigung der Wunden Gelegenheit genug gegeben war, ohne Entzündung und Eiterung geheilt, und wir erreichten diesen glatten Heilungsverlauf, ihr Herren Bakteriologen, nicht mit einem Wüten gegen Bazillen durch Gifte, sondern mit Wasser, dem unschuldigen, giftfreien Wasser. Auf dieselbe Weise haben wir auch manche sogenannte Blutvergiftung geheilt, Erkrankungen, deren Verlauf sicher oft ein wesentlich anderer geworden wäre und in einem Fall unter medizinischer Behandlung auch bereits geworden war. Die Behandlung mit Wasser ist also die Hauptsache bei jeglichem, zu Entzündung neigenden oder damit bereits einhergehenden Wundverlauf, weil es die erregten lebensmagnetischen Kräfte normiert, beruhigt und entspannt, sodass es zu keiner, die Heilung der Wunde störenden Entzündung kommt. Daher gibt man bei allen größeren Wunden zur Herbeiführung eines glatten Wundverlaufs nicht nur je nach Bedarf zu wechselnde feuchte Aufschläge auf die Wunden selbst, sondern auch Packungen am übrigen Körper. Örtliche Behandlung mit Wasser 25° – 20°C, bei Wechsel der Um- oder Aufschläge je nach Bedarf, je nachdem also Wundabsonderung, Entzündung und Hitze es fordern, und Ableitung ist mithin, von der Naturheilkunde jeher schon geübt, diejenige Wundbehandlung, welche Vernunft und Erfahrung verlangt. Die von der medizinischen Wissenschaft geforderte Wundreinlichkeit findet durch diese Behandlung sogar noch besser ihr Recht, als es durch jene geschieht; denn bei dem häufigen Wechsel der Umschläge ist infolge ihrer aufsaugenden Tätigkeit stete Wundreinlichkeit schon von selber gegeben und leicht zu erhalten, während es bei dem unter medizinischer Behandlung üblichen ein- bis zweimaligen täglichen Wechsel des Verbandes oft zu bedeutender Verunreinigung der Wunde kommt; von Zuständen, die bei noch längerem Liegenlassen des Verbandes entstehen, und oft, wie es der Verfasser wiederholt schon erlebte, die Wunden stinken lassen, gar nicht zu reden. Ob wir das verwendete Wasser abkochen oder nicht, ist unter normalen Verhältnissen bei strenger Durchführung der eben erörterten Behandlung von keinem Belang, wie schon die Tatsache beweist, dass Tiere ihre Wunden mit ihrer Zunge, auf der es von Bakterien wimmelt, beständig belecken oder im erstbesten Wasser kühlen und dabei einen Wundverlauf erzielen, den oft kein Mensch für möglich hielt. Ja, wir sind sogar fest überzeugt, dass wir dem Wasser durch das Kochen einen Teil seines heilenden, entzündungswidrigen, negativen, elektrischen Einflusses nehmen, weil wir es dadurch positivieren, in seinen Schwingungen heben — es *weicher* machen. Aber da die moderne Wissenschaft in ihrer Angst vor den Bazillen das Abkochen des Wassers verlangt und die Wissenschaft in streitigen Fällen Richter und ... — Gesetz ist in einer Person, so — raten wir selber dazu.

Im Vorstehenden haben wir die Verwendung des Wassers bei positiven entzündlichen, fieberhaften Erkrankungen gesehen. Wir haben uns nun noch diejenige bei negativen, katarrhalischen und Schwächerständen vor Augen zu führen. Bevor wir aber dazu übergeben, lassen wir einiges der Untersuchungsergebnisse folgen, die Dr. Gräupner in einem Vortrag über: „Die physiologische und klinische Bedeutung der Reaktion" zum Ausdruck brachte.[1]

Dr. Gräupner fand, dass sich »nach dem Bad ein desto intensiveres Ermüdungsgefühl zeigte, je kühler das Bademedium gewählt worden war.« Ermüdung ist aber eine Entspannung oder ein Verbrauch und eine verminderte Schwingung der lebensmagnetischen Kräfte oder der Nervenkraft. Damit ist zunächst klar erwiesen, dass Wasser, kaltes Wasser, worauf ja auch seine wohltätige Wirkung bei Entzündung und Fieber beruht, auf die lebensmagnetischen Kräfte entspannend wirkt, und daher werden durch kühle Bäder Nervöse beruhigt. Aber diese werden auch, wie die Erfahrung lehrt, eben dadurch nur immer nervöser gemacht, wenn der Einfluss der kalten Bäder, Duschen, usw. auf sie allzu kräftig ist, und vollständiger nervöser Zusammenbruch unheilbare geistige Störung ist, wie es in Irrenanstalten so häufig geschieht, das schließlich Ende vom Lied.

Dr. Gräupner fand jedoch weiter, dass im kalten Bad die Oxydation herabgesetzt ist, und er sagte, dass nach den Untersuchungen von Speck, Löwy, Pospischill und Winternitz, »unter dem Einfluss des kühlen Badreizes, sobald die Entspannung des Hautgefäßsystems eingetreten ist, die Aufnahme des Sauerstoffs nicht steigt oder gar fällt.« Wir haben demnach durch ein kaltes Bad nicht, wie man gewöhnlich denkt, eine

---

1) Archiv für physikalisch-diätetische Therapie, 1901, Heft 1, S. 7 u. Folg.

Vermehrung des Stoffwechsels, sondern eine Verminderung desselben; denn voller oder erhöhter Stoffwechsel tritt erst dann wieder ein, wenn die Wiedererwärmung erfolgt ist oder wenn durch vermehrte körperliche Tätigkeit die lebensmagnetischen Kräfte wieder in die rechte Spannung gekommen sind. Wir finden hier demnach wieder: wenn das negativ elektrische Wasser die positiven lebensmagnetischen Kräfte des Körpers beruhigt und entspannt, so können diese das Eiweiß und andere Stoffe im Körper nicht chemisch zersetzen, und wenn die positiven lebensmagnetischen Kräfte im Körper ihr Verlangen nach Ausgleich am Wasser stillen, so haben sie nur ein geringes Bedürfnis nach Sauerstoff, und demgemäß konnte Dr. Gräupner in und unmittelbar nach einem kalten Bade feststellen: »verlangsamte und geschwächte Herztätigkeit[1] und ein gewisses Sinken der Mastdarmtemperatur, — Erscheinungen, die sich als der Ausdruck einer *vita minor* (verringerten Lebenstätigkeit) darstellen.«

So könnte man auf den Gedanken kommen, dass Wasser bei den negativen Erkrankungen überhaupt nicht am Platz sei, weil es die lebensmagnetischen Kräfte entspannt, deren Schwingung vermindert und dadurch einen Zustand vermehrt, der hier ohnehin schon in krankhafter Weise besteht. Da hat uns jedoch schon die Erfahrung belehrt, dass Wasser, selbst kaltes Wasser auch bei Katarrhen, Schwächezuständen usw., sehr gute Dienste zu leisten imstande ist, und es steht daher für uns zunächst nur fest, dass das Wasser bei den negativen Krankheiten nicht die gleiche Rolle wie bei den positiven spielen kann. Wir müssen gewarnt sein, bei ihnen mit dem Wasser leichthin zu schalten, weil wir den krankhaften Zustand sonst mehren.

Wie ist Wasser in Anbetracht der ihm eigenen Wirkung auf die lebensmagnetischen Kräfte aber ein Heilmittel auch bei den negativen Erkrankungen? — Nun, Ruhe, völlige Ruhe unseres Körpers würde für diesen Stillstand sein, Tod. Nichtsein bedeuten. So ist Lebensbetätigung eine Notwendigkeit ja ein Gewinn; denn es kommt dabei immer eine Lebenswirkung heraus. Jede Lebensbetätigung ist aber verbunden mit einer Ausgabe von Kraft und ein Leben ohne Kraftausgabe ist mithin gar nicht zu denken. Nie verleugnet jedoch das Wasser seine elektrische Natur.

---

1) Ein herzgesunder Mensch, der im Stehen 80, im Liegen 60 Pulse in der Minute hat, zeigt nach Gräupnet nach einem mit lebhaftem Frottement verbundenen kalten Bad im Stehen auch nur noch 60. Demnach ist der geschwächte Körper, das geschwächte Herz, die mit dem Stehen verknüpfte, vermehrte Arbeitsleistung nicht mehr zu vollführen imstande.

Wenn wir Wasser an unseren Körper bringen, so ist mit dieser Berührung daher stets eine Entspannung, ein Verbrauch von lebensmagnetischen Kräften verknüpft. Dieser Verbrauch ist dem Obigen gemäß aber keine Schwächung, keine Schädlichkeit sondern er ist von einer Lebensanregung oder Lebensentfaltung begleitet, also ein Gewinn, solange er sich innerhalb bestimmter Grenzen bewegt und nicht, die Einnahme übersteigend, auf die Menge der lebensnotwendigen Kräfte schwächend wirkt. Wir müssen deshalb immer und in erster Linie bei der Behandlung negativ Kranker durch Wasser ihren Kräftezustand im Auge behalten, oder müssen es, im Sinne des Gesetzes der Reize, als Kleinreiz verwenden, als Kleinreiz, der das Leben fördert, nicht wie bei den positiven Erkrankungen als Großreiz, der das Leben hemmt. Und gerade Wasser ermöglicht uns durch seinen stark ausgeprägten elektrischen mit den lebensmagnetischen Kräften unseres Körpers so nahe verwandtem Charakter auf diese zu wirken, lebensmagnetische Ströme oder Lebensbetätigung zu merken, sodass da, wo ein Zustand im Körper unternormal oder negativ ist, dieser gehoben wird.

Diese belebende und regulierende Wirkung des Wassers bei den negativen Erkrankungen ist möglich durch die Allgemeinbehandlung des Körpers und die Ableitung und durch die Behandlung des leidenden Teiles selbst. Da es sich hier nur um Wasserkleinreize, um Wasseranwendungen, die nicht schwächen, handeln kann, so kommen in Betracht Abreibungen, Teilpackungen, Teilbäder, usw. Die Zeit der Anwendung muss deshalb kurz und die Temperatur des Wassers bei größeren Anwendungsformen, wie bei Bädern, möglichst milde sein. Eine Ausnahme in Bezug aus Zeit machen aus Gründen, die wir des Näheren gleich sehen werden, nur die Packungen. Die regulierende Wirkung der allgemein- und ableitenden Behandlung ist hier dieselbe wie bei den positiven Erkrankungen. Die leidenden Teile werden durch sie von krankhaftem Druck entlastet, wodurch sie beschwerdefrei und funktionsfähig werden während andere, und das ist hier bei den negativen Erkrankungen von besonderer Wichtigkeit, eine Belebung erfahren. Namentlich spielt hier eine wichtige Rolle die Belebung der Haut, weil dieses Organ bei dem Mangel an Pflege sonst meist verkümmert. Und da möchten wir aus eine Anwendungsform des Wassers besonders verweisen. Es ist die feuchte Abreibung des ganzen Körpers. Diese sollte jeder Mensch, sei er gesund oder krank, täglich vornehmen; durch sie kommt das Blut in Bewegung und es wird von Innenorganen abgeleitet nach außen; denn schon wenn man die Haut reibt, so rötet sie sich, d.i., sie wird mehr gefüllt mit Blut. Diese Wirkung wird aber noch verstärkt durch den Kältereiz oder den elektrisch-magnetischen Ausgleich zwischen dem Körperinnern und dem Wasser. Denn auch durch diese Einflüsse wird das Blut nach außen geführt und innen, wo es bei den meisten heutigen Menschen krankhaft angehäuft ist, weniger. So lassen sich durch eine tägliche feuchte Abreibung eine große Anzahl von Krankheiten verhüten und heilen, weit mehr als man gemeinhin glaubt und bei der einfachen Maßnahme für möglich hält. Zu beobachten ist dabei nur, dass blutarme, nervenschwache Personen, also negativ Kranke, im Gebrauch des Wassers sparsam sein müssen, während körperlich kräftige Personen davon verbrauchen können, soviel sie wollen und sie selbst als wohltätig empfinden. Nach der Abreibung ist für gute Erwärmung des Körpers zu sorgen. Blutarme Personen nehmen deshalb im Winter die Abreibung am besten in einem erwärmten Raume vor.

Vorher muss auch der Körper gut warm sein. Es ist deshalb die Abreibung früh beim Verlassen des Bettes am meisten zu empfehlen. Man beginnt mit Kopf, Brust und Rücken und endet bei den Beinen, weil man sich sonst die bereits abgetrockneten Teile wieder benässt. Auch wird das Blut stets da am meisten festgehalten, wo irgendein Reiz zuletzt wirkt, hier dann also bei den Armen und Beinen, wo wir es doch haben wollen, weil es bei der Mehrzahl der heutigen Menschen dort fehlt. Man reibt Teil um Teil erst feucht ab und trocknet dann gleich nach. Sehr wohltuend und erwärmend wird empfunden, wenn man dann noch mit den trockenen Händen den ganzen Körper nachreibt. Zur Erleichterung kann man dabei, wenigstens in der ersten Zeit und bei sehr rauem Körper, die Hände mit etwas Öl glätten.

Die örtliche Behandlung des leidenden Teiles bei den negativen Erkrankungen wirkt durch die Anregung und die lebensmagnetischen Ströme, die direkterweise entstehen und zweitens durch die Positivierung des Wassers, die, wie uns bekannt, in den Packungen schließlich zustande kommt und eine erregende Wirkung entfaltet. Bei den positiven Erkrankungen konnten wir diese erregende Wirkung nicht gebrauchen, weil schon zu viel Erregung besteht. Hier jedoch hat sie direkt heilenden Wert, weil zum Zwecke der Heilung Erregungen nötig sind. Die Packungen sind deshalb im Leinen dünn zu geben, scharf auszuringen und mit Wolle gut zu bedecken, und es ist in jedem Falle darauf zu sehen, dass eine gute Erwärmung zustande kommt. Deshalb bleiben sie möglichst lange liegen, zwei Stunden und noch länger. Dass auf einen frierenden Kranken überhaupt nichts Kaltes gehört, ist allbekannt, und von unserem Standpunkt aus auch ohne Weiteres klar.

So hat sich uns das Wasser als ein Heilmittel gezeigt, von dem wir recht wohl sagen können, dass es die erste Stelle verdient.

Wir betrachten nun, weil in der Wirkung derjenigen des Wassers sehr nahestehend, als Heilmittel.

Die Erde

Für den ersten Augenblick mag Erde nicht gerade als ein Heilmittel erscheinen; sie ist aber elektrisch negativer Natur und daher ein negatives Heilmittel wie Wasser; ja, wir müssen sagen, dass infolge ihrer dichteren Beschaffenheit ihre Wirksamkeit noch größer ist und dass man sie als Mittel gegen Entzündung noch viel zu wenig begehrt. Der Erde oder was man hier gewöhnlich verwendet, dem Lehm ist allerdings am Krankenbett nicht die Verwendbarkeit eigen wie dem Wasser, teils aus technischen Gründen, teils aus Gründen der Reinlichkeit. Auch will sich Lehm mit den modernen Begriffen über Wundbehandlung nur wenig vertragen und es ist hier, wo er zum Zweck der Kühlung oft gerade am meisten am Plätze wäre, aus Gründen der Verantwortlichkeit seine Verwendung immer gewagt. Man kann aber behaupten, dass Erde, Lehm, ohne erkaltend, ertötend zu wirken wie Eis, das negativste, entzündungswidrigste Mittel ist, welches wir haben und dass man ihn deshalb bei Entzündungen zum Zwecke der Kühlung wählen sollte, wo immer es geht. Daher machten die Alten, mit ihrem gesunden Sinn für die Natur und ihre Gesetze, schon immer von Erd- und Lehmumschlägen reichlich Gebrauch und noch heute werden vom Volke Lehmumschläge zum Zwecke der Kühlung verwendet.

In neuerer Zeit wurden die Erdumschläge und Lehmpackungen wieder zu Ehren gebracht, namentlich von den beiden Pfarrern Feller und Kneipp. Leider blieb man, ein Vorwurf, der die eben genannten Männer jedoch weniger trifft, von Übertreibungen nicht frei. Von Erfolgen geblendet und unbekannt mit den Gesetz der Polarität. welches uns positive und negative Erkrankungen lehrt und dementsprechend uns gegensätzliche Mittel zu wählen zwingt, bildete man einen fast fanatischen Erdkultus aus, der nun in der Erde ein Heilmittel gegen alle Erkrankungen oder ein

Universalheilmittel sieht. Dass sie dies aber nicht ist, — dass es ein Universalmittel auf dieser Erde überhaupt nicht gibt und niemals geben kann, sollte heutigen Tages kaum noch, am allerwenigsten für diejenigen, die sich zu Führern des Volkes erheben, zu erörtern nötig sein. Lehm ist seiner Natur noch negativ und er ist daher nur ein Heilmittel gegen positive — gegen entzündliche Erkrankungen. Der Verfasser machte aus oben genannten Gründen bisher von der Lehmbehandlung noch nicht sehr Gebrauch. Was er aber erfahren hat, bestätigt nur, was man über die Lehmbehandlung auch von anderer Seite berichtet, und sagt, dass Lehm dem Wasser überlegen ist an negativem entzündungswidrigen Prinzip. Wir haben für dieses Prinzip hier in neuerer Zeit aber einen offiziellen Beweis. Es ist dient der Gegenwart medizinischerseits vielfach gebrauchte essigsaure Tonerde. Man verwendet sie allerdings lediglich als bakterientötendes Mittel. Wir behaupten aber: Es ist ihr beruhigender, die lebensmagnetischen Kräfte entspannender Einfluss auf die Entzündung selbst, was in ihr heilend wirkt, und als Beweis hierfür nennen wir die zwei folgenden Fälle. Eine entzündliche Hauterkrankung (Flechte) am Fuß hatte der Behandlung mit Wasser lange getrotzt. Mit essigsaurer Tonerde wurde sie in wenigen Tagen geheilt. Da wird man bakterienfreundlicherseits sagen, es wurden durch die essigsaure Tonerde vorhandene Bazillen getötet und deshalb heilte die Flechte. Nun gut; daher jetzt den anderen Fall. Bei einem alten Herrn hatte sich am Unterschenkel in der Gegend der Wade ohne bekannten äußeren Grund (Kratzwunde?) Hautbrand gebildet. Die Erkrankung hatte vom Anfang an auf medizinische Verordnung hin unter Behandlung mit essigsaurer Tonerde gestanden; trotzdem nahm sie in sehr kurzer Zeit eine Ausdehnung von mehr als Hohlhandgröße an. Der Verfasser verordnete Umschläge mit Wasser, und dadurch kam Stillstand von Stund an zustande. Hätte die essigsaure Tonerde hier die Bakterien wirklich getötet, so musste durch sie Heilung geschehen, sie war dazu aber nicht imstande und zur erforderlichen Kühlung war sie zu wenig; denn sie wurde nur aus einer Tasse mit kleinem Läppchen gegeben; daher erzielte sie nichts, während energische Kühlung durch Handtücher aus einem Eimer voll Wasser sofortige Besserung und baldige Heilung brachte. Dass hier nur reines Wasser schließlich die Heilung bewirkte, ändert aber natürlich nichts an der Tatsache, dass das kühlende negative Prinzip der essigsauren Tonerde mehr als dem Wasser innewohnt; denn diese Tatsache wird durch den ersten Fall gelehrt. Nicht essigsaure Tonerde in Grammen, sondern sie oder, wie das Volk es schon immer betreibt, Lehm und Essig in Pfunden ist es deshalb, was zu Entzündungen als Heilmittel gehört. Das Volk war mithin in seiner Erkenntnis hier wieder einmal der Wissenschaft um Meilen voraus.

Aufgrund ihrer ausgesprochen negativen Natur hingegen kann Erde oder Lehm kein Heilmittel bei den negativen oder katarrhalischen Erkrankungen sein; denn sie hier wie Wasser als Kleinreiz zu geben, etwa in Gestalt von Abreibungen mit Lehm, verbietet sich von selber, und bei Katarrhen zu Auf- und Umschlägen verwandt, würde Unheil bringen. Da hatte ein für alles Neue begeisterter Herr von den Heilwundern des Lehmes gelesen, und er hatte nun nichts Eiligeres zu tun, als seiner teuren besseren Hälfte, die gerade an einem Luftröhrenkatarrh krankte, einen tüchtigen Lehmausschlag auf die Brust zu packen. Dadurch wurde die Brust, wie es ja gar nicht anderes zu erwarten war, aber so durchkältet, dass schon der Lehmaufschlag nicht vertragen wurde und es entstand ein Katarrh, der für mehrere reichte. Dabei zählte die Patientin keineswegs zu den blut- und wärmearmen Personen, die uns unter den Katarrhkranken gewöhnlich begegnen, sondern sie gehörte zu den vollblütigen Personen. Und doch hat hier der Lehmaufschlag so empfindlich geschadet. Was sollte da bei den heruntergekommenen negativ Kranken geschehen? Es ist aber leider eine Tatsache, dass man nicht bloß die Nichtverwendbarkeit der Erde und des Lehmes bei Katarrhen und anderen negativen Störungen mit keinem Worte erwähnt, sondern Erde soll gegen alles und mehr als alles helfen; sie soll ein Universalmittel sein. Denn Erde sei des Menschen eigentliches Element; er solle darum „oft auf bloßer Erde ruhen und liegen", und von wunderbarster Wirkung sei besonders das Schlafen auf bloßer Erde in geeigneten Nächten im Freien oder im Zimmer. Die Anwendung der Erde könne „niemals und in keinem Fall schaden." Zur Begründung dessen wird daraus verwiesen, dass „die Tiere im Wald Holz, Laub, Schnee, usw., entfernen, um beim Liegen mit der Erde in unmittelbarster Berührung zu sein", und dass sie selbst „im Schlamm baden (suhlen)." Ja, sogar die bekannte Antäussage muss zum Beweise dienen.

Hier aber schon zeigt es sich, wie sehr man irrt; denn diese Sage behandelt nicht den körperlichen, sondern den seelischen Menschen, den wir in seiner irdischen Natur nur dadurch überwinden, dass er stets von der *Erde* erhoben wird. Und was das Liegen der Tiere auf der Erde. das Suhlen der Schweine im Schlamme betrifft, so könnte man erwarten, dass man uns heutigen Tages mit derartigen Beweisen verschonte; denn wir sind keine Tiere mehr und keine Schweine; wir wenigstens rechnen uns nicht mehr dazu. Dem Schweine wohl ist das Wühlen und Suhlen im Schlamm Bedürfnis und Lebensberuf; denn es sucht sich Nahrung im Schlamm; es ist im Dienste der Naturpolizei Kloakenräumer, und seine Natur, sein durch faulende Nahrung und schlechte Gase aufgebauter, zu Zersetzung und hitzigen positiven Erkrankungen infolgedessen neigender Körper verlangt daher ganz natürlicherweise nach Kühlung, nach negativem elektrischen Prinzip, nach Berührung mit Erde, mit Feuchtigkeit, mit Schlamm, weil ihn diese Berührung vor positiven Erkrankungen und Zersetzungen bewahrt. So suhlt es sich mit Recht und Behagen im Schlamm. Wo liegt da aber eine Spur von Beweis für den Menschen ein Gleiches zu üben? Und die Tiere im Wald und Feld würden sich gewiss auch ein besseres Lager wählen, wenn sie es hätten und könnten. So scharren sie sich lediglich ein ebenes, von Schnee, Steinen, Holz, usw. befreites Lager zurecht, und sie bereiten sich die Vertiefung, die oft eine ziemlich bedeutende ist, jedenfalls auch, weil diese sie vor Wind und Wetter und Feinden beschützt. Wo ist da ein Grund zu der Annahme, dass die Tiere die Erde, die bloße Erde, aus der ihnen untergelegten Absicht als Lagerstatt wählen, und ein Beweis für den Menschen, dasselbe zu tun, sei es auch nur in geeigneten Nächten? Wohl, der Verfasser kennt das Herrliche des Nächtigens im Freien. Er hat bei Rikli (Veldes. Krain) auf der Sonnenbadgalerie prachtvolle Nächte verlebt (für empfindsame Gemüter nebenbei bemerkt: im Bett). Aber er weiß auch von dort, wie es ist, wenn Regen überrascht, und hat, um nur ein Beispiel zu nennen, erlebt, dass ein Schiffsbeamter sich dadurch einen Lungenkatarrh und durch die Schwindsucht den Tod holte, weil er auf einer Fahrt durchs rote Meer bei großer Hitze über Nacht auf Verdeck geschlafen und sich dabei tüchtig erkältet hatte. Der Mensch ist eben kein Tier (mehr).

Gewiss, es ist, wie man behauptet, wahr, dass der Mensch — wir ergänzen: sein Körper — aus Erde geworden ist, und dass dieser wieder zu Erde werden muss, dass in diesem Sinne des Menschen Element die Erde ist. Auch strömt ganz gewiss von der Erde aus auf den Menschen eine gewaltige Kraft. Wir haben ja selbst, und vielleicht mehr als es bisher geschah, dasselbe behauptet. Aber die Erde und ihre Kraft sind im Menschen nicht das Alleinige, sondern nur das negative, kalte, an sich untätige, gleichsam tote, unfruchtbare Lebensprinzip, während das Leben erst durch die positiven Strahlen der Sonne entsteht. Wäre die Erdkraft wirklich schon gleichbedeutend mit Leben, Gesundheit und Körperkraft und das Liegen auf der Erde während der Nacht zu ihrer Überströmung das richtige Mittel, wie gesund, müsste da das Biwakieren für die Soldaten im Feld sein und wie müssten die Bergleute von Kraft und Gesundheit strotzen, weil diese nicht bloß auf, sondern sogar in der Erde liegen. Die Bergleute sehen aber blass und kränkelnd aus; sie sind samt und sonders, insoweit sie ihren Beruf unter der Erde betreiben, negativ krank, weil ihnen das warme, positive, magnetische Lebensprinzip, das Sonnenlicht fehlt, und die Soldaten im Feld werden vom Biwakieren bekanntlich rheumatismus- oder katarrhalisch krank. Wohl ist es daher gut, sich am Tag auf sonnendurchwärmte Erde zu legen und sich von der Sonne bescheinen zu lassen, weil die Erde dann ebenfalls wärmt. Über Nacht aber, wenn das kalte, negative, elektrische Prinzip ausschließlich die Herrschaft führt, wird das Liegen auf bloßer Erde von Gesunden, wie sie heute den Durchschnitt bilden, wenn sie nicht, wie die Soldaten im Feld, sich durch tüchtige Bewegung zu erwärmen, zu positivieren imstande sind, für längere Zeit nur selten vertragen. Und von negativ Kranken, Blutarmen, Nervenschwachen, Katarrhkranken, usw., die heute die Mehrzahl derer bilden, welchen in Anstalten Genesung und Kräftigung suchen, sollte es niemals geschehen. Die frische Luft kann man in freier, gut gelüfteter Wohnung oder in Lufthütten ebenso haben und es wird hier Erkältung vermieden. Schwere Störungen können sonst leicht die Folge sein. Man hat für solche Fälle zwar dann die billige Phrase zur Hand, die Krise sei notwendig; die Krankheitsstoffe müssten heraus. Wir sagen aber: Nein, das verkehrte Verhalten hat sie geschaffen und nur Unkenntnis der Natur und ihrer Gesetze kann die Verhältnisse missachten und das Liegen über Nacht auf bloßer Erde unterschiedslos allen Menschen und Kranken empfehlen.

Das Tier kann es tun; für dieses ist es naturgemäß, wenngleich ein warmes Lager, eine trockene Unterlage auch ihm gewiss oft von Vorteil wäre. Das Tier ist in fein warmes, schützendes Fell gehüllt, das seinem Wärmebedürfnis auf alle Fälle genügt. Auch übt es über Tag Bewegung genug, sodass es über Nacht nicht friert, genügend positives Prinzip, genügend Wärme im Leibe hat. Der Mensch, der heutige Mensch, hingegen lebt nicht nur wie das Tier für Essen und Trinken und für Tummeln und Springen im Freien, das den Körper erwärmt. Er hat das Tierfell ausgezogen, um nach höheren Zielen zu streben, edleren Zwecken zu dienen, als das Tier sie kennt. Auch wird er durch seinen Beruf vielfach verhindert, sich zu bewegen, sodass es ihm an Wärme im Körper fehlt. So ist das Liegen auf bloßer Erde über Nacht für den heutigen Durchschnittsmenschen nicht mehr naturgemäß, nicht mehr zuträglich, nicht mehr gesund, sondern widernatürlich und ungesund, von den negativ Kranken gar nicht zu reden. Ein geordnetes Nachtlager ist für ihn ebenso nötig wie ein genügend schützendes Kleid. Dass die Menschen in beiden vielfach wieder zu weit gehen, sich zu viel mit Kleidern, Decken und Betten umgeben, sind Fragen für sich. Der Mensch darf aber, wenn er die Schädlichkeit des einen Extremes erkennt, nicht gleich wieder in das andere fallen, und lediglich um Kranke zu schützen, den Erdfanatismus in seine Grenzen zu weisen, haben wir dieser Frage eine etwas eingehendere Betrachtung gewidmet; denn wenn eine innerhalb bestimmter Grenzen wohl berechtigte Sache schon verkehrt und mit maßloser Übertreibung empfohlen wird, so müssen üble Folgen entstehen, weil die Kranken in ihrem Streben nach Gesundheit ebenfalls wieder zu Übertreibungen neigen.

Man behandle daher Entzündungen mit Erde, mit Lehm. Die Erfolge werden die denkbar besten sein.[1]

Man bringe auch, und das ist das Berechtigte des nächtlichen Liegens im Freien, die an schwerem allgemeinem Fieber leidenden, positiv Kranken, so vor allem solche mit Typhus und Pocken, nachts ins Freie, lasse sie recht von der kühlen Nachtluft umspülen, lege sie selbst auf die Erde, ja, wie es das Volk in ähnlichen Fällen mit bestem Erfolg schon übte, in diese hinein. Diese Behandlung bedeutet für die Kranken ein Göttergeschenk. Man laufe ferner barfuß. Das leitet ab von oben und wirkt belebend, namentlich auf den Unterleib. Aber schon beim Barfußlaufen müssen wir uns vor Übertreibungen hüten, teils wegen wirklicher Erkältungen bei schwächlichen Menschen, teils, weil wir dem Körper leicht schwächend Wärme entziehen. Aus gleichem Grund ist längeres Sitzen im Freien und besonders auf bloßer Erde abends nach Sonnenuntergang für schwächliche Naturen nicht immer am Platz. Wir haben da schwere, zum Teil lebensgefährliche Erkrankungen aus diesem Anlass erlebt. Alles also am rechten

---

1) Über Entzündungen werden uns auch nur gute Erfolge berichtet; auch hat der Verfasser bei Kneipp gesehen, dass Lupuskranke nach halbjähriger Behandlung mit Lehm nicht eine Spur von Erfolg berichten konnten, eine Erscheinung, die für uns ganz natürlich ist, weil Lupus, eine negative Erkrankung durch ein Lehmpflaster mit seiner so ausgesprochen negativen Natur keine Heilung finden kann.

Ort und in der rechten Weise und so auch als Heilmittel die Erde. Dann wird sie sein, was sie in Wirklichkeit ist: zwar kein Mittel, das gegen alles und mehr als alles hilft, wohl aber ein Heilmittel von großem Wert.

Im Vorstehenden haben wir als ein Volksheilmittel bei positiven Erkrankungen in Verbindung mit Lehm bereits den Essig genannt. Wir betrachten daher nun gleich den

Essig

Dass Essig infolge seiner Säure, seines Gehaltes an Sauerstoff, ein starker Träger negativer elektrischer Prinzipien ist, brauchen wir kaum noch besonders zu sagen; denn die negative, elektrische Natur der Säuren haben wir bereits genügend kennengelernt.

Essig ist daher bei den positiven Erkrankungen, also bei Entzündung und Fieber, immer am Platz und er wird da sicher noch viel zu wenig gebraucht, wenn gleich das Volk, das in derartigen Dingen so häufig instinktiv das Richtige findet, bei den genannten Erkrankungen zum Zwecke der Kühlung ihn wohl schon immer verwendet.

In neuerer Zeit hat ihn besonders Kneipp, dieser gottbegnadete Mann aus dem Volk, wieder zu großen Ehren gebracht. Auch von Julius Hensel wird aus ihn mit Nachdruck verwiesen.

Man macht vom Essig zu Waschungen, Auf- und Umschlägen und auch zu Limonade Gebrauch. Letztere leistet bei Fieber, ebenso bei großer Sonnenhitze ganz vorzügliche Dienste. Essigwasser *schlägt nieder*, wie das Volk sagt.

Es entspannt, beruhigt, wie wir wissen, die erregten, hochgespannten, positiven lebensmagnetischen Kräfte und daher werden Waschungen und Aufschläge mit Essig oder mit Wasser und Essig von fiebernden Kranken immer als besonders wohltuend und kühlend empfunden.

Von Julius Hensel wird Essig außerdem noch zur Bindung schädlicher Gase (Ammoniak!) empfohlen. Man lässt ihn zu diesem Zweck verdunsten.

Was wir von der entzündungs- und fieberwidrigen Eigenschaft des Essigs sagten, gilt auch von den

Säuren

wie sie uns im Pflanzenreich namentlich in Gestalt von Fruchtsäften so vielfach entgegentreten. Die Zitronenlimonade spielt am Krankenbett denn auch bereits eine wichtige Rolle. Über Wesen und Wirkung der Säuren wollen wir nach dem Vorausgegangenen nicht weitere Worte verlieren.

Aber empfehlen möchten wir, einmal besonders auf die Wirkung der Zitronenlimonade die Probe zu machen, z. B. wenn recht heftiger Kopfschmerz aus gestörtem Magen besteht.

Hier haben wir im Magen einen positiven Zustand und infolgedessen einen lebensmagnetischen Druck empor zum Kopf. Zitronenlimonade getrunken, nötigenfalls Glas um Glas, macht den Kopf in einer Kürze frei von Schmerz, die ans Wunder grenzt.

Sie hat die lebensmagnetische Stauung im Magen entspannt, entfernt und so die Nerven im Kopf beruhigt.

Dürfen wir uns da wundern, wenn, wie es so oft geschieht, eine Apfelsinenkur in den Zeitungen gegen Migräne warm empfohlen wird? Denn auch Migräne entspringt, wie wir wissen, dem Unterleib — einem Zuviel von lebensmagnetischer Kraft.

Durch die Säure der Apfelsinen wird dieses Zuviel entspannt und dadurch der Kopf von Schmerzen befreit, die Migräne geheilt. Wie würde diesen Erfolg wohl ein Mediziner erklären, der zur Behandlung der Migräne Gifte braucht und empfiehlt; Morphium, Antipyrin, salicylsaure Natron, Ergotin. Arsenik, Brom, usw?

Er dürfte um eine Erklärung verlegen sein. Wir haben aber nicht bloß diese Erklärung, sondern können auch sagen: Apfelsinen oder Zitronenlimonade sind besser als Gifte, und der Erfolg wird sicherer sein.

Doch wir wollen der Medizin einmal ein klein wenig aus der Schule plaudern: Das gegen Migräne so viel gerühmte Migränin besteht aus Koffein, Antipyrin und — Zitronensäure. Wir wissen, es tut es letztere auch allein.

Dass Zitronensäure aufgrund ihrer negativen entzündungswidrigen Natur bei entzündlichen Zuständen im Hals und Mund ebenfalls ein vorzügliches Mittel ist, ist allbekannt, und sei nur der Vollständigkeit wegen noch erwähnt.

Wir betrachten als Heilmittel nun unser Lebenselement:

Die Luft

Die Luft, dies sei gewissen Erd- und auch Wasserfanatikern noch besonders ins Stammbuch vermerkt, ist des Menschen eigentliches Lebenselement, nicht das Wasser oder gar die Erde und Schlamm. Der Mensch hat sich im Verlauf der Entwickelung von der Erde und vom Wasser losgerungen und sich aufrecht gestellt, das Haupt zum Himmel gewandt. Die Luft ist nun das Meer, in dem er schwimmt und nur mit den Füßen wird von ihm noch die Erde berührt, »Der Mensch ist.« wie Dr. Lahmann sagt, »kein Amphibium, kein Wassergeschöpf, sondern ein Luftgeschöpf.« So ist die Luft des Menschen erstes und oberstes Lebensmedium und daraus schon geht die Bedeutung der Luft für den Menschen, gestörte Lebensprozesse in ihm wieder zu ordnen, zur Genüge hervor.

Die Luft ist aus Grund ihrer irdischen Natur und ihres Gehaltes an Sauerstoff ein Träger des negativen lebensmagnetischen Prinzips. In erster Linie interessiert uns da der Sauerstoff. Dieser ist in unserem Körper der Stoff- und Kraftgegensatz oder der negative Faktor im physischen Lebensprozess, auf den sich der positive Faktor der Nahrung gleichsam stützt und durch den dieser erst Kraft, Leben, Bewegung, Wärme und Arbeit wird. Ohne frisch geatmete Luft, ohne Sauerstoff, nützt uns die beste Nahrung nichts und ohne ihn kann unser Körper nicht fünf Minuten sein. Aber Succi konnte sechs Wochen fast ausschließlich durch ihn leben; gewiss ein Beweis, welch ein Kraftträger der Sauerstoff ist.

Hieraus muss sich in Anbetracht der uns bereits bekannten Atmungssünden des modernen Menschen in erster Linie die Forderung ergeben nach reiner Luft, und zwar nicht nur für die Kranken, sondern für alle Menschen; denn alle tragen die Spuren mangelhafter Ausnahme von Sauerstoff mehr oder weniger in dieser oder jener Gestalt — als Nervenschwäche, Blutarmut, Harnsäureüberschuss, usw., — mit sich herum. Wir müssen deshalb zuvörderst Verminderung der Sauerstoffmenge durch schlechte, mit ungesunden Gasen vermischte Atmungsluft vermeiden.

Die Quellen schlechter Luft haben wir bereits genügend beleuchtet, sodass wir uns ein nochmaliges Eingehen auf sie sparen können. Das so häufig zu treffende mangelhafte Lüften der Schlafzimmer sei aber nochmals besonders erwähnt; denn man muss die Luft, die man oft gegen Morgen dort findet, selber empfunden haben, um zu wissen, wie berechtigt und nötig hier die nachdrücklichste Mahnung zur Lüftung ist. Die Luft ist in den meisten kleinen Schlafzimmern durch die oft große Anzahl der darin schlafenden, atmenden und dunstenden Menschen bald verbraucht und verdorben, wenn die schlechte nicht abziehen und neue nicht eindringen kann. So ist das Schlafen bei offenen Fenstern eine Forderung der gesunden Vernunft. Und doch wird es so selten geübt. Man behauptet in der Regel zwar, dass man sich bei unruhigem Schlaf dann leicht erkälte, und verweist da namentlich auf die Kinder. Aber der unruhige Schlaf und das Ausdecken ist lediglich die Folge übertriebener Wärme im Bett oder im Zimmer oder es hat seinen Grund in gestörter Verdauung. Man beseitige deshalb die Übel. Dann wird man auch schlafen können bei offenem Fenster, und ungenügende Aufnahme von Sauerstoff während der Nacht, Schlafzimmerlust, die einem das Atmen benimmt, wird eine Unmöglichkeit sein. Da wundern sich die Menschen, wenn sie früh beim Erwachen müder als am Abend sind. Reine Luft in die Schlafstuben geführt, sodass der Körper über Nacht seinen Bedarf an Sauerstoff decken kann, wird Spannkraft bringen und Wohlgefühl merken. Dass auf reine gesunde Luft auch am Tage soviel wie möglich zu achten ist, brauchen wir nach alledem kaum zu sagen. Nicht die Kohle an sich wärmt den Ofen oder treibt die Maschine, sondern nur verbrennend mit Sauerstoff. Und so liegt Kraft und Leben, die heute so vielen fehlen, auch für uns nicht allein in den Töpfen und Tiegeln, sondern auch in den elektrischen Kräften des Sauerstoffes, die uns zudem gar nichts kosten. Möge man ihre natürliche Reinheit und Gute daher immer soviel als möglich erhalten!

Die zweite Forderung, welche sich aus der obigen Erkenntnis ergibt, ist vermehrtes, vertieftes Atmen; denn der moderne Mensch atmet erstens ungenügend, weil ihn seine berufliche Körperhaltung — das Sitzen — im Atmungsgeschäft häufig behindert, und er wird zweitens durch nichts mehr, nicht durch schweres körperliches Arbeiten, nicht durch schnelles Laufen, usw., zu vollem, tiefem Atmen gezwungen. Was ihm an Sauerstoff, an lebensmagnetischem Prinzip, nun zum Schaden seiner Gesundheit fehlt, muss er daher sich bewusst durch vermehrte Atmung holen — er muss das in neuerer Zeit so viel bereits empfohlene Tiefatmen betreiben. Wir hätten so, da das Tiefatmen bereits empfohlen wird, hier nichts Neues zu sagen. Und doch ist darüber noch so manches zu reden. Man hat bisher das Tiefatmen in der Hauptsache nur den Lungenkranken empfohlen, seinen Einfluss auf den Stoffwechsel aber viel zu wenig und den auf den Kreislauf in der Regel fast gar nicht betont. Gerade in letzterer Hinsicht liegt jedoch im Tiefatmen ein Heilfaktor von hohem Wert; denn durch dasselbe wird der Kreislauf im hohen Maße mechanisch befördert, namentlich wird der Unterleib von stauendem Blute befreit, und dass das Tiefatmen auf den Stoffwechsel von großem Einfluss ist, wird nach dem, was wir über den Sauerstoff und seine elektrische Spannkraft wissen, ohne Weiteres klar. Recht zu würdigen ist das Tiefatmen allerdings erst vom seelischen Standpunkte aus. Da weiß und erkennt man, dass Atmen Leben ist. Wenn man bewusst und mit Sammlung atmet, wird durch Tiefatmen der ganze Körper belebt, im höheren Maße beseelt.

Wir wissen nun aber, dass der Einfluss der Lust als solcher auf den Menschen negativ und sie selbst elektrisch ist. So kann es bei der elektrischen und magnetischen Natur unserer eigenen lebensmagnetischen Kräfte nicht gleichgültig sein, wer Tiefatmen betreibt, ob ein negativ oder positiv Kranken denn der eine kann wohl den negativen Einfluss im unbeschränkten Maße gebrauchen, nicht aber der andere. Und »atmet man«, schreibt L. Speck, »eine Zeit lang sehr forciert große Luftmengen, ... so macht sich das bald durch Abfallen des Thermometers um einige Zehntelgrade bemerklich.«[1]

Hier wird bestätigt, was sich von unserem Standpunkte aus von vornherein ergibt, nämlich, dass der Einfluss des Tiefatmens ein negativer, ein die Temperatur mindernder ist. Die Überernährten, die faulen vollblütigen Nervösen, die Gichtiger, usw., sie mögen daher tief atmen, soviel sie wollen und können; ihr Zuviel an Kraft mag sich entspannen, ihr magnetisches Plus sich elektrisch ersetzen. Das stockende, dicke Blut mag neuen kräftigen Antrieb erhalten, teils durch die vermehrte Zufuhr von Sauerstoff und Elektrizität, teils durch den Einfluss, der im Tiefatmen mechanisch und physiologisch liegt.

Das Blut mag sich reinigen, beruhigen, kühlen. Die eben genannten Kranken, die sich so selten als solche betrachten, die Staats- und anderen Hämorrhoidarier, wie sie die Kanzleien, Bierstuben, Büros, usw. bevölkern, sie alle werden den Erfolg des Tiefatmens an sich selber augenscheinlich verspüren; sie werden gesunden, verjüngen, und wir behaupten nicht zu viel, wenn wir sagen, manche harten Urteile und Erlasse verließen nicht die Gerichtssäle und Kanzleien, wenn die oberen Behörden bei den Beamten den Empfang des Gehaltes an nur eine Viertelstunde täglichen Tiefatmens im Freien knüpfen würden.

---

1) Archiv f. phys.-diät. Therapie, 1902, 2. 52.

Anders ist es hingegen bei den negativ Kranken. Da ist klar, dass diese das Tiefatmen nur mit Beschränkung üben dürfen; denn ihr Zustand ist schon negativ und ihn dürfen wir nicht noch vermehren. Hier können wir eine weitere Abkühlung des Blutes, ein weiteres Sinken der Körpertemperatur nicht brauchen. Es ist zwar im Allgemeinen nicht leicht der Fall, dass des Guten hier im Tiefatmen zu viel geschieht, aber möglich ist es auch; wir schreiben dies namentlich im Hinblick auf die moderne, mit Tiefatmen verbundene Freilustliegekur der Lungenkranken. Diese Behandlung ist zweifellos gut bei sonnigem Wetter und an warm gelegenen Orten. Da kommt unter dem positivem Einfluss der Sonne keine schädigende Wirkung beim Tiefatmen durch die Luft zustande. Mit anderen Worten: der Körper wird durch die Sonne genügend erwärmt, sodass er beim Tiefatmen im Liegen nicht friert. Wenn man jedoch, Verhältnisse von Davos und an anderen südlichen Orten verständnis- und unterschiedslos auf hiesige Gegenden übertragend, selbst im Winter auch bei uns die Kranken in ihren Freiluftbaracken liegen und Tiefatmen treiben lässt, dann müssen sie, selbst wenn sie in wollene Decken eingehüllt liegen, frieren, und dass sie dann frieren — Tag und Nacht frieren — wurde uns von derartig Kranken übereinstimmend erzählt. Der Erfolg der Kur ist dann natürlich gleich Null. Das kalte negative Prinzip und die Schwäche im Körper der Kranken, diejenigen Zustände also, die ursächlich und wesentlich hinter der Krankheit stehen, nehmen eher zu, statt dass sie weniger werden und infolgedessen kann die Krankheit, selbst bei bester Erfüllung der sonstigen Bedingungen, wie guter Ernährung, reiner Luft, usw., nicht heilen. Wir müssen deshalb bei kaltem Wetter das Tiefatmen bei negativ Kranken erstens zeitlich beschränken; es darf auf einmal nicht zu lange geschehen, und zweitens: wir müssen es möglichst mit Bewegung verbinden, weil diese Wärme erzeugt, das elektrische Prinzip in magnetisches überführt und so dem negativen Einfluss der kalten Luft entgegen ist, Erkältung verhütet. Es ist da im Allgemeinen gleichgültig, ob der Kranke beides, das Tiefatmen und die Bewegung, zeitlich getrennt oder gemeinsam betreibt. Die Hauptsache ist, dass es geschieht, dass Wärme durch Bewegung gebildet wird. Wir wollen hiermit nicht sagen, dass Erkältung bei Tiefatmen in kalter Luft durch Bewegung sicher verhütet wird; denn wir kennen selbst zwei Fälle, wo durch Tiefatmen in kalter rauer Luft das eine Mal eine Lungenentzündung, das andere Mal ein sehr heftiger Luftröhrenkatarrh zustande kam. Und dabei betraf wenigstens der zweite

Fall eine lungengesunde Person und keinen Neuling im Fach, im Tiefatmen. Allerdings herrschte damals auch ein *Hundwetter*.

Die Tatsache, die namentlich Dr. Paul Niemeyer bestritt, der mit seinen Lungenkranken am liebsten durch dick und dünn ging, nämlich, dass man sich durch Tiefatmen in kalter Luft selbst bei körperlicher Bewegung erkalten kann, bleibt also bestehen. Wenn wir aber beim Tiefatmen auch die Bewegung, die Erwärmung, genügend betreiben, dann wird bei kalter Luft ein schädlicher Einfluss weniger leicht möglich sein.

Mit der Technik des Tiefatmens haben wir uns hier eigentlich nicht zu beschäftigen. Wir möchten jedoch auch diesen Punkt nicht unberührt lassen; denn das Tiefatmen wurde in der letzten Zeit von verschiedenen Seiten empfohlen, und es wurde da — verschieden empfohlen. Unter anderem wurde auch auf Atemhaltung nach voller Einatmung Nachdruck gelegt. Dieses Tiefatmen ist aber eine Widernatürlichkeit, die sich unter Umständen schwer rächen kann. Denn kein Mensch, überhaupt kein atmendes Geschöpf, hält den Atem normalerweise mit voller Lunge an, sondern der Atem geht regelmäßig ein und aus, lediglich je nach Umständen mehr oder weniger tief. Hieraus geht für den mangelhaft atmenden Menschen im Allgemeinen nur bewusstes vertieftes Atmen hervor. Der Mensch hält allerdings den Atem auch bei voller Lunge gelegentlich an, so beim Heben schwerer Lasten. Aber dann dehnt sich, wenn es oft geschieht, ebenso, wenn die Lunge oft zu dauernden starken Ausdehnungen gezwungen wird, wie bei Musikern, Glasbläsern, usw., das Lungengewebe »wie ein altes Gummiband« (Strümpell) aus. Es entsteht Lungenerweiterung, Lungenemphysem, und daraus ergibt sich schon, dass die gewaltsame Atemhaltung bei voller Lunge für diese schädlich ist. Zu diesem Einfluss der Atemhaltung auf die Lunge selbst kommt aber noch die Möglichkeit, dass infolge der erhöhten Spannung im Körper. die man ja allein schon an dem geröteten Kopfe erkennt, bei schlechter Beschaffenheit der Blutgefäße eins reißen kann. Diese Gefahr wird noch vergrößert, wenn man, einem gleichfalls gegebenen Rate folgend, während der Atemhaltung alle Muskeln des Körpers spannt, weil dieser Akt in den gefäßreichen Muskeln das Blut auspresst und so den Druck in den inneren Gefäßen erhöht. Gewiss, es kann diese Art des Tiefatmens Vorteile entfalten. Man kann dadurch stockendes Blut in Bewegung bringen und den Stoffwechsel befördern. Die nicht geeigneten Fälle kann aber der Laie nicht kennen; auch bleiben gewisse Schäden immer bestehen und deshalb sei vor dieser

Art des Tiefatmens gewarnt. Die beste Form des Tiefatmens ist zweifellos die, welche A. J. Davis empfohlen hat; dieser schreibt:

»Lege dich platt nieder auf den Rücken und bei fortwährendem tiefem und langsamem und gleichmäßigem Atmen nimmt dir recht ernstlich vor, gesund zu werden — in den Füßen und Händen, den Knien und Ellbogen, den Hüften und Schultern, in den Eingeweiden und der Leber, den Lungen und dem Gehirn … aufwärts und inwärts fortschreitend (das Herz soll ausgeschlossen bleiben; A. J. Davids) und wenn ihr im Verlauf von zehn Minuten stetigen Tiefatmens bis zum Gehirn gelangt, so wiederholt den Prozess in der aufsteigenden Stufenleiter.

»Zur Vornahme dieser Selbstheilung, welche man auch beim Stehen, Gehen oder Reiten treiben kann) … wird es notwendig sein, dieselbe vielleicht dreimal in je vierundzwanzig Stunden auszuüben.

»Niemals unmittelbar vor Mahlzeiten, noch zu bald danach; vielmehr ist die richtige Zeit, wenn die Chylifikation (Verwandlung des Speisebreies in Milchsaft) beginnt, also ungefähr 90 bis 120 Minuten nach dem Essen.

»Veranlasse die Zehen und die Finger, sich gleichzeitig zu öffnen und zu schließen … Alsdann lasse abwechselnd anspannen und schwellen und wieder erschlaffen die Muskeln der Beine und Arme, … richte nun fest deinen Willen auf die Longitudinal- (der Länge nach sich erstreckenden) Muskeln des Unterleibes und Bauches. Veranlasse sie, sich auszudehnen und zu fallen, stetig und standhaft.

»Nach wenigen Versuchen kannst du den Magen, die Leber und das Herz beeindrucken, gerade so sicher, als du deine Hand öffnest und schließt.«[1]

Wer so atmet, andächtig und fest, wird bald den großen Einfluss des Tiefatmens auf sich selber erkennen und vielleicht manches Geheimnis des Lebens verstehen. Bei dieser Form des Tiefatmens kann ein erkältender Einfluss auch gemeinhin fast gar nicht zur Geltung gelangen, weil es so wärmend wirkt, dass es dabei selbst zu einem ergiebigen Schweißausbruch kommen kann.

Wir betrachten nun als Heilmittel:

---

1) A. J. Davis, Vorbote der Gesundheit, S. 55, 57 u. 163.

Die elektrischen und magnetischen Kräfte des Raums

Im ersten Teil unserer Betrachtungen haben wir gesehen, dass die lebensmagnetischen Kräfte des Raums in unseren Körper in dem Maße eintreten, wie wir ihnen zu ihm freien Zutritt gewähren, ferner, dass der Mensch ein Zentrum ist in den Kräften des Raums, ein Magnet im Ozeane der Weltlebenskraft. Alle Nahrung würde sonst ungenutzt durch ihn wandern, wenn er nicht magnetisch einzuziehen und festzuhalten imstande wäre. Was kann es da bei Kraftmangel im menschlichen Körper Näherliegendes geben, als dass man das Heil des Kranken nicht nur in Schüsseln und Töpfen sucht, sondern Kräfte soviel als möglich direkt dem Raum entnimmt, indem man den Körper, möglichst von Kleidern befreit, sich mit den lebensmagnetischen Kräften des Raums ungehindert laden lässt. Man erkennt denn auch die belebende, kräftigende, Nerven und Stoffwechsel ordnende, heilende Wirkung der Luft-, Licht- und Sonnenbäder je länger je mehr und selbst vonseiten der medizinischen Wissenschaft macht man von ihnen als Heilmittel vielfach in erster Stelle Gebrauch. Häufig spricht man bei den Luft- und Sonnenbädern allerdings nur von einer Hautatmung, weniger von dem elektrisch-magnetischen Kräfteaustauschverkehr. Und dass erstere eine Rolle mitspielt, bestreiten natürlich auch wir nicht. Um wie vieles aber der lebensmagnetische Wechselverkehr dabei über dem gasigen steht, erkennen wir schon an der Durchdringbarkeit unserer Haut für Elektrizität gegenüber derjenigen für Gase, für Luft, und während der gasige Austausch in der Hornschicht der Haut ein direktes Hindernis findet, sind für den lebensmagnetischen Austauschverkehr durch sie hindurch direkt Leiter gelegt in Gestalt der Hauthaare, die der Mensch an seinem Körper trägt. So sind die lebensmagnetischen Kräfte des Raumes für den Kraftlosen ein Heilmittel von unausdenkbarem Wert und man kann nur wünschen, dass der kraftlose Moderne sich dieser Kraftquelle mehr als bisher bedient.

Die lebensmagnetischen Kräfte des Raumes sind aber nicht immer gleicher Art; sie sind vielmehr — je nach dem vorhandenen Sonnenschein — bald mehr elektrisch, bald mehr magnetisch, bald mehr positiv, bald mehr negativ. Und es treten in den lebensmagnetischen Kräften des menschlichen Körpers Störungen auf ebenfalls sowohl nach der einen wie nach der anderen Art. Es sind in ihm jeweilig die positiven oder die negativen Kräfte vorherrschend vertreten. Daraus ergibt sich, dass wir zur Beseitigung dieser Störungen, zur Heilung je der positiven oder negativen

Erkrankungen im menschlichen Körper in den lebensmagnetischen Kräften des Raumes wieder das beste Heilmittel haben; denn hier haben wir unmittelbar diejenigen Kräfte, welche wir brauchen, und die Luft ist auch feiner und daher in ihrer Wirkung milder als Wasser und Erde.

Die Luft ist unerwärmt, wenn also die Sonne nicht scheint, elektrisch oder negativ. Luftbäder — Bewegungen des Menschen in freier Luft bei ganz oder doch möglichst entkleidetem Körper sind infolgedessen zum Zwecke der Heilung, des Ausgleichs der Störungen in erster Linie am Platze bei den positiv Kranken. Da sind zunächst die Vollblütigen, Hitzigen und vor allein die überernährten Nervösen. Diese mögen sich im Luftbad ergeben, soviel sie wollen und können. Es beruhigt und kräftigt die Nerven, und wenn derartige Kranke nachts nicht schlafen können, so mögen sie sich in das Nacht- oder Naturgewand kleiden und eine Promenade im Zimmer betreiben. Schlaf wird sich sicher finden, sicherer und natürlicher jedenfalls als durch arzneiliche Gifte. Erkältung ist dabei nicht zu befürchten; denn wenn die Kälte den Körper nicht einseitig trifft, und wenn man für nachfolgende volle Wiedererwärmung sorgt, kann es zu keiner Erkältung kommen. Auch gehen die Kranken, wenn es ihnen bei ihrer Nachtpromenade zu kalt wird, schon selber ins Bett. Große Dienste leisten die Luftbäder — leistet die Abkühlung des Körpers durch die negativ elektrischen Kräfte des Raumes, der Luft aber den fiebernden Kranken; ihnen kann man gar keine größere Wohltat erweisen, als indem man dafür sorgt, dass ihren Körper frische kühle Luft recht reichlich umspült. Dieser Forderung wird unsere Wissenschaft denn auch bereits dadurch gerecht, dass sie für die Typhus-, Pocken- und anderen sogenannten Ansteckungserkrankungen Baracken baut und in diesen der frischen Luft reichlichsten Zutritt gewährt. Ja, man hat sogar schon Pocken mit größtem Erfolg lediglich dadurch kuriert, dass man Tag und Nacht Tür und Fenster öffnen ließ, sodass die Kranken nicht über Hitze klagten und in dieser verbrannten wie sonst, sondern dass ihnen das nächtliche Frieren im Bett unangenehm war. Und auch Häser schreibt, dass ungeheizte Zimmer, ja, eine Kälte, bei welcher anderen Kranken einzelne Körperteile erfroren, sich dem Typhus während der Kriegsseuchen von 1805 – 1815 am feindlichsten erwies. (Häser.)

Die Luftbäder spielen aber nicht die gleiche Rolle bei den negativ Kranken. Allerdings macht sich für das Nackendlaufen aller Menschen in neuerer Zeit ein gewisser Fanatismus breit. Doch nur wer sich den ganzen

Tag im Freien bewegt, kann in unserer Gegend für längere Zeit das Nacktlaufen vertragen, nicht auch der, dem beruflich oder sonst wie gebunden, die Bewegung fehlt und noch weniger die negativ Kranken. Damit sei nicht gesagt, dass diese keine Luftbäder nehmen sollen. Im Gegenteil: wie Wasser, richtig dosiert, auch für die negativ Kranken ein bedeutsames Heilmittel werden kann, so gilt dies im gleichen, ja noch höheren Maß auch von der Luft. Die negativ Kranken dürfen Luftbäder aber nur in milder Weise nehmen, und je kranker sie sind, desto kürzer und milder muss es geschehen. Wenige Minuten — nötigenfalls im erwärmten Zimmer — werden da oft schon genügen. Man beginne kurz und mild und erprobe, wie weit man gehen kann. Auch sehe man darauf, dass der Körper — möglichst durch Bewegung — wieder zu rechter Erwärmung kommt. Durch die Luftbäder nimmt der Körper Kraft aus dem Raum, die, erwärmt, ihn kräftigt, belebt, und die Haut wird durch sie erregt, sodass das Körperinnere eine Entlastung, die Strömung der Säfte und Kräfte eine Regulierung erfährt.

Daher sollen alle Menschen daran sehen, dass ihren Körper immer, also selbst bekleidet, die Luft so viel wie möglich umspült. Prof. Jäger und Dr. Lahmann haben sich da große Verdienste erworben, dass sie auf das Schädliche dicker undurchlässiger Kleidung aufmerksam machten und Kleider in den Handel brachten, die luftdurchlässig sind. Luftdurchlässige Kleider tragen und Luftbäder nehmen, sollte deshalb jedermann. Nur müssen die negativ Kranken darauf achten, dass es niemals in erkältender Weise geschieht.

Anders gestaltet sich die Luftbaderei bei Sonnenschein. Da wird das Luftbad zu einem — Sonnenbad Bei der Bedeutung des Sonnenlichtes für die Lebewelt möchte man meinen, dass es der Menschheit als Heilmittel niemals verloren gehen konnte. Der Menschheit selbst war es denn auch in dieser Bedeutung niemals entgangen. Die negativ Kranken, die Frierenden und Schwachen, für die es den Charakter trägt einer wahren Lebensessenz, haben Lichttherapie vielmehr immer getrieben; sie haben sich in die Sonne gesetzt und gewärmt, wenn sie schwach waren und froren und so unter Behagen ihrem Körper das geboten, was ihm zur Genesung nötig war — Wärme, Lebenskraft. Ihr Lehrer und Führer war die Stimme ihrer inneren Natur, der Instinkt, der beste Arzt der Welt, der ohne medizinische Kollegs so unfehlbar sicher immer das richtige weiß. Die Alten nahmen daher schon Sonnenbäder regelrecht und sie hatten ihre

Häuser zu dem Zweck besonders gebaut. Unsere Wissenschaft jedoch, sie sah vor allzu vieler Gelehrsamkeit aus ihren Laboratorien heraus das Natürliche, sie sah schließlich den Wald vor Bäumen nicht mehr, und so ging ihr das Sonnenlicht nicht bloß als Heilmittel völlig verloren, sondern sie trieb noch mit denen, die daraus wieder verwiesen, ihren staatlich geheiligten Spott. Es war — das sei besonders betont, — nicht die Wissenschaft, die den hohen Wert des Sonnenlichtes als Heilmittel bewahrte oder neu wieder entdeckte, sondern die Fackel des freien menschlichen Geistes, — es war die Volksseele, die in ihrem Sehnen nach Hilfe sich als treuer Hüter und Wiederentdecker erwies. Zwei Männer seien da rühmlich genannt. Arnold Rikli in Veldes. Krain, der *Sonnengott*, wie man ihn spöttisch nannte, und A. J. Davis in Amerika. Beide traten um die Mitte des vorigen Jahrhunderts mit großem Nachdruck ein für die Bedeutung des Sonnenlichtes als Heil- und Lebenskraft, und zwar, ohne dass sie wie uns A. Rikli selber bestätigte, voneinander irgendeine Kenntnis hatten. Ihnen sei daher wenigstens hier ein ehrend Denkmal gesetzt.

In neuerer Zeit hat sich jedoch auch die Wissenschaft des Lichtes als einer Heilkraft bemächtigt, und vieles wurde seitdem darüber geforscht und geschrieben. Trotz all' des Schreibens und Experimentierens kann man aber noch keineswegs sagen, dass über die Sache bereits sonderlich Klarheit herrscht. Weil das Licht sich abtötend auf Bakterien erweist, so soll es ein Heilmittel nun gegen alles sein. Man will daher z. B. auch Typhus behandeln mit Sonnenlicht, weil nach Angaben einzelner Forscher der Typhusbazillus dem Sonnenlichte auf die Dauer nicht widerstehe.[1] Man bedenkt aber nicht, dass es sich hierbei nur um ein Experiment im Laboratorium handelt, nicht um einen Versuch am Krankenbett, und der erste mit Licht, mit Sonnenlicht behandelte Typhusfall würde zeigen, wie verhängnisvoll der Irrtum war.

Das Sonnenlicht ist das positive Prinzip der Lebenskraft. Es kann daher kein Heilmittel sein bei den positiven Erkrankungen, nicht also bei Typhus, Pocken, Scharlach und Masern, weil deren Wesen ohnehin schon auf einem Zuviel an positiver lebensmagnetischer Kraft im Körper beruht. Man handelt hier infolgedessen gut, wie es vom Volk ja schon immer geschieht und der Kranke es fordert, nicht einmal das gewöhnliche

---

1) Dass nach Angabe anderer Forscher das Sonnenlicht auf den Typhusbazillus keinen abtötenden Einfluss ausübt, haben wir bereits an früherer Stelle erwähnt.

Tageslicht auf ihn wirken zu lassen. Man verhängt zu dem Zweck die Fenster dunkel, wenn die Sonne durch sie scheint. Diese Forderung gilt besonders für die sogenannten Ausschlagkrankheiten: Masern, Scharlach und Pocken. Durch die Bakterien irregeführt, wird dieses Verhängen der Fenster zwar von modernen Ärzten für Verirrung erklärt und Licht gefordert auch für die Masern und andere ähnliche Erkrankungen. Aber schon häufen sich die Berichte auch vonseiten der medizinischen Wissenschaft, die von geradezu glänzenden Erfolgen bei Masern und Pocken durch Verhängen der Fenster mit roten Tüchern erzählen, und über den völligen Lichtabschluss bei Pocken schreibt Dr. Gebhardt in seiner Schrift: „Die Heilkraft des Lichts":

»Die Ausschließung des Tageslichtes bei der Behandlung der Pocken wurde bereits 1830 von Picton von New Orleans empfohlen; er hatte Pockenkranke im Zimmer behandelt, in die kein Tageslicht dringen konnte, und diese Patienten bekamen keine Eiterungen. Später (1867) stellte der englische Arzt Black den ungünstigen Einfluss des Lichtes bei Blattern fest und er hatte gleichfalls außerordentliche Erfolge bei Abschluss der Kranken vom Tageslicht, wobei es gleichgültig war, ob dieselben geimpft oder ungeimpft waren. Die Richtigkeit dieser Beobachtungen wurden später von Barlow und Waters bestätigt; auch ihre Patienten bekamen, auf diese Weise behandelt, keine Narben oder Beschädigungen ihrer Augen. Neuerdings schrieb noch Dr. Galavardin in Lyon dem direkten Sonnenlicht schädliche Einwirkung bei Pockenkranken zu. Wenn die Kranken im Dunkeln gehalten waren, so wurden die Pocken ohne Fieber eitrig und fielen ab.«

Durch diese Berichte wird das Zutreffende des vom Volke namentlich bei Masern geübten Verfahrens bestätigt und bewiesen, dass wir im Rechte sind, wenn wir behaupten: Licht, Sonnenlicht, ist für die positiv, besonders aber für die Ausschlagkranken nicht nur kein Heilmittel, sondern eine direkte Schädlichkeit. Es ist Öl in die Feuersglut eines Hauses, das wir retten sollen.

Sonnen, sonnenlichtbaden sollen daher auch nicht oder doch nur mit gehöriger Vorsicht und Beschränkung die übrigen positiv Kranken, vor allem nicht die Nervösen. die bei Mangel an Arbeit an Überernährung leiden: sie dürfen höchstens zur Belebung der Haut und zur Behebung von Stauungen im Körper kurz sonnen und müssen dabei die nervös besonders empfindlichen Teile, wie Kopf und Herz, gegen das Sonnenlicht schützen.

Starkes Sonnen würde bei ihnen nervöse Erregung, selbst Fieber, Kopfschmerz, Blutdrang zum Kopf, Herzklopfen, usw., erzeugen.

Aber sonnen, sonnenlichtbaden sollen die negativ Kranken, all diejenigen also, die an Katarrhen, Schwäche, Blutarmut, Bleichsucht, gestörtem Stoffwechsel, usw., leiden. Hier Sonne, Sonnenlicht, auf den Körper gebracht; diesen damit durchwärmt, seine Gewebe belebt, damit erfüllt, geschwellt; es ist Kraft- und Kurgewinn, der direkt messbar ist; denn die Schwellung der Gewebe sagt uns, dass ein substanzielles Etwas vermehrt im Körper wohnt und wenn ein Magnet, der sonst 15 Unzen hebt, 2½-mal mehr Kraft zeigt, nachdem ihn für längere Zeit die Sonne beschienen hat, so muss beim Menschen dasselbe sein, nämlich ein unmittelbarer Gewinn an Kraft im Sonnenlicht; denn er stellt ja auch nichts weiter wie einen Magneten dar. Und dass Sonnenlicht vom Blut aufgesaugt, dass es also zum dauernden Besitzstand des Körpers wird, hat wissenschaftlich Dr. A. Gamgee in seinem bereits zitierten Vortrag gezeigt. In Übereinstimmung mit unseren Anschauungen werden daher von Dr. med. Walser in seinem Buch: „Luft und Licht!", usw., als Krankheiten genannt, die durch Sonnenlicht zu behandeln sind: Bleichsucht, nervöse Erschöpfung ohne Blutwallung und Herzerregung, Emphysem oder Lungenerweiterung, Tuberkulose im Anfangszustand; ferner Gicht, Rheumatismus, Zuckerkrankheit, Fettsucht, Blutentmischung, Skrofulose, Syphilis, usw.

Sonnenbadeanlagen darum soviel als möglich gebaut und unser blutarmes, nervenschwaches, katarrhkrankes Geschlecht dorthin geschickt. Das ist besser, als wenn man Serumentdeckern, die das Blut nur mehr noch vergiften, die Menschen weiter noch schwächen, Millionen schenkt. Die Pflanze geht ohne Sonne zugrunde, wird schwächlich und blass; aber sie gedeiht, entwickelt sich wieder im Sonnenlicht. Um wie vieles mehr sollten da schwächliche und kränkliche Menschen, besonders aber unsere bleichsüchtigen, blutarmen und nervenschwachen Mädchen und Frauen, statt dass sie Sonnenschirme, Handschuhe und Schleier tragen, um das Sonnenlicht von sich fern zu halten, es suchen — Sonnenkultus praktisch betreiben. Ist doch, wie seine Keimblattanlage uns noch heute beweist, der Mensch auch nur eine Erdenpflanze; aber er ist diejenige, die sich vom Niederen zur edelsten, entwickeltsten Form entfaltet hat und die darum des Lichtes der Sonne am meisten bedarf. Den Sonnenbadeanlagen und Lichtbädern, die ohnehin schon in den letzten Jahren wie Pilze nach einem warmen Regen entstanden sind, steht deshalb noch eine große Zukunft bevor. Heil uns, dass es tagt! Zwar wird auch heute noch von modernen Autoritäten in den Lichtheilanstalten allgemein Schwindel gesehen. Aber da möchten wir ihnen die Tatsache zur Beachtung empfehlen, dass Sonnenlicht den Tetanus- (Starrkrampf)-Bazillus in ½ bis 1½ Stunden tötet, während Jodolpulver und 5% alkoholische Salizylsäurelösung hierzu 48, Iodoformpulver 69, 5% Lösung von Kupfersulfat 72, eine gleiche Lösung von Eisenvitriol 120 und eine 4% Borsäurelösung 190 Stunden brauchen. Gibt diese Widerstandslosigkeit des Starrkrampfbazillus gegenüber dem Sonnenlicht nicht zu denken, und ist es da nicht besser, gegen den Starrkrampf, der, wie seine Ursachen — Erkältungen, Kummer, Schlafen auf feuchter Erde und schlechte Verpflegung bei Soldaten im Feld, usw., — und sein Hauptfundort — die Erde — beweisen, ebenfalls zu den negativen Erkrankungen gehört, mit Sonnenlicht, mit Wärme, zu Felde zu ziehen, statt gegen ihn mit Giften zu wüten? Und was wir vom Starrkrampf sagen, gilt von den negativen Krankheiten überhaupt. Das Sonnenlicht ist also das oberste Heilmittel bei den negativ Kranken.

Aber da müssen wir uns erinnern, dass ein Körper umso empfindlicher ist, je schwächer er ist; dass also ein schwacher Körper nur Kleinreize oder eine milde Behandlung verträgt. Wir dürfen daher nicht denken, wozu uns der Gedanke verleiten könnte: dem negativ Kranken fehlt Kraft, Magnetismus — darum nun tüchtig mit ihm in die Sonne hinein. Denn der Mensch hat nicht nur Magnetismus im Körper, sondern auch Elektrizität und beide Kräfte müssen zur Erhaltung der Gesundheit möglichst im Gleichgewicht sein. Ein schwacher Kranker hat aber nur wenig Elektrizität im Körper, und daher ist für ihn zunächst auch nur eine geringe Zufuhr von Magnetismus erlaubt, damit in ihm nicht wieder eine Gleichgewichtsstörung der lebensmagnetischen Kräfte mit ihren Folgen entsteht.

Und es ist eine Tatsache. dass Nervenschwache, Blutarme die Sonne stets nur wenig vertragen, Kopfschmerz, Abspannung (durch Gleichgewichtsstörung der Kräfte — Entspannung) der Glieder und selbst Fieber bekommen. Sie dürfen sich daher in der ersten Zeit nur kurz zu sonnen erlauben. Eine Viertelstunde im Sonnenbad muss bei starkem Sonnenschein oft schon genügen. Bei wiederholtem Gebrauch kann das Maß des Sonnens jedoch allmählich größer werden, teils weil der Körper kräftiger wird, teils, weil er sich gegen ein zu starkes Eindringen der Sonnenstrahlen durch Bildung dunklen Hautpigmentes schließlich selber schützt.

Dr. med. Bie, Kopenhagen, sagte in einem Vortrage über Lichttherapie auf dem 20. Kongress für innere Medizin in Wiesbaden: »Wir wissen zurzeit noch zu wenig von den allgemeinen Wirkungen des Lichtes, um für den Augenblick bestimmte Indikationen aufstellen zu können.« Nun, wir haben gezeigt, was beim farbigen Licht noch mehr geschehen wird, dass die Verhältnisse klarer gar nicht liegen können, als sie hier bereits gegeben sind. Wir hätten nun überzugehen zur Betrachtung der therapeutischen Verwendung des farbigen Lichtes. Bevor dies geschieht, hat uns jedoch zu beschäftigen:

Der heilende Einfluss der lebensmagnetischen Kräfte je nach Zeit und Ort

Der Charakter der lebensmagnetischen Kräfte des Raumes ist, wie wir wissen, in niederen und nördlichen Lagen der Erde und im Winter mehr negativ, in hohen und südlichen Lagen und im Sommer mehr positiv. Diese Anschauungen finden wir in Bezug auf die Höhenlage bestätigt von Prof. Dr. Ludwig Neumann in einer Arbeit über den Schwarzwald.[1] Es besteht danach z. B. zwischen der Temperatur des höchstgelegenen Schwarzwalddorfes Höchenschwand und Karlsruhe im Winter täglich zugunsten der Höhenlage ein Unterschied von ungefähr 6,5 Grad (z. B. 16. Januar Höchenschwand +3,9. Karlsruhe −2.6).

»Daher haben wir«, sagt Prof. Neumann, »oben ansehnliche Luftwärme, die unter dem herrlichsten blauen Himmel tagsüber durch die Wirkung der Strahlungswärme am Boden noch bedeutend gesteigert wird; gleichzeitig erfreuen wir uns der entzückendsten Klarheit der Luft, die uns die wunderbarsten Fernsichten gestattet. Unten in den Niederungen dagegen herrscht gleichzeitig grimmige Kälte unter bleierner Nebeldecke, die bei den Bewohnern der Tallandschaft meist nicht ahnen lässt, dass weiter oben der Winter so gut wie wirkungslos ist.

Dass dieses vorzügliche Klima von großer Bedeutung für die Anlage von Lungenheilstätten sein muss, ist einleuchtend.« Soweit Prof. Neumann. Noch mehr werden unsere Anschauungen bestätigt durch eine Arbeit von Privatdozent Dr. Caspari, Berlin, über: »Die Bedeutung des

---

[1] Monographie zur Erdkunde, B. XIII.

Radiums und der Radiumstrahlen für die Medizin«[1]. Der Verfasser schreibt: Die positiv elektrische Beschaffenheit zeigt sich »abhängig von zahlreichen klimatischen Faktoren: sie ist bei klarem Wetter größer als bei Nebel und Regen, bei Gewitter und Föhn vermehrt, besonders aber zeigt sie sich abhängig von der Höhe des Beobachtungsortes. Mit der Erhebung über dem Meer steigen die Werte für die Ionisation mehr und mehr an, um auf den Spitzen des Hochgebirges und in der atmosphärischen Luft über 3000 Meter, welche im Lustballon erreicht wurden, sehr bedeutende Werte anzunehmen.«

Hier ist es wichtig, zu bemerken, dass Dr. Caspari weiter schreibt; »Die Quelle, aus welcher die ständige Ionisation der Luft stammt, war eine unbekannte und ist es zum Teil heute noch. Doch machte ... unsere Anschauung über diesen atmosphärischen Vorgang einer weiteren Erkenntnis Platz, als ... nachgewiesen wurde, dass in der Luft, speziell in der Bodenluft eine radioaktive Substanz vorhanden ist, welche man sogar ... aufsaugen und messen kann. Der Gedanke lag daher nahe, dass diese Ionisation der Luft bedingt sei durch das Vorhandensein von Radiumstrahlen und die Hypothese, dass die Ionisation ein wirksamer klimatischer Faktor ist, würde ... an Bedeutung gewinnen in anbetracht der außerordentlichen Wirksamkeit ... (der) radioaktiven Substanzen.«

Während so für die Wissenschaft hier vieles noch unbekannt, unklar und Hypothese ist, sahen wir bereits das ganze Gebiet klar und systematisch geordnet vor unseren Augen; denn die Radiumstrahlen sind die uns wohlbekannte lebensmagnetische Kraft, die sich hier äußert in dieser, dort in jener Art, wobei sich die verschiedenen Äußerungsformen von einander nur unterscheiden wie etwa die verschiedenen Lichtarten: Kerzen-, Petroleum-, Gas- und elektrisches Licht, untereinander. Wir halten die Festlegung dieser wissenschaftlichen Rückständigkeit für erforderlich, damit die Wissenschaft später nicht wieder kommen und sagen kann, sie habe alles allein erforscht und errungen, wie sie es gegenwärtig in Bezug auf die therapeutische Verwendung des Wassers, des Lichtes, usw., behauptet, obgleich sie hier, namentlich beim Wasser, weit mehr hinderlich als förderlich war.

Durch die obigen Auslassungen von Männern der medizinischen Wissenschaft wird also bestätigt, was wir vom lebensmagnetischen

---

1) Zeitschrift für diätetische und physikalische Therapie 1904/06, 1.

Standpunkt behaupteten. Wir schicken daher die positiven Kranken, die Überernährten, zur See, die negativen Kranken dagegen auf die Berge hinauf. Dadurch, dass den positiv Kranken verwehrt negatives lebensmagnetisches Prinzip zur Verfügung steht, mag ihr Zuviel sich verbrauchen, ihr Stoffwechsel eine Förderung erfahren, und eine bekannte Tatsache ist es, dass der Appetit an der See bei kräftigen Personen stets ein gesteigerter ist. Die negativ Kranken hingegen werden in Höhenlagen durch das dort vermehrt vorhandene positive Prinzip gekräftigt, belebt. Nur müssen wir hier dafür sorgen, dass bei besonders schwachen Kranken der Übergang in höhere Lagen nicht allzu schnell geschieht, weil ihre Natur sonst wieder eine Störung oder Entspannung erfährt. Schwache Nervöse würden sonst, wie es auch die Erfahrung lehrt, noch nervöser, schwächer und vor allem schlaflos werden.

Mit vorstehenden Ausführungen deckt sich, wenn Prof. Strümpell vom Standpunkte der Erfahrung a. z. O. schreibt, dass mancher Nervöse »unangenehm auf das Seeklima reagiert.« Es sind eben nicht alle Nervösen überernährt. Und wir finden unsere Anschauungen weiter bestätigt, wenn Dr. Walser am zitierten Orte sich äußert: »In den feuchten Niederungen hat man bei Tuberkulösen die Wahrnehmung gemacht, dass die erkrankte Lunge Neigung zu käsigem Zerfall zeigte, während in den sonnigen Hochländern mit trockener Lust die Aushöhlungen (Kavernen) bald verkalken und sich abkapseln. Es ist ferner bekannt, dass Erkältungskrankheiten, Grippe, Bronchialkatarrhe, auch Diphtherie in sonnigen Hochländern mit trockener Luft seltener austreten und, wenn sie vorkommen, einen weit milderen Verlauf haben.« Die Erfolge bei Lungenkranken in Davos, das bei einer Höhenlage von 1560 Meter ü. d. M. sich eines so warmen Klimas erfreut, dass die Kranken im Winter im Freien sitzen können, sind uns so ohne Weiteres klar.

Gleiche Verhältnisse wie zwischen hoher und tiefer Lage eines Ortes bestehen, wie gesagt, zwischen Süden und Norden. Und da brachte kürzlich ein französisches Blatt eine Sonnenscheinstatistik für Europa, aus der hervorgeht, dass Frankreich im Durchschnitt 2200 Stunden Sonnenschein im Jahre hat. Es übertrifft damit die deutschen Länder, die nur auf etwa 1700 Stunden rechnen können, und folgt ziemlich dicht hinter Italien, das nur etwa 2300 Stunden Sonnenschein im Jahre zeigt. Das sonnenreichste Land in Europa ist aber Spanien, das mit 3000 Stunden die Apenninen-Halbinsel bei Weitem übertrifft. Weniger als die Hälfte

Stunden, nur 1400, hat England, das Land der Nebel, aufzuweisen. Dabei hält England auch den Rekord der Regenfälle in Europa. In London zählt man im Durchschnitt 178 Regentage im Jahr. Auf den schottischen Hochebenen fallen 8890 Millimeter Regen. In Deutschland beträgt das Maximum 1290 Millimeter. Stark vom Regen heimgesucht ist das Elsass, dessen Regenmenge 1360 Millimeter erreicht. In den Alpen ist es der St. Bernhardt, auf dem am meisten Regen fällt, 2564 Millimeter im Jahre. In Italien steht Mailand an der Spitze mit 946 Millimeter. In Paris überschreitet der Jahresdurchschnitt nicht 560 Millimeter, den zehnten Teil der Regenmenge, die in London fällt.

Die negativ Kranken gehören daher also nach Süden, die positiv Kranken nach Norden. Und wir sehen denn auch, dass die negativ Kranken, vor allem die Lungenkranken, jeher nach Süden gehen; sie sollten dann aber nicht nur nach Italien ziehen, wo sie im Winter bei dem bekannten Mangel an Ofen mehr frieren als bei uns, sondern ihr Ziel müsste Ägypten — müsste der Sudan sein. Große Erfolge wurden von dort dem Verfasser vor Jahren von einem englischen Arzt berichtet, welcher der Leiter einer Lungenheilanstalt in Ägypten war und zum Zwecke des Studiums der Lichttherapie Amerika und Europa bereiste.

Auf dem Tuberkulosekongress zu London im Jahre 1901 sagte in der Diskussion über die klimatische Behandlung der Schwindsucht Theodor Williams: »Das Klima Ägyptens ist ... eines der allervorteilhaftesten, namentlich für ältere Pythisiker, die nicht imstande sind, sich viel zu bewegen.« Die Vorzüge des Klimas der Riviera, das nach desselben Redners Urteil, noch in verhältnismäßig vorgeschrittenen Fällen einen hemmenden Einfluss auf die Krankheit übt«, bestehen nach ihm in der Vereinigung von Trockenheit und Sonnenschein mit kühlen Winden und mäßiger Wärme. Auch Burney Yeo sagte damals bei Beantwortung der Frage: Wie können die Kranken für bestimmte Klimate passend gruppiert werden?: »Für katarrhalische Fälle ist warmes Seeklima, für gichtische und rheumatische („fibroide") Fälle dagegen trockenes Klima, besonders der Wüste (am Platz). In etwas vorgeschrittenen Fällen bietet das Höhenklima die besten Erfolge.«[1] Und Dr. Walser schreibt a. z. O.: »Lungenkranke finden in Indien, wenn sie von Europa ankommen, schon in der Ebene eine bedeutende Besserung, wie ich vielfach selbst feststellen

---

1) Monatshefte 1901, Dezember.

konnte.« »Das Bergklima in den heißen Gegenden« aber bezeichnet dieser Autor als »am besten geeignet« für Lungenkranke.

Nach Süden gehören also die negativ und nach Norden die positiv Kranken.

Im Norden hilft den Überernährten, wenn sie zu Haus nicht arbeiten und sich in der Ernährung nicht mäßigen wollen, das vermehrt vorhandene negative lebensmagnetische Prinzip, dass in ihrem Körper das Gleichgewicht der lebensmagnetischen Kräfte wieder entsteht, dass sie gesunden. Voraussetzung ist allerdings, dass sie nicht auch dort wieder sausen wie die Russen und fressen wie die Eskimos.

Über den heilenden Einfluss von Sommer und Winter auf die positiv und negativ Kranken haben wir nach dem Vorausgegangenen nichts weiter zu sagen. Zudem sind ja auch Sommer und Winter, abgesehen von der uns möglichen Wahl eines geeigneten Ortes, unserer willkürlichen therapeutischen Verwendung entrückt. So betrachten wir nun als Heilmittel:

Das farbige Licht

Das Prisma zerlegt das Licht in sieben Farben, in Rot, Orange, Gelb, Grün, Blau, Indigo und Violett. Mithin sind im Lichtspektrum die Farben Rot und Blauviolett ein Gegensatz und die Wissenschaft hat die Schwingungen des roten Lichtes berechnet auf 450, die des blauen auf 800 Billionen in der Sekunde.

Demnach ist ersteres das Niedrig-, letzteres das Hochschwingende, und daraus geht für uns wieder hervor, dass das blaue Licht in seiner Natur über dem roten steht oder dass es sich zu ihm, wie positiv zu negativ verhält.

Damit deckt sich ferner völlig die Lehre der Wissenschaft, dass das rote Licht kalt, das blaue warm ist und die Lehre des Okkultismus, dass den positiven lebensmagnetischen Polen des menschlichen Körpers eine blaue, den negativen eine rote Ausstrahlung oder Farbe eigen ist.

Hiermit ist das Gesetz der therapeutischen Verwendung des farbigen Lichtes, wenn wir zunächst nur Rot und Blauviolett im Auge behalten, in klaren Zügen gegeben; denn so ist das kalte, niedrigschwingende negative Rot als Heilmittel am Platz bei den positiven, das warme, hochschwingende positive Blauviolett bei den negativen Erkrankungen.

Und R. Bowles erzählt da von einem englischen Offizier, dass dieser, durch seine Beschäftigung mit der Fotografie darauf gebracht, seine Kleidung inwendig ganz mit einem tief orangefarbenen Stoff versehen ließ und sich dadurch vor der Einwirkung der indischen Sonne schätzte. unter der er früher sehr zu leiden hatte.[1]

Nach Unna verhütete eine gegen das Sonnenlicht sehr empfindliche Dame den sogenannten Sonnenbrand dadurch, dass sie ihr Gesicht mit einem dichten toten Schleier Versah. Aus gleichem Grund wird von den Eingeborenen heißer Gegenden die Haut mit roter Erde beschmiert. Hier sehen wir am gesunden Menschen, dass Rot ein Entzündetwerden der Haut verhütet und sein Einfluss negativ ist. Den positiven Einfluss des blauen Lichtes aber hat Prof. Widmark in Stockholm auf folgende Weise gezeigt. Er »sammelte mithilfe einer Bergkristalllinse die Strahlen einer elektrischen Bogenlampe. Die nun parallelen Strahlenbündel richtete er auf eine Glasplatte, in deren Mitte eine Bergkristallplatte eingelassen war. Er ging bei diesem Experiment von der Voraussetzung aus, dass Glas die ultravioletten Strahlen des elektrischen Lichtes absorbiert, während das Bergkristall sie durchlässt. Das Ergebnis war folgendes: Licht, welches ultraviolette Strahlen enthielt, brachte lebhafte Entzündungen hervor, während man dies bei demjenigen, welches durch die Glasplatte seine ultravioletten Strahlen verloren hatte, nicht beobachten konnte.«[2]

Gintrax »ließ Lichtstrahlen der einzelnen Farbenteile des Sonnenspektrums auf die Haut wirken. indem er die verschiedenen Farben mittelst einer Linse sammelte und jede einzelne etwa 30 Sekunden wirken ließ. So stellte er fest, dass die violetten Strahlen eine Entzündung hervorrufen, die blauen Strahlen brennen und röten, die grünen verursachen eine leichte Röte und die gelben ein geringes Brennen; die roten Strahlen zeigen keine Erscheinung.«[3]

Auch Prof. Finsen hat bewiesen, dass die roten, gelben und grünen Strahlen niemals eine Entzündung erzeugen, wohl aber die blauen und violetten. Dasselbe wird von Dr. Breiger, Berlin, behauptet, und es spricht dieser Arzt sogar davon, dass Rotlicht direkt »entzündungshemmend« sei,

---

1) „Über den Einfluss der Sonnenstrahlen auf die Haut." 18. Band der Monatshefte für praktische Dermatologie.
2) Hygienisches Quartal, 1900. 2. 42.
3) Gebhardt, die Heilkraft des Lichtes, Seite 120.

»obgleich es«, was für uns von Interesse ist, »keine hervorragende bakterientötende Kraft besitzt«, während die blauen und violetten Lichtstrahlen nach Beobachtungen im Finsenschen Institute schon durch wenige Minuten ihrer Einwirkung ein mindestens 5–6 Monate anhaltendes Erythem (Hautröte) hervorzurufen imstande sind. Dementsprechend hat sich auch ergeben, dass die ultravioletten Strahlen (die in den blauen Augengläsern besonders stark zur Geltung kommen) das Auge schädigen, es zur Entzündung bringen, dass sich dagegen besser bewähren die sogenannten Jagdgläser (gelbbraun) und noch besser wirken die Euphosgläser (gelbgrün).[1]

Man hat daher sogar schon gelbrot als Augenschutzfarbe empfohlen.[2] So ist der positive Einfluss des blauen, der negative Einfluss des roten Lichtes am gesunden Menschen sicher festgestellt.

Wir gehen nun über zu den Erfahrungen und Beobachtungen am kranken Menschen. Prof. Julius Petersen, Kopenhagen, teilt mit, »dass die Ärzte im Mittelalter die Pockenpatienten mit roten Bettdecken, roten Kugeln im Bett und roter Umgebung versehen ließen«, und nach Dr. Capitanowitz ist es in Rumänien noch heute »ein alter Volksbrauch, Gesicht und Hals der Pockenkranken mit einem roten Tuch zu bedecken.« In Japan ist es gleichfalls Sitte, Pockenkranke mit roten Tüchern zu bedecken; auch schenkt man den an Pocken erkrankten Kindern rotes Spielzeug. In Tonking haben die Eingeborenen, wie ein französischer Marinearzt beobachtete, die Gewohnheit, die Pockenpatienten in eigenartigen Alkoven unterzubringen, die dicht mit zahlreichen roten Teppichen verschlossen werden; im Inneren des Alkovens wird eine schwach brennende Lampe angezündet.[3] Auch der Verfasser kann sagen, dass man hier im Volk die Behandlung der Masern durch rote Vorhänge und Tücher betreibt.

In neuerer Zeit wird die Rotlichtbehandlung der Pocken und Masern aber von der Medizin ebenfalls durchgeführt. So behandelte Chatinière, Paris, Masern durch rotes Licht in der Weise, dass er rotes Tuch vor Türen und Fenster hängen und das Zimmer mit einer gewöhnlichen (bekanntlich Rotlicht gehenden) Fotografenlampe erleuchten ließ, und er

---

1) Münch. Mediz. Wochenschrift. 69. Ar. 29.
2) Dr. Kühner, ABC-Buch
3) Gebhardt.

hatte in 22 Fällen besten Erfolg. Am meisten werden nach ihm durch diese Behandlung beeinflusst: das Allgemeinbefinden, das Fieber, der Hautausschlag, die Abwesenheit von Komplikationen. Interessant und beweisend ist der folgende Fall: »Ein achtjähriges Kind bekam am 19.07.1898 gegen Abend die gewöhnlichen Anfangserscheinungen der Masern in bedeutendem Grade, und einige Stunden später kam der typische Ausschlag im Gesicht und auf dem Körper zum Vorschein, zugleich mit Husten und Schnupfen; die Temperatur stieg bis 39 Grad. Am nächsten Morgen war die Temperatur 39,3 und das Exanthem war noch stärker. Jetzt wurde rotes Tuch vor Türen und Fenster gehängt, und das Zimmer mit einer gewöhnlichen Fotografenlampe erleuchtet. Am Mittag war der Ausschlag vollständig verschwunden.

Das Kind war fieberfrei und munter, ja, es lärmte sogar und klagte nur, dass es nicht sehen konnte zum Spielen. Um die Eltern wegen dieser Klagen zu beruhigen, wurden die roten Vorhänge entfernt. Um 3 Uhr wurde jedoch Chatinière wieder geholt; denn das Exanthem war wieder zum Vorschein gekommen, die Temperatur wieder gestiegen und das Kind benommen wie anfangs. Die roten Vorhänge wurden nun wieder vorgehängt, was zur Wirkung hatte, dass nach Verlauf von 2 Stunden die Eruption abermals verschwunden war und das Allgemeinbefinden sich gebessert hatte. Bald darauf verschwand der Husten. Im Desquamationsstadium war nichts zu bemerken. 8 Tage später bekam das Kind ein Bad und wurde entlassen.«[1] Ähnliche Beobachtungen bei 14 Fällen berichtete Dr. Chnopf.[2]

Nach Dr. W. Bie, Kopenhagen haben eine Anzahl Ärzte gegen 150 Pockenkranke in derselben Weise behandelt und in allen Fällen »ausgezeichnete Erfolge« berichtet. Dieser Arzt schreibt: »Wenn die Patienten vor Beginn des Suppurationsstadiums in das rote Licht kommen, so kommt es überhaupt nicht zur Eiterung: die Bläschen bleiben klar, und wenn sie wenige Tage bestanden haben, so trocknen sie ein zu Schorfen, welche später abfallen, ohne eine Narbe zu hinterlassen. Manche Patienten hatten ein sehr starkes Exanthem mit zusammenhängenden Bläschen gehabt. Es muss also als ein ausgezeichnetes Resultat angesehen werden, dass in solchem Falle die Eiterung verhindert werden konnte.«

---

1) Hygienisches Quartal.
2) Münch. Mediz. Wochenschrift 1905. S. 1540.

Dr. Svensen in Bergen und Prof. Fejlberg in Kopenhagen haben bewiesen, dass Sonnenlicht ein Pockenbläschen in eine eiternde Pustel verwandeln kann. Dr. Svensen ließ zwei seiner Kranken »an das Tageslicht hinausgehen, nachdem die Bläschen im Gesicht vollständig eingetrocknet waren. Auf dem Handrücken befanden sich jedoch noch Bläschen, welche nicht eingetrocknet waren; diese fingen an zu eitern und hinterließen Narben, während sich solche anderswo nicht fanden. Einer von Prof. Fejlbergs Patienten wurde dem Tageslicht ausgesetzt, während noch einige nicht eingetrocknete Bläschen am Ohre vorhanden waren; diese vereiterten.«[1]

Dr. Casassa berichtet im Magazin 1902, 12. April, über 6 Pockenkranke, die mit rotem Licht im Hospital Amadeo di Savoia in Turin behandelt waren. Die Kranken waren, obwohl in der Kindheit geimpft, sehr schwer pockenkrank. Die Behandlung war ohne Medikamente, 2 laue Bäder täglich, als Nahrung Milch und Limonade nach Bedarf und ständig rotes Licht.

Das rote Licht im Krankensaal wurde dadurch erzielt, dass man die Fenster mit dickem roten Papier verklebte; beleuchtet wurde der Saal durch eine rote Fotografenlampe. Gelüftet wurde Tag und Nacht. Unter dieser Behandlung genasen die Kranken in 10 bis 12 Tagen. Die Pocken kamen überhaupt nicht zum Vereitern, so dass das gefährliche Eiterstadium und die Narbenbildung ganz in Wegfall kamen. Besonders angenehm war, dass es in diesem roten Saale keine Fliegen gab.

Kürzlich hat man auch in Deutschland bei einer Pockenepidemie diese Rotlichtbehandlung geübt und dadurch ebenfalls sehr gute Erfolge erzielt.

Prof. Winternitz, Wien, bedeckte Flechte (akutes nässendes Bläschenekzem und *Eczema rubrum* mit trockener, verdickter, abschuppender Haut) mit einem dünnen intensiv roten Tuch und setzte die leidenden Teile so bis zu 4 Stunden dem Sonnenlichte aus. In allen Fällen wurde rasche Heilung erzielt.[2] Ein anderer Arzt hat Schuppenflechte dadurch geheilt, dass er die Patienten im roten Hemde in der Sonne herumgehen ließ.[3]

---

1) Hygienisches Quartal.
2) Blätter für klinische Hydrotherapie. 1900. Ar. 7 u. 8.
3) Archiv f. Lichttherapie, 1903. S. 56.

So ist der heilsame negative Einfluss des roten Lichtes bei den positiven Erkrankungen auf Grund der Erfahrungen an Kranken sicher festgestellt.

Wie steht es nun mit der Wirkung des blau-violetten Lichtes bei den negativen Erkrankungen?

Bekannt sind hier die Erfolge, die Prof. Finsen und die nach ihm arbeitenden Ärzte durch blaues Licht bei Lupus erzielen. Lupus ist aber eine Krankheit, die ihren negativen Charakter durch ihren chronischen Verlauf schon ohne Weiteres verrät, bei welcher es daher zu erregen, zu beleben gilt, und Blaulicht ist dazu zweifellos das vorzüglichste Mittel; denn es ist als Licht Lebenskraft, die hier fehlt und von dieser das positive Prinzip.

Mit Blaulichtbädern hat man ferner große Erfolge erreicht bei chronischem Gelenkrheumatismus, einer Erkrankung ebenfalls ausgesprochen negativer Art, und sie haben sich heilsam erwiesen bei Neurasthenie, bei der wir den negativen Charakter auch nicht erst zu beweisen brauchen. Ferner hat man gesehen, dass »schlecht granulierende, stark sezernierende Wunden unter Blaulichtbestrahlung recht bald ein besseres Aussehen bekommen.«[1] und gute Erfolge hat man durch Blaulichtbehandlung bei alter Syphilis erzielt, einem Leiden, das ebenfalls einen ausgesprochen negativen Charakter trägt.

Diese Erfolge beweisen wieder den hohen Heilwert des blauen Lichtes bei den negativen Erkrankungen und daher ergibt sich, dass nicht nur die Rot- und Blaulichtbadekasten, sondern auch die Rot- und Blaulichtsonnenbäder, wie überhaupt die Rot- und Blaulichtbehandlung noch eine große Rolle in der Heilkunde zu spielen berufen sind.

Da hat nun Langley schon gefunden, dass von den einzelnen Strahlengattungen durch die Atmosphäre folgende Mengen durchgelassen werden: Ultraviolett 39, Violett 42, Blau 48, Grünlichblau 54, Gelb 63. Rot 70 und Infrarot 76 Prozent. »In je höhere Schichten der Atmosphäre wir uns erheben, umso größere Lichtintensitäten, namentlich was die stark brechbaren Strahlen anbelangt, werden wir konstatieren.«[2] So zeigt sich auch vom Standpunkt des farbigen Lichtes wieder die Wirkung der

---
1) Dr. Brieger, Lichtheilverfahren, Archiv für Lichttherapie, 1903 Januar.
2) Dr. Freund, Münch. Mediz. Wochenschrift 1909, Nr.41.

Höhensonne und der Höhenkurorte auf die negativ Kranken, eine Wirkung, die wir schon von einem anderen Standpunkt aus festgestellt haben.

Die Farben außer Rot und Blau haben therapeutisch bisher wenig Verwendung gefunden, sodass wir uns hier noch nicht aus viele Erfahrungen stützen können. Ihre Wirkung wird meist aber auch erst vom tattwischen Standpunkt recht verständlich, und daher werden wir uns mit ihnen an anderer Stelle näher beschäftigen. Wir betrachten jetzt als Heilmittel:

Das elektrische Licht

Weil uns das Sonnenlicht nicht immer so zur Verfügung steht: wie wir es brauchen, so hat man in neuerer Zeit als Ersatz verwendet, das elektrische Licht. Als Ersatz kann es dem natürlichen, dem Sonnenlicht, nicht Gleichwert sein. Es ergibt sich das auch daraus, dass die Temperatur des elektrischen Lichtes nur 1600 – 3600 °C beträgt, während man diejenige des Sonnenlichtes auf 5400 °C schätzt. Ferner enthält das Spektrum des Sonnenlichtes ungefähr zwei viertel Blau und Violett und nur knapp ein viertel Rot, während sich in demjenigen des elektrischen Lichtes mehr Rot zeigt als Blau und Violett zusammengenommen. Der höhere, positivere Wert des Sonnenlichtes geht also auch aus den Spektren hervor. Versuche an Pflanzen und Tieren haben allerdings ergeben, dass das elektrische dem Sonnenlichte nur wenig oder gar nicht nachsteht. Der Mensch nimmt seinen schwächeren Charakter im elektrischen Lichtbad aber noch sehr gut wahr. Eine mit der Wirkung der Sonnenbäder vertraute Person erkennt da sofort, dass es milder, weniger eingreifend, weniger positiv ist. So ist das elektrische Licht an Wirkung und Wert an positiver Natur zwar nicht dem Sonnenlicht gleich. Aber da es der zurzeit und wohl auch für immer beste Ersatz des Sonnenlichtes ist, so wird bei der hohen Bedeutung des Lichtes, der lebensmagnetischen Kräfte für unseren Körper seine Stelle in der Reihe der Heilmittel immer ein Ehrenplatz sein.

Über die Verwendbarkeit des elektrischen Lichtes als Heilmittel können wir uns hier kurzfassen; denn was wir vom Sonnenlicht gesagt haben, gilt im Allgemeinen auch vom elektrischen Licht. Die elektrischen Lichtbäder sind also am Platz: bei den negativen Erkrankungen, da, wo es zu erregen, zu beleben gilt; also bei allen (nicht fieberhaften) Katarrhen, bei Bleichsucht, Blutarmut, Störungen des Stoffwechsels, Gicht, (fieberfreiem) Rheumatismus, Zuckerkrankheit, Fettsucht, Kreislaufstörungen, (fieberfreier) Syphilis, Lähmungen, usw. Hier überall steht ihnen noch eine große Zukunft bevor. Möge der Himmel nur geben, dass man dabei nichts Unmögliches erwartet und — das Anlagekapital nicht allzu sehr im Auge behält.

Nicht am Platz sind dagegen die elektrischen Lichtbäder bei den positiven Erkrankungen jeglicher Art, nicht also vor allem bei Entzündung und Fieber. Es sei dies mit Nachdruck betont, weil man sie vom grünen Tisch aus z. B. auch schon bei Typhus empfohlen hat. Hier können sie aber kein Heilmittel sein weder durch Schwitzen, noch durch die Wärme, noch durch das Licht, sondern sie schaden infolge der Zufuhr von Wärme oder von positivem lebensmagnetischen Prinzip; denn ist im elektrischen Licht dieses Prinzip auch nicht so stark vorhanden wie im Sonnenlicht, so sicher doch noch immer stark genug, dass eine Steigerung der Störung, auf der die Krankheit beruht, geschehen kann — ja muss.

Nun müssen wir noch eine Behandlungsart mit elektrischem Licht kurz berühren, die in der neueren Zeit sehr in Aufnahme gekommen ist. Es ist diejenige mit der künstlichen *Höhensonne*, die in der Hauptsache auf dem reichen Gehalt an ultravioletten Strahlen beruht. Dass diese Strahlen bei zahlreichen Krankheiten einen hohen Heilwert besitzen müssen, ist nach den vorausgegangenen Betrachtungen, ohne Weiteres klar. Es sind die Schwächezustände, katarrhalischen und Stoffwechselstörungen, wie sie sich bei den tuberkulosen Leiden am ausgesprochenen zeigen, kurz gesagt, die negativen Erkrankungen, die für die Behandlung infrage kommen, und von unserem Standpunkt aus lernen wir die Wirkung dieser Strahlen oder der *Höhensonne* erst richtig verstehen, ihre Anwendung erst richtig betreiben. Weil es aber an diesem Verständnis so vielfach noch fehlt und die *Höhensonne* Mode geworden ist, deshalb wird bestrahlt in das Blaue hinein zum Wohle — nur nicht immer des Kranken. Mögen daher zunächst ohne Höhensonne die Kranken sehend werden, wenn die anderen es nicht wollen oder nicht können. Das elektrische Licht führt uns zur:

Elektrizität

Dass die Elektrizität bei ihrer Verwandtschaft zur Lebenskraft ein mächtiger Heilfaktor sein kann, brauchen wir eigentlich nicht erst besonders zu sagen. Und an Luft, Wasser und Erde gebunden, haben wir sie als Heilmittel, namentlich bei den positiven Erkrankungen, schon genügend schätzen gelernt. Man möchte daher wünschen, dass man sie als solche in Zukunft am Krankenbett noch mehr als bisher verwendet. Sie müsste dann aber nicht nur, wie jetzt, bei den negativen, sondern auch und in erster Linie, z. B. in Gestalt elektrischer Bäder, bei den positiven Erkrankungen Verwendung finden, damit hier durch sie eine durchgreifende Beruhigung und Entspannung der erregten, krankhaft positiven, lebensmagnetischen Kräfte entsteht. Die Erfolge würden sicher sehr gut sein. Die häufig schwere Beschaffung der Elektrizität in großen Mengen ist dem jedoch entgegen, und da wir im Wasser, in der Luft und nötigenfalls in der Erde Träger der elektrischen Kräfte haben, die williger und billiger sind als Elektrizität, so können wir auf sie hier auch verzichten.

Bevor wir in unseren Betrachtungen weiter gehen, möchte der Verfasser jedoch eine Beobachtung berichten, die interessant und für uns recht lehrreich ist. Der Verfasser ließ sich des Versuches wegen einst auf dem Isolierschemel einer Influenzmaschine elektrisch laden. Der Versuch dauerte etwa 10 Minuten. Das erste, was Verfasser da fühlte, war ein angenehmes lebhaftes Gefühl nach außen zur Haut drängender, die Empfindung leichten Hautdünstens erweckender Wärme. Auch zeigte sich während dieser Zeit ein angenehmes Gefühl vermehrter Kraft und Spannung im Körper. Dieser Zustand ließ aber bald nach und er schlug nun in das Gegenteil um. Es zeigte sich dann ein weniger angenehmes Gefühl von Kühlung im Körper, begleitet von leichter Abspannung und Schwäche. Letztere Erscheinungen wurden später namentlich im Kreuz beim Gehen empfunden; nach etwa einer halben Stunde aber waren sie wieder verschwunden. Was lehrt dieses Experiment? Nun, was wir schon wissen, nämlich, dass in unserem Körper nicht nur elektrische, sondern auch magnetische Kräfte vorhanden sind. Vor dem Versuch waren in dem gut erwärmten Körper beide Kräfte im Gleichgewicht. Da die Elektrizität jedoch in den Körper gewaltsam übertrat, so entstand zunächst in ihm das Gefühl erhöhter Spannkraft. In weiterer Folge mussten die magnetischen Kräfte unter dem Drucke der elektrischen aber aus dem Körper entweichen, und dieser Vorgang wurde wohl anfangs von einem Gefühl vermehrter Hautwärme und des Transpirierens begleitet, doch er musste bald zu dem des Wärmearmen und der Schwäche übergehen, weil im Körper nun die elektrischen Kräfte im Übergewicht waren. Durch die Bewegung wurden die elektrischen Kräfte wieder in magnetische verwandelt und so verschwand jener Zustand der Schwäche und Kälte im Körper.

Dieser Versuch bestätigt zunächst den von uns behaupteten negativen Einfluss der Elektrizität auf unseren Körper, der uns auf ihre Verwendung bei den positiven Erkrankungen das Augenmerk richten lässt, und dann sagt er uns, was sich von unserem Standpunkte aus schon ohne Weiteres ergibt, nämlich, dass die Elektrizität bei den negativen Erkrankungen, wie z. B. auch das Wasser, stets nur in kleinen Mengen am Platz ist, weil sie sonst schadet, schmäht. Wir begreifen daher jetzt, warum sich die Ärzte über den Wert oder Unwert der Elektrizität als Heilmittel immer noch streiten, obwohl sie dieselbe zu dem Zweck nun doch über 100 Jahre verwenden; denn bei den positiven Erkrankungen, wo man heutigen Tages am wenigsten an ihre Verwendung denkt, kann sie in geringen Mengen nichts nützen, und bei den negativen, wo man ihre Verwendung bisher hauptsächlich betrieb, musste sie in den bei der Allopathie beliebten großen Dosen schaden. Durch Erfahrung, zum Teil recht bittere Erfahrung belehrt, ist man aber zu der Erkenntnis gekommen, dass die mildeste Behandlung mit Elektrizität die beste ist, und das trifft bei den bisher hauptsächlich elektrisch behandelten negativen Erkrankungen also auch zu.

Die Elektrizität ist als Heilmittel zu verwenden entweder als allgemeine elektrische Behandlung, allgemeine Elektrisation, oder als Teilbehandlung, indem wir nur einen elektrischen Strom durch einen Körperteil senden. Zur Behandlung der ersten Art gehört das elektrische Bad. Dieses ist infolge seines stark negativen Charakters nur am Platz bei Störungen, wo ein Überschuss von positiver lebensmagnetischer Kraft vorhanden ist, den es zu entspannen gilt. Hier muss das elektrische Bad Erregung beruhigen, Schmerz beseitigen, weil sich bei ihm sogar zwei negative Einflüsse summieren, Wasser und Elektrizität, oder weil, genauer gesagt, der schon an und für sich elektrische, negative Charakter des Wassers durch die Zufuhr von Elektrizität noch eine Verstärkung erfährt. Nur müssen wir uns hier wieder des Gesetzes der Reize erinnern, und wir dürfen daher dem elektrischen Strom nicht eine Stärke der Spannung geben, dass er für den Kranken ein Großreiz wird, der selbst wieder Störungen, Erregungen schafft. Der elektrische Strom wird dann in der Wanne vom Kopfende zum Fußende geführt, damit er nicht nur entspannend, sondern auch ordnend auf die lebensmagnetischen Kräfte im Körper des Kranken wirkt. Die Dauer des Bades muss der Zustand des Kranken bestimmen.

Eine andere Form der allgemeinen Elektrifikation ist die elektrostatische Behandlung. Diese kann auch noch bei den negativ Kranken gute Dienste gewähren, wenn sie nicht, wie bei dem obigen Versuch, zu stark verwendet wird. Dadurch, dass man den positiven Strom beim Kopfe eintreten lässt, wird krankhaft nach oben gerichteten lebensmagnetische Kraft im Körper nach unten gedrängt, in ihrer Spannungsrichtung geordnet, gewendet, und so können z. B. Kopfschmerzen unter dieser Behandlung überraschend vergehen.

Dem Kranken kann hier auch die Zufuhr der Elektrizität dadurch förderlich sein, dass sie ihm als Lebenskraftbereicherung dient; denn der Körper, dieser lebendige Magnet, hält ihm zugeführte Elektrizität, die ja ein Teil der Lebenskraft ist, bis zu einem gewissen Grade fest, und sie dient ihm nun als Lebenskraft. Nur muss die Zuführung dann stets innerhalb gewisser Grenzen geschehen, weil sie sonst, wie wir oben sahen, schwächend wirkt. Auch muss Bewegung folgen, damit die Elektrizität die erforderliche Positivierung erfährt.

Die örtliche Behandlung durch den elektrischen Strom wird gegen Schwächezustände, nervöse Störungen, Schmerzen, Lahmungen, usw., gebraucht. Und es liegt auch hier, von aller Erfahrung abgesehen, für uns von vornherein klar, dass sie, wenn die Gewebe noch nicht entartet sind, bei den genannten Leiden heilend wirken kann; denn durch den elektrischen Strom werden die lebensmagnetischen Kräfte geordnet, Stauungen zerteilt und so die Störungen beseitigt, geheilt. Mildeste Behandlung muss hier aber wieder die Regel sein. Ob man es in gegebenen Fällen da allerdings vielfach nicht vorzieht, ein Standpunkt, auf den sich nebenbei bemerkt der Verfasser stellt, diese schwachen Ströme durch Wasser, Licht, Wärme, Massage, usw., zu wecken, ist eine Sache für sich.

Wir betrachten als Heilmittel nun:

Die Wärme

Eigentlich brauchten wir der Wärme keine besondere Betrachtung zu widmen; denn was wir über das Sonnen- und elektrische Licht gesagt haben, gilt bei der Wesensverwandtschaft aller drei im Allgemeinen auch von der Wärme. Wo das Sonnenlicht und das elektrische Licht keine Heilmittel sind, ist es daher auch die Wärme nicht, und wo eine Krankheit Sonnenlicht fordert, ist daher auch die Wärme am Platz.

Die Wärme, die künstliche Wärme, spielt am Krankenbette aber eine zu wichtige Rolle, als dass wir sie hier übergehen könnten, und so sei ihr noch eine besondere Betrachtung gewidmet.

Die Wärme ist für unseren Körper positiv; sie erhöht die Schwingung in ihm. Die Wärme wird aber nicht nur verwandt in trockener Form, sondern auch in derjenigen von Dampf, Bädern, Aufschlägen oder Getränk. So kommt durch den Träger der Wärme hier ein negativer Einfluss hinzu, weil die Feuchtigkeit, sei sie Wasser oder Dampf, ihren negativen Charakter immer behält. Dadurch wird der positive Einfluss der Wärme zwar stets gemindert. Positiv bleibt ihre Wirkung aber auf unseren Körper trotzdem, also auch, wenn wir sie anwenden in Form eines Bades oder von Dampf, weil jede höhere Schwingung auf eine niedere erregend wirkt und daher jede höhere Temperatur, als sie der Körper besitzt, auf diesen erregend oder positiv ist. Der trocknen Wärme ist infolgedessen jedoch stets die erregendste Wirkung eigen.

Wärme ist demnach am Krankenbett nicht am Platz bei allen positiven Erkrankungen, nicht also bei Scharlach und Masern, nicht bei Typhus und Pocken und nicht bei Lungen- und Unterleibsentzündung und allen akuten Entzündungen sonstiger Art.

Man kann zwar denken, dass eine ausdrückliche Warnung vor der Wärme bei den eben genannten Erkrankungen nicht erforderlich sei, weil die gesunde Vernunft und der Instinkt hier schon genügend warnen. Denn wer möchte z. B. bei Typhus, wo die Kranken ohnehin in ihrer Hitze verbrennen, von Behandlung durch Wärme noch reden? Der Verfasser hat aber schon selber erlebt, dass Mediziner bei Typhus heiße Aufschläge auf den Unterleib gaben mit dem Ergebnis natürlich, dass in dem einem Fall der Kranke starb und in dem anderen sicher wohl das Gleiche geschehen wäre, wenn das Geschick dem Kranken nicht eine bessere Behandlung beschieden hätte.

Heiße Aufschläge sind weiter vonseiten der medizinischen Wissenschaft vielfach üblich bei den entzündlichen Unterleibserkrankungen der verschiedensten Art, ebenso bei Entzündungen anderer Organe. Und in den letzten Jahren trat selbst in den naturheilkundlichen Kreisen eine Richtung hervor, die alles, also auch Masern, Scharlach, Typhus, usw., mit Wärme, mit Dampf behandeln wollte. Man spricht sogar von einer *Wärmekultur* und sieht in der Wärme ein Allheilmittel bei allen Erkrankungen. So ist eine entsprechende Warnung vor ihr leider am Platz.

Für die Verwendung der Wärme bei den positiven Erkrankungen, besonders bei den Entzündungen spricht allerdings unter anderem der Umstand, dass man sie vielfach zur Förderung eitrigen Ausbruchs mit Vorteil gebraucht, ferner die Tatsache, dass manche Entzündung auch unter der Behandlung mit Wärme zur Heilung gelangt. Letzteres geschieht dann aber nicht durch, sondern trotz der Behandlung mit Wärme, dann, wenn der Körper, arm an positivem lebensmagnetischen Prinzip, überhaupt nicht sehr zu Entzündung neigte oder wenn die Entzündung aus sonstigen Gründen nicht sehr heftig war oder die *Natur* des Kranken trotz der Zufuhr von Wärme die Entzündung eben zu zerteilen vermochte. Es ist in diesen Fällen aber immer tausend gegen eins zu wetten, dass die Entzündung unter örtlich kühlender und ableitender oder gar keiner Behandlung noch besser oder mindestens ebenso gut geheilt wäre; denn Wärme steigert die Hitze, die innere atomistische Schwingung und kann daher der Zerteilung und Heilung einer Entzündung niemals förderlich sein. Hat doch Emmerth[1] gefunden, dass selbst Wärmezufuhr zum übrigen Körper, nicht also nur zum entzündeten Teil die Entzündung vermehrt. Wenn er ein Ohr eines Kaninchens krankhaft reizte und dabei ein Bein desselben einem kalten Bade aussetzte, trat keine Entzündung ein. Dies geschah aber stets, sobald er gleichzeitig den Körper des Tieres künstlich erwärmte. Um wie vieles mehr muss daher örtliche Behandlung des entzündeten Teiles mit Wärme die Entzündung fördern. Wir wollen aber doch nicht die Krankheit in die Länge ziehen, sondern sie heilen, davon, dass wir den Kranken durch Steigerung der Entzündung in schwerster Weise schädigen können, gar nicht zu reden.

Die Förderung des eitrigen Aufbruchs entzündlicher Erkrankungen durch Wärme beweist, dass Wärmebehandlung auf den entzündlichen Prozess förderlich, gemeinhin also schädlich ist, weil Eiterung auf Einschmelzung, auf Zerstörung der Gewebe beruht. Wenn Eiterung einmal besteht, dann kann es allerdings unter Umständen erwünscht sein, sie schneller zur Reife zu bringen, und dazu ist Wärme dann eben ein ganz vorzügliches Mittel, wenngleich man auch da bedenken muss, dass Wärme durch Erschlaffung der Gewebe die Gefahr einer Eitersenkung vermehrt. Für gewöhnlich wollen wir aber keine Förderung des entzündlichen Prozesses, keine eitrige Einschmelzung der Gewebe, sondern wir wollen

---

1) Archiv f. phys.-diät. Therapie. 1903. 150.

die Entzündung auf dem kürzesten Weg beseitigen, heilen. Deshalb ist anfangs wenigstens die Anwendung von Wärme bei akuten entzündlichen Prozessen in keinem Fall am Platz. Dr. med. Iselin, 1. Assistenzarzt an der Universitätspoliklinik in Basel, rühmt zwar die Erfolge der Heißluftbehandlung bei den akut eitrigen Entzündungen der Hand. Auch er muss aber schreiben: »Unsere Erfahrung hat uns genötigt, vor dem sogenannten *Heizen* selbst entzündliche Infiltrate zu spalten, um die Einschmelzung wichtiger Gewebe, wie Sehnen und Knochen zu verhüten ... Ohne Spaltung des Entzündungsgebietes ist sie (die Heißluftbehandlung) wegen der raschen Gewebseinschmelzung vorwiegend schädlich.«[1] Auch dieser Arzt muss also auf die schädliche Gewebeeinschmelzung bei Entzündung durch die Wärme warnend verweisen. Darum weg mit der Wärme, wo wir diese Gewebeeinschmelzung nicht wollen.

Man hat zwar in neuerer Zeit auch von guten Erfolgen durch die Anwendung von Dampf bei schweren akuten Wunderkrankungen berichtet. Hier hat aber im Dampf, in den Waschungen, Packungen, usw., so viel feuchtes negatives Prinzip mitgewirkt, die Gewebe und erregten lebensmagnetischen Kräfte beruhigt, dass durch dieses die Entzündung heilte und der Dampf, die Wärme, ein mehr hinderndes als förderndes Beiwerk war; es wäre denn, dass durch ihn eine Eiterung zu schnellerem Aufbruch kam. Im ersten Falle hätte man aber denselben und einen noch besseren Erfolg lediglich durch feuchte Packungen, Ableitung, usw., erzielt.

Dass die in neuerer Zeit vielfach geübte Behandlung von Entzündungen durch kühle Aufschläge über die man heiße legt, nicht nur verkehrt, sondern sinnlos ist, ist klar; denn eines kann immer nur wirken und am Platz sein, entweder die Wärme oder die Kälte. Soll die Wärme wirken, dann hat die untergelegte Kälte keinen Sinn und soll die Kälte wirken, dann ist das Gleiche mit der eingelegten Wärme der Fall.

Mussten wir die Anwendung von Wärme bei akuten Entzündungen, abgesehen von den Fällen, wo es der Förderung eitrigen Ausbruches gilt, unbedingt verwerfen, so kann ihre Verwendung jedoch gelegentlich angezeigt sein bei Entzündungen mit chronischem, d. i., schleppendem, kraftlosen Verlauf, da also, wo es zu positiveren, zu beleben gilt. Im Allgemeinen genügt zu dem Zweck schon die Ableitung und örtlich erregende Behandlung durch die Packungen. In einzelnen Fällen, z. B., bei

---

1) Münch. Mediz. Wochenschrift 1909.

chronischen rheumatischen Erkrankungen, wird sich aber die direkte Anwendung der Wärme häufig als nützlich, ja nötig erweisen. Man muss nur hier immer auch bedenken, und das kommt namentlich bei edleren Innenorganen in Betracht, dass man durch direkte Behandlung mit Wärme chronisch entzündliche Prozesse zu akuten entfachen kann. Selbst hier ist mithin die Anwendung der Wärme ein zweischneidiges Schwert, das zu seinem Gebrauch Vorsicht und Erfahrung erheischt.

Wärme ist aber, wie auch das Sonnen- und elektrische Licht, das eigentliche und oberste Heilmittel bei allen negativen Erkrankungen, also bei allen Katarrhen, wenn sie nicht fieberhaft sind, bei Bleichsucht, Blutarmut, überhaupt allen Schwächezuständen, bei Stoffwechselstörungen, wie chronischem Gelenkrheumatismus und Zuckerkrankheit, ferner bei Schwindsucht, Influenza, Diphtherie, Cholera, bei allen Vergiftungen mit lähmenden, abtötenden Giften, wie Hundswut, Schanker, Syphilis (außer der Zeit des Fieberstadiums) usw. Bei den negativen Erkrankungen hat sich die Wärme denn auch ihren Platz als Heilmittel erworben und behauptet sicher seit Menschengedenken; denn es ist allbekannt, dass diese Kranken gerne zur Wärme gehen und — wärmen und so war es sicher schon immer.

Wenn wir nun die Verwendung der Wärme als Heilmittel im einzelnen betrachten, so haben wir uns zunächst wieder vor die Augen zu führen, dass die Katarrhe und sonstigen Störungen des Kreislaufs unternormaler Art, also all' die Blutstauungen und -stockungen der negativ Kranken, auf einer örtlichen Anhäufung des Blutes und der lebensmagnetischen Kräfte beruhen. Wir müssen deshalb hier durch die Wärme in erster Linie Kreislaufausgleich erstreben. Wenn sich also jemand die Füße erkältet hat und er liegt nun mit heftigen Kreuzschmerzen und kalten Füßen im Bett, so werden wir die Wärme nicht im Kreuze anwenden, nicht hier wärmen, wie es gewöhnlich geschieht, sondern wir werden die Füße erwärmen, indem wir an sie eine oder mehrere feucht umwickelte Wärmflaschen legen oder ein warmes Fußbad oder ein Unterkörperdampfbad geben. Dadurch werden Störungen oft in Stunden oder Tagen geheilt, die ein Mediziner durch seine Mixturen nicht in Wochen, Monaten und länger kuriert. Und durch diese kreislaufregulierende Wirkung haben sich in der Hauptsache die Dampfbäder ihre große Beliebtheit erworben; denn sie holen die Blutwelle und die lebensmagnetischen Kräfte mächtig nach außen zur Haut, wodurch diese eine vorher nicht vorhandene Rötung oder

Schwellung gewinnt. Wenn wir da nun bedenken, dass die Haut zwei Drittel unseres gesamten Blutes aufzunehmen imstande ist, so lernen wir verstehen, wie ein Dampfbad auf Katarrhe und andere Kreislaufstörungen negativer Art oft so augenblicklich heilend zu wirken vermag. Es muss zu dem Zweck nicht immer ein regelrechtes Dampfbad sein. Man kann dasselbe vielmehr auch über dampfendem Wasser oder durch feucht umwickelte Wärmflaschen im Bette erstreben. Die Hauptsache ist nur, dass eine durchgreifende Durchwärmung des Körpers von außen geschieht, wobei die Erzielung von Schweiß nur in den wenigsten Fällen notwendig ist, weil, wie wir wissen, ein Ausschwitzen der Krankheit sehr häufig im Bereich der Unmöglichkeit liegt. Deshalb beendet man das Dampfbad mit oder bald nach Eintritt von Schweiß. Es entfaltet dann seine Wirkung ebenfalls und greift nicht an. In dieser milden Form ist es ein unschätzbares Heilmittel bei den negativ Kranken und es wird in ihr noch viel zu wenig gebraucht. Es belebt, hebt den Stoffwechsel und reguliert den Lauf des Blutes und die Strömung der lebensmagnetischen Kräfte. Nur muss man auch hier bedenken, dass sich die Dosierung des Heilmittels nach der Schwere der Erkrankung, nach dem Zustand des Kranken, richten muss. Bei den schwereren negativ Kranken darf es daher nur ein einfaches Anwärmen des Körpers sein; ja, wir werden es schließlich nur auf Erwärmung einzelner Teile beschränken. Besonders ist Vorsicht bei den Lungenkranken geboten. Bei ihnen sind Ganzdampfbäder selbst in mildester Form nicht mehr am Platze, sobald man von einer eigentlichen Lungenerkrankung reden kann. Hier kommt nur noch die Erwärmung des Körpers im Bett infrage.

Dass jeder Behandlung mit Wärme eine kurze leichte Kälteanwendung folgen muss, sei noch besonders erwähnt; durch sie wird aufgrund des Gesetzes der reaktiven Gegensatzwirkung das Blut in der Haut festgehalten und der ganze Körper wohltätig gespannt und belebt.

Im Allgemeinen können wir im Vorstehenden der Zustimmung zu unserer Forderung: Wärme bei den negativen Erkrankungen in den physikalisch-diätetischen oder naturheilkundlichen Kreisen sicher sein. Und wenn man einmal diesen Grundsatz im Volk allgemein praktisch betreibt, bei jeder Erkältung in erster Linie sofort eine Schwitzpackung oder ein Dampfbad gibt, jeden Frierenden in Wärme bringt, dann wird sicher mehr als die Hälfte aller Erkältungskrankheiten verhütet oder im Entstehen geheilt. Nicht zustimmen wird man uns aber bei obiger Forderung in den genannten Kreisen, wenn wir auch Wärme fordern bei Cholera. Hier sollen kalte Abreibungen, kalte Sitzbäder usw., das Heilmittel sein. Und dass sie es sein können, bestreiten wir keineswegs, ebenso wenig wie wir bestreiten, dass man auch über Amerika nach Rom reisen kann. Die Frage ist hier nur, ob beide Mittel und Wege auch die sichersten und kürzesten sind. Und das verneinen wir. Wir haben da genügend gezeigt, dass die Cholera eine negative Krankheit ist; denn sie ist eine Schleimhauterkrankung und geht mit Schwäche und Frost einher. Es gilt daher hier den Körper zu positivieren — ihn in Wärme zu bringen. Und das hat man, wie alle Berichte von physikalisch-diätetischer Seite über die Behandlung Cholerakranker während der letzten Cholerazeiten einstimmig erklären, durch die bisher geübte Behandlung auch immer und in erster Linie erstrebt. Deshalb hat man die Kranken, in feuchte Laken eingehüllt, von mehreren Personen tüchtig frottieren lassen und sie dann in wollene Decken gewickelt und diese mit heißen Steinen umgeben.

Die Erwärmung des Kranken war also das Ziel, und wenn es gelang, die Kranken in Wärme, in Schweiß zu bringen, wurden sie als gerettet betrachtet. Warum dann aber erst den negativen Zustand noch weiter vermehren, den Kranken noch mehr Wärme entziehen, wenn man das Ziel, die Erwärmung des Kranken auch geraden Weges durch Anwendung der Wärme erreichen kann? Die Kaltwasserbehandlung der Cholerakranken, die man vielfach noch fordert, ist nichts weiter wie ein Rest aus jener Zeit, wo man im Wasser ein Allheilmittel sah und mit dem Naturgesetz noch zu wenig bekannt, ein besseres Verfahren nicht hatte. Gewiss, man kann den Cholerakranken auch durch kräftige kalte Abreibungen positivieren und ihm die nach innen drängenden Säfte und Kräfte wieder nach außen wenden.

Das setzt aber Kräfte voraus, erstens vonseiten des Kranken und zweitens vonseiten der Pfleger. Und beides ist nicht immer vorhanden, ersteres besonders nicht bei den heutigen Kranken; denn in jenen zu Prießnitz' Zeiten wohnte wohl noch Kraft und Urwüchsigkeit, nicht aber in denen von heute. Bei diesen würde daher eine Reaktion um vieles schwerer zu erzielen sein. Mit Wärme hingegen ist die Erwärmung ohne Weiteres da. Und mit Wärme kann sich der Kranke schließlich selber behandeln; ein Kind schon kann ihm helfen; denn eine Anzahl feucht umwickelter Wärmflaschen sind leicht beschafft und ins Bett gelegt. Rechtzeitig begonnen, wird diese Behandlung meist allein schon genügen, um den Zustand zur Besserung zu wenden. Nachfolgende kräftige feuchte Abreibungen, erregende, sich erwärmende Leibumschläge, usw., müssen die nötige Kurunterstützung gewähren. Der Verfasser hat bisher noch keine Gelegenheit gehabt, *cholera asiatica* zu behandeln. In allen Fällen von *cholera nostras* hat ihn aber obiges Verfahren, in dem er also das Schwergewicht auf die Erwärmung der Kranken durch Wärme legte, noch nicht im Stich gelassen. Aus neuester Zeit berichtet auch die „Naturärztliche Zeitschrift" (1902. 3. 21) über Beobachtungen eines Dr. Lanarus bei *Cholera asiatica* in Samsun 1894: »Er (Lanarus) betont die Unwirksamkeit der verschiedenen Medikamente und konnte seine Kranken nur durch warme Bäder von 42 – 45 °Cc (33 – 36 °R) von 15 Minuten Dauer retten. Von 32 Cholerakranken starben nur 9, und zwar zwei 15-Jährige und drei 70-Jährige. 5 Kranke befanden sich im asphyktischen (pulslosen, scheintoten) Stadium. In einigen Fällen mussten in 24 Stunden 10 Bäder gegeben werden. Je früher die Bäder gegeben wurden, desto sicherer der Erfolg und geringer der Fall.«

Und Dr. Steinbacher schreibt in seinem Werk: »Die Dampfbäder als ein Mittel zur Regeneration des menschlichen Organismus etc.«: »In Gegenden, wo Choleraepidemien gerne eine Heimat suchen, ist besonders das Dampfbad als prophylaktisches Mittel von unendlichem Werte. Durch vielfache Erfahrungen während dieser heftigen Seuchen in Galizien und Bayern belehrt, bewährte sich hier das Dampfbad nicht allein als vortreffliches Verhütungs-, sondern auch als Heilmittel in der Cholera. Interessant waren die Beobachtungen, die ich während des fürchterlichen Wütens der Cholera 1846 in Galizien machte. Während täglich einige als cholerakrank oder an der Cholera gestorben fehlten, so erkrankte von dem Tage an, an dem ich meinen Bekannten und Freunden vorschlug, täglich ein oder mehrere Dampfbäder zu nehmen, und wir regelmäßig damit fortfuhren, kein einziger mehr aus unserem dampfenden Kreise, so wie auch der Seuche keiner mehr zum Opfer fiel. Dies bestätigte sich sowohl in Biala in Galizien, sowie in Pystian bei Kolomea.«

Professor Dr. Rumpf, Bonn, empfiehlt auch in der Zeitschrift für ärztliche Fortbildung (1905. 19) das heiße Bad. Es wurde von ihm im Stadium algidum (dem zweiten schweren Stadium) in einer Temperatur bis zu 35 – 36 °R bis zur Dauer einer Viertelstunde »außerordentlich häufig verwandt« und von den Kranken »so dankbar empfunden, dass viele Patienten nach kurzer Zeit wieder ein heißes Bad begehrten. Die Erfahrungen (hingegen), welche mit der Anwendung von kaltem Wasser gemacht wurden, waren nicht so günstig, um zur Nachahmung aufzufordern.«

So sind unsere Anschauungen bereits praktisch bestätigt. Wir wählten bisher allerdings ein einfacheres Verfahren, legten 3 – 5 feucht umwickelte Wärmflaschen in das Bett, gaben einen 20 °R Leibumschlag, ließen nach eingetretenem Schweißausbruch den Kranken kräftig lau abreiben und bei ständiger guter Erwärmung ihm sich leicht erwärmende Leibumschläge weiter nehmen, und wir meinen, dass dieses Verfahren nicht nur einfacher, sondern auch wirksamer ist, weil es den Kranken gründlicher durchwärmt.

Wir wollen nun noch eine Krankheit nennen, die, bei uns allerdings weniger vorkommend, nach neueren Veröffentlichungen auch durch Schwitzen die beste Behandlung erfährt. Das ist die Malaria. Diese Krankheit wird medizinisch behandelt durch Chinin. Es mehren sich aber in neuerer Zeit die Stimmen, die sagen, dass durch diese Behandlung in erster Linie — wenn nicht ausschließlich — das so gefürchtete Schwarzwasserfieber entsteht. Und das „Archiv für physikalisch-diätetische Therapie" (1904. 4.) schreibt, nachdem es den Unwert und die Schädlichkeit der modernen Chininbehandlung bei Malaria gezeigt hat: »So wird man jetzt wieder mit Gewalt darauf gedrängt, sich nach Methoden umzusehen, die Malaria-Kranken ohne Chinin zu behandeln und gesund zu machen. Und solche Methoden gibt es glücklicherweise. Man kennt sie seit langer Zeit. In den Tropen werden sie häufig von Missionaren u. a. mit Erfolg in Anwendung gebracht, die, gezwungen in Malaria-Gegenden zu leben, das Chinin nicht vertragen konnten. Sie ließen das Chinin weg, hüllten sich, wenn der Anfall kam, in wollene Decken, nahmen heiße Limonaden, schwitzten und überstanden so die Anfälle. Aber noch mehr: diejenigen, welche auf das Chinin zu verzichten den Mut haben, können auch allmählich immun gegen die Malaria werden, während die Chininschlucker nie und nimmer Immunität erwerben.«

Wir wollen hier noch bemerken, dass Malaria nach unserer Überzeugung in der Hauptsache, wenn nicht ausschließlich auf Verdauungsstörungen beruht, die dadurch entstehen, dass der Mensch, besonders der moderne, in den heißen Gegenden ebenso gut, ja oft noch besser isst als in den kühlen nördlichen Ländern; dadurch überlädt und verdirbt er sich die Verdauungsorgane, und wenn dann noch Erkältung dazu kommt, wie es besonders bei den kühlen Nächten in den heißen Ländern namentlich in feuchten Gegenden sehr leicht geschieht, so ist das Fieber die gewöhnliche Folge. Deshalb sind hier auch Mäßigkeit, ja Fasten und Klistiere am Platz. In den obigen Mitteilungen dürfte allerdings weniger, wie man es annimmt, die Wärme als die Limonade, das feuchte Chinin der eigentliche Heilfaktor gewesen sein.

Als Gegensatz der Wärme haben wir nun zu betrachten:

Die Kälte

Über diese ist hier aber nicht mehr viel Besonderes zu sagen, nachdem sie in den Kapiteln über Wasser und Erde eigentlich schon eine eingehende Erörterung gefunden hat; denn das kalte Prinzip ist an Wasser und Erde gebunden und daher kommt seine Wirkung stets mit zur Geltung, wenn man diese Mittel in ihrer natürlichen Verfassung verwendet.

Der eigentliche Charakter der Kälte gegenüber der Wärme ist die trägere Schwingung ihres Trägers oder der Teilchen, an die sie gebunden ist. Ihre Wirkung ist daher stets beruhigend oder herabsetzend auf die Schwingungen des Lebens und sie ist mithin da am Platz, wo es, wie bei Entzündung und Fieber, nervöse Erregungszustände, Schmerzen, usw., zu beruhigen gilt. Das hat auch die medizinische Wissenschaft erkannt und sie wendet deshalb Eis an bei Entzündungen. Damit wird aber dem so wichtigen Lebensgesetz nicht Rechnung getragen, das für jedes Lebewesen und jeden Körperteil eine umso mildere Behandlung verlangt, je schwächer und kranker sie sind und da Eis schon für einen gesunden kräftigen Menschen ein Großreiz ist, ja das Leben ganz zu ertöten vermag, so muss es für einen kranken, entzündeten Körperteil schädlich sein, wenn man seine Wirkung voll und unabgeschwächt zur Geltung kommen lässt. Man muss sich deshalb, wenn man Umstände halber zu einer dauernden Kühlung durch Eis zu greifen gezwungen ist. so helfen, dass man zwischen das Eis und den Körper eine feuchte Einlage legt, sodass es durch diese nur gemildert wirken kann. Aber auch sonst muss man sich stets vor die Augen halten, dass in allen Fällen, wo es zu beruhigen gilt, die Kälte, milder und richtiger ausgedrückt die Kühlung nur umso milder wirken darf, je kranker und schwächer der Kranke oder der leidende Teil ist. Zum Zwecke der Kühlung kann man Aus- und Umschläge, auch größere Packungen, Waschungen und Bäder verwenden. Man muss nur die

Packungen beenden und nötigenfalls wiederholen — selbst schon nach einigen Minuten — bevor sie sich voll erwärmt haben, weil sie sonst erregend wirken. Die Bäder beendet man, wenn die gewünschte Abkühlung erreicht ist und wiederholt sie nach Bedarf.

Es soll uns nun beschäftigen:

Die Bewegung

Der hohe Wert der Bewegung für das menschliche System geht schon aus dem ersten Teile dieser Schrift hervor. Durch Bewegung werden die träge schwingenden elektrischen Kräfte auf die höhere Stufe der magnetischen Schwingung gebracht, wird Wärme erzeugt, wird im stauenden Blut Bewegung geschaffen, werden Verdauungskräfte gebildet, werden andrerseits aber auch Kräfte und Stoffe verbraucht. Bewegung kann deshalb ein wertvolles, ja unersetzbares Heilmittel sein sowohl bei den positiv, wie auch beiden negativ Kranken und ein ganzes Heilsystem ließe sich mit ihr begründen. Schon Asklepiades, ein griechischer Arzt, der im ersten Jahrhundert vor Christi Geburt in Rom lebte und eine Schrift über die Heilkunst geschrieben hat, behauptete, dass die Gesundheit allein durch körperliche Übung erhalten und im Falle des Verlustes wieder erlangt werden könne. Er verwarf nicht nur den Gebrauch von inneren Mitteln, sondern gab auch die öffentliche Erklärung ab, dass er jeden Anspruch auf den Namen eines Arztes verlieren wolle, wenn er jemals krank werden oder anderes als infolge von Gewalttätigkeiten oder im höchsten Greisenalter sterben sollte. Asklepiades hielt sein Wort: denn er wurde nahezu hundert Jahre alt und starb an den Folgen eines Unfalles. Er war gewohnt, seinen Kranken eine Reihe Leibesübungen für jedes körperliche Leiden vorzuschreiben.

Hat Asklepiades zu viel behauptet? Wir wollen sehen.

Leben ist Bewegung. d. i. alle Lebenstätigkeit ist an Bewegung gebunden und Gesundheit ist Lebensbewegung rechter, unserer Norm entsprechender Art. Wir sind aber selbst der Grund unseres Seins, unserer Persönlichkeit: denn der Wille, unser Wille, hat uns, so paradox das in Anbetracht unseres körperlichen Werdens klingen mag, herausgehoben aus dem Meere des kosmischen Lebens und von unserem Willen werden wir auch heute noch durch das Leben getragen. So ist unser Leben, unsere

Lebensbewegung, in Wirklichkeit ganz in unsere Hände gelegt, und wie sehr wir sie beherrschen könnten, wenn wir, unserer wahren Natur richtig bewusst, es üben würden, wird durch die Meister der Weisheit des Ostens, die Yogis, bewiesen, die, wie durch englisch-indische Regierungsbeamte zweifellos festgestellt ist, das Getriebe — die Bewegung — ihres Körpers völlig zu beherrschen, auf Wochen stille stehen zu lassen imstande sind. Dem gewöhnlichen Menschen ist diese Herrschaft nur teilweise eigen, weil er, völlig im Sinnlichen verloren, nur im Äußeren lebt und daher seinen Körper nur im Äußeren beherrscht, nicht auch im inneren Körpergetriebe. Doch vom äußeren, seinem Willen unterstellten System ist dem Menschen ein großer Einfluss auch auf das innere, seinem Willen entrückte gegeben, mithin auf seine gesamte Lebensbewegung, aus der er selber besteht. Welch herrliche Aussicht eröffnet sich hier für die negativ Kranken! Denn wenn ihre Krankheit im letzten Grunde nur auf Mangel an Bewegung, an innerer Lebensbewegung, an unternormaler lebensmagnetischer Schwingung beruht, so brauchen sie sich nur mit dem, ihrem Willen unterstellten System mehr zu bewegen und es wird mehr Bewegung auch in die ihrem Willen entzogenen Organe, Säfte und Kräfte getragen, weil beide Systeme, untrennbar verbunden, im innersten Wesen und Grunde ein und dasselbe sind. Vermehrte Bewegung in dem einem muss daher auch dem anderen zugutekommen. Da wo der Stoffwechsel, wo der Blutlauf stockt, kurz gesagt, da wo es an innerer Lebensbewegung fehlt, kann so der Kranke Doktor und Apotheker werden in eigener Person: denn er hat ja als Seele seinen Körper selber gebaut und er — seine Seele — weiß daher auch in diesem am besten Bescheid von rechter Körper-, voller, lebendiger Lebensbewegung getragen, an der wir überhaupt, soweit sie in unseren Händen ruht, unsere Lebensweisheit erproben sollen, werden dann vom inneren Menschen die rechten Säftchen gebraut und es wird geheilt, wo es notwendig ist.

  Bewegung, recht angepasst, kann man daher den negativ Kranken, die sich meist so gerne schonen, gar nicht genügend empfehlen, und das Sprichwort: »Es ginge vieles besser, wenn man mehr gehen wollte", trifft auf sie am meisten zu. Da klagen so viele über Mangel an Wärme. Nun, die Wissenschaft hat festgestellt, dass dreiviertel der Wärmebildung in unserem Körper durch die Muskeln, also durch Bewegung geschieht. Wollte man daher mehr sich bewegen, würde das Frieren verschwinden. Andere klagen über Mangel an Appetit. Nun, auch da wird nicht nur durch die Erfahrung gelehrt, dass Bewegung Hunger bringt, sondern wir sahen, sie bildet auch Verdauungskraft. Bewegung schafft also Wärme, positive lebensmagnetische Kräfte im Körper; sie schafft Hunger und die Kraft zu verdauen; sie bringt ferner Bewegung ins Blut, beseitigt Stauungen desselben, hebt den Stoffwechsel und lässt so den ganzen negativen Zustand, die Krankheit, von Grund aus vergehen. Man hat den hohen Wert der Bewegung für Störungen negativer Art in neuerer Zeit denn auch mehr und mehr erkannt und sie wird nun empfohlen bei Fettsucht, bei Gicht, bei Kreislaufstörungen, usw. Viele Kranke fühlen auch von selber, dass ihnen Bewegung Besserung bringt, und mancher trägt z. B. seinen Kopfschmerz ins Freie, weil er aus Erfahrung weiß, dass der Zustand dann besser wird. Die Sache ist einfach. Durch die Bewegung wird das Blut und das Zuviel von lebensmagnetischer Kraft vom Kopf abgelenkt und zu den Beinen geführt. Dadurch muss der Kopf freier, der Kopfschmerz besser werden. So ist der hohe Wert der Bewegung bei den negativen Erkrankungen bereits vielfach erkannt; wir sagen aber, er wird noch lange nicht genügend betont. Sonst würde man nicht so viele künstliche Zeit und Geld raubende — allerdings auch Geld bringende — Dinge zu Zwecken des Heilens betreiben. Wir wollen deshalb den hohen Wert der Bewegung als Heilmittel, wenngleich er sich schon genügend aus dem Bisherigen ergibt, noch etwas weiter im einzelnen zeigen.

Da lasen wir kürzlich, dass sich Prof. Winternitz lediglich durch mehrstündiges kräftiges Laufen in warmen Kleidern bei einem Influenzaanfall in Schweiß brachte und dadurch völlig von seinem Leiden befreite. Winternitz, er, dem doch als Besitzer der großen Wasserheilanstalt Kaltenleutgeben bei Wien. Wasser, Dampf, künstliches Schwitzen viel näher lag, hat also Influenza — mit Bewegung kuriert. Es mag sein, dass ihm in erster Linie das Schwitzen vor Augen lag, wenngleich wir dann nicht verstehen würden, warum er nicht das bequemere künstliche Schwitzen wählte. Er hat aber jedenfalls im Schwitzen durch Laufen das bessere Mittel gesehen, und deshalb behaupten wir mit umso größerem Rechte, dass hier das Laufen, das Positivierende der Bewegung half. Der Fall wurde damals staunend berichtet und er ist gewiss, vom Standpunkte moderner Anschauungen betrachtet, ein Rätsel; denn was ist hier, können wir die Bakteriologen fragen, aus den Bazillen geworden? Ging ihnen der Atem aus beim Laufen oder was geschah sonst? Ebenso gibt der Fall denen, die im Schwitzen, in Dampfbädern, alles Heil der Kranken sehen, reichen

Anlass zu denken; denn sie können zwar sagen, dass hier das Schwitzen, die Entgiftung des Körpers, half. Können sie aber auch sagen, dass der Erfolg bei künstlichem Schwitzen ein gleicher gewesen wäre? Wir bezweifeln es, obwohl wir den hohen Wert der Wärme, selbst auch der künstlichen Wärme bei Influenza selber betonen. Wir möchten da nur die Tatsache erwähnen, dass einst jemand, dem Dampfbäder frei zur Verfügung standen, einen Vortrag über die Verhütung der Influenza haben wollte und an dem betreffenden Abende an dieser Krankheit beinahe selber gestorben wäre. Winternitz erwies sich als größerer Arzt und wir verstehen den Erfolg. So aber lässt man die modernen medizinischen Gifte, das Calomel (Quecksilber), Antipyrin. Morphium, usw., wenn eine Influenza droht oder wenn überhaupt eine Erkältung besteht und greift zum Laufen — zum Laufen bis zum Schwitzen.

Dass Bewegung auch bei den Verdauungskranken ein großes Heilmittel werden kann, haben wir bereits gesehen. In einer Zeitung fanden wir, dass ein Gelehrter sich von seinem chronischen Verdauungsleiden lediglich durch große Fußtouren befreite. Auch dieser Fall wurde damals von den Zeitungen genannt. Uns ist die Sache hingegen von vornherein klar. Durch die Bewegung wurden die Stauungen in den Organen der Verdauung zerteilt, wurden Verdauungskräfte gebildet, und dadurch musste die Verdauung in Ordnung kommen. Bewegung daher bei Verdauungsstörungen möglichst geübt. Und wenn man sie da noch gelegentlich steigert, bis es zum Schweißausbruch kommt, so wird die Aufsaugung mächtig befördert und ein *Magenauspumpen* geübt, das das Leiden nicht nur symptomatisch, sondern ursächlich kuriert. Statt Pulver, Mixturen oder anderer rein äußerer Mittel sei deshalb mit Nachdruck die Bewegung als ein Heilmittel auch bei den Verdauungserkrankungen betont.

Wir nennen nun den Wert der Bewegung bei einem Leiden, wo man bei der Musterung des Heilschatzes in der Regel auch an alles andere eher als an Bewegung denkt. Es ist die Zuckerkrankheit oder *Diabetes mellitus*. Auch diese Krankheit ist negativ. Der Stoffwechsel ist unternormal. Sonst würde ja der Zucker gehörig verbrannt; es käme zu keiner Ansammlung desselben im Blut und zu keiner Ausscheidung im Urin. Die Lebensvorgänge liegen also darnieder und daraus geht hervor, dass eine unternormale Schwingung der lebensmagnetischen Kräfte besteht. Es gilt mithin diese zu positivieren, jene zu heben. Wodurch könnte das aber besser geschehen als durch Bewegung? Denn wenn auch Licht, Sonnenlicht, den Körper direkt mit Magnetismus erfüllt, so ist dies doch nur ein passives Erwärmen, nicht ein aktives Beleben. Und Leben, unser Leben, ist eben auf eine gewisse eigene Aktivität aufgebaut, durch sie bedingt. Bewegung also den Zuckerkranken. — Wir lasen da kürzlich den folgenden Krankheitsfall. Ein Herr war zuckerkrank geworden, ohne dass man zunächst wusste warum. Fehler in der Lebensweise waren nicht vorhanden. Schließlich erfuhr der Arzt, dass der Kranke früher täglich zwölf Kilometer durch seinen Weg in das Geschäft und zurück zu gehen hatte. Dies war in der letzten Zeit unterblieben, weil der Kranke in das Geschäft gezogen war. Er musste nun wieder laufen und war bald geheilt.[1] Gleiche Fälle kann der Verfasser aus seiner Praxis berichten. Bei diesen Fällen hat er eine besondere Diät, die bekannte Diät der Zuckerkranken, welche Zucker und zuckerbildende Nahrungsmittel verbietet, nicht empfohlen, weil er nicht liebt, Vogel-Strauß-Politik zu treiben und den Kranken nicht zuckerarm machen, sondern ihn heilen will. Der berühmte Kliniker Senator hat gesagt: »Welchen Nutzen hat der Kranke, wenn wir aus seinem Harn den Zucker entfernen, dieses aber um den Preis des Sinkens der Ernährung erreichen?« So sagt auch der Verfasser sich, dass man den Kranken durch Vorenthaltung der wichtigen Kraftbildner, des Zuckers und aller zuckerbildenden Stoffe, nur schwächt, ihn seiner Auflösung entgegenführt, wie man auch den Bankrott dessen, der Geld im Geschäfte verliert, beschleunigt, wenn man ihm die Geldeinnahme vorenthält. Obwohl also seine Kranken die gewöhnlich geforderte Zuckerdiät gar nicht übten, wurde in erster Linie durch das Laufen doch ein guter Erfolg erzielt. Die Richtigkeit unserer Anschauungen wird namentlich durch den folgenden Fall bewiesen. Ein dem Verfasser bekannter Herr von außerhalb wurde zuckerkrank. Man konnte hier die Ursache suchen außer in großer Beleibtheit bei Mangel an Bewegung in kaltem Baden, das der Kranke bis tief in den Herbst hinein im Freien betrieben hatte. Dadurch wurde die Schwingung der lebensmagnetischen Kräfte zu sehr herabgesetzt, das Blut erkältet, wie man im Volk gewöhnlich sagt, und die Herabsetzung des Stoffwechsels, d.i. hier der Zucker, kam. Der Kranke hatte, als er sich an den Verfasser wandte, bereits 30 Pfund an Gewicht verloren, weil auch die Verdauung stark daniederlag. Der Verfasser verbot zunächst die bis dahin durchgeführte Wasserbehandlung bis auf ein wöchentliches Reinigungsbad; denn Wasser entspannt,

---

1) Archiv für phys.-Diät. Therapie. 1903. Febr.

schwächt ja die lebensmagnetischen Kräfte, deren Spannung und Schwingung hier ohne dies bereits darniederlag. Es wurde dem Kranken aber Vor- und Nachmittag zu laufen und täglich eine kräftige Massage verordnet; letztere deshalb, weil auch sie die Schwingung der lebensmagnetischen Kräfte vermehrt, den Stoffwechsel hebt. Auch bei diesem Kranken legten wir aus obigen Gründen auf eine besondere Zuckerdiät gar kein Gewicht. Nur die geistigen Getränke verboten wir unbedingt. Schon im ersten Brief meldete der Kranke, dass sich die Esslust vermehrt und der Zucker vermindert habe: nur habe er, was ihn beunruhige, noch einige Pfund Gewicht verloren, obwohl er die Kur sehr genau befolge — und der Masseur ihn bei der täglichen Massage sogar noch *sehr schön dusche*. Durch einige geharnischte Worte für den Masseur, der sich genau an die verordnete Kur zu halten habe, wurde auch das Duschen beseitigt und in kurzer Zeit war der Kranke, der sich bereits verloren glaubte, völlig gesund, der Urin zuckerfrei. Gewiss ein schöner Erfolg, wenn man sich die gewöhnlichen Aussichten bei medizinischer Behandlung vor Augen führt. Und der Erfolg wurde erzielt auf so einfache Weise. Darum also bei den Zuckerkranken Bewegung herbei.

Die Bewegung ist natürlich immer am besten im Freien zu üben. Wenn dies aus irgendeinem Grunde nicht möglich ist, so muss Gymnastik zu Hause getrieben werden. Sehr zu empfehlen ist besonders das Üben mit Hanteln. Diese eisernen *Pillen* werden Bleichsucht, Blutarmut, Nervenschwäche, usw., sicherer heben, als wenn der Kranke vom Apotheker gedrehte schluckt. Wichtig, äußerst wichtig ist es jedoch, dass man die Bewegung richtig dosiert.

Namentlich sei vor Überanstrengung gewarnt bei den Lungenkranken und schwachen Nervenkranken, überhaupt bei allen Unterernährtem diese können dadurch schwere, selbst unheilbare Schäden erleiden. Als Regel muss eben auch hier gelten, je schwächer die Kranken sind, umso weniger dürfen sie das Heilmittel gebrauchen. Man fange deshalb mit geringer Bewegung an, wiederhole diese öfters, probe aus und gehe langsam vor. Der äußere Maßstab für die Bewegung des Kranken muss dessen Ernährungszustand sein. Es wird sich da aber sehr häufig ergeben, dass die Schwäche der Kranken lediglich Bequemlichkeit und seelische Schlaffheit ist. Man mache deshalb hier die Kräfte mobil und sie werden sich regen und — zeigen. Durch Bewegung gelegentlich Erwärmung bis zu Schweiß zu erstreben, ist, wo es geht, nur zu empfehlen. Das ordnet wundervoll das ganze System, ist für einen negativ Kranken stets ein Stück gesundheitlicher Wiedergeburt. Und weil das Volk das Bedürfnis nach Bewegung fühlt und deren Nutzen erkennt, deshalb blüht in unserer Zeit der negativen Erkrankungen der Sport allenthalben zu nicht geahnter Höhe empor. Das Volk fühlte, dass es Bewegung — belebende, erwärmende Bewegung braucht. Im Sport fand es das Mittel. Der Maßstab muss nur auch hier sein: die Bewegung, der Sport darf nicht erschöpfen, nicht schwächen.

Aber bewegen, bewegen mögen — müssen sich natürlich die Kranken, die an Überernährung, an einem Überschuss von Kräften leiden; sie mögen sich bewegen nach Herzenslust und noch darüber hinaus; sie brauchen wir nicht zu warnen; denn wären sie ein rechter Freund von Bewegung, von Arbeit, so wären sie nicht überernährt, nicht positiv krank. Im Gegenteil, sie müssen Kräfte verbrauchen, sich bewegen, dass es auf Kosten des Vorrats geschieht, und es ist Vorsicht hier — entweder für immer oder für die erste Zeit — nur gegenüber zu heftiger oder zu erhitzender Bewegung am Platz.

Für Entzündungs- und Fieberkranke kann Bewegung im Allgemeinen aber kein Heilmittel sein. Für diese ist vielmehr Ruhe am Platz, mit der wir uns in einem späteren Kapitel besonders beschäftigen werden.

Wir betrachten nun erst eine am Krankenbett sehr wichtige Unterart der Bewegung:

Die Massage

Die Massage besteht in einem auf Bewegung des Blutes berechneten Bearbeiten — Streichen, Kneten, Klopfen, usw. — des ganzen Körpers oder einzelner Körperteile durch die menschlichen Hände oder durch Instrumente. Man unterscheidet beruhigende und erregende Massage. Wir betrachten zuerst die erstere.

Wir wissen, dass jede Entzündung auf einer örtlichen Anhäufung von Blut und lebensmagnetischen Kräften beruht und infolgedessen im Entzündungsherd eine zu hohe innere oder atomistische Bewegung besteht. Das Blut ist aber eine Flüssigkeit, die sich in weichen Röhren, den Adern, bewegt und auf Druck, Streichen, usw. daher entweicht; in die zum Herzen führenden Gefäße einmal gedrängt, wird ihr der Rückfluss durch einen

Klappenapparat in den Gefäßen jedoch unüberwindbar verwehrt. Wenn wir von einer entzündlich erkrankten Stelle zum Herzen zu streichen und drücken, ableitend massieren, wie man sagt, so muss mithin der Blutgehalt im leidenden Organ weniger werden; die Entzündung muss sich beruhigen. Es spricht hier bei der Massage mit der Hand aber noch ein bisher wenig gewürdigter Umstand mit, nämlich die beruhigende, ausgleichende wechselseitige Wirkung der lebensmagnetischen Kräfte; diese sind im entzündeten Organ krankhaft angehäuft, hoch gespannt und erregt und sie werden schon beruhigt, entspannt, indem durch das Wegstreichen des Blutes mit der Hand ihre Menge eine entsprechende Minderung erfährt. Gleich wichtig ist sicher jedoch die direkte beruhigende, spannungsausgleichende Wirkung der lebensmagnetischen Kräfte der Hände auf diejenigen im kranken Organ; denn diese müssten hier geradezu ihren elektromagnetischen Charakter unterdrücken, damit bei der innigen Berührung zwischen Hand und krankem Organ keine Entspannung, kein Ausgleich entstände. Und es ist eine Tatsache, dass die Kranken recht ausgeführte Massage, da wo eine solche bei entzündlichen Erkrankungen am Platz ist, wie bei Rheumatismus, wohltuend, beruhigend empfinden, auch da, wo ein durch keinerlei Kenntnis der Dinge getrübtes Urteil eines Mediziners sie der Schmerzhaftigkeit wegen für unmöglich erklärt. Da die Massage hier beruhigend wirken soll, so darf durch sie keinerlei Erregung des kranken Teiles geschehen; sie muss also so viel wie möglich schmerzlos sein. Alles heftige Streichen und Drücken ist deshalb zu meiden und nötigenfalls nur die Umgebung der leidenden Stelle zu behandeln. Das Gegenteil ist der Fall bei der erregenden Massage; diese richtet sich möglichst auf den leidenden Teil; denn sie soll diesen beleben, in ihm Bewegung erregen, diese vermehren. Diese Massage ist mithin am Platz, wo es Leben, Bewegung zu schaffen gilt, also bei den negativen Erkrankungen der verschiedensten Art. In erster Linie kommen hier in Betracht die Organe und mannigfachen Störungen im Unterleib, also besonders diejenigen der Verdauungsorgane und im weiblichen sexuellen System. Zwei Gründe sind es, die uns so häufig auf Behandlung dieser Organe, überhaupt des Unterleibes, durch Massage verweisen; erstens, weil die hier vorhandenen Störungen selbst Heilung erfordern und zweitens, weil sie das ganze System, vor allein den Oberkörper oft in so arge Mitleidenschaft ziehen. Und zu der Regulierung des Unterleibes ist hier Massage ein oft geradezu unersetzliches Mittel: denn durch sie wird zunächst rein mechanisch Bewegung in die stockenden Massen des Blutes gebracht, indem wir es durch Drücken und Streichen weiter befördern. Dadurch aber allein werden schon Störungen geheilt, Schmerzen beseitigt, die leidenden Organe ernährt, gekräftigt und zu ihrer Tätigkeit neu befähigt. Auch wird durch das Drücken, Streichen, usw., selbst ein erregender, belebender Einfluss auf die Innenorgane geübt. Nicht an letzter Stelle jedoch steht wieder die belebende, regulierende Wirkung der lebensmagnetischen Kräfte der massierenden Hände. Deshalb wird Unterleibsmassage in der Regel so wohltuend empfunden und durch keinerlei Instrumente oder Apparate jemals erreicht. Da konstruiert man zur Massage die verschiedensten Dinge und posaunt aus, dass in ihnen alles Heil der Kranken liege. Wer die Sache aber nur einigermaßen kennt und sie nicht ausschließlich geschäftlich betrachtet, muss sagen, dass ein Ersatz der Massage, besonders derjenigen des Unterleibes durch Maschinen oder Instrumente unmöglich ist; denn nicht bloß, dass jene Dinge nicht fühlen, sondern es fehlt ihnen auch der regulierende, belebende Einfluss der lebensmagnetischen Kräfte; es fehlt ihnen — die Wärme der Hand. Wer deren wohltätigen Einfluss bezweifelt, mag seine Hand einem Kranken auf die Stirne bei Kopfschmerz legen oder aus einen kranken, schwachen, schmerzenden Magen. Die Erfahrung, vom Kranken selber bekundet, wird ihn bald eines besseren belehren. Jede Mutter auch betätigt, wenn sie bei ihrem Kind am Krankenbett wacht, instinktiv ganz richtig geführt, diese Methode, indem sie ihre Hand auf das heiße, fiebernde Köpfchen des Kindes legt und so auf dieses einen beruhigenden Einfluss übt. Hier haben wir also Erfolge, ohne dass ein eigentlicher Massagehandgriff geschieht; wir haben Erfolg lediglich durch den lebensmagnetischen Einfluss der menschlichen Hand. Um wie vieles mehr muss daher eine Belebung entstehen, wenn man den natürlichen Lebensprozess in Tätigkeit bringt, das Blut durch Streichen und Drücken mechanisch in Bewegung versetzt. Um durch die Massage in erhöhter Weise erregend auf Innenorgane zu wirken, verbindet man die massierenden Hände mit elektrischem Strom. Aber massiert nur oder legt selbst eure Hände aus den schwachen leidenden Teil und ihr werdet *elektrische Ströme* erregen, wie sie gleich sein, natürlich und gut durch keine elektrische Maschine entstehen. Wir können zwar diese Ströme nicht sehen, mit unseren gewöhnlichen Mitteln nicht messen. Für ihr Vorhandensein ist aber schon ein klarer Beweis die Belebung, die Erleichterung, kurz der Erfolg, der namentlich bei der Unterleibsmassage unter den Händen entsteht. Und man sage immerhin, dass diese Wirkung, abgesehen vom mechanischen Moment, auf Durchwärmung beruhe. Ein wechselseitiger besonderer Einfluss, wie er durch keine gewöhnliche künstliche Durchwärmung entsteht, bleibt trotzdem bestehen, und da hier Wärme gleichbedeutend mit Lebensmagnetismus ist, so kommen beide Erklärungen eben schließlich auf ein und dasselbe hinaus. Durch die Durchwärmung des behandelten Teiles bei der Massage wird uns aber noch etwas anderes gelehrt, nämlich, dass hier nicht bloß ein Erregen lebensmagnetischer Ströme geschieht, sondern dass auch ein Etwas, also lebensmagnetische Kraft direkt übertragen wird. Und dass dies geschieht, wird nicht nur vom Kranken, sondern auch vom Masseur selber empfunden, denn die Müdigkeit, die sich beim Massieren zeigt, ist eine wesentliche andere als die, welche bei sonstiger mechanischer Arbeit entsteht; sie kann einen lähmungsartigen Charakter erlangen.

Die auf Belebung berechnete oder erregende Unterleibsmassage, mit der wir uns hier in erster Linie beschäftigen, hat denn auch in kurzer Zeit eine große Verwendung gefunden, und — was das Volk durch seine *Streichfrauen* wohl schon immer betrieb, das wird nun, systematisch und wissenschaftlich begründet. Es hat sich da gewiss jeder Massagekundige seine besondere Methode durch die Praxis ausgebildet. Dem Verfasser hat sich aber besonders folgende bewährt. Er erstrebt zunächst möglichste Beförderung des Blutstromes in der Leber, weil dieser hier infolge des doppelten Haargefäßnetzes so häufig stockt und zu Schwellung der Leber, Austreibung des Leibes, ungenügender Gallenabsonderung, gestörter Verdauung, behinderter Herz- und Atmungstätigkeit, usw. führt, und er erreicht dies, in dem er zum Teil durch Druck auf die unteren Rippen die Lebergegend kräftig streichend behandelt. Er verwendet dazu entweder nur eine Hand oder, was die Regel ist, beide und führt das Streichen dann so aus, dass sich beide Hände, die eine — mit der er über den Kranken hinweglangt — hinten vom Rücken her, die andere vorne vom Bauch her, in der Gegend der Leberpforte drückend und streichend begegnen. Der Verfasser sucht dabei immer mit der (vorderen) vollen Hand möglichst tief zur Magen- und Leberausgangsgegend (Duodenalgegend) einzudringen, um auch die tiefer gelegenen Teile mit dem Druck zu treffen und von stauenden Massen auszupressen. Weiter dehnt er diese Streichungen mit der einen (vorderen) Hand aus über den Magen, den er auch allein viel streichend und walkend behandelt, um ihn zu beleben und schließlich setzt er beide Hände aus die beiderseitigen unteren Rippen und führt sie nun streichend und drückend über den Magen hinweg einander entgegen.

Dadurch wird auch die Milz vom Massagedrucke getroffen und der Blutlauf in ihr befördert, ein Massagehandgriff, dessen Bedeutung sich besonders ergibt, wenn wir bedenken, dass Milz und Leber ein lebensmagnetischer Gegensatz sind, der seine belebenden Kraftströme direkt durch den Magen, die Hauptverdauungswerkstatt, sendet, und dass beide Organe überhaupt für die Verdauung und Blutbildung von so großer Bedeutung sind. Den übrigen Unterleib behandelt der Verfasser durch Kreistouren in der bekannten Weise. Er legt dabei wieder ein Gewicht darauf, dass möglichst die ganze Hand den Leib berührt, weil dadurch das Blutlaufbefördernde der Massage und der lebensmagnetische Einfluss am stärksten zur Geltung kommen. Zur Steigerung dieser Wirkung lässt der Verfasser während des Massierens das Tiefatmen treiben, weil dann die Aufnahme der lebensmagnetischen Kräfte erhöht ist und der Unterleibsblutlauf auch auf diese Weise befördert wird. Es wird von ihm der Massagedruck dann stets während der Ausatmung geübt, weil bei dem während dieser Zeit in der Brust herrschenden negativen Luftdruck der Unterleib am besten entblutet. Außer durch die bekannten Kreistouren behandelt der Verfasser den Unterleib noch direkt streichend von unten nach oben zur Leber, durch die bekanntlich der größte Teil des Unterleibsblutkreislaufs führt, um auf diesen in seiner Gesamtheit fördernd zu wirken. Die Hauptaufgabe ist ihm also lebensmagnetische Belebung und Entlastung, Entleerung des Unterleibes von krankhaft angehäuftem, stockenden Blut. Der Verfasser unterlässt bei der Massage des Unterleibes daher alles Klopfen und Klatschen, das man sonst vielfach übt, weil dieses, wie alles, was den Unterleib reizt, blutzuleitend wirkt. Er betont dafür umsomehr das Streichen, weil die Beförderung des Blutlaufs die Innenorgane in der natürlichsten Weise belebt und reguliert. Das Streichen führt der Verfasser beiden Störungen ausgesprochen negativer Art, also vor allem bei Schwäche, daher möglichst so lange aus, dass eine dem Kranken selbst zum Bewusstsein kommende Erwärmung, d. i. also eine lebensmagnetische Ladung oder Sättigung der leidenden Organe unter den Händen entsteht. Und dass diese Massage ungemein wohltuend und regulierend wirkt, wird von den Kranken nicht nur in der Regel schon beim ersten Male auf Befragen, sondern häufig genug ganz unaufgefordert erklärt.

Die hohe Bedeutung der Unterleibsmassage gegen das Heer von Störungen im Unterleib selbst geht aus dem Vorstehenden unzweideutig hervor. Sie ist also am Platze überall, wo es zu beleben, Stauungen zu zerteilen gilt: bei Verdauungsschwäche jeglicher Art, bei Magen- und Darmkatarrh, Hämorrhoiden, Stuhlträgheit, usw. Da wird von der modernen Medizin den Magenkranken Salzsäure und Pepsin (von lebenden Schweinen gebildeter und nach der Tötung ihnen entnommener Magensaft) zur direkten Unterstützung der Verdauung gegeben oder man sucht den Magen durch scharfe Stoffe *Bismutum subnitricum*, usw., zu reizen. Den Blutlauf in den Verdauungsorganen durch Massage in geregelte Bewegung versetz, wird den Magen befähigen, die nötigen Verdauungssäfte von selber zu bilden, und die ganze Verdauungswerkstatt in Bewegung setzen sicherer als durch Gifte, und wir haben die oft so schweren Schädigungen durch diese nicht zu erwarten. Dasselbe gilt von den Verdauungsstörungen jeder anderen Art und es gilt vor allem von dem Heer der Störungen irrt weiblichen sexuellen System. Da wird an diesem an und für sich schon mit Blut überfüllten und deshalb eben kranken Teilen gebeizt, gebrannt, gekratz und geschnitten und der Zustand dadurch so häufig noch weiter verdorben. Das zu viel in ihnen vorhandene Blut weggeführt und in Bewegung versetzt, wir sie sicherer ordnen und ihnen die Gesundheit wieder geben.

Um hier ein Beispiel zu nennen. Eine junge, bis dahin kinderlos gebliebene Frau war infolge von Unterleibsbeschwerden durch örtliche medizinische Behandlung in einem Vierteljahr so weit gebracht worden, dass sie nicht mehr gehen konnte und operiert werden sollte. Der Verfasser heilte sie durch Massage, Sitzbäder, usw., in wenig Wochen; mehr noch, nicht lange danach konnte sie sagen, dass sie Mutterfreuden zu hoffen hat.

Und schon hat sich die Unterleibsmassage bei Frauenleiden in der Heilkunde einen Platz erworben für immer. Nur eins möchte der Verfasser da aber bemerken, nämlich: es scheint ihm, als wird nun die sogenannte bimanuelle Massage vielfach von denen, die sich ihrer als Heilmittel bedienen, in zu einseitiger Weise betont; denn es sind sicher weit mehr die Kreislaufs- und nervösen oder magnetischen Störungen, durch die die Beschwerden entstehen, als Lageveränderungen innerer Organe, in denen man oft den Grund für alles Mögliche erblickt und welche man nun durch Massage zu beseitigen strebt. Dass diese Störungen Beschwerden erregen können, unterliegt keiner Frage. Wie viele Frauen jedoch gehen mit derartigen Lageveränderungen herum, ohne dass sie davon irgendwelche Beschwerden, ja, ohne dass sie davon Kenntnis haben, und erst wenn es durch allgemeine Fehler zu Störungen im Unterleibskreislauf kommt und infolgedessen Schwäche, Katarrhen Entzündungen, usw., entstehen, treten in der Regel Beschwerden aus. So ist Beseitigung der Kreislaufstörungen die Hauptsache bei den meisten Frauenleiden, und dazu genügt in der Regel die gewöhnliche sachgemäß ausgeführte Unterleibsmassage, besonders wenn sie mit ableitenden gymnastischen Übungen und anderen ableitenden Maßnahmen verbunden wird. Der Unterleib vieler Frauen leidet aber schon ohnehin an einem Zuviel von schädlichen Erregungen, die Blutüberfüllung und entzündliche und viele andere Störungen sur Folge haben.[1]

Es ist gewiss nicht mit jeder inneren Massage eine Erregung verknüpft. Wer sie jedoch völlig bestreitet, dessen Urteil ist nicht frei, und darum ist auch aus diesem Grunde, um also den kranken Organen nicht die ihnen nötige Ruhe zu rauben, Erregungen von ihnen ferne zu halten, Wallungen zu ihnen nicht zu erwecken, bei der inneren Massage möglichste Beschränkung vonnöten.

Wir betrachten nun noch kurz den Einfluss der Unterleibsmassage auf andere als die direkt davon betroffenen Organe. Da ist zunächst das Herz; von diesem wissen wir, dass es durch Störungen im Unterleib in seiner Tätigkeit leicht beeinflusst wird, teils durch den Druck, der von gestörten, aufgetriebenen Verdauungsorganen mechanisch von unten nach oben entsteht, teils durch die lebensmagnetische Stauung vom Unterleib aus nach oben, die sich auf die Herznerven legt und in diesen krankhafte Erregungszustände und andere ähnliche nervöse Störungen erzeugt. Was kann es da besseres geben, als dass wir den Unterleib durch Massage in Ordnung bringen und dadurch das Herz von dem krankhaften mechanischen und lebensmagnetischen Druck befreien? Und — was bei nervösen Herzstörungen ein Dutzend Ärzte und Professoren in Jahren nicht schafften, das hat der Verfasser in erster Linie durch Unterleibsmassage oft schon in Tagen oder Wochen an Besserung erzielt. In neuester Zeit hat aber auch die medizinische Wissenschaft den großen Einfluss der Unterleibsmassage auf Störungen des Herzens erkannt. So schrieb der Franzose Huchard in einem Bericht über die Unterleibsmassage an die Pariser Akademie der Wissenschaften im Jahre 1898:[2] »Wir haben jetzt eine neue Digitalis,[3] nämlich die Digitalis der Finger«, und sein Kollege Stapfer, der zum

---

1) Siehe des Verfassers Schrift „Geshlechtlichen Verirrungen." Wachtelborn. Heilkunde
2) Archiv f. phys.-diät. Therapie. 1901. 2. 32.
3) Digitalis, Fingerhut, wird von der medizinischen Wissenschaft bei Herzstörungen gewöhnlich gegeben.

Studium der Massage nach Schweden gesandt war, äußerte sich: »Wir haben ein neues Herz- und Gefäßtonikum, nämlich die Unterleibsmassage.« Beide Autoren haben nicht zu viel gesagt.

Hier möchten wir noch bemerken, dass Huchard auf die harntreibende Wirkung der Unterleibsmassage verwies. Aber schon zu Anfang der neunziger Jahre, also lange vor Huchards Bericht, hat der Verfasser Nierenkranken den Wert der Unterleibsmassage bei ihrem Leiden dadurch gezeigt, dass er unmittelbar vor der Massage die Blase entleeren ließ und diesen Urin, wie auch den nächstentleerten untersuchte. Während der erste Urin Eiweiß enthielt, war der zweite oft davon frei. Einen besseren Beweis für den hohen Wert der Unterleibsmassage auch auf die Nieren kann man sicher nicht geben. Jetzt ist diese Massage bei chronischer Nierenentzündung dem Verfasser das wirksamste Mittel. Natürlich kann man auch durch sie entartete Nieren nicht wieder erneuern. Der Verfasser hat aber in erster Linie durch sie Fälle zur Heilung geführt, wo die Medizin Jahre lang völlig versagte.

Wohltätig, wie auf das Herz, wirkt die Unterleibsmassage auch auf die übrige Brust, vor allem auf Schmerzen, die sich hier so häufig finden und den Verdacht auf Schwindsucht bei dem Kranken sowohl wie beim Ärzte so häufig erwecken. Wir haben derartig Kranke durch Unterleibsmassage in Verbindung mit Massage des Rückens und ableitender Behandlung von ihrer, selbst ärztlich als solche behandelten *Schwindsucht* oft schon in wenig Tagen befreit.

Noch klarer tritt der regulierende Einfluss der Unterleibsmassage hervor in seiner Wirkung auf den Kopf. Und wie sehr eine gestörte Verdauung das Denken benimmt, die geistige Tätigkeit trübt, hat vielleicht jeder schon an sich selber erfahren. Recht geübte Unterleibsmassage muss daher den Kopf von diesem Druck befreien, und das Geistesleben klarer gestalten. Beweisend ist da der folgende Fall. Der Verfasser wurde einst zu einem an Verfolgungswahn leidenden Kranken gerufen, dessen Überführung in das Irrenhaus schon beschlossen war. Den Zustand des Kranken kennzeichnet am besten die Tatsache, dass der Kranke bei grimmiger Winterkälte, nur notdürftig bekleidet, nachts seinen Wärtern entlaufen war und sich, weil er wegen vermeintlich begangenen Diebstahles Einsperrung befürchtete, im Freien in einem Schuppen verborgen hielt. Der Verfasser sorgte durch Packungen für Ableitung vom Kopf und massierte den Unterleib, weil das Aussehen des Auges — leichte Gelbfärbung des

Weißen — gestörte Unterleibstätigkeit offen verriet. Am anderen Tag wiederholte er dasselbe. Bei dieser (oder bei der nächsten) Massage schon erklärte der Kranke, der bisher alle Maßnahmen widerstrebend und mit scheuen, verstörten Blicken verfolgt hatte, ganz unaufgefordert: »Jetzt wird mir aber frei im Kopf.« Als bald darauf wegen der angeordneten Überführung des Kranken in die Heilanstalt der Kreisarzt kam, fand dieser weitere Anordnungen nicht für nötig und der Kranke blieb zu Haus. — Dass Unterleibsmassage nicht jede Geistesstörung kuriert, brauchen wir kaum zu sagen. Aber das ist nach alledem auch gewiss, dass die Unterleibsmassage bei der Behandlung der nervösen Erkrankungen des Kopfes eine große Rolle zu spielen vermag. Es sind besonders die neurasthenischen Beschwerden. Kopfschmerz, Benommensein des Kopfes, Unfähigkeit zu denken, Gedächtnisschwäche, usw., bei denen ihr die erste Stelle im Heilplan gebührt. Mancher Schüler bliebe seinen Studien, mancher Beamte seinem Beruf erhalten, wenn die Vertreter der medizinischen Wissenschaft ihre schädlichen Gifte verließen und sich zur Massage bequemten oder wenn sie deren Wert wenigstens recht zu würdigen verstanden.

Dass die Unterleibsmassage bei Störungen im Kopf, die, wie die Migräne mit hitzigen oder Erregungszuständen im Unterleib zusammenhängen, nur in milder, nicht erregender Weise geschehen darf, weil sie die Erregung des Unterleibs und dadurch den Kopfschmerz vermehrt, geht schon, aus den Betrachtungen über den Einfluss des Unterleibes auf andere Organe hervor; es sei dies aber noch besonders betont. Andererseits ist der wohltätige Einfluss der Unterleibsmassage auf die Störungen, die, wie Ischias, Kreuzschmerz, Hexenschuss auf einem Rückstau der Unterleibsblutüberfüllung beruhen, auch leicht zu ersehen; denn immer erst, wenn die Vorflut genügend ist, wird der Nachfluss geregelt sein.

Wir wenden uns nun der erregenden allgemeinen Massage des Körpers zu. Lebensmagnetisch betrachtet wird sich da auch manches Neue ergeben. Wir wissen hier, dass alle negativen Erkrankungen auf unternormaler Schwingung, auf einem überwiegen der kalten negativen elektrischen Kräfte im Körper beruhen. Wenn wir daher den Körper namentlich in seinen fleischigen, viel Blut führenden Teilen kräftig massieren, ihn vor allem tüchtig kneten und drücken, so werden wir nicht bloß, was man gewöhnlich betont, das Blut in Bewegung versetzen und ableiten von innen nach außen, sondern wir werden auch die lebensmagnetischen Kräfte auf eine höhere Stufe der Schwingung heben, sie positivieren, den ganzen

Körper in seinem Getriebe beleben und das Leiden von seinem innersten Grund aus heilen.

Die lebensmagnetische Spannung ist aber von innen nach außen gerichtet. Deshalb ist bei der allgemeinen Massage stets mehr das Kneten als das auf- und innenwärts Streichen am Platz, weil dieses, namentlich bei schwächlichen Naturen, leicht in den lebensmagnetischen Kräften Unordnung erzeugt, die Pole ihrer Atome umkehrt oder verwirrt, wie wir ein Gleiches ja auch an einem Magneten durch einen anderen können; denn auch da können wir die magnetischen Kräfte in ihrer Spannungsrichtung umkehren oder die Pole wenden. Und es ist eine Tatsache, dass Nervenschwache, namentlich Herzkranke das Aufwärtsstreichen über Arme und Beine nicht immer vertragen. Man muss deshalb bei den genannten Kranken das Streichen entweder ganz unterlassen werden oder man führt es zuerst in milder Weise aus und lässt dann das Kneten folgen, das bekanntlich von innen nach außen geschieht.

Nun mag ein Beispiel zeigen, von welchem Einfluss die Massage auf die allgemeine lebensmagnetische Schwingung ist. Ein körperlich kräftiges, gut genährtes und von gesunden kräftigen Eltern stammendes, etwa 22jähriges Mädchen vom Land litt seit drei Jahren nach einer starken Erkältung — langes Waten in tiefem Schnee — an heftig brennenden Schmerzen im Unterleib und Steifheit des rechten Beines im Knie. Gegen den Zustand, namentlich gegen die Steifheit des Beines hatte man medizinischerseits schon alles mögliche, unter anderem auch gewaltsame Biegung versucht, jedoch ohne Erfolg. Durch verschiedene zu Haus leicht ausführbare Kurmaßnahmen, namentlich durch die Anwendung feuchter Wärme — Dampf — gelang es dem Verfasser bald, die Kranke soweit zu bessern, dass sie auszugehen imstande war. Da ging sie zu weit; sie wurde übermüdet und musste sich — es war Spätherbst — auf den kalten Boden setzen. Nun trat das Leiden mit verstärkter Heftigkeit auf. Die Lähmung verbreitete sich über den ganzer Körper und ging vielfach über in den heftigsten Krampf. In diesem lag sie nun Tage lang, sodass die Angehörigen das Ende mehr als einmal befürchteten. Die Kranke war überhaupt mehr bewusstlos als bewusst. Nahrung wurde weder genommen, noch behalten. Arme und Beine waren steif und eisig kalt. Es war eine Hysterie in der schwersten Form. Nachdem sich der Verfasser überzeugt hatte, dass unter den gegebenen Verhältnissen Heilung unmöglich war, ließ er die Kranke nach seinem Wohnsitz bringen. Hier wurde sie von ihm täglich zweimal in der kräftigsten Weise massiert, und es wurden dabei namentlich Arme und Beine kräftig knetend behandelt. Nur auf den Unterleib bekam die Kranke des heftigen Brennens wegen feuchte Aufschläge. Am zweiten Tage schon wurde, was bis dahin seit Wochen noch nicht geschehen war, etwas Nahrung behalten. Bald konnte die Kranke sich selber ernähren und nach wenig Wochen ging sie spazieren. Die Massage, lediglich die Massage hatte sie geheilt, hatte die schwingungsträgen lebensmagnetischen Kräfte wieder belebt, geordnet, wieder nach außen gewendet, dadurch den Unterleib und die übrigen Lebenskraftzentren von ihrem zu hohen Drucke befreit und den Krampf. die Lähmungen und all' die sonstigen Störungen gehoben.

Die medizinische Wissenschaft lässt Kranke dieser Art — wir erinnern an den schlafenden Ulan Guts — Wochen und Monate lang liegen, bis sie von selber gesund werden oder — eben sterben, weil sie, leer an Verständnis für die Kräfte des Lebens, gegen den Zustand machtlos ist. Im Vorstehenden haben wir die Richtschnur für die Behandlung gegeben. Das Heilmittel heißt Massage, kräftige energische Massage.

Massage, allgemein erregende Massage des Körpers ist wegen ihrer belebenden Wirkung daher am Platze bei allen negativen Leiden, also bei allen katarrhalischen Erkrankungen, ferner bei Nervenschwäche, Blutarmut, Zuckerkrankheit, Rheumatismus, usw. Bei letzterem hat sich die Massage denn auch bereits, selbst in den medizinischen Kreisen, einen Ruf unbestritten erworben. Man massiere hier namentlich die oberhalb der erkrankten Gelenke gelegenen Muskelpartien, weil in diesen das Positive, Lebendige gegenüber den negativen, an und für sich lebensarmen kranken Gelenken liegt.

Nach alledem stellt die Massage einen Heilfaktor ersten Ranges dar und es ist nur zu wünschen, dass sie recht bald Gemeingut aller Ärzte werde — dass man sie auch dort praktisch und nicht, wie es leider heutigentags so häufig der Fall ist, nur vom Hörensagen kennt. Massage wird aber nicht aus Büchern oder gelehrtem Vortrag gelernt, noch weniger braucht man dazu Griechisch oder Latein, sondern sie setzt Übung, viele Übung voraus; denn nur durch Übung wird die Hand fein fühlend, weich, gelenkig und stark und nur durch sie reift Beurteilungsfähigkeit aus. Wo das Urteil von Ärzten über Massage ein verneinendes war, hat sich der Verfasser, nicht gerade zum Vorteile jener, durch sie oft schon die schönsten Triumphe geholt.

Werden sich unsere, einseitig als Gelehrte erzogenen und dadurch körperlichen Anstrengungen so abholden Ärzte zu dieser Übung, die nur eine beständige Ausübung ergibt, allerdings jemals bequemen? Erfordert die Massage doch nicht nur Kraft, sondern auch Zeit. Die Antwort ist nicht schwer; sie kann bei dem, der die Verhältnisse kennt, nur verneinend sein. Dann aber ist schon aus diesem Grund der Stand eine Notwendigkeit, den die Medizin heute so heftig bekämpft, der Stand der Naturheilkundigen, zu dem zu gehören auch der Verfasser sich glücklich schätzt, weil dieser Stand die Übung mit dem nötigen Wissen vereint; denn die Kunst der Massage wird andrerseits nicht nur durch eine kräftige Hand und Übung gewährt: sondern sie setzt auch das gehörige Wissen voraus. Das Urteil der Massierenden muss, wenn seine Kunst sich zur vollen Höhe erheben soll, immer ein durchaus selbstständiges sein. Daher müssen Wissen und Können sich in eines vereinen, wie es uns in dem heutigen Stand der Naturheilkundigen eben entgegentritt.

Allerdings will man vonseiten der Kranken eine gute Massage haben, so lerne man auch diese bewerten und sehe in ihr nicht ein Stück einfacher mechanischer Tätigkeit; denn sie ist erstens mehr — sollte wenigstens stets mehr sein und zweitens steht die Tatsache fest, von der sich jeder leicht selbst überzeugen kann, dass sie die lebensmagnetischen Kräfte — die *Nervenkraft* — im erhöhten Maße verbraucht. Damit aber muss auch der Massierende rechnen; denn er nutzt sich vorzeitig ab, und eine Pension erhält er nicht. Auch die Angestellten in Anstalten seien daher ermahnt, dass sie durch genügende, möglichst im Naturkostüm geübte Bewegung im Freien für Kräfteersatz und Körperkräftigung sorgen und sie haben die dazu nötige Zeit von der Anstaltsleitung mit vollem Rechte zu fordern. Mehr noch sollte man allerdings erwarten, dass man das junge unerfahrene Personal auf die nötige Kräftigung im Freien selber verweist und es durch Überlastung nicht geradezu erdrückt, wie es vielfach heute geschieht.

Im Anschlusse an die Massage hätten wir nun die mit ihr gewöhnlich verbundene

Gymnastik

in das Auge zu fassen. Hier haben wir aber von unserem Standpunkt aus nichts wesentlich Neues zu sagen; denn die Gymnastik stellt nichts anderes wie Bewegung dar, und was wir von dieser sagten, hat daher auch Geltung für jene.

Doch hier ist der Platz, dass wir noch einige Worte einer Richtung in der Heilkunst widmen, die in gewissen, auf Erschütterungen des Körpers berechneten Apparaten nicht nur einen Ersatz für Massage, sondern überhaupt das A und O der Heilkunst erblickt. Wir meinen:

Die Vibratoren,

Oszillatoren und wie man diese Apparate sonst noch nennt, die vor Jahren in der Heilkunde allenthalben Mode geworden sind.

Man sagt zur Begründung der Anwendung dieser Apparate, dass das ganze Leben Vibration, Oszillation oder, auf gut deutsch gesagt, Schwingung sei. Und gewiss, das Leben ist Schwingung der einen Substanz, aus der alles beruht. Aber jedes Ding in der Welt ist eine Schwingung eigner Akt; denn es hat z. B. das C des Kontrabasses 33, das H der 8. Oktave 3960 Schwingungen in der Sekunde.

Die Schwingungen des Lichtes hingegen hat man sogar auf 400 – 800 Billionen berechnet, und wer will diejenigen unserer Gedanken und höheren Lebensprozesse bestimmen?! Mithin ist eine besondere Schwingung jeder Erscheinung eigen und bei einer Schwingungszahl von etwa 100 in der Sekunde würde alles starre, tote Masse sein, an Schwingungen, an Lebensäußerungen, wie sie in unserem Körper bestehen, wäre gar nicht zu denken.

Hat sich doch die ganze Natur aus dem Niederen erhoben, in dem die starrsten Formen und mit diesen die tiefsten Schwingungen wohnen und soviel wie der Mensch über dem Mineralreich steht, stehen daher auch seine Lebensschwingungen über jenen. Die Oszillatoren und anderen ähnlichen Apparate haben aber höchstens eine Erschütterungs- oder Schwingungszahl von 100 in der Sekunde. Und da wagt man von einer direkten Förderung der Lebensschwingungen des Menschen durch jene Apparate im Ernste zu reden?!

Wenn wir diese Schwingungen eindringlich auf den Körper wirken lassen, dann müssen sie vielmehr in ihm herrschend werden, weil das stärkere immer das schwächere bezwingt, es übertönt. So wird ja auch unser warmer Körper kalt in einem kalten Raum. Unsere Lebensschwingung sinkt dann also herab, weil die Kälte des Raums in diesen die Herrschaft gewinnt. Wirken daher Schwingungen jener Apparate auf diejenigen eines Menschen so, dass sie in ihm zur Geltung kommen, dann fördern wir in ihm die Lebensschwingung nicht, sondern wir setzen sie herab, führen eine Lähmung herbei, weil eben die Schwingungen des Systems eines Menschen um so vieles höher stehen als der Mensch über einem Vibrator. Das menschliche System ist allerdings nicht so schwach, dass ein Vibrator es gleich über den Haufen wirft. Aber gegen die Wirkung schädlicher Einflüsse ist es auch wenig gefeit und so stellte sich bald nach der Einführung jener Apparate heraus. was wir von vorneherein erwartet hatten, nämlich dass vieles ihrer Wirkungen nur als Lähmung oder Herabsetzung der Lebensschwingung zu deuten war, dass „die Vibrationshyperämie auf Vasomotorenlähmung beruht."[1]

So erweist sich die angeblich durch jene Apparate zu erstrebende direkte Beförderung der Lebensschwingung als das gerade Gegenteil, und daher ist die Vibration oder Oszillation, in eindringender Weise gebraucht, in dieser Form nur da am Platz, wo es zu beruhigen oder die Lebenstätigkeit herabzusetzen gilt. Die soviel gerühmte beruhigende Wirkung auf erregte Herztätigkeit ist damit auch auf die einfachste Weise erklärt. Aber wir sehen so, dass man die gleiche Wirkung durch — einen kalten Ausschlag erreichen könnte; denn auch dieser beruhigt, setzt die Lebensschwingung herab.

Die Vibration ist aber, das beachte man, immer ein Einfluss sehr eindringender Art, und sie kann daher leicht zu einem *Großreiz* werden, der dann schädlich wirkt. Sie wird daher am besten nur in den mildesten Formen gebraucht, als *Kleinreiz*, in welcher Form sie wie jeder andere Reiz die Lebenstätigkeit indirekt hebt; dann ist sie jedoch wieder nicht mehr wie etwa eine kalte Waschung oder Begießung; ja, eine kalte Begießung ist ihr dann sogar noch um ein Unendliches über, weil diese eine viel feinere Vibration oder Erschütterung gibt, da hier jedes Wassermolekül beim Ausschlag erschütternd wirkt. Vibration kann demnach wohl ein Heilmittel sein; aber man erwarte nicht zu viel oder gar alles von ihr. Das Verderben unserer Zeit ist die übertriebene Künstelei. Bleibe man darum auch hier so viel als möglich natürlich und wahr.

Wir betrachten nun den Gegensatz der Bewegung:

---

1) S. Naturärztliche Zeitschrift. 1903. 9 und 1904. 7.

Die Ruhe

Die Ruhe ist als Heilfaktor in erster Linie am Platze bei den an Entzündung und Fieber leidenden Kranken, da wo zu viel Bewegung im Körper besteht. Instinktiv oder von Schmerzen und Beschwerden gezwungen, legen sich die eben genannten Kranken denn auch in der Regel von selber ins Bett — genau wie die Tiere, die sich dem Instinkt stets willig ergeben; denn auch sie verkriechen sich, krank oder verletzt, und warten in Ruhe die Heilung ab. Durch die äußere Körperruhe wird das ganze Körpersystem ruhiger und dadurch die erregte lebensmagnetische Bewegung entsprechend gemindert. So wird Ruhe für die Entzündungs- und Fieberkranken zu einem wichtigen, direkt heilenden Mittel. Ruhe dann aber nicht nur für den Körper, sondern auch für die Seele des Kranken. Man halte von ihm also auch so viel wie möglich seelische Erregungen fern.

Ruhe spielt jedoch nicht nur für die positiv, die Entzündungs- und Fieberkrauken, sondern auch für die negativ Kranken als Heilmittel eine wichtige Rolle, weil gar mancher von ihnen durch zu viele Bewegung und Lebensbetätigung erkrankte. Nur darf bei den negativ Kranken, wo meist schon eine zu geringe Lebensbewegung besteht, die Ruhe nicht in den Vordergrund treten, sondern sie muss mit rechter, d. i. gehörig begrenzter Bewegung wechseln und nur überanstrengte Organe mögen sich möglichster Ruhe ergeben. Während der Ruhe wird der Körper ernährt, werden verbrauchte Stoffe und Kräfte ersetzt und findet vor allem der feinere Aus- und Aufbau statt. So muss ruhen auch der negativ Kranke. Ruhe zu viel geübt, ließe aber, das mögen die negativ Kranken, die Schwachen, wohl beachten, die Lebensbewegung sinken und das ist zwar bei den Entzündungs- und Fieberkranken, jedoch nicht bei den negativ Kranken ein zu erstrebendes Ziel; bei diesen gilt es vielmehr, die Lebensbewegung zu heben.

Geschwächte Kranke regeln das Verhältnis zwischen Bewegung und Ruhe am Tage am besten daher so, dass Bewegung mit Ruhe und Ernährung wechselt, also kurze Bewegung je zwischen Ernährung und Ruhe. Auf diese Weise wird der Körper durch die Bewegung zu verdauen befähigt und während der Ruhe hat er Zeit, sich das Genossene anzueignen und mit ihm auszubauen. Dabei ist Schlafen, besonders langes Schlafen nach Tisch aus oben genannten Gründen nicht gut. Es kommen dadurch vor allem Blutstauungen im Bauch zustande, und die Verdauung wird verzögert. Man schläft sich, wie das Volk sagt, dadurch nur verdrießlich und dumm. Ruhen also nach Tisch, doch nicht schlafen, jedenfalls nicht lange schlafen. Ein kurzer Schlaf vor Tisch kann schwachen Kranken jedoch bei wirklichem Bedürfnis recht von Vorteil sein. Über die Notwendigkeit geordneten nächtlichen Schlafes haben wir nach den über diesen Gegenstand im ersten Teile dieses Buches gegebenen Erörterungen hier nichts weiter zu sagen.

Hier müssen wir aber noch eines Umstandes gedenken, der bei den heutigen Kranken keine geringe Rolle spielt. Es ist der Mangel an Gehirnruhe. Mit tausenderlei Gedanken beschäftigt sich in ununterbrochener Folge der heutige Mensch. Dass dadurch Kraft verbraucht und dem System entzogen wird, ist ohne Weiteres klar; besonders ist rege Gehirntätigkeit jedoch nachteilig beim Essen. Da wird gelacht, gelesen und diskutiert über Stadtklatsch. Politik und andere Dinge; ja, vielen Menschen schmeckt überhaupt das Essen nicht, wenn sie nicht eine Zeitung vor sich liegen haben und darin lesen, können. Der Mensch soll aber beim Essen an dieses denken, und wie sehr dies auf die Verdauung wirkt, wird durch die Tatsache gelehrt, dass uns schon beim Anblick wohlschmeckender Speisen „das Wasser im Munde zusammenfließt." Auch hat ja das Experiment gezeigt, dass die sogenannte psychische Verdauung mehr Verdauungssäfte als die wirkliche ergibt. Hunde, denen man das Futter nur zeigt oder die es nicht in den Magen verschlucken können, sondern durch eine künstliche Öffnung im Hals wieder verlieren, sondern mehr Verdauungssäfte ab, als wenn man ihnen das Futter direkt, ohne das also ihr Seelenleben davon Kenntnis erhält, in den Magen führt. Wenn der Mensch beim Essen liest, diskutiert, so denkt er auch nicht an das Essen und es fehlt der Verdauung dann nicht nur die seelische Belebung, es fließen die zur Bewegung der Verdauungsmaschinerie nötigen lebensmagnetischen Kräfte nicht hinab zum Magen, sondern es werden auch bei dem Eifer, mit dem man so häufig liest und diskutiert, das Blut und der Lebensmagnetismus direkt zum Gehirn, zum Kopf gezogen und dadurch den Verdauungsorganen vorenthalten. Da wundern sich dann die Menschen, wenn ihre Verdauung schwach und träge vonstattengeht, und Schnaps, Wein, Kaffee, eine Zigarre oder schließlich der Doktor sollen nun helfen. Man suche aber in Großstädten selbst eines der vegetarischen Speisehäuser auf, in denen man das *Naturgemäß* so mit Nachdruck betont. Man wird fast Tisch um Tisch dann finden, dass das Lesen die Hauptsache ist und das Essen nur nebensächlich geschieht. Kaum dass die Zeit, einen Bissen in den Mund zu stecken, übrig bleibt. Dabei sieht man es so vielen auf den ersten Blick schon an, dass ihre Verdauung nicht in Ordnung ist. Was nützt da das Naturgemäße auf der einen Seite, wenn man es auf der anderen mit Füßen tritt? Man sagt allerdings in der Regel, man habe zum Lesen sonst keine Zeit. Nun dann muss es bleiben; denn es ist sicher besser, dass unsere Gesundheit erhalten wird, als dass man weiß, ob der Türke den Bulgaren verhaut oder umgekehrt. Wer sich beim Essen seelisch viel mit anderen Dingen beschäftigt, wer also vor allem liest beim Essen, wird sich seine Verdauung und die Nerven des Kopfes sicher schädigen. Man beklagt sich heutigen Tages so sehr über Überarbeitung und Nervosität. Ja, wollten sich die Menschen nur selbst etwas mehr Ruhe gönnen, wollten sie sich etwas weniger um Dinge kümmern, die sie gar nicht berühren, es wäre um ihre Gesundheit, ihre Nerven, wesentlich besser gestellt. Darum mehr Gehirnruhe dem heutigen Menschen, vor allem aber mehr Gehirnruhe beim Essen.

Wir haben nun noch der Ruhe als eines Heilmittels zu gedenken, insofern, als sie uns durch entsprechende Lagerung des leidenden Teiles einen großen Einfluss aus die Heilung gewährt. — Zwei Zustände können es immer nur sein, die in einem Körperteil krankhaft bestehen, entweder: es ist in ihm zu viel oder es ist zu wenig Leben vorhanden, zu viel oder zu wenig Blut, zu viel oder zu wenig lebensmagnetische Kraft und diese ist entweder zu viel oder zu wenig erregt, der Zustand also entweder positiv oder negativ.

Erhöhte Lage eines Körperteiles erschwert den Zufluss und befördert den Abfluss von Blut, setzt also den Blutgehalt und damit auch die Menge der lebensmagnetischen Kräfte im leidenden Teil herab. Vertiefte Lage hingegen erhöht den Zufluss und erschwert den Abfluss von Blut und steigert also — natürlich innerhalb bestimmter Grenzen — örtlich das Leben. Positiv oder entzündlich erkrankte Körperteile sind deshalb hoch, negativ leidende, schwache Teile tief zu lagern, um dort die krankhafte Steigerung zu mindern, hier das darniederliegende Leben zu heben. Und so ist es schon lediglich dadurch gelungen, dass man entzündete Körperteile, welche bereits dem Messer verfallen sollten, recht hoch hing, sie dem Kranken zu retten. Auch fühlt der Kranke stets selbst, dass niedrige Lage eines entzündeten Körperteiles in diesem die Schmerzen vermehrt, erhöhte sie bessert. Entzündete Körperteile lagere man daher hoch.

Die vertiefte Lagerung eines Körperteiles kommt aus leicht ersichtlichen Gründen nur in Betracht für den Oberkörper. Und auch da ist es schon durch die Erfahrung bekannt, dass z, B. Ohnmacht, die auf Mangel an Blut im Gehirn beruht, durch Tieflagerung des Kopfes schneller vergeht. Neurastheniker, Gehirnunterernährte, überhaupt alle Nervenschwachen müssen deshalb, vorausgesetzt, dass nicht eine zu starke Stauung zum Kopf besteht, beim Schlafen möglichst eben liegen, damit das Gehirn, diese wichtige Lebenszentrale, eine rechte Durchblutung und Ernährung erfährt und vor allem gilt diese Forderung für möglichst ebene Lage des Oberkörpers, wie schon gesagt, für die Lungenkranken. Lungenschwindsucht ist Unterernährung der Lunge, deshalb müssen wir dieser eine möglichst reiche Durchblutung gewähren. Dies geschieht nun erstens dadurch, dass wir den Lungenblutlauf unter die möglichst günstigen Bedingungen versetzen, die Lunge, namentlich deren Spitzen, in gleiche Lage mit dem Herzen stellen, wodurch das Blut die Lunge am leichtesten durchströmt und zweitens, indem wir durch die ebene Lage die oberen Lungenpartien vom Druck der oberen Rippen, der Schultern und Arme entlasten; denn nun kann sich die Lunge unbeengt weiten und das Blut sie im gehörigen Maße durchströmen. Es wäre sicher hier sogar zu empfehlen, den Schultern eine wirklich vertiefte Lage zu geben, weil dadurch die obere Brustpartie durch den Zug der Schultern mechanisch erweitert wird und der Bauchinhalt das Zwerchfell gegen den Brustraum drängt, wodurch die Lunge in ihren oberen, gemeinhin kranken Teilen zu vollem Atmen gezwungen wird und ihre Durchblutung und Ernährung eine wesentliche Förderung erfährt. Vor Jahren lasen wir in einer Zeitung, dass ein Arzt bei seinen Studien über die Funktion der Schilddrüse im menschlichen Körper nachts eine vertiefte Lage des Kopfes gewählt hatte. Dabei war bei ihm ein Lungenleidensgeheilt. Die Sache betrachtete man damals als rätselhaft. Wir haben im obigen die Erklärung gegeben.

Wir betrachten nun:

Die Ernährung

Indem wir uns an die Erörterung dieses Kapitels begeben, führen wir uns nochmals vor die Augen, dass die Pflanzenkost ein Träger negativer, elektrischer, die Fleischkost hingegen vorwiegend ein Träger positiver, magnetischer Kräfte ist; ferner, dass die positiven Krankheiten auf einem Zuviel von Magnetismus, die negativen hingegen auf einem Zuviel von Elektrizität im Körper beruhen. Zustände, welche oft auch überhaupt mit einem Zuviel oder Zuwenig von Lebenskraft im Körper verbunden sind. Welch' großer Einfluss auf die Krankheiten ist uns so durch Regelung der Ernährung gegeben dadurch, dass wir die Nahrung bald mehren, bald mindern, bald sie ausschließlich aus dem Pflanzenreich, bald sie aus dem Tierreich wählen.

Bei den positiven Erkrankungen ist nicht nur ein Zuviel von Magnetismus, sondern überhaupt von Lebensmagnetismus im Körper vorhanden. Daher ist hier die Forderung der gesunden Vernunft und des Gesetzes, welches die Heilung durch die Normalisierung der Kräfte im Körper verlangt: Die Menge der Nahrung ist zu vermindern; ja, der Kranke muss nötigenfalls fasten. Und diese scheinbar so grausame Nahrungsenthaltung wird von den eigentlich positiv, den Entzündungs- und Fieberkranken in der Regel schon freiwillig geübt; denn der Instinkt, *die Natur* dieser Kranken weist entweder alle oder doch jede schwere Nahrung zurück. Der Appetit fehlt. Hier zeigt die Natur deutlich und klar, dass Nahrungsenthaltung für die Kranken notwendig ist, weil sonst der gesunde Zustand im Getriebe der Kräfte des Lebens nicht hergestellt werden kann und das Fieberfeuer nur neue Nahrung erhält. Man quäle daher Entzündungs- und Fieberkranke nicht, Nahrung zu nehmen, wenn sie diese von selber nicht wollen. Für sie ist Fasten kein Unglück, sondern Arznei. Aber auch da, wo Entzündung und Fieber weniger schwer und der Appetit infolgedessen noch vorhanden ist, lasse man die Ernährung mäßig sein; denn selbst wenn die Entzündung ihren Sitz in einem Körperteil hat, der mit der Ernährung nicht direkt zusammenhängt, so wird doch durch die Nahrungszufuhr das Entzündungsfeuer geschürt und das Leiden hartnäckiger, schwerer, zu Zerstörungen geneigter und schmerzhafter gemacht. Das Tier, das sich der Führung seines weisen Beraters, des Instinkts, willig ergibt, kann uns auch da ein Vorbild sein; denn, verwundet, verkriecht es sich nicht bloß, sondern es wird von ihm auch alle Nahrung verschmäht, bis es, obgleich oft bis zum Skelett abgemagert, geheilt wieder zum Vorschein kommt. Und auch der Mensch verhungert nicht gleich, wie schon die alltägliche Erfahrung lehrt und die bekannten Hungerkünstler bewiesen haben. Am wenigsten ängstlich ist die Sache bei den Scharlach-, Masern-, Typhus- und Pockenkranken; denn diese wurden ja nicht krank, weil sie zu wenig, sondern weil sie zu viel Nahrung genossen und infolgedessen zu viel lebensmagnetische

Kräfte im Leib hatten. Die Gefahr ist daher bei ihnen nicht, dass sie sterben aus Mangel an Kraft, sondern dass die Hohe des Fiebers sie verzehrt. Man gewähre deshalb das Heilmittel Fasten den Entzündungs- und Fieberkranken im vollen Maße und gebe nötigenfalls nur *Krankenkost*, d.i. Nahrung, die Leichtigkeit mit Knappheit in sich vereint. Und es hat sich am Krankenbett längst schon gezeigt, dass für die Entzündungs- und Fieberkranken die leichteste Kost gerade die beste ist. Wir stellen daher keine neue Forderung auf, wenn wir bei den genannten Kranken Nahrungsbeschränkung verlangen; denn diese Forderung wird am Krankenbett auch von der medizinischen Wissenschaft im Allgemeinen schon lange erfüllt und bekannt ist da die *Lazarettkost*, die die Kranken oft so schnell kuriert; sie, die so viel geschmähte, ist daher gar nicht so übel, wird sie am rechten Platze geübt.

Wir wissen aber, dass positiv krank nicht nur die Fiebernden sind, sondern es läuft auch so mancher herum, den, mit den verschiedensten Störungen behaftet, nichts weiter als Überernährung drückt. Da rennt man zum Doktor, wenn infolge beständiger Überladung des Magens. Mangel an Bewegung, an Arbeit, der Kopf oder der Magen schmerzt, wenn es hier drückt und dort, hier stockt und da. Ein Pulverchen, eine Mixtur soll dann helfen oder auch wohl irgendein anderes Ding. Ihr Toren und Kinder, fastet; das ist das einzig Richtige. Es arbeite, es bewege sich zunächst, wer essen will. Wer aber trotzdem einmal Störungen in der Verdauung merkt, wer merkt, dass er zu viel gegessen hat, dass er im Leib aufgetrieben und voll ist, im Kopf benommen, der faste. Vielen unserer Nervösen riecht man es schon mehrere Schritte vom Leib an, dass die Ursache der Nervosität im Bauch liegt, dass sie lediglich an Überernährung leiden; denn sie stinken oft gerader unausstehlich stark, teils aus dem Mund, teils am ganzen Leib, letzteres, weil die gestörte überladene Verdauung die ganzen Säfte verdarb. Wahrlich, die Hälfte, ja mehr aller menschlichen Erkrankungen würde vergehen, wenn man nach Erfordernis zu fasten verstünde. Und der Mensch soll werden er selbst; er selbst ist und soll sein seines Glückes Schmied. Weshalb hat der Mensch denn die Vernunft, weshalb ist er Mensch?! Der Mensch soll daher auch gesundheitlich nicht immer nur auf Hilfe von außen her hoffen und er lerne daher auch sich im Essen und Trinken beherrschen — er lerne auch fasten. Kaum dass man das Wort Fasten einem Kranken gegenüber aber noch brauchen darf; denn die Menschheit hat das Fasten so verlernt, dass das Wort allein fast lähmend wirkt. Schon aus rein gesundheitlichen Gründen hat der Verfasser daher oft bedauert, dass die christliche Kirche das Fasten so sehr verlassen hat. Was der Mensch nicht mehr gezwungen muss, sollte — muss er daher jetzt freiwillig tun, wenn er nicht geordnet und mäßig zu leben vermag oder wenn seine Verdauung aus irgendeinem anderen Anlass eine Störung erfuhr. Der Mensch lasse seinen Leib wie eine alte verschmierte Maschine gelegentlich leer laufen, damit das gesamte Körper- und Kräftesystem in ihm unterdes von allen Schlacken und Resten gereinigt wird. Von vorzüglichster Wirkung ist es da schon, einmal ohne Abendbrot schlafen zu gehen. Jedenfalls ist geordnetes Essen, richtiges Einhalten der Mahlzeiten und deren Anzahl am Tage — besser 3 als 5 — immer am Platz. Der *Heide*, auf den der Moderne in seinem Größenwahn und seiner Afterkultur so gerne mit Geringschätzung blickt, kann uns da als Beispiel dienen; denn dem Buddhisten ist es strenge verboten, „zu ungehörigen Zeiten zu essen", und dabei ist ihm vielfach nur zweimal, ja nur einmal täglich zu essen erlaubt. Mohammed hat über die Tugend *Enthaltsamkeit* ein ganzes Kapitel geschrieben. Und der Türke isst und trinkt deshalb nie ohne Not; er freut sich vielmehr über jeden Tag, an dem er appetitlos ist; denn er begrüßt ihn als einen Lebensverlängerer.

Celsus, ein gelehrter Römer zur Zeit des Kaisers Tiberius schrieb: »Viele schwere Krankheiten werden durch Enthaltsamkeit und Ruhe geheilt«, und Rabbi Moses Ben Maimon, geb. 1139, ein jüdischer Arzt und Leibarzt des ägyptischen Fürsten Salah-ed-Din, sagte: »Iss nie, wenn du nicht vom Hunger dazu getrieben wirst. Trinke nie, wenn du nicht durstig bist!«

Von modernen Ärzten äußerte sich Dr. R. Weil: »Wer nicht zu fasten vermag, d. h., sich nicht zeitweise von Speise und Trank enthalten kann, ist nicht gesund. Das zeitweilige Fasten ist eine äußerst gesunde Handlung für die Gesundheit; es ist das Gründlichreinemachen des Magens, der einmal Zeit und Gelegenheit hat, mit allen Vorräten aufzuräumen. — Ist der Magen überladen worden, treten hypochondrische Zufälle, Kopfschmerzen, Herzklopfen, usw., ein, so säume man nicht, entweder zu fasten, oder die Nahrungsaufnahme bedeutend einzuschränken.«

Dr. Weil empfiehlt als „Kleine Fastenkur", für solche, die glauben verhungern zu müssen, wenn sie einen ganzen Tag fasten müssen: »Man versuche es, den Kaffee und das Frühstück vormittags zu meiden oder abwechselungsweise kein Abendbrot zu nehmen: mit einem unsagbaren

Wohlgefühl wird man sich zum Mittagstisch setzen, mit einer sonst nie gefühlten Lebensfreudigkeit, zur lebhaften Bewegung, zum Singen geneigt, wird man sich frühzeitig von seiner Lagerstätte erheben und wohlgemut sein einfaches Morgenbrot verzehren.«

Prof. Jäger schreibt: »Jeder, der sich wöchentlich z. B., einen Fasttag auferlegt, wird sich sofort überzeugen, dass er einen außerordentlichen Einfluss auf Gesundheit und Arbeitskraft infolgedessen empfindet und nicht bloß derjenige, der in üppigen Mahlzeiten schwelgt, sondern ein jeder bis hinab zum Bauer und Handwerker. Während des Fastens hat der Körper Gelegenheit sich von den groben und feinen Rückständen seiner täglichen Nahrung zu reinigen. Schon das ist eine Erholung, und das andere erholende Moment liegt darin, dass es die Aufhebung eines Gleichgewichtszustandes ist, der stets verbunden ist mit der Herabsetzung der Lebensenergie, die sich aufrafft, sobald das Gleichgewicht einen Stoß erhalten hat.«

Dr. W. Bohn äußert sich in einer Arbeit: „Hunger und Durst als Kurmittel"[1]: »Die Forschungen von Dr. Nikolaus v. Seeland haben ergeben, dass der Organismus bei einem Wechsel von periodischem Fasten und genügender Nahrungszufuhr nicht nur erlernt, sich mit weniger Nahrung zu begnügen, ohne dabei an Kraft und Gesundheit etwas einzubüßen, sondern letztere dabei zunehmen, die Gewebe strammer und relativ reicher an festen Bestandteilen werden. Dr. Sokolow in Petersburg fand, dass der Organismus nach jeder Fastenperiode Eiweiß und Fett besser als unter gewöhnlichen Umständen ansetzt und dass die Muskelkraft steigt.«

»Nahrungsentziehung, Fasten ist vom besten Einfluss auf die Gemütsstimmung des Menschen. Der Mensch wird heiterer, ruhiger und geistig tätiger.

»So pflegte einer der besten Maler der Renaissancezeit, wie Seeland erzählt, der Venezianer Bonvicerio, bevor er sich an ein neues Bild machte, zu fasten und zu beten. Der Komponist Gretry, dessen Motive sich durch Frische und Feuer auszeichnen, enthielt sich unter ähnlichen Umständen der Speise, darauf trank er Kaffee, genoss dabei einiges und setzte sich schließlich ans Piano. Chrysostomus, ein Kirchenvater, sagt: »Fasten ist Nahrung für die Seele, es zügelt Zunge und Lippen, bezähmt Wollust und Zornmütigkeit, erweckt die Urteilskraft, verleiht dem Gedan-

---

1) Refomblätter, 1909, 7.

ken Lebhaftigkeit und Klarheit, macht den Körper gewandt, verscheucht die nächtlichen Fantasien, heilt Kopfschmerzen und ist den Augen förderlich.« Letzteres ist, wie Seeland und andere bezeugen, buchstäblich wahr. Er selbst litt seit seinen Knabenjahren an häufig auftretender Migräne, gegen die er, nachdem alle anderen Mittel erfolglos geblieben waren, zur Hungerkur griff. Er enthielt sich wöchentlich 36 Stunden lang aller Nahrung. Der anfänglichen Verschlimmerung folgte sofort die Besserung. Dabei wurde die Gemütsstimmung heiterer und im Laufe der Kur verschwand die Migräne ganz. Dr. W. Gebbard hat das Fasten als Mittel gegen unglückliche Liebe empfohlen.«

»Wir essen alle zu viel!«, ruft ein französischer Arzt in einer gesundheitlichen Plauderei aus und setzt hinzu: »Nehmt Euch ein Beispiel an den Trappisten! Die Trappisten nehmen vom 14. September bis zum ersten Sonnabend in der Fastenzeit innerhalb 24 Stunden nur ein einziges Mal ein. Diese Mahlzeit ist festgesetzt auf halb 3 Uhr nachmittags, zwölf Stunden nach dem Aufstehen (sie stehen um halb 3 Uhr früh auf). Die 12 Stunden sind ausgefüllt mit Gebet und Handarbeiten. Die Trappisten befinden sich dabei wunderbar wohl. Verdauungsstörungen und gesundheitliche Beschwerden überhaupt sind sehr selten unter ihnen.«

Das Volk sagt auch mit Recht:

»Hunger ist der beste Koch«, ferner:

»Wer trinkt ohne Durst und isst ohne Hunger, Stirbt desto junger.«

So haben wir den hohen Wert der Nahrungsbeschränkung und des Fastens bei den positiv Kranken wohl genügend gezeigt und betont.

Fasten ist natürlich aber kein Heilmittel von gleicher Bedeutung für die negativ Kranken. Wir wollen dies besonders betonen, weil Dr. A. Mauer auch bei Schwindsucht gefastet haben will. Wohl ist es auch für die negativ Kranken gut, gelegentlich bei Mangel an Appetit oder sonst wie gestörter Verdauung eine Zwischenmahlzeit oder ein Abendbrot ausfallen zu lassen und es kommen da namentlich diejenigen negativ Kranken in Betracht, die, noch gut genährt, selbst fett, bei Mangel an Bewegung nur an unternormaler Lebensschwingung leiden. Bei den wirklich unterernährten negativ Kranken jedoch *Hungermangelkrisen* durchzuführen, wie Th. Hahn empfahl, oder *systematische Hungerkuren* vorzunehmen, wie Dr. A. Mayer auch bei Schwindsucht es will, wäre verkehrt. Bei diesen Kranken gilt es vielmehr die Ernährung zu heben; denn sie ist hier unternormal und muss daher so reichlich als möglich sein.

Im Allgemeinen wird hier des Guten denn auch bereits eher zu viel als zu wenig getan, weil man Schwäche gemeinhin noch viel zu einseitig nur durch die Ernährung, nicht auch durch Licht, Luft, Bewegung, usw., zu heben sucht. Bei einer Krankheit möchten aber auch wir den hohen Wert rechter und reicher Ernährung noch besonders betonen: Es ist die Schwindsucht, die Geißel der Neuzeit, bei der der unternormale Ernährungszustand nicht nur im Worte selbst, sondern auch im Aussehen des Kranken klar zum Ausdruck kommt. Hier könnte man das Heil der Kranken entschieden oft etwas weniger in anderen Dingen sehen. Dafür müsste man die Ernährung mit größerem Nachdruck betonen. Dies gilt besonders für die gewöhnliche Anstaltsbehandlung. Die hier üblichen drei Mahlzeiten müssten ohne Weiteres eine Vermehrung erfahren. Auch in der Kassenpraxis würde es besser sein, die Ärzte verschrieben den Lungenkranken statt Kreosot, Blausäure, Morphium, usw., — Dinge, die nur den Magen verderben und die Konstitution schwächen und daher kein Kranker weniger als gerade der Lungenkranke gebrauchen kann — Milch und andere zweckentsprechende Nahrungsmittel. Denn hier ist in der rechten Ernährung direkt ein Heilmittel enthalten, und die Kassen müssen den Kranken die nötigen Heilmittel gewähren. Wir müssen demnach unterstreichen, was Paracelsus, dieser gottbegnadete Arzt, obwohl er sonst von eigentlichen Diätkuren nur wenig hielt,[1] vor Jahrhunderten schon forderte, nämlich:

»In der Kunst dieses *Morbi* (der Schwindsucht) muss zum ersten die Diät absorbiert werden, danach *medicina*. *Corpus* (der Körper) soll humektiert (ernährt) werden, dass *sol microcosmi* (unsere Lebenskraft) allezeit finde zu konsumieren.«

In den eigentlichen Lungenheilanstalten ist gute, reiche Ernährung der Kranken denn auch mehr und mehr Regel geworden, und Professor Kobert-Rostock sagte auf dem Tuberkulose-Kongress in Berlin im Jahre 1900 nach einer diesbezüglichen Umfrage bei Ärzten, Klinikern, Spezialisten, usw., dass die beginnende Schwindsucht durch Ruhe, gute Ernährung, Wasserbehandlung, Lungengymnastik, Abhärtung — so sicher bekämpft werde, dass man Arzneimittel überhaupt nicht nötig habe. Paracelsus empfahl zur Ernährung der Lungenkranken besonders Linsen, Rosinen, Meerrettich, Gartenrettich, Rotrüben und wässerige Gemüse. Und

---

[1] Paracelsus sagte in Bezug auf Diätkuren: »Das Diät zu geben steht nicht zum Arzt, steht zum Kranken und sein Vermögen.«

wir meinen, dass diese Diät auch noch heute Beachtung verdient; denn in ihr ist nicht nur das Nährende nach jeder Richtung: Linsen = Eiweiß, Rosinen = Traubenzucker, Gemüse = Nährsalze, sondern auch anregendes Prinzip: Rettich, in vorteilhaftester Weise enthalten.

Dass die von der medizinischen Wissenschaft bei der Zuckerkrankheit, einer negativen Krankheit, geübte Unterernährung nicht zu billigen ist, sei nur nochmals erwähnt, weil diese Frage bereits in einem früheren Kapitel ihre Erledigung gesunden hat.

Nun müssen wir noch einen Punkt berühren, der für die positiv und die negativ Kranken infrage kommt, gemeinhin jedoch wenig beachtet und in seiner Bedeutung gewürdigt wird. Es ist der Einfluss der vom Menschen aufgenommenen Flüssigkeitsmenge aus sein gesundheitliches Befinden. Der Mensch nimmt Flüssigkeit auf; er trinkt nicht immer nur, weil er Durst hat, sondern auch, weil das Getrunkene ihm schmeckt, weil es seinen Gaumen kitzelt, und manches Glas Bier oder Wein, manche Tasse Kaffee oder Schokolade blieben ungetrunken, würden sie nur einfaches Wasser sein. In der neueren Zeit kam noch die Kriegskost hinzu: Die Supperei und die starke Ernährung des Menschen mit Kartoffeln und grünem Gemüse, wodurch dem Körper ebenfalls viel Flüssigkeit zugeführt wird, und zwar Flüssigkeit — Wasser, das den Körper nur erschwert wieder verlässt, weil es an andere Stoffe mehr oder weniger fest gebunden ist. So ist eine Verwässerung des Körpers oft gegeben, die sich als ein krankhafter Zustand äußern muss. Und hier hatten die zahlreichen Ausschläge während des Kriegs ihren hauptsächlichsten Grund; sie wurzelten außer in den durch die Kriegskost entstandenen Verdauungsstörungen in der Verwässerung des Körpers. Dieser Zustand führt ferner zu einem starken Füllungszustand der Gefäße. Es sind daher dann häufig Kreuz- und Rückenschmerzen. Hämorrhoiden, Krampfadern, usw., vorhanden. Und es besteht infolge der zu starken Gefäßfülle weiter eine zu große Neigung zu Erkrankungen der Verdauungsorgane und der Brust und vor allem des Halses und Kopfes. In letzterer Hinsicht bildlich gesprochen: wenn eine Flasche sehr voll ist, drückt die Flüssigkeit stark gegen den Pfropfen. Der Pfropfen ist hier aber der Kopf, und der Druck führt zu entzündlichen Erkrankungen seiner Organe. Bei der gewöhnlichen Mittelohrentzündung, z. B., kann man daher von vornherein in der Regel behaupten, dass die betreffende Person, mögen für die Entstehung der Krankheit immerhin Erkältung oder andere Gelegenheitsursachen noch infrage kommen, vorher zu viel Flüssigkeit aufgenommen hat. Der krankhafte innere Gefäßdruck hat zunächst zu einer vermehrten Ausschwitzung in die inneren Teile des Ohres geführt und schließlich ist es zu Entzündung gekommen, ohne dass vielleicht eine Erkältung oder dergleichen noch mitwirkend war. Kein Mittel und kein Verfahren gibt es darum, das damit in Wettbewerb treten könnte, dieses Leiden zur Heilung zu führen, wie die beschränkte Aufnahme von Flüssigkeit — die Trockendiät — und der Verfasser behauptet sogar, dass jede Mittelohrentzündung ohne Eiterung und ohne operative Eingriffe geheilt werden kann, wenn sie rechtzeitig und streng genug außer durch örtliche Kühlung. Ableitung und nötigenfalls durch Maßnahmen, die auf Schwitzen berechnet sind, durch Trockendiät in Behandlung genommen wird. Will ein Ohrfluss nicht heilen, so übe man strenge Trockenkost und man wird in Tagen erreichen, was man unter spezialistischer Behandlung nicht in Monaten erzielte. Das kann der Verfasser behaupten aufgrund reicher Erfahrung und er findet seine Anschauung nur immer wieder bestätigt. Gleich wohltätig ist die Trockendiät bei den sonst so schwer zu behandelnden Stirnhöhlenkatarrhen, ferner bei den chronischen Katarrhen des Halses und der Nase mit ihren Folgezuständen, den Verschwellungen, Wucherungen, usw. Diese Störungen sind in erster Linie durch die Verwässerung des Körpers und dem zu starken inneren Gefäßdruck entstanden. Darum Trockenkost und die krankhaften Zustände müssen vergeben, so weit sie dessen noch fähig sind. Gegen Hämorrhoiden gibt es daher auch kein Verfahren, das einen gleichen Ersatz zu erzielen vermöchte wie die Beschränkung der Aufnahme von Flüssigkeit. Die Blutgefäße werden dann weniger gefüllt und damit müssen die hämorrhoidalen Erscheinungen und Beschwerden vergehen. Das Gleiche gilt von den Flechten und Ausschlägen besonders nässender Art. Bekommt der Körper weniger Flüssigkeit, so kann weniger davon nach außen treten und die wunden Stellen werden heilen. Auch zur Aufsaugung von inneren Ausschwitzungen, z. B., von Brustfellexsudaten, ist die Trockendiät darum ein unschätzbares Mittel. So könnte man ein ganzes Buch damit füllen, den wohltätigen Einfluss der Trockenkost des Näheren zu zeigen. Diese Hinweise mögen hier jedoch genügen.

Wir betrachten nun den Einfluss der Ernährung auf die verschiedenen Erkrankungen durch die Wahl verschiedener Nahrung, nicht, ob jeweilig so und so viel Eiweiß und so und so viel Fett, sondern ob jeweilig Fleisch- oder Pflanzenkost am Platz ist. Die Verhältnisse liegen auch da wieder von vornherein für uns klar; denn die Regel kann nur lauten: den positiv Kranken negative Nahrung. Pflanzenkost, den negativ Kranken — von bestimmten noch zu nennenden Ausnahmen abgesehen — positive Nahrung, zwar keine reine Fleischkost, wohl aber gemischte Kost.

Und auch da kommt uns der Instinkt der Kranken wieder auf halbem Wege entgegen; denn Fiebernde bekommen zuerst einen Widerwillen gegen Fleisch, und schließlich geht ihr Verlangen nur noch auf kühle Getränke, ja, die an recht trockener Hitze Leidenden, so besonders die typhösen, weisen dann selbst jeglichen Zusatz von Fruchtsaft oder Zucker zurück und bestehen auf Wasser frisch vom Brunnen. Und sie tun wohl daran; denn nichts entspannt, wie wir wissen, die lebensmagnetischen Kräfte innerlich besser als Wasser und selbst Fruchtsäfte würden da schon von einem abschwächenden Einfluss sein, weil sie bis zu einem gewissen Grad schon gebundenes Sonnenlicht sind. Werden Fruchtsäfte zum Wasser gegeben, so sind saure zu wählen, weil die Säure aus uns bekannten Gründen die lebensmagnetischen Kräfte besser entspannt, die Hitze mehr *niederschlägt*. Die Zitronenlimonade also sei das Labsal der Kranken. Aus gleichem Grund wird von den Fiebernden dünne Brühe von gekochten Äpfeln gerne genommen und unter den Nahrungsmitteln stehen wieder die sauren, kühlen Kompotte (Apfelmus!) obenan. In der übrigen Ernährung wird hier bereits auch von der medizinischen Wissenschaft das vegetarische Prinzip im Allgemeinen durchgeführt. Man gibt den Fiebernden leichte Suppen. leichte Gemüse und sonstige leichte vegetarische Kost. Dass man die Verabreichung von Fleischbrühe noch vielfach betont, ist ein Zopf aus alter Zeit; denn es ist wissenschaftlich längst festgestellt, dass sie eigentlichen Nährwert so gut wie gar nicht enthält; sie ist lediglich ein Erregungsmittel, vor allem ein Herzgift und bleibt deshalb aus der Ernährung Fiebernder am besten weg. Dasselbe gilt von den geistigen Getränken. Vielfach wird noch Wein zur Kräftigung der Kranken auch bei schwerem Fieber gegeben. Dass die Annahme einer Kräftigung hier aber Unsinn ist, wird von den neueren Ärzten selber mehr und mehr erkannt und gelehrt. Die geistigen Getränke schwächen vielmehr, wie man ja schon daran erkennt, dass sich der Mensch, wenn er davon genug im Leibe hat, nicht mehr aus den Beinen halten kann. Die geistigen Getränke setzen das Leben im Körper herab und deshalb werden sie, namentlich in England, zur Herabminderung des Fiebers gebraucht. Zu diesem Zwecke verwendet, hätten sie am Krankenbette Fiebernder also wenigstens einen Sinn. Die

Entfieberung können wir aber weit besser durch Wasser erreichen, und da die geistigen Getränke direkt lähmend wirken, so ist es ein Unrecht, eine Schädigung, sie Fiebernden zu geben, von wenigen Ausnahmen höchstens abgesehen, wo sie über augenblickliche Schwäche helfen sollen. Möchten sich die Ärzte bei Fieber nur etwas mehr mit Wasser befreunden, dann würden sie bald erkennen, dass hier die beste Kräftigung des Kranken Wasser ist, weil es lebensmagnetische Entspannung verhütet, sodass es weniger zu einer gefahrdrohenden Entkräftung oder Entspannung der Kranken kommen kann. Wenn man trotz der durch die Erfahrung gebrachten Durchführung des vegetarischen Prinzips bei der Ernährung Entzündungs- und Fieberkranker vonseiten der medizinischen Wissenschaft gelegentlich auch die Darreichung von Fleischkost empfiehlt, so ist es nur eine Frage der Zeit, dass man auch diesen Irrtum fallen lässt; denn ein Typhuskranker stirbt nicht an Entkräftung, vorausgesetzt, dass verkehrte medikamentöse Behandlung den Krankheitsprozess nicht derart in die Länge zieht, dass es doch schließlich zu Entkräftung kommt, sondern er kann sterben an der Hitze oder daran, dass unter der Wirkung des Fiebers und der diesem zugrunde liegenden entzündlichen Prozesse eine zu schwere Erkrankung innerer Organe entsteht. Wir dürfen deshalb das Entzündungs- und Fieberfeuer nicht schüren durch leicht brennende, erhitzende Nahrungsstoffe, also und vor allem auch nicht schüren durch Fleisch, sondern wir müssen löschen, den Kranken kühlen durch Wasser. Welchen Einfluss die Ernährung mit Fleisch aus den Verlauf entzündlicher und fieberhafter Prozesse hat, haben am besten die Ärzte im russisch-türkischen und im Krimkrieg gesehen. Der Wundverlauf bei den in der Hauptsache vegetarisch und völlig enthaltsam von geistigen Getränken lebenden Türken war viel besser, und es kamen selbst bei den schwersten Verletzungen mehr Menschen mit dem Leben davon, als bei den *Barbaren*, den Fleisch essenden und geistige Getränke vertilgenden Russen, Engländern und Franzosen. Auch ein Operateur fand einst, dass bei einem Operierten die Heilung außergewöhnlich günstig verlies. Als er hörte, dass der Kranke vorher der vegetarischen Ernährung gehuldigt hatte, ließ er alle, die er einer gleich schweren Operation unterwerfen wollte, ebenfalls einige Zeit vegetarisch leben. Gewiss des Beweises genug für die Notwendigkeit der Enthaltung von Fleisch bei Entzündung und Fieber.

Zwischen Fleisch- und Pflanzenkost stehen Mich und Eier. Es entsteht so für uns die Frage, ob diese Nahrungsmittel bei entzündlichen und fieberhaften Erkrankungen zu gestatten sind. Die medizinische Wissenschaft legt, mit dem wahren Wesen des Krankseins noch zu wenig bekannt, in der Regel auch bei diesen Krankheiten auf die Darreichung von Milch und Eier zum Zweck der Kräfteerhaltung großes Gewicht, und die Praxis ergibt hier gewiss Fälle, wo man der Ernährung des Kranken das gehörige Augenmerk schenken muss. Milch und Eier — letztere namentlich in Wasser verquirlt und mit Zucker oder Fruchtsaft vermischt als Eierlimonade sind dann immer ein recht schätzenswertes Getränk und Nahrungsmittel, weil sie, reich an Nährwert, nicht so erhitzend wirken wie Fleisch; denn im tierischen Körper ist, abgesehen von der Nervensubstanz, die höchste Schwingungsart dem Blut und dem Fleisch eigen, zu denen Milch und Eier erst Vorstufen sind. Im Allgemeinen sind Milch und Eier als Nahrungsmittel bei den hitzigen positiven Erkrankungen aber immer nur im beschränkten Maße oder selbst gar nicht am Platz; denn sie steigern und nähren im Körper die Hitze mehr als Pflanzenkost. Die medizinische Wissenschaft wird allerdings noch eine geraume Zeit brauchen, bis sie, vom modernen Bazillenwahn befreit, sich ebenfalls aus den eben genannten Standpunkt stellt.

Schon aber entwickelt Dr. Brinkmann, New York. im Archiv für phys.-diät. Therapie (1904. 2) über die Behandlung der Lungenentzündung Ansichten, die in ihren theoretischen Erwägungen den unseren sehr nahe stehen und praktisch sich völlig mit ihnen decken. Die Lungenentzündung ist für Dr. Brinkmann eine Krankheit, die vom Unterleib aus durch Druck und Stauung entsteht und er behandelt sie daher auch in erster Linie vom Unterleib und der Verdauung aus, wodurch er, wie er schreibt, »ungewöhnlich günstige und schnelle Resultate erzielte.« In Bezug auf die Ernährung aber schreibt er:

»Bis durch Entlastung der Eingeweide Raum gewonnen ist, muss natürlich sowohl jede gaserzeugende, als auch jede solide Nahrung dazu beitragen, den primären Zustand (den Druck und die Stauung nach oben) zu verschlimmern. Anstatt also den Versuch zu machen, durch Nahrungszufuhr die Kräfte unseres Patienten zu erhalten, müssen wir gerade das vermeiden und diesem Zweck in der Weise zu dienen suchen, indem wir die Zersetzung im Magen und in den Eingeweiden auf das Mindestmaß beschränken. Der Patient hat auch eine instinktive Abneigung gegen alle Nahrung und widersetzt sich dem Versuche, ihn zu füttern, und es ist offenbar ein richtiger Instinkt, der ihn leitet.

Insbesondere müssen alle stickstoffreichen Nahrungsmittel wie Fleisch, Eier, Fisch, Milch und Käse oder Suppen daraus vermieden werden. Wenn eine fäulnisartige Zersetzung dieser Stoffe eintritt, so hat das eine vergiftende Wirkung.

Besonders ist Milch zu vermeiden, die als Flüssigkeit aufgenommen wird, um sich als Casein niederzuschlagen, wobei die Molken frei werden. Meine Erfahrung ist, dass dieser Käse unverändert oder höchstens in Fäulnis übergegangen die ganzen Eingeweide passiert.

Ich (Brinkmann) verordne also Hafergrütze, Grahambrot, Früchte in roher, gekochter oder gebackener Form, Blattgemüse und grüne Salate, wobei ich mich auf die Erfahrung stütze, dass kleine Mengen dieser Nahrungsmittel sehr gut verdaut und assimiliert werden, während größere Mengen davon nur zersetzt werden, aber nicht der Ernährung dienen. Wasser soll reichlich getrunken werden.«

Brinkmann, der sagt, dass er selbst in verzweifelt angesehenen Fällen das Gefühl der Sicherheit habe, entwickelt mithin bezüglich der Ernährung seiner Kranken eine Anschauung, die der unseren gleicht wie ein Ei dem anderen. Die Regel lautet daher: den Entzündungs- und Fieberkranken gehört vegetarische Ernährung, in gegebenen Fällen selbst unter Zurückhaltung von Eiern und Milch. Dass auch für diejenigen positiv Kranken, die nicht an Entzündung und Fieber leiden, so besonders für die überernährten Nervösen vegetarische Kost am Platze ist, brauchen wir kaum besonders zu sagen. Hier sei nur noch bemerkt, dass sie sich selbst bei nervöser Schmerzhaftigkeit einzelner Teile im Körper erfolgreich erweist. So werden sehr gute Erfolge von vegetarischer Ernährung berichtet bei Migräne, die, wie wir wissen, in lebensmagnetischen Störungen des Unterleibes ihren Ausgang hat und deren erfolgreiche Beeinflussung durch vegetarische Diät uns daher besonders leicht verständlich wird.

Wir wenden uns nun zu den negativ Kranken. Hier sagten wir, dass ihnen zwar nicht ausschließlich Fleischkost, wohl aber gemischte Kost im Allgemeinen gehört. Und die negativ Kranken fordern in der Regel nicht in dem Maß Fleisch, wie es die Entzündungs- und Fieberkranken von sich weisen; ja, es gibt sogar Fälle auch unter den negativ Kranken, wo ein direkter Widerwille gegen Fleischkost besteht. Es sind dies besonders die Magenkranken, und diese Erscheinung zeigt sich aus leicht verständlichen Gründen namentlich bei heißem Wetter. Aber man begegnet gerade unter den negativ Kranken auch nicht selten einem ausgesprochenen Verlangen nach Fleisch und dadurch wird uns wieder gesagt, dass hier ein Mangel an positivem Prinzip im Körper besteht. Dass wir Ernährung mit Fleisch nicht in der einseitigen Weise fordern, wie es von der medizinischen Wissenschaft so häufig geschieht, haben wir genügend betont. Wir beugen uns jedoch auch der Macht der Tatsachen und sagen, wie müssen in Anbetracht dessen, dass für viele der heutigen Menschen bei ihrem Mangel an Bewegung im Freien vegetarisch zu leben auf die Dauer unmöglich ist, vor allem den negativ Kranken das nötige Lebenskraftkleingeld in Gestalt von Fleischkost gewähren, damit sie sozusagen ausgeben und sich die große Münze *Pflanzenkraft* wechseln lassen oder mithilfe der Kräfte der Fleischkost diejenigen der Pflanzenkost erschließen oder positivieren und sich so die rechte Lebenskraft bilden können. Wenn die Kranken allerdings auf das Land oder in Anstalten gehen, wo ihre Lebenskraft durch Bewegung, Sonne, Massage, usw., genügende Positivierung erfährt, dann kann man auch da noch der zweifellos besseren. Mit den Vorzug geben. Für sehr Geschwächte und vor allem für Lungenkranke ist jedoch im Allgemeinen auch dort gemischte Kost eine Notwendigkeit.

Im Anschluss an die Ernährung wollen wir nun

Die Nährsalze

von unserem Standpunkte aus als Heilmittel etwas näher in das Auge fassen.

Die Nährsalze sind die steinerne Grundlage unseres Körpers. Es ist darum ein großes Verdienst namentlich von Julius Hensel und Dr. Lahmann, dass sie gegenüber der üblichen einseitigen Betonung von Eiweiß, Fett, usw., in unserer Ernährung auch diejenige der Nährsalze mit Nachdruck vertreten haben. Man verfiel aber wieder der Einseitigkeit und sah nun in den Nährsalzen alles Heil der Kranken. Wenn ein Mensch jedoch falsch lebt, gegen seine lebensmagnetischen Gesetze verstößt, so wird er erkranken, mag er Nährsalze nehmen, so viel er will; denn wichtiger als die Nährsalze ist für unseren Körper die Lebenskraft, der Lebensmagnetismus: dieser zieht an und stößt ab. Mag daher ein Körper tausendmal eine Zufuhr von Nährsalzen erhalten, wenn ihm der Lebensmagnetismus fehlt, wird er sie anzuziehen und festzuhalten nicht imstande sein. Der Verfasser las kürzlich, ein Professor habe seinen Studenten den toten Körper eines Kindes vorgeführt, das zu Lebzeiten mit Nährsalzpräparaten bekannten

Namens ernährt worden war, jedoch gerade in Bezug auf die Knochensubstanz, also in Bezug auf die Nährsalze ausgesprochenste Unterernährung zeigte und an dieser Krankheit eben gestorben war. Hier hatte es also an Zufuhr von Nährsalzen nicht gefehlt, und doch waren keine im Körper.

Es war eben das nicht vorhanden, was sie an sich zog. Hier spricht auch die Tatsache klar, dass in den südlichen Gegenden die englische Krankheit, welche bekanntlich ebenfalls auf Nährsalzmangel im Körper beruht, weniger als in den nördlichen erscheint: denn die angebliche Verarmung des Ackerbodens an Nährsalzen dürfte bei der Jahrtausende älteren Kultur der südlichen Gegenden als Erklärung schwerlich verwendbar sein. Auch lehrt ja die tägliche Erfahrung, dass in den Pflanzen, Tieren und Menschen das Kernige, Kräftige, also und vor allem auch die Aneignung der Nährsalze fehlt, wenn ein Mangel besteht an Sonnenlicht. So zeigt sich uns zweifellos, ohne dass dadurch die Bedeutung der Nährsalze für den Körper eine Beschränkung erfährt, dass die Zufuhr derselben erst rechten Wert durch die rechte Beachtung und die Mitwirkung des Lichtes und aller lebensmagnetischen Kräfte und Gesetze erhält. Und da schreibt auch Dr. Quasse in seiner Arbeit: »Zur Funktion der anorganischen Salze«:[1]

»Das Leben ist an eine bestimmte Proportion anorganischer Bestandteile gebunden. Ist dem organischen Material nicht ein ganz bestimmter, nur in relativ kleinen Grenzen schwankender Prozentsatz an phosphorsaurem Kalk beigemischt, so gibt es keine Knochen, keine normale Bildung von Blutkörperchen. Selbst bei genügender Zufuhr von phosphorsaurem Kalk ist aber noch keine Garantie gegeben, dass nun auch an der Endstation die richtige Verteilung von Phosphor- und Kalk-Molekülen erfolgt. Einer der ersten pathologischen Vorgänge, die wir auf eine ungenügende Proportion des anorganischen Baumaterials — des phosphorsauren Kalkes in diesem Fall — zurückführen, war die Rhachitis. Früher am Tier als am Menschen haben wir den therapeutischen Ausgleich kennengelernt. Wir haben die Erfahrung gemacht, dass selbst bei genügender Zufuhr in der Nahrung von phosphorsaurem Kalk diese Krankheit zur Entwicklung, sogar im höchsten Maße, kam. Und bei dieser Gelegenheit musste man konstatieren, dass nicht nur die ausreichende Zufuhr an Kalk — dass Ernährung mit Kalk, z. B. als kohlensaurer Kalk, infolge

---

1) Archiv f. Lichttherapie 1903. 2. 32.

ungenügender Umwandlung in Phosphorsäure nicht ausreichend war, infolge Mangel an Phosphorsäure resp. Bindung derselben an die ev. kohlensauren oder salzsauren Salze — die Entwicklung der Rhachitis zu verhindern vermochte, sondern dass die verschiedenen physikalischen und chemischen Faktoren, wie sie sich besonders in Licht und Luft darstellen, die richtige Verteilung und Ablagerung des phosphorsauren Kalkes bedingen. Man hat die Erfahrung gemacht, dass in tropischen und subtropischen Ländern doch die Kinder trotz relativ ungünstiger Ernährung, z. B. in Italien, bedeutend weniger an Rhachitis erkranken als in nordischen Ländern, wo Licht und Luft während des größten Teiles des Jahres viel mehr abgeht. Im Süden dagegen garantiert der ständige Aufenthalt im Freien, die intensive Einwirkung von Sonne und Luft einen anderen, besseren Verlauf der Stoffwechselvorgänge. Während Fernhalten von Licht speziell die Neubildung von Blutkörperchen verzögert, aus denen ihrerseits ein wesentliches Material für normalen Ablauf der Stoffwechselvorgänge, mithin der Gesundheit sich bildet und ergänzt, so bewirkt das von der Sonne ausströmende Licht, je konzentrierter desto intensiver, einen lebhafteren Umsatz, vermehrte Ausscheidung und damit gesteigerte Neubildung.«

So ergibt sich, dass wir auch bei gehöriger Zufuhr von Nährsalzen doch die lebensmagnetische Kräftigung der Kranken nicht versäumen dürfen. Und wenn dies geschieht, dann wird gar häufig eine besondere künstliche Nährsalzzufuhr, die man heute womöglich für alle Menschen verlangt, nicht nötig sein, wie wir ja schon aus der Tatsache erkennen, dass der Arbeiter im Freien reich ist an Kraft und an Blut, während sie dem Städter fehlen, obwohl beide sich mit gleichem Korne ernähren.

Aus dieser Tatsache ersehen wir schon, dass die Begründung der modernen Nährsalztherapie, unsere Äcker seien, durch die lange Kultur ausgebaut, an den Nährsalzen verarmt und wir müssten eben deshalb zu unserer Nahrung die Nährsalze künstlich fügen, nicht zutrifft; denn sonst müssten alle Menschen bei uns an Nährsalzmangel leiden und gesunde dürfte es überhaupt nicht geben. Wer hat aber auch den Boden untersucht und gefunden, dass unser Ackerboden mit seiner verhältnismäßig noch jungen Kultur ärmer an Nährsalzen ist als der Boden anderer Länder, die zudem, obwohl sie sicher eine Jahrhunderte ja Jahrtausende älterer Kultur hinter sich haben, ihre Bevölkerung und zum Teil ja auch uns heute noch mit einem vollwertigen Brot versorgen? Und wer hat bewiesen, dass, wie

I. Hensel behauptete ein Mann mit einer Glatze weniger Kieselsäure in seinem Körper hat als ein anderer, der sich eines kräftigen Kopfhaares erfreut, oder dass, wie Lahmann sagte, ein kurzsichtiger Mensch allgemein an einem Mangel an Nährsalzen in seinem Körper leidet.

Trotz all dieser streitigen Fragen bleibt hier jedoch die Tatsache bestehen, dass die Nährsalze für unseren Körper von einer großen Wichtigkeit sind, und wenn auch Leute Kranke heilen, ohne auf die Nährsalze besondere Rücksicht zu nehmen selbst in Fällen, wo die Nährsalzleute die Zufuhr von Nährsalzen in erster Linie verlangen, so werden andererseits durch die Nährsalze wieder Erfolge erzielt, wo man streng genommen von einem Nährsalzmangel im Körper nicht reden kann. Es muss deshalb hier ein heilendes Prinzip vorhanden sein, das die Erfolge bewirkt, und nach diesem Prinzip wollen wir nun des näheren Umschau halten.

Wir wissen da, dass die Natur aus verschiedenen stofflichen Dichtigkeitsstufen oder Schwingungszuständen aufgebaut ist. Der Okkultismus nennt deren sieben. Dabei stellen die stofflichen Erscheinungen der physischen Ebene die Eindichtungs- oder Kristallisationspunkte der Zustände oder Kräfte dar, welche auf den höheren Ebenen vorhanden sind und auf diese Weise sind die verschiedenen Ebenen innigst miteinander verbunden. Wir können daher nicht nur mit den Zähnen fühlen, sondern auch mit dem Willen unsere Knochen bewegen. Innen ist also die Verbindung von der einen Ebene zur anderen vorhanden und immer können wir durch die eine Ebene Bewegung auch in der anderen erregen. Daher vermögen wir bewegend, ausgleichend, heilend auf unseren Körper auch zu wirken durch die mineralischen Stoffe, selbst wenn kein Mangel an ihnen vorhanden ist und wir können es durch sie sogar in einer sehr kräftigen Weise, weil wir in ihnen eingedichtete Kraftwerte, konzentrierte Potenzen vor uns haben.[1]

Um diese Wirkung zu verstehen, betrachten wir die Natur der sogenannten chemischen Elemente etwas genauer. Die Wissenschaft vermag uns über sie nichts Näheres zu sagen; sie weiß nicht, was wir durch die Betrachtung der tattwischen Kräfte bereits kennen, weshalb der eine Stoff, das eine Element, diese Eigenschaft, ein anderer jene besitzt, weshalb das Gold Gold, der Schwefel Schwefel ist, weshalb der eine Stoff süß schmeckt, der andere brennt, usw.; sie kann uns nur sagen, dass der

---

1) Die Energie in einer Unze Wasser ist gleich 4.000.000 Schießpulver.

Charakter der verschiedenen Stoffe oder Elemente je auf ihrer verschiedenen Zusammensetzung durch Elektronen oder auf ihrer verschiedenen Schwingung beruht. Die Wissenschaft hat jedoch herausgefunden, dass die Elemente, was aufgrund ihrer elektrischen Natur uns auch leicht verständlich wird, sich zueinander elektrisch verschieden verhalten, und zwar zeigt jedes Element zu einem anderen entweder einen positiven oder einen negativen Charakter. Wenn wir sie alle entsprechend ordnen, so ergibt sich daher eine fortlaufende Reihe, die sogenannte elektrochemische Spannungsreihe, mit einem negativen Ende auf der einen und einem positiven auf der anderen Seite. Vom negativen Ende begonnen ist ihre Anordnung folgende:

Sauerstoff	Arsenik	Gold	Blei	Strantium
Schwefel	Chrom	Platin	Eisen	Barium
Stickstoff	Bor	Quecksilber	Zink	Natrium
Chlor	Kohlenstoff	Silber	Mangan	Kalium
Brom	Antimon	Kupfer	Aluminium	usw.
Jod	Kiesel	Bismut	Magnesium	
Phosphor	Wasserstoff[1]	Zinn	Kalzium	

Die tattwische Natur der einzelnen Elemente macht es uns zunächst möglich, durch die Nährsalze aus die verschiedenen Prinzipien unseres Körpers ordnend, heilend zu wirken. Leider fehlt uns aber das Wissen der so viel verspotteten Alchemisten; kommende Zeiten erst müssen uns die hier gegebenen Heilschätze wieder gewähren. Dann werden wir nicht mehr mit groben Mineralien kurieren, sondern die Tinkturen und Arkanen aus ihnen ziehen und damit die Kranken behandeln, wie es jene getan, die damit Krankheiten heilten, vor denen wir, wie vor dem Aussatz und der Epilepsie, oft ratlos stehen. Wir können nun aber die heilende Kraft der Nährsalze wenigstens von ihrer elektrischen Seite völlig erfassen; denn wir können uns sagen: in unseren Körper eingeführt, werden von ihnen sofort elektrische Verbindungen mit ihren verschiedenen positiven und negativen Gegensätzen erstrebt und dadurch kommt Bewegung, Ausgleich und Heilung zustande.

---

1) In anderen Anordnungen steht Wasserstoff an anderer Stelle, ja sogar am positiven Ende der Reihe.

Die Elemente tragen also einen verschiedenen elektrischen Charakter: die einen sind ausgesprochen negativ, die anderen positiv. Wir verstehen daher nun umso mehr die hohe Bedeutung des Sauerstoffs, des negativsten Elements, für das Leben überhaupt und den auf ihren Gehalt an diesem Element beruhenden Säuren bei den positiven Erkrankungen. Der Sauerstoff ist aber kein Mineral.

Deshalb brauchen wir uns bei ihm nicht zu verweilen und betrachten nun gleich das nächste Element der elektrischen Spannungsreihe, den Schwefel. Dieses Element ist stark negativ elektrisch. So verstehen wir zunächst seine große chemische Wirksamkeit, die ihm überall Verbindung suchen und ihn in der Industrie eine so reiche Verwendung finden lässt. Wir begreifen nun aber auch, dass der Schwefel nicht nur früher in der Heilkunde viel verwendet worden ist, sondern dass dies auch in der Gegenwart wieder geschieht. So hat J. Hensel wieder auf ihn verwiesen; ja, man kann fast fragen: wo hat Hensel den Schwefel nicht empfohlen. Auch Professor Hugo Schutz schreibt: »Es ist auffallend, wie gerade Schwefel bei fehlender Reaktion infolge von Lebensschwäche die Organe reaktionsfähig macht.«[1] Und der Homöopth Farrington erklärt: »Von Sulphur (Schwefel) darf man behaupten, dass er das Zentralmittel unserer *Materia medica* ist ...; er ist unsere Haupthilfe bei fehlender Reaktion.«[1] Dr. Schüßler macht in seiner biochemischen Therapie von den Schwefelverbindungen ebenfalls einen reichen Gebrauch.

Der Schwefel ist aber ein elektrisch negatives Element. Deshalb ist er bei den negativ Kranken nur in schwachen Gaben am Platz, und wie miserabel überhaupt eine starke Schwefeldosis bekommen kann, hat der Verfasser einmal, als er auf eine von J. Hensel selbst gegebene Verordnung dessen Verfahren und Mittel persönlich erprobte, an sich selbst erfahren. Bei den großen Schwefeldosen der Henselianer ist deshalb mindestens Vorsicht geboten und es ist mehr den Schwefelverbindungen, dem schwefelsauren Kalk, schwefelsauren Natron, usw., der Vorzug zu geben; denn in diesen Stoffen ist der Schwefel schon chemisch gebunden und der Körper erhält gleichzeitig Stoffe, die wie der Kalk positiv sind.

Über den Gebrauch des Schwefels bei den positiven Erkrankungen, wo er in erster Linie am Platze wäre, muss erst die Zukunft das Nähere

---

1) Zitiert nach Dr. Maak. „Polarchemie", einem Schriftchen, das der Verfasser zum Studium dieser Frage sehr empfehlen kann.

ergeben. Jedenfalls haben die Ärzte des Mittelalters ihn auch hier in einem ausgedehnten Maße verwendet.

Als nächstes Glied der elektrochemischen Spannungsreihe wählen wir den Phosphor. Auch dieser ist noch ein stark negatives Element. Er ist daher wie der Schwefel in reiner Form bei negativ Kranken nur in kleinen Gaben am Platz. Doch er regt an; er ruft Bewegung hervor einerseits durch seine Verbindungen mit den positiven Elementen andererseits mit den Elementen, die negativ unter ihm stehen. Phosphor wird daher in reiner Form von den Homöopathen in den bekannten hohen Verdünnungen vielfach verwendet, und Dr. Schüßler macht mit vollem Recht von den Phosphorverbindungen einen noch reicheren Gebrauch bei Bleichsucht, Schwindsucht, Veitstanz, Krampfzuständen, englischer Krankheit, Nervenschwäche, usw.

Wir betrachten nun den Kalk; dieser ist kein Element, sondern eine Verbindung von Kalzium und Sauerstoff. Kalzium ist hoch positiver Natur. So tritt uns durch seine Verbindung mit Sauerstoff im Kalk ein Mineral entgegen, das starke Spannungen in sich trägt und wir können ohne Weiteres verstehen, dass der Kalk bei Schwächezuständen ein Heilmittel ist erster Art; er ist namentlich als phosphorsaurer Kalk bei Schwächezuständen, Blutarmut, englischer Krankheit, usw., medizinisch auch bereits allgemein im Gebrauch und vom Volk wird er in Gestalt von Kreide, Knochen- und Muschelpulver, gestoßenen Eierschalen, usw., bekanntlich ebenfalls vielfach verwendet.

Als letztes Mineral mag uns nun das Salz beschäftigen; dieses ist eine Verbindung von Chlor und Natrium. Seine positive Natur ist durch das hochpositive Natrium ohne Weiteres klar und dadurch erweist es sich als ein hochwertiges Heilmittel für die negativ Kranken; ja, wir können sagen, es wird dadurch zu einem notwendigen Nahrungsmittel für die große Mehrheit der heutigen Menschen.

Viele der modernen Ernährungsreformer sind zwar Gegner des Kochsalzgenusses, und es unterliegt keinem Zweifel, dass ein zu starker Kochsalzgenuss schädlich ist; denn der übertriebene Genuss selbst des unschädlichsten Nahrungsmittels muss ja schädlich sein. Warum sollte es also nicht auch vom zu reichen Salzgenuss gelten? Völlige Enthaltung vom Genusse des Kochsalzes stellt aber, wenn auch vielleicht nicht für den Menschen überhaupt so doch für den modernen Menschen, der nun einmal kein reines Naturleben mehr führt, sicher ebenfalls eine schädigende

Einseitigkeit dar, denn das Salz ist ein positives Prinzip und das fehlt so vielen der heutigen Menschen bei ihrem Mangel an Bewegung im Freien und vor allem an Sonnenlicht. Paracelsus behauptete daher sogar:

»Dieselben Leut', die, lind salzen, sind an Kräften und in der Natur und Komplex schwächer und baufälliger denn die anderen und den zufallenden Krankheiten mehr unterworfen.«

Ist das Kochsalz aber ein notwendiges Erfordernis schon für den modernen Menschen, so sicher noch mehr für den negativ Kranken. Man hat nach Häser daher im dritten Jahrzehnt des vorigen Jahrhunderts als ein Heilmittel bei Diphtherie außer Kampfer die Salzsäure — örtlich gebraucht — besonders gerühmt und gurgelungen mit Heringslake, einer sehr starken Salzlösung also, werden bei diesem Leiden vom Volk allenthalben geübt. In neuerer Zeit wird ferner gegen Diphtherie von Dr. Henning das Essen scharfer Heringe oder Sardellen nachdrücklich empfohlen, und dieses Verfahren hat sich auch dem Verfasser in auffallendster Weise bewährt.

Er lässt Hering oder Sardelle mit trockener Semmel essen und er kann sagen, dass der Erfolg oft geradezu überraschend ist. In erster Linie zeigt sich dieser natürlich im Hals an den Belägen, die dadurch oft wie weggescheuert werden; nicht weniger aber trat der Erfolg hervor im Allgemeinbefinden und Appetit, der hier stets ein reger blieb, während er sonst bekanntlich in der Regel stark darniederliegt.

Der Verfasser ist wenigstens geneigt, diese Erhaltung des Appetits in der Hauptsache auf den Hering oder die Sardelle zu setzen. Und Appetit ist hier immer ein günstiges Zeichen. Weil der Verfasser im Salz ein wichtiges positivierendes Mittel sieht, hat er es bei Störungen negativer Art infolgedessen auch äußerlich in Gestalt von Packungen mit Salzwasser vielfach verwendet, so bei Diphtherie, Kroup, alten Exsudaten, usw., und er möchte aus Grund seiner Beobachtungen auch diese Verwendung des Salzes nachdrücklich empfehlen.

Ferner hat er es als ein ganz vorzügliches *Zahnpulver* erprobt. Es bewährt sich namentlich da, wo eine Neigung zu wunden Zahnfleischrändern besteht.

Paracelsus schrieb: Dem Salz ist noch die „natürlich Sulz (ungereinigte natürliche Salzlösung) hoch überlegen wider Krankheiten, die aus Feuchte werden", und er nennt als solche: »Das feuchte Podagra, die Wassersucht, die feuchten Geschwulst, die geschwollenen Schenkel."

Ein Versuch dürfte auch da verlohnen. Dem positiven Charakter des Salzes gemäß aber können wir andererseits nach Dr. Mendel selbst bei vollständig gesunden Menschen durch eine kochsalzfreie Diät eine Ausscheidung von 10 – 20 g Kochsalz erzwingen, die mit gleichzeitiger Abgabe von 1½ – 3 Liter Flüssigkeit verbunden ist und schon die normale Kochsalzmenge vermehrt die Flüssigkeitsmenge des Körpers um die gleiche Menge oder um soviel, dass sie mehr als ein Drittel der gesamten Blutmenge erreichen kann.[1] Kochsalzmangel lässt also ganz in Übereinstimmung mit unseren Anschauungen die Kraft des Körpers sinken und dadurch wird das Salz im negativen Sinne auch ein Heilmittel bei den positiv Kranken.

Wir haben uns nun, weil sich hier zwei Anschauungen gegenüberstehen, noch kurz mit der Frage zu beschäftigen, ob die Nährsalze in mineralischer Form, d. i. unmittelbar dem Mineralreich entnommen, für unseren Körper aufnahmefähig und verwendbar sind oder ob dies nur geschehen kann, wenn sie dem Pflanzen- und dem Tierreich entstammen.

Interessant und lehrreich ist da zunächst der Bericht, den aus Anlass der bekannten freiwilligen Hungerzeit des Dr. Tanner der Universitätsprofessor Dr. v. Schafhäutl, München, im Jahre 1885 in einer Schrift veröffentlicht hat und der kurz wiedergegeben, folgendes enthält: Im Jahre 1822 wurde einfachen Landsleuten in Frasdorf, Oberbayern ein Mädchen geboren, genannt Marie Furtner. Dieses Mädchen lebte, aß und trank wie andere Menschen, bis es im zwölften Lebensjahre mit den Geschwistern an Blattern erkrankte. Diese Krankheit kam bei ihr jedoch nur unvollständig zum Ausbruch und führte zu einer Reihe schwerster krankhafter Erscheinungen, von denen sie sich zwar immer wieder erholte, die ihr jedoch mehr und mehr den Appetit und zuletzt auch die Fähigkeit, Speise zu ertragen, raubten. Das Mädchen hatte schon in seinem gesunden Zustande auffallend viel Wasser getrunken, aber vom 16-Lebensjahre an genoss es überhaupt nichts mehr wie das Wasser, das eine Quelle lieferte, welche dem Hügel entströmte, auf dem das Anwesen der Eltern erbaut war. Im Jahre 1844 wurde der in dem benachbarten Riederaschau wohnende praktische Arzt Ramis durch Zufall auf diese Eigentümlichkeit des Mädchens aufmerksam und er fand die Sache so außerordentlich, dass er über sie dem Münchener Medizinalkollegium Nachricht übermitteln ließ. Man beauftragte daraufhin

---

1) Münch. Med. Wochenschr. 09.10.

von dort den Gerichtsarzt, sich genau von dem wirklichen Stand der Sache zu vergewissern und als dieser meldete, er habe keine Ursache, an der Wahrheit der Erzählung und an der Aufrichtigkeit des Mädchens und seiner Eltern zu zweifeln, beschloss das Medizinalkollegium, das Mädchen durch den Gerichtsarzt nach München bringen zu lassen, damit es sich von der außerordentlichen Tatsache selbst überzeugen könne. In München angelangt, wurde das Mädchen in ein Zimmer gesperrt, dessen Fenster versiegelt waren und zwei vereidete barmherzige Schwestern wurden zu seiner Bewachung und zu seinem Dienste abwechselnd mit in das Zimmer eingeschlossen. Die Untersuchung und Beobachtung wurde geleitet von dem damaligen Vorsitzenden des Obermedizinalausschusses und Direktor des allgemeinen Krankenhauses Dr. v. Ringseis, von dem Geheimrat Philipp v. Walther und dem Herausgeber der Broschüre, der das Protokoll zu führen hatte.

Nachdem man M. F. 22 Tage, vom 6. bis 28. April 1844, gefangen gehalten hatte, war man „zur Genüge überzeugt, dass keine Art von Betrug während der 22 Tage, die sie in ihrem Gefängnisse weilte, stattgefunden haben konnte und fand es für gut, das Mädchen zu entlassen." Es hatte zwar während dieser Zeit 1,02 kg an Gewicht abgenommen. Aber gleich nach seiner Ankunft in München hatte es eine schwere Gesichtsrose durchzumachen, war dort aller Bewegung und der frischen Luft beraubt und konnte sich nur mit einem Wasser, dem Münchener Leitungswasser, ernähren, das ihm nicht behagte und von ihm als *lack* bezeichnet wurde. So dürfen wir uns über die geringe Gewichtsabnahme nicht wundern. Bemerkt sei nur noch, dass das Mädchen täglich im Durchschnitt 1¼ Liter Wasser verbrauchte. Im Jahre 1880, also 36 Jahre später, schrieb Pfarrer Betsching, der Beichtvater des Mädchens, welcher in Frasdorf 25 Jahre tätig war, an Professor v. Schafhäutl über die M. F.: »Sie strickt, spinnt, näht; sie liest gern und beschäftigt sich mit der Erziehung der Kinder ihres Bruders. Sie geht jeden Tag, Sommer und Winter, den Weg von ihrem Häuschen zur Kirche von Frasdorf herab, die eine Viertelstunde von ihrem Häuschen entfernt ist, und lebt auch gegenwärtig nur vom Wasser der Quelle, das seit 45 Jahren ihre einzige Nahrung ist."

„Weshalb betrügen", fährt er fort, „niemand betrügt so lange umsonst. Das Mädchen will und braucht von niemand etwas und die Ihrigen sind die einfachsten Landleute ohne alles Falsch." Auch im Dorf oder in der Umgebung fiel es niemandem ein, an der Aufrichtigkeit des Mädchens zu zweifeln. Es starb im Jahre 1884, hatte aber nach einem längeren Fieber und einem plötzlichen heftigen Schmerz, den es beschrieb, als ob ein starker Schnitt von unten nach oben gemacht wurde, vorher für einige Monate die Fähigkeit, leichte Speisen zu genießen, wieder erlangt. Fast fünfzig Jahre ist demnach Wasser die einzige Nahrung dieses Mädchens gewesen.

Dieser Fall mag unglaublich erscheinen und Überkluge mögen in ihm *katholische Wissenschaft* oder etwas Ähnliches sehen. Doch nun ein anderes. Es ist eine Tatsache, dass die Otomaken, ein niederer Indianerstamm Südamerikas, nicht nur jahraus jahrein Erde essen, sondern sich während der Regenzeit, die sie infolge einer völligen Überschwemmung ihres Gebietes stets Monate lang zwingt, auf Bäumen zu leben, vorwiegend, ja selbst ausschließlich mit Erde ernähren. Die von ihnen genossene Erde ist gewöhnlicher Töpferton mit Eisenoxid vermischt, und es ist wissenschaftlich erwiesen, dass sie keine Bestandteile enthält, welche als Nahrung dienen könnten. Die Tatsache des Erdeessens aber wurde seiner Zeit auch von Alexander von Humboldt festgestellt. Die Otomaken bilden aus jener Erde Klöße und erhitzen diese im Feuer, bis sie außen durch leichte Rotglühhitze eine leichte Kruste erhalten und von diesen Klößen genießen sie dann während der Regenzeit täglich ¾ – 1 Pfund.

Hier geschieht die Ernährung also nur durch Erde und das lehrt zweifellos, ebenso wie der Fall der Wassertrinkerin Furtner, dass unser Körper mineralische Stoffe aufzunehmen und von ihnen zu leben vermag. Es haben zwar nicht alle Menschen die Konstitution der M. F. Und der Otomaken; aber diese waren und sind auch nur Menschen, keine übers oder unterirdischen Geschöpfe und was bei ihnen geschieht, muss bis zu einem gewissen Grade wenigstens auch bei anderen möglich sein. Selbst das gewöhnliche Wassertrinken hätte ja sonst für uns keinen Sinn.

Der Fall der M. F. und die Otomaken lehren uns aber noch mehr, nämlich, dass wir nicht nur mineralische Stoffe als solche in unserem Körper zu verwenden, sondern sie auch zu verändern, in andere Stoffe umzuwandeln imstande sind. Denn bei der M. F. wurde ja der ganze Stoffwechselbedarf durch das Wasser aufrechterhalten; es wurde also auch der Bedarf an Stickstoff, Kohlenstoff, Eisen, Phosphor, usw., gedeckt, an Stoffen mithin, die entweder gar nicht oder doch nicht im genügenden Maße im Wasser vorhanden waren. Und diese Umformung liegt auch sicher im Bereich der Möglichkeit, ja vollzieht sich vielleicht in unserem Körper ununterbrochen; denn jede Erscheinung ist aus dem in sich alles enthaltenden einen entsprungen, und, innerlich mit ihm noch immer verbunden, muss daher auch unser System diese Neuschöpfung vorzunehmen imstande sein. Das Material dazu aber wird ihm durch die Emanationen oder die Abschleuderungen geliefert, die alle Körper also auch und in erster Linie unsere Nahrung bei ihrer Zersetzung in Gestalt der Elektronen als ein feines Gas von sich geben; denn von diesem Gas ist bewiesen, dass es unter gewissen Umständen Helium wird. Warum sollte daher die Bildung anderer Stoffe der gestaltenden Kraft unserer Seele nicht auch möglich sein? Sind doch alle aus den Elektronen aufgebaut. So ist es sicher erwiesen, dass wir mineralische Stoffe als Nahrung aufnehmen können und es ist sehr wahrscheinlich, dass auch sogar eine Umwandlung in andere Formen oder Elemente in unserem Körper vor sich geht. Aber, und nun kommt der wichtigste Punkt, es ist dem modernen Menschen aus Mangel an Bewegung und infolge der Schwäche seines Systems oft nicht möglich, sich recht zu ernähren mit Pflanzenkost. Um wie vieles weniger muss ihm daher die Aneignung und ernährende Verwendung der mineralischen Stoffe möglich sein. Deshalb ist den Nährsalzen in pflanzlicher oder tierischer Form — letztere als Eierschalen oder Knochenpulver — wohl der Vorzug zu geben.

Wir betrachten nun:

Die tattwischen Mittel

Bei der Erörterung der tattwischen Kräfte sahen wir, dass die ganze Natur aus diesen Prinzipien aufgebaut ist und wir wissen, dass jede Krankheit auf einer Gleichgewichtsstörung beruht. Gewisse Kräfte oder Stoffe sind entweder zu viel oder zu wenig im Körper vorhanden. Auch bei der Behandlung und Heilung der tattwischen Störungen kann es sich daher immer nur um einen Ausgleich handeln. Unsere Aufgabe ist daher auch hier von vornherein insofern klar, als wir wissen. Dass wir in dem einen Fall jene Prinzipien ernähren, beleben, im anderen sie mindern, beruhigen, entspannen müssen. Aber nun beginnt die Schwierigkeit; denn wir stehen hier auf einem von uns eben erst betretenen Gebiet. Die Wissenschaft, die unbewusst ihm erst näher tritt, hat sich hier zu eigenem, klaren Forschen unfähig erwiesen und in der sogenannten Volksmedizin sind uns zwar manche Schätze aus früheren Zeiten, wo der Verkehr des Menschen mit der Natur noch tiefer war, erhalten geblieben; in ihrer

Gesamtheit aber ist auch sie ein großes Kunterbunt, das erst des Ordnens und Sichtens bedarf.

Wäre aber unsere Wissenschaft nur den Bahnen gefolgt, die ihr Paracelsus einst in klarer Weise gewiesen, dann wäre sie moralisch nicht so tief gesunken, dass sie skrupellos zu den scheußlichsten Experimenten an Tieren und Menschen greift und das von dem Vivisektor, dem modernen Lehrer der heutigen Ärzte, „zu Tode geschundene Schwein höher steht als sein Schinder", und sie hätte vielleicht den *gezogen* oder *ausgewachsen* Leib, „der sein selbst empfindt" (Paracelsus), d. i. der seelisch oder hellsehend das Wahre, Wesentliche in sich und allen Dingen erkennt; denn auch diese seelische Fähigkeit, die uns ja z. B. Als Tönesehen zuweilen entgegentritt, ist bewusster Entwicklung fähig. Die heutige Wissenschaft ist aber in den groben Stoff versunken und sie kann daher wohl die Dinge spektralanalytisch zerlegen. Doch: »es ist der Farben erkanntnuss, wie von den Farben zusteht: aber andere erkanntnuß d'tugende, als von den tugenden zustehet" (Paracelsus). An Erprobtes uns lehnend, muss uns daher die Zeit hier erst vorwärts führen, vorwärts, bis der Geist des Menschen ihm den vollen Ausbau des göttlichen Tempels der Heilkunst gewährt.

Paracelsus schreibt:

»Nun sehet ihr, dz ein ding nit allein Ein tugend hat, sondern vil tugend: Als ir sehet in den Blumen, die nit allein ein farbe haben und sind doch in eim Ding, und ist ein ding: und eine jegliche farb ist für sich selbst bey dem höchsten gradiert: Also ist auch von mancherley tugenden zu verstehen, so in den dingen ligent. Nuhn ist der Farben Alchimey von einander zu bringen die kunst und arth, also wie die Farben. dermassen auch mit den tugenden solche scheidung beschehen sollen: und also offt enderung der farben: also offt enderung der tugend. Dann im *Sulphure* ist die gelbe, weiße und rote, auch brenne und schwertze: Nun ist in jeglicher Farben eine sondere tugend und krafft und andere Ding, die solche Farben auch haben, haben nicht dies, sondern in solche farben andere tugend.«

»Nun ist der tugenden offenbarung allein in d' form und farben, also dz am ersten die Locusten, danach die Medullen, darnach die Frondes. darnach die Flores, darnach die Folia, darnach anfang d' frücht und mittel, und dz end. Durch solchen Prozess so die tugend dermassen herfür gezeitigt werden, und zu anderen mal in dz wachsen gericht und angeführt, so anderen sich in den staffeln und in d' vile d' zahl alle Tag und alle minuten die kraffte. so darin liegen. Dann wie die zeit den Holderprötzlen die

Laxation gibt und nit die *Materia*; also gibt die zeit auch die tugenden anderst und anderst ire kräsft. Und wie die zeit den Acaciis gibt in stipticitet. und die soll nit sein« und and' Agreften mehr: Also gibt auch die zeit hie an den mitteltugent vor d' letzte Zeit. Tann diese zeichen sind in der Alchymey hoch zu betrachten von wegen des Wissens warhafftigs endts der wirkung und seins Herbsts, damit die zeit zeitiger tugend und unzeitiger tugend zu end kompt, und zum rechten verstandt in der Artzney.

Also teilen sich nun diese zeittung auß, eine in die Sprötzlen, eine in Frondes, eine in die Flores, eine in die Medullen, eine in die *Liquores*, eine in die *Folia*, eine in die *Fructus*, und in allen, in jeglichen sonderlich anfang, mittel und end, geschieden in drei weg: in *Laxatiua*, *Styptica* und Arcanen (die höchste Tugend oder eigentliche Heilwirkung; d. Verf.). Dann die ding die laxieren, die da constrigiren, sind nicht Arcana: dann deren keins ist zum end gebracht, bleiben im mittel und ersten kräfften.«[1]

Diese Worte des größten Arztes, den wohl je Europa trug, können uns bei unserem Forschen hier eine wichtige Richtschnur sein, und an der Hand des Gesetzes der tattwischen Kräfte sei nun bei einer Anzahl von Dingen gezeigt, wie Heilmittel und die Wirkung zusammenhängen. Wir greifen da, indem wir zunächst die äußere Form des Heilmittels in das Auge fassen, wieder das schöne Verhältnis heraus, welches besteht zwischen Bohnen, Linsen und Gurken einerseits und den Nieren andrerseits.

Wir haben hier überall die Nierenform und die Tatsache, dass sich die genannten Dinge durch den Wandel der Zeiten im Volk als Nierenheilmittel behaupteten, allein schon beweist, dass sie sich als solche bewähren. Aber auch A. A. Michaelis schreibt in seinem Buch „Pflanzenheilkunde" bei der Betrachtung der Bohne: »Dr. Ramin in Preetz ist ein ganz besonderer Verehrer der Bohne als Heilmittel und macht auf die wunderbar wassertreibende Kraft des von grünen Bohnen abgegossenen Kochwassers aufmerksam. Reife oder fast reife getrocknete Stangenbohnen mit den Hülsen und womöglich mit 3 cm langem Stiel, 2 – 3 Hände voll, werden mit Wasser 3 – 4 Stunden gekocht, sodass man dann ¾ Liter Abkochung erhält; diese Suppe kann auch mit Bouillon versetzt (bei Nierenleiden nicht zu empfehlen; d. Verf.) schmackhaft gemacht werden und wird des Tages

---

1) Paracelsus, Paragranum, Seite 81 und 82. Neu herausgegeben von Diederichs Verlag, Leipzig, 1908.

über verbraucht. Am schnellsten wirkt diese Suppe bei Wassersucht nach Herz- und Nierenkrankheiten.« —

Vom *Linsenkaffee* sah der Verfasser folgenden Erfolg. Bei einem an Rückenwirbeleiterung leidenden, völlig entkräfteten Kinde, dessen Auflösung man unter chirurgischer Krankenhausbehandlung schon vor Monaten entgegengesehen hatte, stellten sich starke wassersüchtige Schwellungen ein und durch keines der bekannten physikalischen Mittel: Packungen, Dampfen, usw., war hier mehr auf Besserung zu hoffen. Man musste deshalb mit täglich zu erwartender Auflösung rechnen. *Linsenkaffee*, d. i. Linsen geröstet und nun behandelt wie Bohnenkaffee, ließ die Wassersucht in wenig Tagen vergehen. Hier hatte man das in den Linsen enthaltene *Nierenprinzip* durch Rösten noch positiviert, in feiner Schwingung erhöht, und der Erfolg war derart, dass er in Erstaunen versetzte.

Durch den Röstprozess geschaffen, trat hier das schwarze Prinzip oder Tattwa Akasha bereits heilend mit in Tätigkeit, und dass es für sich schon eine Wirkung zu entfalten vermag, geht aus dem von dem Bakteriologen Przorowski gefundenen Tatsache hervor, dass gerösteter oder guter schwarzer Kaffee die Bazillen der Cholera in drei, diejenigen des Typhus in vierundzwanzig Stunden tötet, eine Eigenschaft, die im ungerösteten Kaffee nicht vorhanden ist. In natürlicher Form tritt uns Tattwa Akasha, das schwarze oder erregende Prinzip, aber entgegen, z. B., in den Wacholderbeeren und wohl überhaupt im Wacholderstrauch, also auch im Wachholdholz. Beide werden, und zwar auch von der medizinischen Wissenschaft, in der Regel mit Petersiliensamen oder -wurzel zusammen vielfach bei wassersüchtigen Zuständen gegeben als Tee. Wie Petersilie mit Nierenstörungen oder wassersüchtigen Zuständen zusammenhängt, kann der Verfasser nicht sagen; er sah von dieser Zusammenstellung aber einmal überraschenden Erfolg bei Scharlachwassersucht, die zur Zeit einer Scharlachepidemie ohne vorausgegangenen Ausschlag aufgetreten war und ferner bei einem Kranken, der infolge schwerer Herzmuskelentartung an starker wassersüchtiger Schwellung der Beine litt. In beiden Fällen hatten alle anwendbaren sogenannten physikalischen Mittel völlig versagt. Es war hier zweifellos in erster Linie das schwarze, erregende Prinzip der Wacholderbeere, das heilend wirkte, den Körper positivierte und so das kalte negative Prinzip des Wassers aus dem Körper entfernte, wie Wärme aus ihm die Kälte vertreibt. Eine andere Form der Verwendung der Wachholderbeeren als Heilmittel ist, sie trocken zu kauen, und namentlich bei Kneipp spielt diese Kur, wie die Wachholderbeeren überhaupt, eine sehr wichtige Rolle. Kneipp, dieser Mann aus dem Volk mit seinem klaren Blick für das Wahre, Einfache und Natürliche empfahl sie bei fast allen chronischen Schwächezuständen des Unterleibes. Er ließ hier die Wachholderbeerkur in folgender Weise gebrauchen: Mit vier Beeren soll am Tage begonnen werden, und jeden Tag eine zugelegt werden, bis man in 15 Tagen auf 12 Beeren kommt. Dann soll man wieder in derselben Weise rückwärtsgehen. Die Erklärung haben wir oben gegeben.

Ein weiteres Mittel, in dem Kneipp das schwarze Prinzip heilend verwendet, ist das schwarze Knochenpulver, welches zu Kohle gebrannter und pulverisierter Knochen ist, und dass er dieses Mittel nicht lediglich wegen der darin enthaltenen Nährsalze gebraucht, geht daraus hervor, dass er es in scharfer Unterscheidung vom weißen verwendet; denn dieses gibt er stets, wo es nur zu kräftigen, jenes hingegen, wo es auch zu beleben gilt. Verordnet er doch selbst reinen Holzkohlenstaub (täglich 2 Löffel in je einen Schoppen Milch) bei Auszehrenden. Aus gleichem Grunde, also zur Belebung des ganzen Systems, besonders aber zur Behebung negativer oder Schwächezustände im Unterleib, in der Verdauung, wird von den Homöopathen *carbo vegetabilis* (Holzkohle) vielfach empfohlen. Die Holzkohle ist auch ein vorzügliches Mittel, das Geflügel vor dem so gefährlichen Durchfall zu bewahren. Sie wird klein geklopft und wöchentlich zweimal dem Futter beigemengt. Etwa 1 Esslöffel voll auf 10 – 12 Hühner. Die Wirkung ist die, dass das Geflügel gesund und bei gutem Appetit bleibt und dass die Entleerungen festbleiben. Auch für Kücken, die vornehmlich von kaltem Trinkwasser leicht Durchfall bekommen und dann massenhaft eingehen, ist eine Prise fein gestoßener Holzkohle als Beigabe zum Futter ein unfehlbares Vorbeugungsmittel. Es ist also hier Tattwa Akasha oder das schwarze erregende Prinzip, welches man heilend verwendet.

Ein von Kneipp viel gebrauchtes Mittel ist ferner das Haferstroh. Kneipp ließ Haferstrohabsud nehmen zu Packungen, Bädern, usw., und zwar wieder überall da, wo es zu beleben und besonders auf die Nerven zu wirken gilt. Den Nerven ist aber eigen das gelbe Prinzip und dieses ist auch eigen dem Haferstroh; denn dieses ist ebenfalls gelb. Man mag über Kneipp denken, wie man will; das eine ist jedoch gewiss, nämlich dass er ein klarer Kopf und scharfer Beobachter war, der daher auch hier sicher auf dem Boden der Erfahrung stand, also wusste, dass er durch Haferstrohabsud bei nervösen Schwächezuständen besondere Erfolge erzielte. Er nährte hier mithin, gleichviel ob bewusst oder unbewusst, im Körper das gelbe oder nervöse Prinzip; denn das ist zweifellos, dass bei den Packungen eine gewisse Aufnahme immer geschieht.

Gelb finden wir weiter in Arnika, der bekannten Bergwohlverleih oder Johannisblume und in der Kamille, die man beide zum Zwecke der Heilung, also der nervösen Anregung und Belebung, ebenfalls vielfach gebraucht.

Selbst das Salz, dessen Wirkung bei den negativen Störungen wir so besonders schätzen lernten, zeigt im Spektrum vorwiegend gelb und ein großer Teil seiner Wirkung, wenn diese nicht überhaupt, liegt daher sicher auf dem tattwischen Gebiet.

An dieser Stelle sei auch erwähnt Dr. med. Franz Hartmanns Lignosulfit, ein hellgelbes, durchscheinendes „Präparat, das eine Imprägnierung harzig-aromatischer Extraktivstoffe aus Fichtenholz mit schwefligsauren Gasen — sulfinsaure Ligninverbindungen — darstellt."

Dieses Präparat ist ebenfalls in erster Linie ein Träger von *Gelb*. Durch dasselbe, als Inhalation gebraucht, werden namentlich bei chronischem Lungenleiden beachtenswerte Erfolge erzielt. Vom Erfinder wird das Präparat außerdem besonders gegen allgemeine Schwächezustände, Nervenschwäche, empfohlen. Und die Wirkung wird von ihm als Ernährung erklärt. Diese ist mithin dann ebenfalls wieder eine solche des gelben oder nervösen Prinzips.

Von diesem Standpunkt aus wird uns nun auch die Wirkung des *gelben* Zimmers auf seelisch Gedrückte klar. Man hat da die Erfahrung gemacht, dass Kranke der genannten Art, vorher vor sich hinbrütend, gesprächig wurden, sobald man sie in ein gelbes Zimmer brachte, d. h. in ein Zimmer, das gelb ausgekleidet und ebenso belichtet war. Es findet hier mithin wieder eine Belebung oder eine Ernährung des gelben oder nervösen Prinzipes statt, dessen Darniederliegen der ganze Zustand der Kranken hier offenbar verrät.

Tobsüchtige werden andrerseits im blauen Zimmer ruhig. Auch das verstehen wir nun. Hier tritt allerdings ein anderes heilendes Verhältnis ein, wie dort bei Gelb und den seelisch Gedrückten nicht Ernährung des nervösen Prinzips, sondern Beruhigung, Entspannung vonnöten. Wir haben hier mithin einen gleichen Zustand vor uns wie bei einem fiebernden Kranken. Auch diesen erwärmen, ernähren wir nicht, sondern wir beruhigen, entspannen in seinem Körper die Hitze durch den Gegensatz — die kühlende Feuchtigkeit, Blau, bzw. Violett und Grüngelb sind auch ein solcher Gegensatz; denn sie sind sogenannte Komplementär- oder Ergänzungsfarben, und da Gelb den Nerven, Grün am meisten dem Blut innewohnt (s. Fig. 21), das sich bei Tobsucht doch immer im Stadium der Erregung befindet, so muss das dem Violetten so nahe verwandte Blau den Kranken beruhigen, seine nervöse Erregung entspannen.

Man hätte demnach den Tobsüchtigen eigentlich nicht in ein blaues, sondern, wenn dies nicht schon überhaupt geschieht, in ein violettes Zimmer zu bringen.

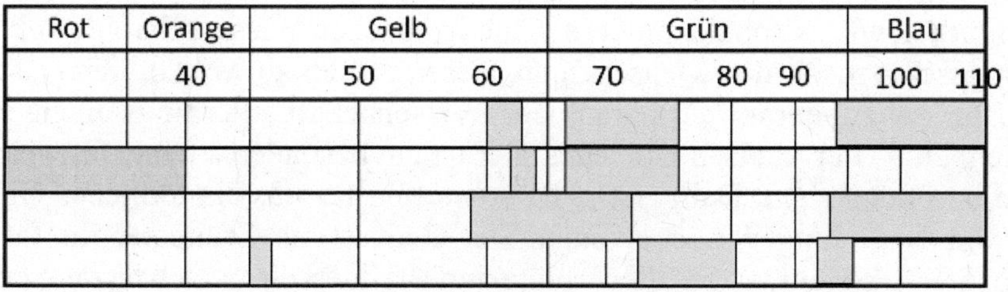

Rot	Orange	Gelb		Grün		Blau	
	40	50	60	70	80	90	100	110

Fig. 21. Spektrum des Blutes.

Verständlicher als es bisher bereits geschehen ist, wird uns nun auch die Wirkung des roten Zimmers auf die Ausschlagerkrankungen; denn hier ist in erster Linie das Blut krankhaft erregt. In diesem ist Grün das Hauptprinzip, und da Rot und Grünblau ebenfalls Komplementär oder Ergänzungsfarben, also Farben oder Prinzipien sind, deren Wirkung aufeinander ausgleichend, beruhigend oder entspannend ist, so muss Rot auf Erregungszustände im Blut, auf Fieber, ebenfalls von heilsamstem Einfluss sein, das Fieber beruhigt, die Krankheit heilen.

Unserer Aufgabe gemäß haben wir so, durchweg durch die Erfahrung bestätigt, gezeigt, welche Gesetze hier leitend sind. Groß ist allerdings das Feld, das hier noch der Bearbeitung harrt. Aber schon wird von Männern wie Professor Winternitz, denen Erfahrung mit den sogenannten physikalischen Mitteln: Wasser, Licht, Luft, Massage, usw., gewiss nicht fehlt, auf Mittel wie Blaubeerensaft, Birkenblätter[1], usw.,

---

1) Professor Winternitz rühmt den Birkenblättertee als stark harntreibend; er sah durch ihn eine Steigerung der täglichen Urinmenge von 300–400 ccm auf 2000–2500 ccm entstehen.

verwiesen und damit, wie auch durch die mehr und mehr selbst unter den Ärzten sich einbürgernde Behandlung durch Kräuter, durch Tees, ist bereits der Anfang zu erfolgreicher Forschung und Arbeit gemacht.

Die Sichtung unter dem Heere von Mitteln — werden doch in einem vor uns liegenden Buch[1] unter den Bäumen allein nacheinander: Eiche, Birke, Erle, Fichte, Kiefer, Linde, Rosskastanie. Wallnussbaum, Wacholder und Weide als Heilpflanzen genannt — muss die Zukunft bringen.

Nur eines sei da noch mit Nachdruck betont: Das Gesetz, welches hier Führerin ist, das Gesetz der tattwischen Kräfte, hat uns gezeigt, dass jedes Geschöpf ein Wesen ist, eigener Art. Es ist mithin eine Verirrung, Heilmittel, wie es von der modernen medizinischen Wissenschaft gewöhnlich geschieht, für den Menschen an Tieren prüfen zu wollen; denn auch — für die modernen Apparate der Wissenschaft allerdings nicht zu erkennen — der Mensch und jedes Tier ist ein besonderes Ding, tattwisch von besonderer Art. Daher ist z. B. Schierling für uns ein tödliches Gift, für die Ziege hingegen ist er Salat. Der Genuss von Grünpetersilie tötet Papageien, derjenige von Fliederblüte und Brennesseln, welch letztere den jungen Gänschen so bekömmlich sind, schadet Pfauen, und Enten sterben schon an kleinen Quantitäten Zucker, wie die Haushühner an einigen der roten Beerenfrüchte von Maiglöckchen sterben. Wenn man Heilmittel für den Menschen prüfen, Heilkunst am Menschen betreiben will, so muss man daher den Menschen studieren, und damit fällt die Vivisektion, dieser ewige Schandfleck unserer Zeit.

Wir betrachten als letztes Heilmittel nun:

Die lebensmagnetischen Kräfte

Bevor wir mit dieser Betrachtung beginnen, sei ein Verfahren genannt, welches unsere moderne Wissenschaft bereits als praktischen Magnetiseur erscheinen lässt.

Mesmer hat seine Kuren mit Magneten begonnen: dann ließ er diese weg und nahm die Hände; er wurde von der Wissenschaft ausgelacht und verfolgt. Jetzt hat aber „Herr Ingenieur E. K. Müller die schlafma-

---

1) Michaelis, Pflanzenheilkunde.

chende und schmerzstillende Eigenschaft der elektromagnetischen Kraftlinien entdeckt; er beobachtete diese Einwirkung zuerst bei Arbeitern, welche zu technischen Zwecken an dem Apparate tätig waren",[1] und man hat daraufhin das sogenannte elektromagnetische Heilverfahren eingeführt. Zu dem Müllerschen System ist nun das System Trüb getreten, und „während Müller den Wechselstrom durch die den stabförmigen Eisenkern umgebende Spule leitet, lässt Trüb einen Hufeisenmagnet um seine Symmetrieachse rotieren."

Ein drittes System hat Professor Dr. Kalischer (Charlottenburg) eingeführt, der den Elektromagnet durch einen kleinen, in den Apparat eingebundenen Elektromotor in Bewegung bringen lässt. Durch die Anwendung dieser Apparate wird „ein weit herausdringendes magnetisches Kraftlinienfeld", und zwar ein *Wechsel-Magnetfeld* erzeugt und dadurch bei nervösen, rheumatischen und anderen Erkrankungen, wie die Erfolge beweisen, heilend gewirkt.

So ist die moderne medizinische Wissenschaft, was sie sich vor zehn Jahren sicher noch nicht hätte träumen lassen, offiziell tatsächlich bereits unter die Magnetiseure gegangen, und es ist daher nur noch eine Frage der Zeit, dass auch sie es macht wie Mesmer und nur mit den Händen magnetisiert und — heilt. Diese Behandlung wollen wir nun näher betrachten.

Wir halten uns da vorerst nochmals vor die Augen, dass der Lebensmagnetismus unseren ganzen Körper erfüllt, und dass dabei eine Polarität zwischen oben und unten, innen und außen, rechts und links zum Ausdruck kommt. So ist jeder Mensch ein Magnet und daher zu seinesgleichen, wie immer ein Magnet zum anderen, in ein polares magnetisches Verhältnis gestellt. Dieses Verhältnis ist am schärfsten ausgeprägt zwischen Mann und Frau, weil hier noch der Gegensatz der seelischen Kräfte, ebenfalls nach Vereinigung, nach Ausgleich strebend, die Spannung erhöht. Es braucht sonach ein Mensch dem anderen nur je rechts und links die Hände zu geben, und wir haben immer einen regelrechten lebensmagnetischen Strom, ohne dass die beiden es wissen und wollen. Hier folgen die lebensmagnetischen Kräfte ihrem eigenen Gesetz; denn ein geschlossener (elektrischer) kreisförmiger Stromleiter äußert sich in seinen Wirkungen

---

[1] Archiv f. phys.-diät. Therapie. 1903. 10. Scherk, Dr. med., „Die eletromagnetische Therapie."

auf einen anderen genau so wie ein Magnet (Amperes[1]). Und der Mensch hat eben elektrischmagnetische Kräfte in sich.

Aus diesem Grunde geben wir uns beim Gruße, was doch am bequemsten und nächstliegenden wäre, nicht die rechte und linke Hand, sondern die rechte und rechte, weil gleiche Pole, rechts und rechts, positiv und positiv, sich abstoßen und so eine unnötige Vereinigung und Entspannung der lebensmagnetischen Kräfte nicht möglich ist.

Die Menschen würden sich sonst noch viel häufiger umarmen als jetzt. Bei der lebensmagnetischen Behandlung brauchen wir jedoch den Schluss der lebensmagnetischen Kräfte, um auf diese regulierend zu wirken. Deshalb tritt hier gegenüber das Rechts dem Links und umgekehrt. Jeder Mensch kann demnach auf die lebensmagnetischen Kräfte des anderen wirken oder ihn magnetisch behandeln. Eine gewisse seelische Sympathie zwischen beiden ist aber immer gut, weil sie Wohlwollen, Liebe, gebiert und dadurch die gegenseitige lebensmagnetische Spannung und Strömung erhöht.

Eine unmittelbare Berührung ist zur magnetischen Behandlung nicht nötig und sie wird auch nur selten geübt. Die Magnetiseure halten in der Regel ihre Hände mehr oder weniger weit vom Kranken entfernt. Hieraus wird ihnen zwar oft ein Vorwurf gemacht. Es soll infolge des Mangels einer direkten Berührung, und weil man auch dabei nichts greift und sieht, das ganze Verfahren wertlos sein. Aber sehen denn unsere Augen alles, was sich berührt? Sehen sie die Elektrizität? Und berühren sich die elektrischen Kräfte nicht auch, wenn der Funke überspringt?

Warum sollte so der Mensch lebensmagnetisch nicht auf einen anderen wirken können, ohne direkte Körperberührung, er, der große Elektromagnet, der als solcher wissenschaftlich festgestellt ist und von dem weiter feststeht, dass eine lebensmagnetische *Aura* ihn bis auf eine Entfernung von 60 cm umgibt? In dieser Entfernung mindestens muss also eine lebensmagnetische Behandlung noch möglich sein, weil wir doch nicht auf den Körper, sondern auf die lebensmagnetischen Kräfte wirken wollen. In Wirklichkeit ist aber lebensmagnetische Behandlung an Entfernung überhaupt nicht gebunden, weil elektrische und magnetische Kräfte den ganzen Raum erfüllen.

---

1) „Stein der Weise", Jahrg. 12. Heft 14.

Und wenn ein Apparat bei der modernen Telegrafie ohne Draht elektrische Schwingungen auf Hunderte von Meilen in den Raum zusenden vermag, warum sollte es dann der Mensch nicht ebenfalls können, er, dieses selbstbewusste Willenskraftzentrum, das die größten der Weisen unter die Götter erheben![1] Der Moderne, dessen totes haltloses Glaubensgebäude hier allerdings in allen Fugen erhebt, aber mag sich beruhigen und überzeugt sein,. dass wir nicht Unbewiesenes und Unbeweisbares behaupten und hier nur folgenden Beweis. Der Daily Expreß berichtet:

»In dem Bureau der Review of Reviews wurden von einem Komitee von sechs Personen, unter denen sich Mr. Wallace und Mr. Stead (der Herausgeber d. R. o. R.) befanden, telepathische (durch den Willen übermittelte) Botschaften von London nach Nottingham gesandt, eine Entfernung von 110 englischen Meilen. Zahlen, Namen und Zeitangaben wurden Dr. med. Richardson in London ausgegeben und er übermittelte sie, unter vielfachen nervösen Zuckungen, sofort einem Mr. Franks in Nottingham. Jede Tür des Raumes wurde bewacht, sodass kein Helfer das Gesagte hören und das Gesagte nach Nottingham telefonieren konnte. Kein einziges Mitglied des Komitees war Richardson vorher bekannt. Man hatte verabredet, dass Mr. Franks in Nottingham die telepathische Botschaft zwischen 6 und 8 Uhr erwarten sollte.

Nach dem Empfang derselben sandte er sofort ein Telegramm an das Komitee mit Angabe des Inhalts der Botschaft und der Zeit ihres Empfangs. So war keine Möglichkeit des heimlichen Einverständnisses zwischen den Männern möglich, zwischen denen reichlich hundert Meilen lagen. Wenige Minuten vor sechs plauderte Richardson noch harmlos mit den Herren des Komitees Richardson, ein Mann mit graubraunem Haar und eingesunkenen blauen Augen, verriet nur durch ein beständiges Trommeln mit den Fingern und Bewegen derselben die nervöse Spannung, in der er sich befand. Als die Uhr sechs schlug, vollzog sich eine merkwürdige Veränderung an ihm.

Er sprang vom Stuhle auf und machte zusammenschreckend einen Schritt rückwärts, den rechten Arm erhoben, wie um einen Schlag abzuwehren. Sein Kopf und die linke Körperhälfte wurde starr, wie bei

---

1) Siehe Johannes 10, 54 und Psalm 82,6. Auch Apollonius v. Tyana wurde auf seine Frage an indische Weise, wofür sie sich hielten, die Antwort zuteil: »Für Götter.« Baltzer, A. v. T. S. 250.

einem Gelähmten. In seltsamem Gegensatz dazu klang seine Stimme gleichmäßig und sanft, als er sagte, dass Mr. Franks *ihn angerufen* hätte.

Als Vorsichtsmaßregel gegen geheimes Einverständnis loste das Komitee noch obendrein denjenigen aus, der das Probewort auswählen sollte. Aus fünf dreistelligen Zahlen wurde die Zahl 589 schließlich gewählt und Mr. Richardson aufgegeben. Er zog sich in das anstoßende Zimmer zurück, um ungestört zu sein und eine Bewachung wurde vor allen möglichen Ausgängen aufgestellt. Um 6 Uhr 34 Minuten sagte Richardson, dass seine Botschaft nach Nottingham abgegangen sei, und 6 Uhr 38 Minuten verkündete er, dass Franks ein Telegramm mit dem Ergebnis an das Komitee abgesandt habe. Franks Wohnung war acht bis zehn Minuten vom Telegrafenamt entfernt. Nach der erforderlichen Zeit traf auch folgendes Telegramm ein:

»Nottingham 6,48 Nachmittag. Nummer 579 erhalten zwanzig Minuten vor 7.«

Die richtige Nummer war also übermittelt und in Übereinstimmung mit den Zeitangaben von Richardson. Vielleicht die außerordentlichste Probe von allem war folgende, die wir nach dem Protokoll der Sitzung wiedergeben, das von den Mitgliedern des Komitees unterzeichnet und verbürgt ist:

„Um 5 Uhr wurde von Mr. Long ein Telegramm an Mr. Franks gesandt, mit einer Zeitangabe, einer Zahl und einem Ortsnamen als Inhalt, die durch Telepathie wieder zurückübermittelt werden sollten. Natürlich durfte Mr. Richardson dieses Telegramm nicht sehen. Die festgesetzte Zeit war 7 Uhr 20 Minuten. Um 7 Uhr zog sich Richardson in sein Zimmer zurück und sagte:

»Die Zeit ist 7 Uhr 20. Ich erhielt die Nachricht 7 Uhr 22.«

Die bestimmte Zahl war 777. Um 7 Uhr 40 kehrte Mr. Richardsohn zurück und sagte:

»Es ist 777.« Der festgesetzte Name war Schottland. Um 7 Uhr 59 kam Mr. Richardson zurück und sagte:

»Ich sage: Schottland.«

Während des ganzen Verlaufs einer erschöpfenden Reihe von Experimenten kam nur ein wirklicher Fehler vor; das von Richardson gesandte Wort »Wales« wurde von Franks als »England« aufgefasst, wenn auch zur rechten Zeit empfangen. Richardson erklärte, dass die Probebotschaften so einfach als möglich gemacht wurden wegen der großen Entfernung, die sie zu durcheilen hätten. Ganz außerordentliche Resultate aber hätte er und Franks bei kurzer Entfernung und unter günstigeren Umständen erhalten."

Hier sehen wir, dass noch weit Schwierigeres als die einfache Übersendung lebensmagnetischer Schwingungen, nämlich die Übermittelung bestimmter Gedankenbilder, möglich war. Daher schrieb schon der Universitätsprofessor Hofrat Dr. Kiefer, Jena, dem man Scharlatanismus oder etwas ähnliches gewiss nicht zum Vorwurfe machen kann: „Die gewöhnliche Entfernung (beim Magnetisieren) ist einige Zolle, zuweilen mehrere Fuße, sogar aus einem anderen Zimmer oder Haus in das andere."[1]

Ja, das alles und mehr ist möglich. Übung und rechte Anschauung über das, was uns und allem zugrunde liegt, machen den Meister.

Worauf diese Übung beruht? Das ist schwer zu sagen. Der Verfasser will aber versuchen es so weit wie möglich zum Verständnis zu bringen. — Wir mussten uns im Gebrauch unserer Glieder üben, mussten dieses und jenes lernen. Dinge, die wir anfangs auch für unmöglich hielten — die wir wenigstens für unmöglich gehalten hätten, wenn nicht das Beispiel anderer uns die Möglichkeit ihrer Ausführung lehrte — welche uns heute aber fast selbstverständlich erscheinen. Unser ganzes Können ist so durch Übung aufgebaut. Erst machten wir — wir erinnern an die ersten Laufübungen eines Kindes — einen kleinen Versuch. Dieser brachte Erfolg — einen kleinen Erfolg, welcher uns Kraft und Vertrauen zu einem neuen und größeren gab. Der Wille wurde, von der Überzeugung des Könnens getragen, mit immer größerer Kraft gerichtet auf den beabsichtigten Zweck. Und so wird schließlich der Meister geboren, der Meister z. B. im Turnen, der mit seinen oft so erstaunlichen Leistungen so hoch auch über dem ungeübten Nichtturnenden steht. Hat dieser nicht dieselben Glieder wie jener und doch kann er seine Leistungen nicht! Kann nun der Turner im letzten Grunde es dem Nichtturnenden sagen, wie er es macht? Nein; denn es ist durch Übung erworbene Willenstätigkeit, Willensanstrengung. Richtung des Willens auf den beabsichtigten Zweck, welche im letzten Grunde das Werk vollbringt, eine Leistung, die man niemandem zeigen und lehren kann, sondern jeder selbst erfahren und lernen muss. Auch beim Magnetisieren ist daher die Willensbetätigung, die Richtung

---

1) Kieser, System des Tellurismus oder tierischen Magnetismus. B. I. S. 300.

des Willens auf den beabsichtigten Zweck das letzte Geheimnis und sie zu erlernen, die Übung, welche dazugehört. Zwar tritt bei genügender Nähe lebensmagnetischer Einfluss ja auch von selber, ohne Willensbetätigung, ein. Die lebensmagnetischen Kräfte folgen dann ihrem eigenen Gesetz; sie wirken vom Menschen aus durch dessen natürliche Kraft, wie ihr Einfluss eben geht. Der Wille, mit Weisheit gepaart, gestaltet aber den lebensmagnetischen Prozess zum bewussten Können, zur Kunst; er macht sich die lebensmagnetischen Kräfte untertan, erhöht ihre Spannung und gibt ihnen, indem er sich zum Kranken wendet, Richtung und Ziel beliebig über den eigenen Körper hinaus. Zu diesem Wirken ist allerdings nötig, dass der Magnetiseur auf dem Boden rechter Lebensauffassung steht und daher begleite uns der geneigte Leser noch einmal kurz in das philosophische Gebiet.

Alles ist aus dem großen Einen geboren, das der Welt zugrunde liegt, aus Gott, Brahma, der Seinheit, dem *Ding an sich* oder wie wir das in Wirklichkeit unaussprechliche und unausgesprochene Eine sonst wohl nennen. Alles, was heute in der Welt wesentlich ist, ist daher auch in jenem enthalten, weil nichts wesentlich Neues in ihm entstehen kann und der Wechsel im Raum nur die Erscheinungen betrifft. Auch Wille und Bewusstsein müssen daher, weil sie als Kraft zum Wesen des Alleinen gehören, allumfassend sein wie der Raum oder wie das Eine, das allem zugrunde liegt. In den Erscheinungen beschränkt und hier sich äußernd nach deren Natur, müssen Bewusstsein und Wille im Menschen daher wieder kosmisch, d. i., Allumfassend werden, wenn der Mensch sich wieder als das Eine erkennt und als dieses denkt und will. So kann unser Wille tätig sein, wo unser Bewusstsein tätig ist, und der Mensch kann demnach auch seinen lebensmagnetischen Einfluss senden, wohin er will. Die im Raum vorhandenen mit des Menschen eigenen innigst verknüpften lebensmagnetischen Kräfte sind seine Vehikel. Wahrlich, Menschen, ihr seid Götter! Die Hauptsache ist nur, dass ihr euch richtig erkennt, beschaut, nicht allerdings durch das Brillenglas moderner Wissenschaft, sondern durch das Auge der Seele. —

Erst geht nun der Magnetiseur von der feststehenden Tatsache aus, dass Elektrizität, Lebensmagnetismus, im menschlichen Körper wohnt, und dass diese Kraft, wo immer sie sich mit gleicher begegnet, nach Spannungsausgleich und Vereinigung strebt. Dieses Wissen, praktisch verwertet, wird Erfolge gewähren, die unser Vertrauen heben, den Willen uns stärken und uns über die Schwierigkeit bringen, dass man nichts greift und sieht. Die kleinen Erfolge werden uns zu größeren tragen und den Anfänger zum Meister erheben, zum Berufsmagnetiseur.

Das ist der ganze Weg, das ganze Geheimnis, die ganze Kunst und durch sie werden schließlich Erfolge erzielt, welche der Moderne für unmöglich oder für Schwindel erklärt und der gemeine Menschenverstand als Wunder bestaunt.

Es ist hier wieder nicht unsere Aufgabe, die Anwendung der lebensmagnetischen Behandlung für jeden Fall zu lehren. Dazu würde ein eigenes Handbuch nötig sein. Hier gilt es vielmehr, die Gesetze, die leitenden Gesichtspunkte der lebensmagnetischen Behandlung so zu zeigen, dass diese leicht und sicher von Fall zu Fall geschehen kann.

Als Beispiel wählen wir zunächst einen Menschen, der an Kopfschmerz leidet und zwar, weil der Unterleib nicht in Ordnung ist. Hier sind die lebensmagnetischen Kräfte nach oben gestaut, im Kopf zu stark gehäuft, hier verwirrt und krankhaft erregt. Unsere Aufgabe ist es daher, sie nach unten abzuleiten, in ihrer Strömung zu wenden, sie zu beruhigen, zu ordnen. Wir stellen oder setzen uns deshalb zwecks lebensmagnetischer Behandlung des Kranken vor ihn, Gesicht gegen Gesicht, und heben nun unsere Hände empor zu seinem Kopf. Die Hände müssen warm sein, weil sie nur so blutreich und lebensmagnetisch wirksam sind. Statt beide Hände kann man auch abwechselnd nur die eine und die andere verwenden. Vom Kopf aus führen wir, die innere Handfläche dem Kranken zugewandt, an diesem langsam die Hand oder die Hände in der Entfernung weniger Zentimeter herab, und zwar nacheinander vorne, seitlich und hinten, wobei wir in der Gegend des Unterleibes, der Fingerspitzen und der Knie des Kranken in der Regel etwas verweilen. Dadurch leiten wir die lebensmagnetischen Kräfte von oben nach unten. Nach Vollendung des ersten Striches kehren wir mit unserer Hand oder unseren Händen wieder zur Ausgangsstellung am Kopf zurück, lassen sie dabei jedoch einen weiten, nach außen gerichteten Bogen beschreiben, um durch möglichste Entfernung vom Körper nicht wieder nach oben zu führen, was wir eben nach unten geleitet haben. Aus gleichem Grund wenden wir beidem Emporheben der Hand oder der Hände auch deren Rücken dem Körper des Kranken zu, weil sich dieser zur inneren Handfläche gegenpolig verhält und durch das Wenden der Hände die lebensmagnetische Verbindung unterbrochen wird. Die oft die Striche von oben nach unten zu geschehen haben, richtet sich nach dem einzelnen Fall und hängt ab sowohl von der Befähigung des Magnetiseurs, wie auch vom Zustand des Kranken. Der geübte Magnetiseur fühlt es in der Regel selbst, wenn er Besserung erreicht, genügend behandelt hat. Wie er das fühlt, kann man allerdings wieder nicht sagen, ebenso wenig, wie man irgend andere Gefühle, Hunger, Sättigung, Wohlgefühl, usw., beschreiben kann. Es handelt sich hier, wir können sagen, um einen lebensmagnetischen Feinsinn, genau so, wie man ja auch von einem Musiksinn, Farbensinn, Schönheitssinn, usw., spricht.

Der lebensmagnetische Feinsinn bildet sich bei hingebungsvoller Behandlung mehr und mehr aus und wird bald ein wichtiger Führer dem Magnetiseur in seinem Beruf. Er erkennt durch ihn z. B., große Nervenschwäche und nervöse Unruhe des Kranken sofort, in der Regel auch leitende Stellen im Körper, namentlich im Unterleib, die, wie beim Kopfschmerz, so häufig von ursächlicher Bedeutung sind. Dem magnetischen Sinne erscheinen diese Stellen widerstandsfähiger, dunkler, härter oder dergl.; auf ihnen wird, ebenso wie bei den schmerzenden Stellen am Kopf selbst, länger verweilt; ja, wenn die allgemeine ableitende und örtliche Behandlung keine Besserung bringen will, so führt, den lebensmagnetischen Einfluss energisch auf die leitende Stelle im Unterleib allein gerichtet, oft sehr bald zum Ziel. Deshalb sei nochmals aus die Seite 131 und folgende über den Zusammenhang von Störungen im Unterleib mit solchen im Kopf Gesagte verwiesen und nur erwähnt sei, dass Stirnkopfschmerz auf Störungen im Magen, seitlicher Kopfschmerz auf solche im Zwölffinger- oder Dickdarm, den Eierstöcken, Mutterbändern, usw., Scheitelkopfschmerz auf Störungen in der Gebärmutter und allgemeiner Kopfschmerz, namentlich solcher im Hinterhaupt — vorausgesetzt, dass er nicht mit Überanstrengung oder ähnlichen Ursachen zusammenhängt, — auf allgemeine Störungen im Unterleib, besonders aber in den Gedärmen verweist. Auf diesen Stellen ist bei der magnetischen Behandlung des Kopfschmerzes daher immer zu achten.

Man behandelt schließlich so lange, bis der Kranke auf Befragen Besserung erklärt, ein Erfolg, den man meist schon in der ersten Sitzung erreicht. Häufig aber sagen die Kranken ganz von selbst, sie fühlen sich *wie neugeboren*. Und das verstehen wir; denn während erst in den lebensmagnetischen Kräften der Kranken Verwirrung und Unordnung war, sind diese Kräfte jetzt in ihnen geordnet und dadurch greift nun Kraft und Wohlgefühl in ihnen Platz. Wie wir aber in einem magnetischen Eisenstab die Kraft durch Streichen mit einem Magneten mehren können, so kann dies eben auch im Körper Kranker durch die lebensmagnetische Behandlung geschehen. Wer es nicht glaubt, nun der probiere es selbst, und er wird den vorher vielleicht verlachten *Schwindel* bald selber betreiben. Der Verfasser hat Kranke, die an nervösen Stauungen zum Kopf bis zur Bewusstlosigkeit litten, oft schon durch wenige Minuten magnetischer Behandlung von ihren Leiden befreit oder doch zum Bewusstsein gebracht. Schafft derartige Tatsachen aus der Welt, ihr Zweifler! Da ihr es aber nicht könnt, so geht hin und tut desgleichen!

Die lebensmagnetische Behandlung allgemeiner nervöser Störungen, wie man sie besonders unter dem Bilde der Nervosität zusammenfasst, ist dieselbe, wie wir sie eben beschrieben haben; denn auch bei diesen Leiden haben wir abnorme Schwingungs- und Spannungszustände in den lebensmagnetischen Kräften, und wir müssen daher auch hier deren Polarisation ordnen, sie in ihrer Schwingung beruhigen und ursächliche Störungen (im Unterleib!) Heben.

Sehr beruhigend und wohltuend wirkt da länger unterhaltener lebensmagnetischer Stromschluss durch die Hände, Fingerspitzen gegen Fingerspitzen und stärkerer magnetischer Einfluss, geübt auf den Unterleib. Namentlich letzterer Behandlung ist stets eine sehr stark beruhigende, selbst einschläfernde Wirkung eigen. Die Hauptsache ist hier allerdings, dass der Magnetiseur die gehörige Ruhe selber besitzt.

Da Krämpfe in der Regel ebenfalls auf einer allgemeinen nervösen Störung beruhen, welche im Unterleib, in der Verdauung oder bei Frauen im sexuellen System ihren Ausgang hat, so erfordern auch sie im Allgemeinen die gleiche Behandlung.

Es muss also lebensmagnetisch abgeleitet werden von den Nervenzentren, vom Kopf und vom Unterleib, und auf diese Teile selbst ist beruhigend zu wirken. Schwere Krampfanfälle, selbst starrkrampfähnliche Zustände bei Erwachsenen, hat der Verfasser auf diese Weise schon in wenig Minuten gelöst.

Örtliche nervöse Störungen, z. B. Nervenschmerzen in den Armen und Beinen, bei letzteren am häufigsten vorhanden als Ischias, werden lebensmagnetisch örtlich behandelt und dann ableitend und allgemein. Da wir wissen, dass auch diese Störungen, wenn nicht ausschließlich, so doch zu einem großen Teile im Unterleib ihren Ursprung haben, so wirken wir auch auf diesen und führen ableitende Striche über die Arme und Beine.

Wir betrachten nun eine entzündliche Erkrankung und wählen als Beispiel die Rose. Auch dieses Leiden beruht auf einer krankhaften Anhäufung und Erregung der lebensmagnetischen Kräfte, welcher Zustand die Anhäufung des Blutes und die uns sicht- und greifbare Entzündung zur Folge hat. Wir müssen hier deshalb lebensmagnetisch örtlich beruhigen und durch Ableitung zerteilen. Es sei nun angenommen, jemand habe die Rose am Knie. Hier werden wir daher zunächst lebensmagnetische Striche abwärts führen zum Fuße. Bei einer Erkrankung am Arme führen wir die Striche in der Richtung zur Hand, bei einer Erkrankung am Kopfe über die Arme und den übrigen Körper. Nachdem wir so ableitend gewirkt haben, halten wir eine oder beide Hände über den kranken Teil selbst und lassen so die krankhaft erregten, hochgespannten lebensmagnetischen Kräfte in ihm sich durch diejenigen unserer Hände beruhigen, entspannen oder mit ihnen in Ausgleich treten. Hier wird dies selbst mit der positiven rechten Hand geschehen, weil der Erkrankungsherd hoch positiv ist und sich diesem gegenüber selbst unsere rechte Hand noch wie negativ zu positiv verhält. Wir gehen bei der örtlichen Behandlung der Rose dann in folgender Weise vor. Erst halten wir die Hand oder die Hände über den leidenden Teil und ziehen uns unter gehöriger Anspannung des Willens von ihm mehr und mehr zurück, selbst einen Meter und mehr. Nachdem wir in der Entfernung etwas verweilt, brechen wir unter kurzem Ruck und einer Wendung der Hand plötzlich ab, um dasselbe zu wiederholen. Dieses Verfahren wird ausnahmslos als besonders wohltuend, beruhigend und kühlend empfunden, auch dann, wenn wir des Experimentes halber die Entfernung über das ganze Zimmer erstreckten. Zum Zwecke der besseren Verbindung der lebensmagnetischen Kräfte unserer Hand mit denjenigen im leidenden Teile kann man beide Teile etwas mit Wasser benetzen. Es ist dann aber nicht, wie der Moderne hier schnell denken wird und wir deshalb besonders betonen wollen, etwa ausschließlich die Wirkung der Verdunstung des Wassers, durch welche die beruhigende Wirkung der lebensmagnetischen Behandlung entsteht, sondern der Hauptteil fällt immer der lebensmagnetischen Behandlung zu; denn der Erfolg kommt auch ohne die Verwendung von Wasser zustande. Und derselbe ist so, dass der Verfasser in Verbindung mit allgemeiner Wasserbehandlung Rose meist in wenig Tagen heilt-, selbst in Fällen, die unter medizinischer Behandlung bereits so viel und mehr Wochen bestanden haben. Jedenfalls wird durch diese Behandlung, das können wir in jedem Falle mit Sicherheit sagen, der Verlauf und die Heftigkeit der Rose um vieles gekürzt und gebrochen; ein Erfolg, der umsomehr vor die Augen tritt, wenn man bedenkt, dass sich unter medizinischer Behandlung Rose so häufig über Wochen erstreckt, von schlimmeren Ausgängen gar nicht zu reden.

Ein interessanter Fall sei kurz mitgeteilt. Kind S. erkrankte an Rose an der Hand. Unter medizinischer Behandlung war das Leiden allmählich bis zur Schulter emporgestiegen und im Begriffe auf den Kopf überzugehen. Da wurde der Verfasser gerufen. Er nahm das Leiden in magnetische Behandlung in der beschriebenen Weise, führte also vor allem magnetische Schritte abwärts über den Arm und verordnete im weiteren die nötigen Maßnahmen mit Wasser. Schon beim nächsten Besuch zeigte sich ein sicherer Stillstand des Leidens nach oben zu steigen, und sogar eine auffallende Neigung, wieder nach unten zu wandern. Dies geschah dann auch mehr und mehr, bis das Leiden in abgeschwächter Form wieder an der Hand angelangt war und hier zur Heilung kam. Dieser Fall ist lehrreich in doppelter Hinsicht: erstens, weil er die Überlegenheit der *naturgemäßen* Behandlung über die medizinische[1] augenscheinlich lehrt und zweitens, weil er den ganzen Irrtum der modernen bakteriologischen Lehren unwiderleglich beweist; denn die Rosebazillen waren hier doch erst am Arme aufwärts gezogen und sie durften daher keine Neigung mehr zeigen, wieder nach abwärts zu wandern, weil durch die *Bazillenexkremente*, doch die Krankheit heilen, den Bazillen der fernere Aufenthalt verleidet und der Körper — womit man bekanntlich den Pockenimpfwahn stützt — auf Jahre hinaus gegen eine erneute Einwanderung von Bazillen geschützt sein soll.

Hier wanderte, den modernen Bakteriologen zum Hohn, die Rose schon in den nächsten Tagen wieder am Arme hinunter, als hätte dort vorher noch gar keine *geblüht*.

Wie Rose, so werden auch andere entzündliche Leiden behandelt, gleichviel ob sie innen oder außen liegen. Es wird also immer abgeleitet und örtlich beruhigend gewirkt.

Etwas anderes gestaltet sich die lebensmagnetische Behandlung bei Störungen negativer Art. Hier sind zwar in den besonders befallenen Organen in Gestalt von Katarrhen in der Regel auch Stauungen vorhanden, und wir müssen deshalb auf diese ebenfalls zerteilend wirken. Das

---

1) Von einem hochachtbarem beamteten und bewerteten Arzt erzählte man dem Verfasser, dass er bei Rose gleich erkläre, hier könne er nichts tun und die Kranken zur *Pustfrau* schicke.

Wesentliche, Wichtigste bei den negativen Erkrankungen ist aber das Darniederliegende, die Schwäche und deren Beseitigung der wichtigste Zweck auch der lebensmagnetischen Kur. Eine Belebung, der geschwächten, in ihrer Tätigkeit darniederliegenden Organe findet, nun schon durch die Ableitung und allgemeine Ordnung der lebensmagnetischen Kräfte und besonders durch die hier in der Regel geübte Massage statt. Aber wenn wir unsere (warmen) Hände mit positivem Willen legen auf den negativ kranken, schwachen, leidenden Teil, so müssen dadurch erstens lebensmagnetische Ströme entstehen, aus denen sich vermehrte Tätigkeit, eine Belebung der Innenorgane als notwendige Folge ergibt und zweitens tritt Wärme oder Lebenskraft über, wodurch ebenfalls, und zwar in unmittelbarster und wirksamster Form, das Innenleben gehoben wird. Wir halten deshalb die Hände hier nicht ü ber, sondern legen sie möglichst direkt auf das kranke Organ. Und »Die Zeichen ... die da folgen, werden denen, die da glauben, sind die: Auf die Kranken werden sie die Hände legen, so wird es besser mit ihnen werden.« (Markus 16. 18).

Diese Worte, vor zweitausend Jahren vom Meister Jesus gesprochen, sind heute also noch ebenso wahr wie je, mag immer unsere Wissenschaft die ganze lebensmagnetische Behandlung für Betrug und Schwindel erklären, und selbst die modere Theologie sich — leider — gezwungen sehen zu sagen, wie es von dem bekannten Hofprediger Stöcker anlässlich des Streites um die Gebetsheilungen geschah, dass »die Wundergabe der Heilung« nur bis in das zweite Jahrhundert bestanden habe. Dann scheine »die Vollkraft der ersten Kirchenzeit erloschen zu sein.« Nein; es gibt erstens keine Wunder, sondern alles, was jemals wirtlich geschieht, hat naturgesetzlichen Grund, und zweitens: jene *Vollkraft* ist auch heute noch da. Hütten wir — hätten vor allem die Träger unserer offiziellen Wissenschaft nur »Glauben wie ein Senftorn groß« an das, was jeher die Meister der Weisheit lehrten, was sie mit den blöden Auge des Körpers allerdings nicht sehen, sondern nur mit dem Auge des Geistes erfassen — aber dann schließlich auch wirklich erkennen M — sie könnten »größere Dinge tun« denn *er*, weil sich in ihnen nun Glauben mit Wissen vereint. »An ihren Früchten sollt ihr sie erkennen.« Heute, nach zweitausendjähriger angeblicher Glaubenstätigkeit macht es schwere Mühe, den Christen nur die Möglichkeit des Glaubens an das, was ihr Meister sagte, verständlich zu machen. Und da will man noch von Glauben und Christentum reden! Doch der menschliche Geist gebt wieder neuem Erwachen entgegen und dann wird er auch wieder die lebensmagnetische Behandlung begreifen, lernen und üben.

Ihre Gesetze aber halten wir hier nun für genügend geklärt. Es werden zwar von den Berufsmagnetiseuren noch eine Menge besonderer Griffe genannt. So spricht man von einem Stirngriff, Scheitelgriff, Wangengriff, Oberschenkelgriff, usw. Sie ergeben sich jedoch leicht von selbst und dann würde man, sie alle aufzuzählen und zu beschreiben, damit auch ein kleines Bändchen füllen müssen. Wer sich für diese Griffe interessiert, findet sie gut beschrieben und dargestellt in Dr. Jos. Gratzingers Schrift: »Das magnetische Heilverfahren.« Außer diesen Griffen wurden namentlich in der Mesmerischen Zeit noch Griffe gebraucht, wie *kontrahierte Digitalmanipulation*, alle Finger als *Pfötchen* zusammengefasst, *expandierte Digitalmanipulation*, alle Finger getrennt, *Pugnalmanipulation*, alle Finger eingeschlagen und nur den Daumen benützt, usw. Wir meinen aber, bei der eigentümlichen fluidalen Natur des lebensmagnetischen Prinzips kommt es auf derartige Kleinigkeiten wenig an, und dass man z. B. ein *Pfötchen*, machen muss, wenn man auf einen kleinen Punkt, etwa auf einen Zahn, besonders wirken will, wird schon von der einfachen Überlegung gelehrt.

Um nicht unvollständig zu sein, müssen wir den vielfach gebrauchten lebensmagnetischen Hilfsmitteln, wie magnetisiertem wassermagnetisiertem Flanell. Papier usw. nun noch einige Worte widmen. Dass all' diesen Dingen ein lebensmagnetischer Einfluss eigen ist, ist zweifellos; denn jedes Ding ist ja von Haus aus ein Träger lebensmagnetischer Kräfte, und da jedes Ding einen besonderen tattwischen Charakter besitzt, so ist ihm nicht bloß ein lebensmagnetischer Einfluss eigen, sondern dieser ist, namentlich an sensitive Personen, immer auch je eigener Art. Hierfür sind eine große Menge beweisender Beispiele enthalten z. B. in J. Kerners „Seherin von Prevorst", in Kiesers „Tellurismus" und in Frh. v. Reichenbachs Werken. Letzterer schreibt:[1]

»Geben Sie nacheinander eine kleine Flasche mit Kalium und eine andere mit Schwefelpulver Ihrem Sensitiven in die linke Hand. Sie werden bald die Erklärung erhalten, dass die erstere lau und widrig, die andere kalt und angenehm wirke. Tun Sie dasselbe mit Natrium, Gold, Platin.

---

1) Reichenbach, Odisch-magnetische Briefe. S. 151 u. 152.

Quecksilber, Kupfer einerseits, dann mit Selen, Iod, Phosphor, Tellur, Arsen andrerseits, so werden Sie von ersteren lauwidrige, von letzteren kühle Wirkung erhalten, von jedem etwas stärker oder schwächer. Ja. Sie können diese gradweise Verschiedenheit in der odischen Kraft der einfachen Körper dazu benutzen, dass Sie sie in eine Reihe bringen, an deren einem Ende Kalium als der am meisten lauwidrige und an deren anderem Ende Sauerstoff als der am meisten kühle Körper steht, und schauen Sie diese Reihe prüfend an, so werden Sie mit Erstaunen finden, dass sie mit geringen Abweichungen mit derjenigen zusammentrifft, welche die Chemie nach den Asfinitätsstärken zum Sauerstoff ausgemittelt hat, und die elektrochemische Reihe nennt.«

J. Kerners Sensitive sagte bei Urkalkstein (kararischem Marmor), den sie, wie all' die folgenden Dinge, in die linke Hand bekam: »Er geht mir durch alles hindurch; ich kann ihn nicht leiden, weil ich mich immer bewegen muss.« Kalk mit Arragonit verursachte ihr Schüttelungen und dann allgemeine Krämpfe. Kalkspath erzeugte Schmerzen und Krampf im Arm. Bei Flußspath entstand »das Gefühl im Unterleib, als würde er zu Wasser.« Vom Augit, der auch vom Magneten angezogen wird, wurde gesagt: »Es zieht mir alle Kraft aus der Hand« Kochsalz erregte Brennen im Hals und Krampf im Arm und Hals, Schwefel unter anderem Lähmung der Zunge, Silber Rückwärtsbeugen des Rückgrats und dann allgemeinen Starrkrampf. Platinastäubchen rote Pünktchen und das Gefühl von Brennen, Kupfer Reiz zum Husten und Erbrechen. Blutstein (den die Versuchsperson nicht kannte) sogar Blutspeien usw.

Hierher gehört auch die selbst in neuerer Zeit des öfteren genannte Metalloskopie. Man versteht darunter die Behandlung nervöser Lähmungen durch Metalle, wobei sich die Eigentümlichkeit zeigt, dass bei einseitigen Lähmungen diese Störung nach Auslegung eines Metallstückes vergeht, während sie die andere Seite befällt. Der Verfasser hat selbst ein derartiges Experiment bei einer nervenkranken Frau mit Erfolg ausgeführt. Er legte die zufälligerweise vorher künstlich magnetisch gemachte Klinge feines Taschenmesser auf das gelähmte Auge, und während dieses sofort Beweglichkeit zeigte, trat bei dem anderen, Bewegungslähmung ein.

Ein weiteres bisher gehöriges Gebiet ist die sogenannte Zootherapie. Wir lasen da kürzlich Folgendes:

»Nach Mitteilungen einer französischen Fachschrift ist von dem Pariser Arzt Bonnejoie eine neue Heilmethode ersonnen und praktisch in

Gebrauch genommen worden, welcher er den Namen „Zootherapie" beigelegt hat. Dr. Bonnejoie hat an sich selbst wiederholt die Erfahrung gemacht, dass er von heftigem Kopfschmerz befreit wurde, wenn er seinen Pudel auf den Tisch nahm und etwa eine halbe Stunde lang seine Stirn auf den Körper des Tieres ruhen ließ. Einer seiner Patienten, ein aus Madagaskar zurückgekehrter Missionar, der schwer, ja bedenklich an Malariafieber erkrankt war, wurde nach dreiwöchiger zootherapeutischer Behandlung vollständig wiederhergestellt. In diesem Fall war es die Hauskatze, welche die Kur bewerkstelligte. Der Patient musste mehrere Stunden täglich die künstlich eingeschläferte Miez auf seinem entblößten Brustkasten, resp. Unterleib schlafen lassen. Einem jungen Mädchen, welches an heftigen rheumatischen Schmerzen in der Schulter litt und vergeblich Bade- und andere Kuren in Anwendung gebracht hatte, wurde von Dr. Bonnejoie innerhalb weniger Tage die Gesundheit wiedergegeben.

Nach vergeblichen Versuchen mit Hunde-, Katzen-, Kaninchen- und anderen Säugetier-Applikationen ergab sich schließlich, dass eine zahme Saatkrähe das hilfreiche Wesen war, welches die junge Dame der Genesung entgegenführte. Der Vogel, dem die Nutzbarmachung seiner therapeutischen Eigenschaften sehr unerwünscht zu sein schien, wurde mehrere Stunden während des Tages auf der entblößten Schulter der Patienten festgebunden, mit dem Erfolg, dass innerhalb einer Woche die Schmerzen an denen sie so lange gelitten hatte, verschwunden waren.«

Der Verfasser kann hierzu folgendes eigene Erlebnis berichten. Er wurde zu einem kranken zwölfjährigen Mädchen gerufen, welches besuchsweise bei einem Förster auf dem Lande wohnte; dasselbe litt an Lähmung der Beine. Die verschiedensten Ärzte und Professoren hatten es nach den verschiedensten Methoden behandelt, jedoch ohne Erfolg.

Die Lähmung machte Fortschritte und erstreckte sich bereits von den Beinen an bis über den Unterleib. Jegliche Bewegungsfähigkeit war hier geschwunden. Sonst war das Mädchen kräftig entwickelt und von Hysterie keine Spur vorhanden. Nach medizinischer Auffassung war hier, auf keine Heilung mehr zu hoffen, und man konnte bei der fortschreitenden Lähmung auf den Unterleib der Auflösung bald entgegensehen. Das Mädchen reiste nach einigen Tagen ab, und es wurde deshalb von den Verordnungen des Verfassers wohl nur wenig ausgeführt. Die Kranke hatte aber bei dem Förster einen Hund sehr lieb gewonnen und diesen bekam sie beim Abschied als Geschenk mit. Er lag immer zu ihren Füßen im Bett.

Nach einiger Zeit erfuhr der Verfasser, das Mädchen sei völlig wieder gesund zum großen Erstaunen der Verwandten — und noch größerem der früher behandelnden Ärzte, welche sich den Fall gar nicht erklären konnten. Der Förster führte den Erfolg auf das Liegen des Hundes zu den Füßen der Kranken im Bett zurück und der Verfasser stimmte ihm zu; denn er konnte sich sagen, die lebensmagnetischen Kräfte des Hundes mit denen des Mädchens durch die Regungen der Liebe sympathisch verbunden, schufen hier vom Kopf und Herzen aus lebensmagnetische Ströme durch die Beine und ließen so in diesen wieder Leben und Gesundheit entstehen.

So ist, wie wir auch sonst bisher genügend sahen, sicher jedem Dinge ein tattwisch-lebensmagnetischer Einfluss eigen, und dies gilt daher auch von Wasser, Papier, Flanell und all den sonstigen vom Magnetiseur für lebensmagnetische Zwecke verwendeten Dingen. Können wir diesen an und für sich schon gegebenen lebensmagnetischen Einfluss nun steigern, wie es die Magnetiseure behaupten, sodass die Dinge dann eine besondere lebensmagnetische Wirkung entfalten? Auch da müssen wir eine bejahende Antwort geben; denn jedes Ding in der Welt stellt ein Kraftzentrum dar, befähigt, eine Steigerung seiner Schwingung erfahren zu können. Auch ist der Wille, der seiner selbst recht sich bewusste Wille aller Kräfte Meister. Vom starken Willen des Magnetiseurs, welch' letzterer mehr Willensschulung treibt, als ein Moderner ahnt und versteht, beseelt und durchdrungen, muss daher auch eine Steigerung der lebensmagnetischen Schwingung. eine Potenzierung dieses Einflusses anderer Dinge möglich sein. Aber nun kommen wir zu der schwerer zu entscheidenden Frage: Ist die Wirkung der gewöhnlichen, von Magnetiseuren verwendeten, bez. magnetisierten Dinge auf den gewöhnlichen Sterblichen auch eine so große, dass sich ihre Verwendung verlohnt? Denn die Sensitiven, mit denen die Prüfung hier in der Regel geschieht, unterscheiden sich vom gewöhnlichen Menschen wie von diesem ein Künstler, und was bei ihnen geschieht, muss, wenigstens im gleichen Maße, nicht auch bei jedem andren geschehen. Ferner ist zu bedenken, dass die von einem Magnetiseur in irgendeinem Dinge geschaffene höhere Schwingung und Potenzierung seines lebensmagnetischen Einflusses nicht seinem Wesen innewohnt, und deshalb ebenso wieder vergeht, wie Wasser wieder kalt wird; wenn man es vom Feuer nimmt. Die Verwendung von Magneten, welche namentlich Paracelsus empfahl, würde unseres Erachtens daher richtiger sein, weil deren Einfluss dauernder ist, wenn man nicht überhaupt zu Mitteln greifen will, deren lebensmagnetisch regulierenden Einfluss, wie z. B. der des Sonnenlichtes, der Wärme, kalter Abreibungen, Packungen, usw., nicht weniger verlässlich ist.

Und wohl nur, weil die Magnetiseure in ihrer gewöhnlichen Einseitigkeit die eben genannten physikalischen Mittel zu wenig oder gar nicht verwenden, sehen sie sich so häufig zur Unterstützung der Kur zur Abgabe von magnetisiertem Wasser, Flanell, usw., gezwungen, wobei der durch diese Dinge erzielte Erfolg aus oben genannten Gründen sicher aber oft nur ein solcher des Glaubens ist: denn es ist eine Tatsache, die wir nach dem was wir über den Einfluss der Seele auf den Körper bisher sahen, nicht näher zu begründen brauchen, dass wenn ein Kranker ein Mittel gläubig verwendet, auch die Tätigkeit seiner eigenen seelischen Kräfte eine Steigerung erfährt. Und wie groß dieser Einfluss sein kann, geht schon aus den Worten Jesu hervor, welcher zum kananäischen Weib, das durch Berührung seines Kleides Heilung vom Blutflusse erfahren hatte, sagte: »Dein Glaube hat dir geholfen.«

Eine Wirkung der von den Magnetiseuren zur Unterstützung ihrer Kur gewöhnlich verwendeten Mittel ist also wohl immer vorhanden, was man unter anderem auch daran erkennt, dass ein Sensitiver magnetisiertes Wasser aus anderem heraus immer bestimmt. Über die Größe der Wirkung und die Notwendigkeit der Verwendung dieser Mittel lässt sich jedoch streiten im gegebenen Fall.

Es sei nun noch der Behauptung begegnet, dass der Erfolg der lebensmagnetischen Behandlung überhaupt aus Einbildung beruhe, dass er Autosuggestion oder Selbsteinrede sei. Dieser Einwurf ist besonders entstanden, seit man die Hypnose kennt; denn sie hat den *Modernen* die Köpfe verwirrt, und nun wird auch das ganze lebensmagnetische Gebiet hypnotisch erklärt, wenn man es nicht überhaupt zu leugnen versucht. Dieser Einwurf verfällt aber schon bei der Beweiskraft des hier wissenschaftlich gegebenen Materiales der Lächerlichkeit, und wer das Gesicht eines Kranken, der, vielleicht mit dem Lebensmagnetismus bis dahin noch gar nicht vertraut, nach kurzer lebensmagnetischer Behandlung Erleichterung oder selbst völlige Befreiung von vorhandenen Schmerzen spürt, einmal sah, kann sich nur über die Anmaßungen wundern, welche sich über Dinge ein Urteil erlaubt, die, kennenzulernen, sie sich nicht einmal die Mühe gab. Der Verfasser führt die heilmagnetische Behandlung nicht auf seinem Firmenschild; er ist Naturheilkundiger und übt die lebensmagnetische Behandlung nur bei passender Gelegenheit aus. Auch ist diese Behandlung im Allgemeinen im Volk noch so gut wie gar nicht nicht bekannt. Das Gemüt der Kranken ist dieser Behandlung daher gemeinhin nichts weniger als günstig gestimmt, umso mehr, da man in ihr in der Regel Hypnose sieht, deren schädlichen Einfluss man aus öffentlichen Schaustellungen kennt. Jedenfalls kann unter diesen Verhältnissen von einer Selbsteinrede des Erfolges keine Rede sein. Trotzdem aber kommt Erfolg zustande. Befragt oder unbefragt geben die Kranken in der Regel die Wirkung direkt als *wohltuend, kühlend, erleichternd,* usw. an.

Einmal fuhr sogar eine Frau, die der Verfasser wegen starker Migräne behandelte und die von Magnetismus bis dahin keine Ahnung hatte, schon bei den ersten Strichen ganz erschreckt in die Höhe und sagte, was das sei, das ihr dabei so durch den Körper gehe. Konnte sie sich diese Wirkung auch einbilden, abgesehen vom Erfolg, den hier die lebensmagnetische Behandlung in wenig Minuten zustande brachte, während sich arzneiliche Behandlung vorher vollständig erfolglos erwiesen hatte?

Gewiss; es gibt genug Menschen, die keine direkte Wirkung der lebensmagnetischen Behandlung verspüren. Aber gehen nicht auch genug Menschen in die Kirche, in die Natur, in Konzerte, usw., und fühlen dort nichts, während andere Wonne durchströmt? Ist wegen jener die Empfindung dieser nicht wahr? Und kann man denn auch bei bewusstlosen Kranken oder kleinen Kindern von Einbildung reden? Hier sicherlich nicht. Gerade aber bei diesen Kranken werden, wie wir es nicht nur einmal erlebten, zur größten Überraschung der Verwandten oft unter den Händen die schönsten Erfolge erzielt. Ein Erklärungsversuch der heilmagnetischen Erfolge durch Suggestion oder Hypnose ist mithin nichts weiter als der sicherste Beweis dafür, dass der Betreffende von der Sache gar nichts versteht.

Mit der Frage, welche Leiden lebensmagnetisch zu behandeln sind, brauchen wir uns nach dem Vorausgegangenen kaum zu beschäftigen; denn wir müssen sagen, es sind eigentlich alle Krankheiten, wo Störungen der lebensmagnetischen Kräfte vorhanden sind, ein Feld lebensmagnetischer Behandlung. Wir könnten also lebensmagnetisch behandeln: alle Entzündungen und Fieber, alle Katarrhe, alle Stoffwechselstörungen und Schwächezustände und das ganze Heer der nervösen Erkrankungen.

Aus erörterten Gründen soll lebensmagnetische Behandlung hier aber nicht in allen Fällen geschehen, und in vielen Fällen wieder wird sie durch Massage verdeckt. So wird die eigentlich lebensmagnetische Tätigkeit auf die mehr dringlichen und schwereren Fälle beschränkt.

Immerhin jedoch bleibt ihr da noch ein reiches Gebiet, wo sie sich nicht nur als nützlich, sondern als notwendig erweist und der Verfasser erklärt offen, dass er trotz des reichen Schatzes der sogenannten physikalischen Mittel die direkte Verwendung der lebensmagnetischen Kräfte in seiner Praxis nicht missen möchte.

Die vielfach erörterte Frage, ob lebensmagnetische Behandlung den Ausübenden zu schwächen geeignet ist, ist, wie ja auch bei der Massage im Allgemeinen, zu bejahen. Gewiss; es gibt Naturen, die, wie z. B. der bekannte Magnetiseur Kramer, trotz reicher lebensmagnetischer Tätigkeit ein hohes Alter erreichten[1], und gewiss schadet auch mäßig betriebene lebensmagnetische Tätigkeit nichts; denn Leben ist Einnahme und Ausgabe von Kraft. Kraftnaturen wie Kramer sind aber nicht alle Menschen, und da lebensmagnetische Behandlung immer, wie das Experiment mit zwei ungleich elektrisch geladenen metallenen Platten unwiderleglich beweist, auf einer Entspannung und selbst Abgabe von lebensmagnetischen Kräften beruht, so muss sie auch, über ein gewisses Maß hinaus geübt, schwächen, und zwar mehr schwächen wie irgendeine andere Tätigkeit schwächliche Naturen handeln deshalb immer klug, mit lebensmagnetischer Behandlung vorsichtig zu sein, und es ist dies ja auch mit einer der Gründe, weshalb der Verfasser die Behandlung durch physikalische Mittel im Allgemeinen in erster Linie empfiehlt.

Es ist nun noch zu beleuchten: der sogenannte magnetische Schlaf, vor allem, ob dessen Herbeiführung erwünscht ist oder nicht. Unser Urteil darüber ist folgendes: Die Aufgabe der lebensmagnetischen Behandlung ist es, in den lebensmagnetischen Kräften bestehende Störungen zu heben. Dabei findet, wie bei jeder anderen Kur und Tätigkeit, ein Ausgleich und eine Entspannung der lebensmagnetischen Kräfte statt; denn, selbst wenn wir atmen oder Nahrung nehmen, werden dabei Kräfte entspannt und verbraucht. Und auf Krafteinnahme und Kraftausgabe, auf Spannung und Entspannung beruht unser Leben. So lange die lebensmagnetische Behandlung daher innerhalb gewisser, durch den Kräftezustand des behandelten Körpers vorgezeichneter Grenzen geschieht, stellt sie eine Kräftigung und

---

1) Kramer soll allerdings erst im Alter von 60 Jahren mit der heilmagnetischen Tätigkeit begonnen haben.

Heilung dar, genau so, wie ein dem Kräftezustand des Kranken angepasster Spaziergang, eine feuchte Abreibung, usw. Aber wie ein großer Spaziergang, eine zu starke Anwendung des kalten Wassers für einen Kranken eine Schädlichkeit ist, so muss auch lebensmagnetische Behandlung für ihn eine Schädlichkeit werden, zur Schwächung führen, wenn ihre Anwendung zu stark ist.

Die lebensmagnetischen Kräfte sind aber das Bindeglied zwischen Körper und Seele. Wenn wir daher den Kranken über das durch ihn selbst gegebene Maß hinaus lebensmagnetisch behandeln, so müssen wir dieses Bindeglied schwächen, es lockern und dann zieht sich, mit dem Körper weniger verbunden, die Seele von ihm zurück und, freier geworden, erhebt sie sich nun aus das ihr eigene Gebiet; der Körper verfällt in Schlaf, und zwar in magnetischen oder Halbschlaf, weil durch den lebensmagnetischen Kräftestrom zwischen Magnetiseur und Kranken die Seele des letzteren durch den Körper des ersteren mit der Außenwelt bis zu einem gewissen Grad immer in Verbindung bleibt.

Durch die größere Freiheit der Seele des Kranken werden so einerseits all' die Erscheinungen des magnetischen Schlafes erklärt, andererseits aber ersehen wir auch, dass dessen Herbeiführung im Allgemeinen weder notwendig, noch wünschenswert ist; denn er stellt immer eine zum Mindesten unnötige, selbst schädliche Schwächung dar, und daher sehen wir, dass die Nervenschwachen dem magnetischen Schlaf am leichtesten verfallen. Wir müssen mithin im Allgemeinen die lebensmagnetische Behandlung beenden, bevor oder wenn der Kranke Zeichen von Schläfrigkeit gibt. Der geübte Magnetiseur fühlt es in der Regel selbst, wenn er genügend behandelt hat. Oft genügen dazu wenige Striche. Nötigenfalls muss man sich nach dem Gefühl des Kranken richten und aufhören, wenn er Besserung spürt. So werden wir auch dem Gesetze gerecht, welches Kleinheit der Reize, schwache Behandlung für schwache Kranke verlangt.

Etwas anderes ist es mit dem lebensmagnetischen Schlaf, wenn es das Seelenleben des Kranken zu harmonisieren, ihn zu beruhigen oder ihn wegen Schlaflosigkeit einzuschläfern gilt. Hier kann der magnetische Schlaf zu einem Heilmittel werden; denn, Seele mit Seele tief innig magnetisch verbunden, muss auch diejenige des Kranken beruhigen, wenn diejenige des Magnetiseurs selbst ruhig und harmonisch ist. Über den Wert des Schlafes bei Schlaflosigkeit aber brauchen wir nichts weiter zu sagen.

Da wird man dem Verfasser, der ein bedingungsloser Gegner der Hypnose ist[1], von hypnotisierender Seite entgegenhalten, dass dann auch der hypnotische Schlaf berechtigt sei; denn dieser und jener sei ein und dasselbe. Das trifft aber nicht zu; denn der hypnotische Schlaf wird zunächst entweder überhaupt nicht oder doch nicht nur durch lebensmagnetische Striche, sondern oft auch durch direkt schädigende Mittel — Anstarren, Genicksteife, usw. — herbeigeführt und dann ist er in der Regel Nebensache; er ist nur ein Mittel zum Zweck, nämlich sich in die, ihres natürlichen Werkzeuges, des Körpers, mehr oder weniger beraubte und infolgedessen den weltlichen Dingen gegenüber unklare und hilflose Seele des Kranken einzustehlen, diesem Suggestionen zu geben.

Dinge einzureden, die die gesunde Vernunft sonst von sich weisen würde. Und dieses immer im Zustande geistiger Benommenheit sich vollziehende Einbrechen in die Seele eines anderen Menschen ist es in erster Linie, was den Verfasser gegen die Hypnose Stellung nehmen lässt, weil es Vernunft und Willen schmäht. Von alledem ist beim magnetischen Schlaf keine Spur vorhanden; denn er ist, wo er zum Zwecke des Schlafens herbeigeführt wird, Selbstzweck und die Seele des Kranken wird dabei durch Suggestionen und dergleichen gar nicht berührt. Der hypnotische und magnetische Schlaf sind mithin zwei so verschiedene Dinge wie Tag und Nacht und miteinander nicht zu vergleichen.

Wie steht es nun mit der in neuerer Zeit viel genannten Übertragung von Nervenkraft durch Zusammenschlafen, alter oder kranker mit gesunden Personen, eine Kur, durch die man — selbst ewiges Leben auf der Erde in Aussicht stellt? Einmal empfohlen, hat diese Kur, wie leicht zu verstehen ist, viele begeisterte Freunde gesunden, und es ist so hier, wo uns das Gebiet der lebensmagnetischen Kräfte in erster Linie beschäftigt, geradezu unsere Pflicht, auch zu prüfen, was sie Gutes und Wahres enthält.

Zunächst ist da zu sagen, dass eine Erhaltung von Gesundheit und Leben lediglich durch Zufuhr von Lebenskraft schon deshalb nicht in allen Fällen möglich ist, weil viele Menschen ja auch sterben an einem Zuviel von Lebenskraft. Die Krankheiten sind aber auch nicht nur lebensmagnetischer, sondern auch tattwischer oder konstitutioneller Art. Eine Erhaltung oder Wiedergewinnung von Gesundheit und Leben durch Lebenskraftzu-

---

1) Siehe seine zwei Schriften: »Der Hypnotismus, sein Wesen und sein Wert, oder „Hat der Hypnotismus einen Platz in der Heilkunde?" und: „Streiflichter."

fuhr oder *Schlafkur* würde mithin nur in einem Teil der Fälle und auch da nur in bedingter Weise möglich sein.

Der Verfasser bestreitet die Möglichkeit einer direkten Übertragung von Nerven- oder von Lebenskraft. Hat er doch selbst gezeigt, dass sie bei Massage und lebensmagnetischer Behandlung tatsächlich geschieht und selbst durch Tiere zu erzielen ist. Übertragen kann jedoch werden auf zweierlei Art, entweder, indem man gibt oder indem man nimmt, und das ist hier schließlich die strittige Frage.

Wenn jemand mit vollem Bewusstsein dessen, was geschieht, Lebenskraft gibt, überträgt, so kann niemals ein Missbrauch geschehen; denn keiner gibt schließlich mehr, als er ohne besonderen Schaden verträgt und als er geben kann, und wenn er trotzdem eine gewisse Grenze überschreitet, so beschließt er die Rechnung mit sich. Anders ist es beim Nehmen. Und auch das Nehmen ist möglich in Bezug auf Lebenskraft; denn der Mensch ist ein Magnet, der Kraft besitzt nach dem Maß seiner Willenskraft.

Er zieht daher lebensmagnetische Kräfte an sich, wo immer er mit solchen in Berührung kommt, vorausgesetzt natürlich, dass dieser Anziehung kein stärkerer Wille entgegensteht. So zieht ein stärkerer Mensch von einem schwächeren bei genügend inniger Berührung schon lebensmagnetische Kräfte an sich, ohne dass er es weiß und will. Wir mussten deshalb ja schon warnen vor dem gemeinsamen Schlafen in der Ehe, in der wir auch sehen, dass alte, abgelebte Männer, an junge, kräftige Frauen verheiratet, selbst wieder aufleben, an Kraft und Gesundheit gewinnen, während die Frauen entsprechend altern und an Kraft, Gesundheit und Lebensfreude verlieren.

Einen besseren Beweis für die Übertragung der Nervenkraft, besser gesagt, dafür, dass ein Mensch dem anderen Lebenskraft rauben kann, kann man sich nicht denken. Es ist demnach schon töricht und unrecht, wenn sich junge Mädchen um gewisser Vorteile willen an alte Knackse verkaufen — sie heiraten. Wenn die *Schlafkur* aber mit bewusster Absicht geschieht, dann muss ihre schädigende Wirkung für den gehenden Teil entsprechend größer sein; denn der Wille verstärkt die anziehende Kraft.

Dutzende junger Leiber zur Abwechselung hält sich aber nicht jeder, kann sich nicht jeder halten, und da in der Regel dann noch Unwissenheit des Gebenden besteht, so ist hier die *Schlafkur* nicht bloß Unrecht, sondern sie wird zu einem Verbrechen.

Allerdings, der heutigen materialistischen, nur sich selbst vergötternden, dabei im Genuss sich verzehrenden, vorzeitig sich zu Tode jagenden Welt passen Lehren nach der *Schlafkur* Art, und es finden dieselben daher auch zahlreiche begeisterte Freunde. — Erst wird gelebt, gelebt bis zum Kräftebankrott. Dann wird — nötigenfalls durch des Teufels willfährige Magd Geld — sich aus jugendlichen Leibern Kraft wieder verschafft und das tolle Spiel von Neuem begonnen. Aber irret euch nicht! Gott lässt sich nicht spotten — das Naturgesetz, dieses unerbittliche, streng, niemals irrende und niemals vergessende, unbestechliche, gewährt keinen Loskauf von Sünden; und an das Leben ist das Sterben gebunden. Da hilft schließlich auch keine *Schlafkur* mehr, selbst wenn man sich mit jungen Leibern umhüllte, wie einen gepökelten Hering feine Genossen im Fass umgeben; denn Wechsel ist, das, was die Welt im Gange hält; er ist selber die Welt, und einzig das, was in ihr dauernd ist. Da können wir Kraft, Lebenskraft schließlich zuführen, soviel wir wollen. Der Tod des Körpers wird folgen, früher oder später, auf die Geburt. Man kann sich daher nur wundern, dass die heutige Welt noch die Mähr, man könne, durch äußere Zufuhr von Lebenskraft eine Person dauernd am Leben erhalten, gläubig entgegennimmt. Das Leben, unser Leben ist ein Willensakt, dessen Energie sich erschöpft; es ist Spannung, der — die Entspannung folgt. Deshalb werden wir schon müde am Abend; wir können uns gegen den Schlaf nicht auf die Dauer behaupten — und deshalb eben müssen wir auch sterben. Der Mensch ist aus dem großen Einen geboren, und der irrende *Odysseus* kämpft sich nun auf dem Meere das Leben allmählich wieder zu jenem zurück, um dort das Glück wieder zu finden, das ihm die Fremde niemals gewährt. Es gibt da der *Inseln* viele am Weg, und wie in der Natur auf Tage Nächte folgen, so wechseln auch für den Menschen auf seiner Irrfahrt durchs Leben Zeiten der Ruhe und der Tätigkeit, Zeiten mit und ohne Körper, d. i. der Mensch verkörpert sich wieder, wenn er eine Zeit lang die Ruhe und Verinnerlichung im sogenannten Jenseits genossen hat.[1]

Ist doch die Aufgabe des Menschen zu groß, um an einem Tag, in einer Klasse der Schule des Lebens ihre Lösung finden zu können. So ist Sterben naturgesetzliche Notwendigkeit und auch dem Einfluss einer Schlafkur gänzlich entrückt. Nur ein Wille, ein Mensch, der, himmelhoch erhaben über den heutigen Menschen, sich in seinem wahren Wesen und

---

1) Näheres siehe in des Verfassers Schrift: „Hat der Mensch eine Seele?"

als eins mit dem Einen erkennt, könnte auf seinen Körper den Einfluss entfalten, der ihn — bis zu einem gewissen Grade — dem Wechsel der Zeiten enthebt. —

Die Schlafkur ist nicht, wie man gewöhnlich denkt, ein Kind der neueren Zeit. Die Erwärmung alter Leute durch junge gesunde Personen wurde vielmehr schon bei den alten Juden geübt. Es ist da bekannt, dass die Ärzte dem Könige David, als er sich in seinen alten Tagen nicht mehr erwärmen konnte, die *sehr schöne Dirne* Abisach von Sunem brachten, damit sie »vor dem König stehe und sein pflege und schlafe in seinen Armen.«[1]

Man hat deshalb die *Schlafkur* auch Sunamitismus genannt. Auch bei den Römern wurde sie geübt. Dort war die Sache bekannt unter dem Namen Gerocomic, wie eine alte Inschrift zu Rom verrät.[2]

Hier hatte man sie — was uns bei den sittlich entarteten alten Römern nicht wundern darf — zu einer förmlichen Kunst oder Wissenschaft erhoben. Auch der berühmte Arzt Galen rät daher bei Schwachen und bei verhärtetem Leibe außer anderen Mitteln junge Mädchen an, mit welchen man im Bett den Unterleib des Kranken bedecken solle,[3] und dem Kaiser Friedrich dem Rotbart wird dasselbe gegen Ende seines Lebens von einem jüdischen Arzt, statt einer Bähung, mit jungen, starken und gesunden Knaben zu tun geraten.[4]

So lässt sich die Sache leicht durch die ganze Geschichte verfolgen. Ihre Blütezeit scheint jedoch das entartete und sittlich verkommene Frankreich des 18. Jahrhunderts gewesen zu sein. Aus dieser Zeit wird berichtet, dass sich Kupplerinnen zu diesem Zwecke zahlreiche Mädchen hielten, die in der ersten Blüte ihres Alters stehen und vollkommener Gesundheit sein mussten. Eine gewisse Madame *Janus* hatte deren mehr als 40. Sie bekamen die gesundesten Speisen und mussten sich durch tägliche Bewegung kräftigen.

Die Kupplerin nahm von den der Wiederherstellung bedürftigen Greisen einen Louisdor für die Nacht. Davon behielt sie selbst zwölf Frank

---

1) I. Könige, 1.
2) C. M. Hufeland, Kunst, das menschliche Leben zu verlängern.
3) Method. med. lib. VII.
4) Reinhardt. Bibelkrankheiten des alten Testamentes. 1167.

und jedes Mädchen bekam sechs. Der der Kur Bedürftige erhielt dann zunächst ein aromatisches Bad mit nachfolgender Massage; darauf wurde ihm ein fester *Maulkorb* angelegt und er selbst zu zwei Sunamitinnen so *ins* Bett gelegt, dass deren Haut genau die seinige berührte. Ein Mädchen konnte nur acht Nächte hintereinander den Dienst versehen. Die beiden ersten Sunamitinnen wurden dann durch zwei andere ersetzt und konnten sich ausruhen, nahmen Bäder an den beiden ersten Tagen und vergnügten sich vierzehn Tage lang, bis die Reihe wieder an sie kam.

Denn ein Greis hatte drei Paar Mädchen nötig. Die größte Aufmerksamkeit aber wurde der Virginität (Jungfrauschaft) der Sunamitinnen gewidmet; denn ein Verlust derselben machte die Mädchen, besonders während einer Schwangerschaft eher schädlich als nützlich für die Greise.

Wenn ein solcher ein Mädchen verführte, schadete er nach der Ansicht der Kenner nicht nur sich selbst, sondern ging auch noch einer, am ersten Tage deponierten Summe verlustig.[1]

Dass man derartige Kuren früher auch mit Tieren betrieb, dafür sei nur ein Ausspruch des bereits zitierten Dr. med. Reinhardt genannt; derselbe schreibt: »Von guter Wirkung sind auch junge Hunde, welche wir Ärzte in erforderlichen Umständen den Kranken auf den Unterleib legen." Der Moderne wird lachen. Nun, wir meinen und haben es genügend begründet, die Alten haben da einen kranken Unterleib, einen kranken Magen besser behandelt, als wenn ein Moderner dem Kranken — was sehr häufig geschieht — Höllenstein (Argent. nitric.), salpetersaures Wismut (Bismut subnitric.) oder ähnliches gibt.

Aber rief schon die große Seele H. P. Blavatsky entrüstet aus, als man ihr zur Hebung ihrer Körperkräfte einen Hund in das Bett zu legen empfohlen hatte: »Das sei ferne von mir, auf Kosten eines anderen Geschöpfes mein Leben zu fristen«, um wie vieles mehr muss dieses gelten in Bezug auf die *Schlafkur* mit Menschen, wobei wir uns noch einmal erinnern, dass ein junges Mädchen bleich, mager, abgemattet und »wie eine alte Frau nervös« geworden war, lediglich weil es mit einem anderen immer innig umschlungen geschlafen hatte. Auch sei hier erwähnt, dass ein junger Mann in wenig Wochen so nervös wurde, dass er Zittern der Hände bekam, weil sich ein älterer Mann von ihm täglich die Füße mit

---

1) Brandt, Buch der Wunder, B. II. S. 555 u. 556.

bloßen Händen reiben ließ. Wenn man *Schlafkur* empfiehlt, so lehre man dieselbe daher wenigstens recht, zeige nicht nur die eine, sondern auch die andere Seite und sage vor allem, was man gibt und — wieder zu geben hat. Und nur weil die Sache — es ist dies wieder ein Zeichen des sittlichen Niederganges unserer Zeit — wieder erneute Verbreitung gewinnt, deshalb, nicht um sie zu fördern, haben wir gezeigt, wie man die Sache vor 100 Jahren in Frankreich betrieb und die jungen Leute schadlos hielt, wobei noch zu bedenken ist, dass damals das Geld einen ganz anderen Wert hatte wie heute.

Die jungen Leute sollen wissen, was sie zu fordern haben, und sie sollen sich vor allen Dingen immer auch gehörig wieder erholen können. Heute ist Selbstsucht, kalte, brutale Selbstsucht die Regel und Ausbeutung der von der modernen Gesellschaftsordnung geheiligte Brauch. Sind die Verhältnisse unter den christlichen Völkern heute doch nichts mehr und nichts weniger als ein Hohn auf das, was einst ihr Meister Jesus lehrte und selber erfüllte. Auch hier wäre daher bei der über die lebensmagnetischen Kräfte herrschenden Unkenntnis im Volke Ausbeutung die Regel und sie würde hier tatsächlich geübt bis aufs Blut. »Der Mohr kann gehen«, mit diesem Geleit sähe dann manch' arglose Seele die Straße, gebrochen für immer; denn zur Kräftigung fehlte hier nicht mehr wie alles, das Wissen und auch die Mittel. Bei dem auch sonstigen fragwürdigen ethischen und moralischen Charakter der *Schlafkur* ist es daher nur zu bedauern, dass man derartige Lehren überhaupt in die Bevölkerung trägt.

Man wird uns hier auf die Bande der Liebe verweisen und vor allem auf Verhältnisse wie sie bestehen zwischen Mutter und Kind. Derartige Verhältnisse berühren uns hier aber nicht; denn niemand wird sagen können, dass die Liebe einer Mutter zum Kinde und diejenige, welche die Schlafkur treibt, ein und dieselbe sind. Hier haben wir die Liebe der Selbstsucht, die nimmt, dort die Liebe der Selbstlosigkeit, deren Wesen und höchster Genuss es ist, sich selber zu geben. Gibt die Mutter in der Nahrung sich doch tatsächlich selbst dem Kinde. Das Kind gedeiht daher immer am besten an der Mutterbrust, wie das Hühnchen bei der schützendem wärmenden Henne. Aber auch bei diesen Verhältnissen wird von der Natur selbst bald eine Grenze gesetzt; denn das Kind wird entwöhnt, bevor sein Einfluss allzu schwächend wird; es entwächst der Mutter, und auch von der Glück wird das Hühnchen nach einer bestimmten Zeit von sich gejagt. Selbst hier wird also einem Sich-selbst-Hinopfern rechtzeitig

Einhalt getan. Nun, und opfert die Liebe schließlich sich selbst, so ist es ihre eigene Sache. Die Selbstsucht aber kennt nur sich und ihren eigenen Vorteil und ihr, dieser auf dem Boden der materialistischen Lehren ohnehin überreich wuchernden Giftpflanze unserer Zeit, seien daher nicht ferner Opfer geweiht.

Statt *Schlafkur* zu fördern, sollte man deshalb gegen sie aufklärend und warnend die Stimme erheben; denn sie wird heutigentags ohnehin schon mehr als gut ist, betrieben.

Daher nun auch noch einige Heilmittel gegen die sexuelle Vergeudung der lebensmagnetischen Kräfte.

Frauen, statt Spitzen zu häkeln und Decken zu sticken, lest belehrende Bücher,[1] damit nicht nur Liebe in eurem Herzen, sondern auch Weisheit und Verstand in eurem Kopf wohnt. Dann werdet ihr selber wissen, was euch frommt, und ihr werdet, wenn ihr zu viel unter dem Druck eurer Männer steht, die Kraft finden, dass ihr mit Entschiedenheit eure Rechte wahrt, eure Gesundheit nicht mit Gewalt untergrabt und euch nicht mordet durch falsche Liebe. Legt derartige Bücher auch euren Männern vor, wenn sie sich nicht selber darum kümmern.

Ihr Männer aber, die ihr wegen eurer Leidenschaft die *Natur* verklagen wollt, wisst, dass ihr sie durch eure geilen Gedanken und üppige Nahrung selber schürt. Werdet daher vor allem gedankenreiner und einfacher in der Ernährung, meidet Fleisch und geistige Getränke, weil das eine die Leidenschaft schürt, das andere die Vernunft in euch lähmt, und denkt nach über bessere, höhere Dinge, besonders auch darüber, wie ihr diejenigen erziehen und ernähren wollt, die ihr mit eurer Lust ins Dasein setzt, arbeitet und sorgt, dass ihr euch selber vorwärts bringt, statt dass ihr, wie es heute so häufig geschieht, nur räsonnierend auf Hilfe von außen her hofft; arbeitet also und denkt nach, ihr Männer, über bessere Dinge und eure Natur wird sich zu einem ruhigen, fügsamen Lämmlein gestalten, ohne dass ihr recht innewerdet, wie es geschieht. Ein Geschäftsmann litt sehr an zu starkem sexuellen Verlangen. Da erfuhr er große geschäftliche Verluste und um sich zu retten, musste er nun arbeiten mit aller Kraft. Nach zwei Jahren war ihm dieses gelungen, und da war er — zu seiner

---

1) Sehr zu empfehlen ist die kleine Broschüre von Dr. med. Rosch: „Die Grundursache der meisten chronischen Krankheiten, besonders der beständigen Leiden des weiblichen Geschlechtes."

Überraschung — auch von jenem Übel geheilt. Lasst es euch zum Beispiel dienen, ihr Männer.

Da faselt man so viel von dem schädlichen Einfluss der sexuellen Enthaltsamkeit beim Mann. Nun, ihr Männer, wenn ihr Enthaltsamkeit, Keuschheit, beim schwachen Geschlecht, beim Weibe, verlangt, müsst ihr sie noch weit eher üben können und wirklich üben; sie wird euch niemals schädlich sein. Im Gegenteil, ihr werdet die beglückenden Folgen bald an euch selber verspüren. Die größten und weisesten Männer, Buddha, Jesus, Pythagoras, usw., können ein leuchtendes Beispiel sein. Alle wahrhaft weisen Männer haben Keuschheit immer geraten, und Pythagoras, der sich mit 60 Jahren noch einen Jüngling nannte, hat, dann noch vier Kindern das Leben gegeben.

So ist sexuelle Enthaltsamkeit nicht schädlich, sondern sie wirkt auf den Geist erhebend, auf den Körper heilsam ein und wird beglückend und befreiend empfunden. Bei ernster Arbeit aber, die schließlich in anstrengender körperlicher Tätigkeit (Hanteln!) bestehen kann, wird sie überhaupt nicht gemerkt.

Schlusswort

Tiefsinnig und wahr sagt das Sprichwort: »Der Mensch selbst ist seines Glückes Schmied.« Und man lässt es gemeinhin gerne auch gelten in Bezug aus die äußeren Dinge: die wirtschaftlichen Verhältnisse, Beruf, Stellung, usw.; denn da wird in der Regel durch die Erfahrung augenscheinlich gelehrt, dass es einem jeden geht, so wie er's treibt.

Nur auf die Gesundheit des Menschen will man die Wahrheit obigen Sprichwortes meist nicht übertragen; in dieser wird in der Regel ein Ding des blinden Zufalls gesehen. Von ungefähr, so denkt man, soll die Krankheit von außen kommen, sich dem Menschen ansetzen und ihn nun quälen in hinterlistiger und tückischer Art. Es ist ja auch so bequem und schön, wenn man einen Sündenbock haben und auf diesen alle Verantwortung, alle Ursache für Krankheit und Schmerz und all das Elend, das in der Regel im Gefolge von Kranksein kommt, übertragen kann. — So war es bisher.

Doch der menschliche Geist schreitet vorwärts und war er bisher, namentlich in der letzten Zeit, in Verirrung und Dunkel getaucht, so erhebt er sich nun siegreich und stark zu Wahrheit, Freiheit und Licht.

Aus allen Gebieten wird es Tag und dies nicht am wenigsten auf demjenigen, welches unsere äußere Lebensführung betrifft. Der Mensch lernt erkennen, dass sein leibliches Befinden von der Erfüllung bestimmter Gesetze abhängig ist, und damit wird ihm auch die Verantwortung für sein körperliches Glück, seine Gesundheit, auferlegt.

Man kann nun allerdings sagen, dass man für die sogenannten ererbten körperlichen Schwächen und Leiden nicht verantwortlich sei; diese seien ja eben vererbt, fallen also scheinbar den Eltern zur Last. Aber das in uns wohnende *Ich* entstand nicht mit dem jetzigen vergänglichen Körper, sondern ist das Ergebnis früherer Zeiten. Was wir in früheren Körperleben gelernt, erworben und getrieben haben, das sind und — ernten wir heute. Unseren Neigungen und Anlagen gemäß werden wir nach dem Gesetze der Wahlverwandtschaft zu Eltern getragen, die unserem Verdienst, unserem Vorleben und Schicksal entsprechen und was wir sind und werden, ist und bleibt immer unser eigenes Werk — unser eigenes Werk also auch in Bezug auf unseren Körper. So fällt auch die sogenannte ererbte

Anlage ganz uns selber zur Last, uns nur allein, und es gilt dies in gleicherweise auch für alle kommenden Zeiten. Was wir heute säen, werden wir später ernten; sei dies in unserem jetzigen oder in einem späteren Körper. Nichts unseres Tuns geht uns verloren, auf das wir weise werden und den Willen des Höchsten erfüllen lernen. Auch gesundheitlich ist daher der Mensch sein eigener Schmied und er ist dies unbedingt und für immer.

    Diese Erkenntnis jeher den Weisesten der Menschheit eigen, ist und wird nun Eigentum weitester Kreise. Wir haben uns, sie in ihrer inneren Begründung zu zeigen, bemüht und wir haben sie tiefer gezeigt, als es gewöhnlich geschieht. Wir wissen nun wohl, dass der Geist unserer Feder nicht dem Geschmacke eines jeden entspricht — eines jeden der modernen Materialisten, denen nichts verhasster als ein geistiger Standpunkt ist. Aber die, welche die Kraft haben, die von uns gebotenen Ideen zu erfassen und nach ihnen zu leben, werden ihr Handeln gewiss niemals bereuen und ihnen wünschen wir von Herzen Glück auf den Weg.

Ende